¡SI ESTO LO SUPIERAN LOS PACIENTES!

Causas reales, terapias eficaces

Jan van Helsing
Vera Wagner

¡SI ESTO LO SUPIERAN LOS PACIENTES!

Causas verdaderas, terapias eficaces

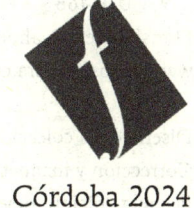

Córdoba 2024

© Amadeus Verlag

Título original: *Wenn das die Patienten wüssten*

Traducción: Jörg Kurt Eisenblätter

Diseño de la cubierta: Amadeus Holey

Diseño de la cubierta cedido por Amadeus Verlag

© Los Libros de la Frontera

(Jörg K. Eisenblätter, editor)

Calle Amargura, 39

14440-Villanueva de Córdoba (Córdoba)

T. 957 039 166 – 645 808 267

librosfrontera@yahoo.es

www.librosfrontera.com

Diseño de la colección Ferran Fernández

Corrección y maquetación: www.errataloca.com

Primera edición: noviembre 2024

ISBN: 978-84-8255-265-1

Depósito Legal: J 480-2024

Impreso en Safekat

La medicina moderna se ocupa de tus enfermedades.
Vive de ellas.
Tú mismo tienes que ocuparte de tu salud.
Vives de ella.

Dr. Johann Georg Schnitzer

ÍNDICE

Introducción de Jan van Helsing

Queridos lectores:

¡Nunca ha habido una época como esta! Los tiempos en que vivimos son tan inestables como pocas veces lo han sido antes. ¿Qué será del coronavirus? ¿Qué viene después de 1G? ¿Qué pasa si, después del coronavirus, aparece otro nuevo virus «de repente»? ¿Qué puede ocurrir que sea peor que estar vacunado? Los que no mueren por coronavirus mueren por vacunación... ¿Cuáles son las siguientes medidas? La mayoría de la gente se ha convertido en el juguete de los poderosos. Mira al Estado como un niño pequeño mira a su padre y pregunta: «Sí estoy tan indefenso, ¿qué se supone que tengo que hacer ahora?». Y la mayoría de la gente obedece como un niño obedece a su padre y hace lo que le dicen, sin cuestionarlo.

El problema es la ignorancia, no saber lo que pasa en el mundo, porque nunca te has enfrentado a él. Usted sabe dónde ir de vacaciones, sabe dónde conseguir la mejor comida, conoce el último teléfono móvil, sabe cuáles son las últimas tendencias de la moda y conoce la alineación actual del equipo de fútbol. Pero eso es todo. Una gran parte de la gente vive una vida banal, una vida «profana», como los masones suelen decir de los no iniciados. El hombre común lo quiere todo —sexo, casa, coche, ropa, viajes—, y todo lo más barato posible. Él ha tomado lo que le enseñaron en la escuela y la universidad, repite como un loro y aprende de memoria, y nunca cuestiona. Estas son las personas que creen todo lo que sale en las noticias o lo que los representantes de los partidos políticos establecidos les dicen. Mi opinión: olvídense de esta gente, es demasiado tarde. Los que no han entendido lo que está pasando en los últimos dos años, difícilmente lo entenderán. Todos tenemos un libre albedrío y debemos respetarlo, aunque lleve a algunas personas a la desgracia. Concentrémonos, pues, en nosotros mismos y en quienes van por la vida con los ojos bien abiertos.

¿Por qué ha comprado este libro? Porque es diferente, porque es crítico, porque le gusta tener una segunda opinión antes de tomar una decisión. Porque es más propenso a experimentar consigo mismo antes de acudir a un terapeuta. Porque quiere encontrar la causa, porque quiere saber por qué ocurrió algo o —en términos del cuerpo— por qué enfermó. La mayoría de la gente quiere que el terapeuta le dé un remedio que acabe con el problema. Yo, por ejemplo, siempre he querido saber cuál es la causa de una enfermedad, qué intenta decirme con ello el cuerpo o incluso la vida, y dónde puedo cambiar y corregir algo para que no se repita. Tal vez la enfermedad no sea una enfermedad en absoluto, sino un mensaje del cuerpo de que hay demasiado poco o demasiado mucho de algo...

Volvamos al coronavirus y el bloqueo en un momento o 1G, que está a punto de introducirse en toda Europa (noviembre de 2021). Si cree a la corriente dominante, el virus se nos vino encima de repente, y la única solución es la vacunación. No, no llegó de repente, sino que lo que estamos viviendo está sucediendo según un plan. En el libro *Wir töten die halbe Menschheit* (Estamos matando a la mitad de la humanidad), detallo lo que me contó un masón británico de alto grado que se había enterado de este plan en 2005, a saber: que estaban planeando cubrir el mundo con un virus con el fin de diezmar a la humanidad. Por otro lado, se trata de una reorganización del mundo conocida como «Nuevo Orden Mundial», que trata de introducir un sistema económico y financiero que no tenga dinero en efectivo. Para llevar esto a cabo en todo el mundo, se necesita una estructura global de Internet y vigilancia, para que la tarjeta EC o el pago a través del móvil o el chip también funcionen. Por eso se necesita 5G y los satélites de Elon Musk... Y durante la histeria del coronavirus, provocada deliberadamente por los medios del sistema y nuestros políticos, se ha pedido a la gente que deje de pagar con dinero en efectivo, que no use efectivo porque «¡podrías infectarte!». El siguiente paso es que se han puesto a disposición varias aplicaciones para *smartphones*, que ahora son incluso obligatorias en la mayoría de los países del mundo, para que pueda utilizar un código QR con su certificado de vacunación y otra aplicación que muestra dónde se está y con quién. Traducido de forma sencilla: vigilancia total. La mayoría de los ciudadanos piensan que es bueno, pero es ¡una locura! Lo que este masón de alto grado aprendió en Londres en 2005, yo ya lo sabía porque me encontré, en otoño de 2003, con un iluminati estadounidense en el Hotel Krasnapolski de Ámsterdam, el cual me explicó que el «mayor problema es la superpoblación». Me confesó que habían «desarrollado armas —las llamadas etnoarmas— que responden a las características genéticas y permiten diezmar solo ciertas partes de la población o razas». Se trataba de lo que él veía como los pueblos «inferiores» de África, pero también poblaciones del mundo occidental. A sus ojos, las masas del mundo son como animales, porque también se comportan como animales. Según él, hay que considerar a las personas como un rebaño y tratarlas como tales. «¿Y qué se hace con el ganado? —me preguntó—. ¡Etiquetarlo!». Por eso la gente se pone un chip bajo la piel, argumentó. Ese fue su razonamiento. «¡Quien busca, encuentra!, pero la mayoría de la gente no quiere buscar. Por eso no los distinguimos de los animales, porque ellos tampoco buscan. ¿Entiendes? El que no usa su razón y no lucha por su libertad, tampoco la echa de menos. ¡El conocimiento está ahí! Está en todas partes. Pero quien no quiere ver no lo ve».

También le pregunté en qué momento se retiraría el dinero, y me respondió lo siguiente: «Depende de cómo se desarrollen otros factores. Habrá nuevos atentados terroristas, porque a través de estos estamos desgastando a las masas. **Los pueblos del mundo nos pedirán que hagamos el mundo más seguro para ellos, lo que haremos a través de nuestra tecnología, que lleva mucho tiempo desarrollada.** El dinero en efectivo desaparecerá, pero irá en paralelo con otro acontecimiento sobre el que, por desgracia, no puedo hablarles. De lo contrario, no se me permitiría dejar que usted vuelva a casa esta noche». Esto fue en 2003.

En 2004, en mi libro *Hände weg von diesem Buch* (*¡No tocar este libro!*), también lo publiqué.* ¡Todo está planeado! La gente tiene el cerebro tan lavado por la crisis del coronavirus que ahora en realidad está rogando ser vacunada contra el virus, y ya no quiere pagar en efectivo nunca más. Uno se queda sin palabras... El iluminati ya dijo entonces que ¡no pondrán el chip en los ojos de la gente! No, la gente rogará a los Gobiernos que les dejen tenerlo, porque quieren volver a estar seguros. Y eso es exactamente ¡lo que estamos viendo ahora!

Justamente esta semana, recibí la confirmación de un masón rumano de alto grado que dijo que todo esto había estado en el cajón desde la década de 1960 y ahora se estaba poniendo en práctica (ver más sobre esto en el capítulo 9.21.). Supongo que la mayoría ha leído los mencionados libros, o *Handbuch für Götter* (Manual para dioses),** y por tanto no entraré aquí en más detalles. El hecho es —y lo he demostrado a través de mis boletines de los últimos años, en los que describí con meses de antelación lo que estaba por venir— que nos dirigimos a un tiempo desagradable a menos que algo dramático suceda y este proyecto se impida o, al menos, se cambie.

Mientras escribo estas líneas (noviembre de 2021), en los principales medios de comunicación se está diciendo: «¡Oh, Dios!, ahora las incidencias han aumentado dramáticamente de nuevo, no tenemos suficientes camas,

---

* Publicado en español en el año 2021 en esta misma editorial.

** Próxima publicación en esta editorial.

todo es culpa de los malditos no vacunados. Tenemos que imponer un nuevo bloqueo, nosotros ¡necesitamos la vacunación obligatoria!». Es como estar en un manicomio: en 2020 casi nadie estaba vacunado, pero el número de casos de enfermos de coronavirus era inferior al actual, con más del 70 % de la población vacunada. Cualquier persona pensante normal se agarraría la cabeza ante estos datos, pero hay bastante gente que sigue convencida de la vacunación. Solo en mi entorno, al menos 20 personas han muerto directamente después de la segunda vacunación, otros tienen parálisis hemifacial, la cabeza hinchada, síntomas de parálisis, herpes zóster, coágulos de sangre, infartos, trombosis, temblores en las manos, etc. ¡¡¡Estamos hablando de personas que estaban sanas antes de la vacunación!!!

¿No se han preguntado también cómo puede ser que todos los políticos y todos los medios de comunicación toquen la misma bocina? Esta es exactamente la impresión que se pretende crear, pero no se corresponde con la realidad. Hay numerosos médicos que tienen la opinión contraria y que también critican la vacunación, o incluso la rechazan, pero no se oye hablar de ellos, o solo de forma indirecta. Los médicos críticos, o incluso los políticos, son censurados, incluso amenazados, perseguidos y castigados, porque ellos, como profundos expertos en la materia, critican la actuación de la OMS y de nuestros Gobiernos europeos. Algunos médicos y sus conclusiones se comentan aquí, ¡y algunos, directamente, incluso dan su opinión!

Lo que nos lleva al verdadero tema de este libro en particular: ¡nuestra salud! Como la mayoría de la gente, desde hace tres décadas, yo era de la opinión de que debe haber una cura para el cáncer. Por supuesto que la hay, ¡y no solo una...! Vera Wagner y yo presentamos en este libro varias. Ante todo, es importante conocer la causa del cáncer. Si conozco la causa, puedo cambiarla. Pero, ¿se imagina que la cura del cáncer podría ser rechazada absolutamente? Mmmm..., en mi libro *Whistleblower* (Informante), mantuve una conversación en 2016 con un *insider* del campo de la banca estadounidense, un corredor de bolsa. Me habló de una estructura financiera en segundo plano que solo utilizan personas seleccionadas o familias especiales para que multipliquen su patrimonio en poco tiempo. Solo los *insiders* tienen acceso a ella. Mi informante era una de las personas que hacían esto para los superricos. Pero este no es mi tema de hoy. El denunciante me habló de un médico que conoció en Denver (Colorado) que había desarrollado una cura para el cáncer que detuvo todas las formas de crecimiento del cáncer. En lugar de un gran avance en el campo de la medicina, recibió una visita de la NSA (Agencia de Seguridad Nacional), que le dijo en términos inequívocos que la publicación no era deseada, ya que estarían agradecidos de que alguien muriera de cáncer, porque había demasiada gente en el mundo. Sí, ¡eso ocurrió de verdad! Descubrirá toda la historia en el capítulo 1.

Otro preparado para el tratamiento del cáncer es el preparado de celidonia Ukrain, que el médico y cirujano de la clínica de Ulm, Dr. Frank Gansauge, utilizó con éxito para la terapia, hasta que tuvo varios registros domiciliarios y el remedio fue prohibido para el tratamiento. También conocerá la historia más adelante en una entrevista.

Estos son solo dos ejemplos de que hay personas y grupos a los que no les interesa que las masas de gente estén sanas. Una persona enferma puede ser controlada, es dependiente y, sobre todo, no es ágil. Las palabras que los agentes de la CIA usaron con el médico de Nueva York son similares a las que usaba conmigo el iluminati en Ámsterdam. ¿Y sabe usted quién dijo lo mismo también?: Ben Morgenstern, hijo de un iluminati sudafricano a quien Stefan Erdmann y yo entrevistamos varias veces. Ben Morgenstern, que proviene de una familia judeo-alemana, explicó que: «Alrededor del 2 % de la gente posee más del 95 % de todo el capital del mundo, y eso son unos cientos de familias, nada más». Durante otra conversación, en 2019, centrada también en la invasión de refugiados en Europa, Ben Morgenstern explicó que los problemas de los refugiados y del islam serían resueltos por Israel en el futuro. El Mossad había desarrollado hace años las llamadas etnoarmas, o agentes de guerra genética, que apuntan específicamente a árabes y negros africanos. Había oído decir a su familia que ahora se van a utilizar. Tenemos que deshacernos rápidamente de los débiles de coeficiente intelectual porque quitan la tierra y los alimentos a los inteligentes y laboriosos. Ellos son el problema, no los pueblos inteligentes. Para Ben Morgenstern y su entorno «elitista», la superpoblación es el peor escenario posible. Morgenstern cree que la población mundial habrá alcanzado los diez mil millones en 2050, y que especialmente las tasas de natalidad de los musulmanes preocupan a las élites. Porque las guerras mundiales con millones de muertos son en realidad impensables. Dada la fuerza destructiva de los sistemas de armamento actuales —no se quiere arriesgar todo el planeta—, **se han pasado al uso de patógenos mortales, virus, armas radiológicas y biológicas sobre la población.** La gente no tiene ni idea de lo que se está probando y utilizando en el mundo en este campo de investigación, explicó. Esto se aplica en particular a las posibilidades avanzadas en los campos de la nutrición, la medicina y la farmacología.

Desde el punto de vista de sus círculos, lo mejor es una combinación de ambas cosas: primero bombardear un país, luego infectarlo con agentes patógenos, esperar unos años y, finalmente, extraer las materias primas.

La entrevista en la que Ben Morgenstern dijo esto fue realizada por Stefan y yo mismo en Johannesburgo (Sudáfrica), en enero de 2010, **¡hace 13 años!** ¿Por qué informo de esto aquí? Para que entienda que estamos hablando de una agrupación que tiene el poder de cambiar el mundo y lo está haciendo actualmente, pero con una visión del mundo completamente distinta a la que conocemos. Ciertamente no es cristiana... La mayor parte de la profesión médica en el mundo busca curas para ayudar a tanta gente como sea posible. Sin embargo, también hay médicos que hacen todo lo posible por desarrollar algo que enferme y mate al mayor número posible de personas. ¡Esa es la realidad, queridos amigos! Ténganlo siempre presente cuando hablemos del enfoque tan peculiar de la OMS o del asunto del coronavirus y de la vacunación en general.

Pero ahora, centrémonos en nosotros mismos y en las posibles soluciones: no importa lo que pueda pasar en los próximos años y en qué dirección vaya el desarrollo. Si queremos presenciarlo, necesitamos un cuerpo sano. Si está enfermo, no es capaz de actuar, o solo con dificultad. O, dicho de un modo más espiritual: si el vehículo, nuestro cuerpo, que es utilizado por el alma para poder actuar en el mundo, está defectuoso o dañado, el alma no puede actuar correctamente. Del mismo modo que necesitamos un teléfono móvil intacto para poder hacer una llamada, o un teléfono que funcione bien para poder hacer todas las llamadas que necesitemos, o un coche que funcione para llegar a nuestro destino con seguridad y rapidez, todo esto con un cuerpo sano para vivir nuestras vidas lo más eficazmente posible. En cuanto a este «plan del alma», lo he descrito intensamente en el libro *Handbuch für Götter* (Manual para dioses). Hoy se trata de mantener sano el cuerpo físico, y, si está defectuoso, curarlo.

Casi todas las personas están enfermas de alguna forma o tienen alguna dolencia: desde la fiebre del heno hasta una minusvalía congénita o cáncer. Por eso, nuestra agilidad es limitada y no podemos ir a toda pastilla. Perdemos tiempo en la vida que podría aprovecharse mucho mejor; necesitamos depender de un terapeuta y, sobre todo, todo esto cuesta mucho dinero. Les contaré algunos episodios de mi propia vida sanitaria que me llevaron a diversas tomas de conciencia y, finalmente, a la creación de este libro.

Daños de las vacunas

Mi primer contacto con una vacuna fue cuando era un bebé. El resultado fue que poco después desarrollé fiebre del heno y neurodermatitis. Lo mismo le ocurrió a mi primer hijo décadas más tarde (su madre procedía de una familia de médicos ortodoxos e insistió en la vacunación en aquel momento). Amadeus fue vacunado y contrajo fiebre del heno y neurodermatitis. Pude hacer que un naturópata lo tratara cuando tenía cuatro años, y la neurodermatitis desapareció casi por completo en 14 días. Todavía tiene fiebre del heno hasta el día de hoy.

Mi neurodermatitis no era tan pronunciada cuando era joven, pero esto cambió, sin embargo, cuando me empastaron varios dientes con amalgama (en aquella época todavía era común). Esto empeoró tanto la condición de la piel que tuve neurodermatitis por todo el cuerpo; una agonía sin igual. Durante años, el picor fue casi insoportable, hasta que mi padre dijo que había que quitar la amalgama y sustituirla por incrustaciones de oro. Durante esta época —tenía entonces unos 20 años—, empecé a ocuparme intensamente del tema de la «salud» y, tras terminar mi formación como decorador de interiores, asistí a una escuela de practicantes no médicos en Múnich. Durante este tiempo, me hice vegetariano, dejé de fumar, dejé de beber alcohol y evité el azúcar en la medida de lo posible, y lo hice de forma muy constante durante ocho años. Además, intensifiqué mi deporte, realicé curas de ayuno una y otra vez y conseguí tener la piel y la fiebre del heno bajo control. Los médicos solo me habían recetado cortisona para los picores y medicamentos antialérgicos para la fiebre del heno. La cortisona es definitivamente útil para deshacerse del síntoma por el momento, pero no tiene nada que ver con encontrar la causa. Muy importante para mí durante este tiempo fue desacidificar el cuerpo con un polvo alcalino (receta según Ingeborg Oetinger: www.base-ist-leben.de), porque esa era exactamente la causa de la neurodermatitis: hiperacidez. En aquella época me di cuenta de que, si algo pica sobre o bajo la piel, debe ser un ácido. Por un lado, está la acidez física a través de la comida y la bebida (la harina blanca, la carne y el azúcar son sobreacidificantes), pero por otro lado está el estrés y la ira de la vida, que te acidifican. Tomando diariamente bicarbonato sódico disuelto en agua más otros minerales, desintoxiqué mi cuerpo extremadamente rápido durante meses, que a veces se manifestaba en espasmos cutáneos extremos, cuando aparecían verdaderas erupciones en los lugares donde tuve la neurodermatitis más intensa, y salió un líquido de olor feroz. Las fotos de esto dan miedo... Y después de cada racha de desintoxicación o desacidificación, la neurodermatitis volvía a desaparecer un poco más, hasta que, finalmente, desaparecía por completo. Durante estas fases, que solían durar 10 días, era muy doloroso, pero después de cada una parecía años más joven y mi piel más tersa. Veremos más adelante que una terapeuta advierte contra el uso de polvos alcalinos. Por cierto, mi amigo Stefan Erdmann tiene su asma bajo control desde hace décadas. ¿Cómo?: a través de una dieta vegetariana y mucho ejercicio.

No oirá nada parecido de un dermatólogo. Aparte del hecho de que es una forma barata de desacidificar el cuerpo, un estilo de vida bajo en ácido ayuda con casi todas las enfermedades, incluido el cáncer. Todas las bacterias, virus y otras fuentes de enfermedad necesitan un entorno ácido. Cuando, en 2007, lancé mi canal de televisión (Secret.tv), emitimos entrevistas con numerosos terapeutas, entre ellos el Sr. Eckhard Fisseler —él mismo padeció artrosis y escribió un libro sobre ello *Arthrose — Der Weg zur*

Selbstheilung (Artrosis. El camino hacia la autocuración)—, en el que explica cómo puede uno librarse de los síntomas al cabo de pocas semanas cambiando la dieta y desacidificándose, lo cual implica un duro trabajo sobre uno mismo. Por aquel entonces, le enseñé el programa a mi suegro —también padecía artrosis—, que solo dijo: «Tendré que cambiar toda mi vida. No, prefiero no hacerlo». Prefirió seguir con la cerveza de trigo y la comida copiosa y tomó las pastillas del médico. Tenemos libre albedrío... Hay más sobre el tema de la «desacidificación» más adelante en el libro. También opina el Dr. Schnitzer, el inventor del molino Schnitzer, a quien hicimos una entrevista en Secret.tv, en 2008, en la que proporciona muchos datos interesantes sobre la nutrición.

Los acontecimientos traumáticos como desencadenantes del cáncer

Una de las experiencias más importantes y formativas en cuanto a enfermedades que viví fue el cáncer de mama de mi abuela. Aquí debo mencionar que mis abuelos maternos eran empresarios de gran éxito en la industria de la moda, llevaban una vida muy conservadora, una dieta sana y tomaban todo con moderación. Sin embargo, tras la muerte del abuelo, mi abuela enfermó de cáncer de mama a una edad muy avanzada. Fue entonces cuando un médico estaba en boca de todos, pero solo como un «charlatán» y «curandero». Estoy hablando del Dr. Ryke Geerd Hamer, que se hizo conocido en su momento por el caso de cáncer de la pequeña Olivia. Conocí en persona al Dr. Hamer —fallecido en 2017— en Núremberg, cuando se estaba considerando un proyecto de libro conjunto. No se llevó a cabo porque el Dr. Hamer era un contemporáneo muy impetuoso, y la cooperación con él no fue posible. Él solía trabajar como médico en diferentes hospitales hasta 1978, cuando su hijo Dirk, durante unas vacaciones en Córcega, resultó gravemente herido por un disparo, murió en brazos de su padre tras 18 operaciones de urgencia. Tres meses después, el Dr. Hamer —que hasta entonces había llevado una dieta extremadamente sana y nunca había estado enfermo— enfermó de un cáncer testicular, que finalmente relacionó con la muerte de su hijo. Lo llamó «*shock* conflictivo».

Como consecuencia, empezó a atender a pacientes en la clínica oncológica de Múnich, donde trabajaba entonces, si había tenido lugar un acontecimiento traumático en sus vidas, una experiencia de choque. El Dr. Hamer lo denominó DHS (Dirk Hamer Syndrome) porque él mismo describió la muerte de su hijo como una experiencia de *shock* y como el desencadenante de su cáncer. De los 200 pacientes entrevistados, todos confirmaron una experiencia de este tipo. ¿Qué son las experiencias de *shock*? A una persona se le quema la casa, a otra se le muere un familiar, a otra se le hunde la empresa, puede ser una quiebra financiera o porque uno ha perdido la cara por algo. El

Dr. Hamer descubrió que había un sistema detrás y que todos los pacientes que examinó —más tarde fueron más de 10.000— respondían a las mismas experiencias de *shock* con los mismos síntomas y que esto también deja huellas en el cerebro. Como resultado, el Dr. Hamer llamó a esto la «regla de hierro del cáncer». La Nueva Medicina Germánica (GNM), como la bautizó más tarde, considera la psique, el cerebro y el órgano enfermo como una unidad. Se dice que todos los cánceres tienen en el cerebro el llamado «foco de Hamer», que puede verse en las tomografías computerizadas. Si es posible se puede resolver el conflicto subyacente, es decir, el trauma, a continuación, se produce una fase de curación. Si no se consigue, el cáncer sigue creciendo.

Gracias a mi intenso trabajo en la clínica oncológica de Baviera, llegué a tener más certeza de que todo cáncer comienza con un **fuerte choque psicológico por la experiencia del conflicto**. (...) Al investigar repetidamente, y no solo investigando más casos, sino también repasando los casos antiguos que había reunido en una tabla, hice un tremendo descubrimiento: el «cáncer» de cuello de útero o la «úlcera», por ejemplo, siempre tenían un contenido de la experiencia del conflicto muy especial, a saber, sexual. El cáncer de mama, en cambio, siempre tenía un conflicto humano general, normalmente incluso un conflicto materno-filial. El cáncer de ovario tiene un contenido conflictivo genital-anal, etc. Estas conclusiones me parecían lógicas y razonables, por un lado, que yo hubiera podido creerlos, porque no solo iban en contra de la medicina ortodoxa, sino que ponían toda la medicina al revés, porque no significaba otra cosa que ¡la psique definiría dónde se origina el cáncer! (...) Ahora examiné cada caso subsiguiente según los criterios que conocía y descubrí que en cada caso posterior eran exactamente los mismos. (...) Investigué no solo todos los casos anteriores, de cada uno de los cuales había hecho un protocolo, hacia delante y hacia atrás, sino también en particular los «carcinomas latentes», así como los casos siguientes.

El secreto de las interrelaciones del proceso del cáncer —y como puedes ver ahora de toda la medicina, como ya me había dado cuenta en el verano de 1981— residía en la comprensión de los «carcinomas latentes». En aquel momento, les dije a mis colegas: «Cuando descubramos por qué duermen, habremos descubierto el secreto del cáncer». (...) **En los casos en que los pacientes habían sobrevivido, el conflicto siempre se había resuelto; en cambio, el conflicto no se había resuelto en los casos que habían fallecido o cuyo curso había progresado.**

El DHS (Dirk Hamer Syndrome) es el eje de toda la Nueva Medicina Germánica.

- Cada cáncer está precedido por un *shock* psicológico muy severo, un *shock* de experiencia de conflicto muy severo.

- La experiencia conflictiva siempre ha sido muy aguda-dramática (en el alma del paciente).
- La experiencia de conflicto-*shock* siempre ha sido aislante.

Es importante que nos demos cuenta de que, en el segundo de los DHS, que da a la persona inesperadamente «con el pie izquierdo», no es solo una experiencia de choque como tal, sino que sucede un conflicto-experiencia-*shock* que tiene un contenido muy específico. Cuando utilizamos la palabra «conflicto», hay que decir de una vez que no estamos hablando de conflictos en el sentido anterior, es decir, conflictos psicológicos, sino de conflictos biológicos. Los seres humanos y los animales pueden sufrir este tipo de conflictos, e incluso las plantas de forma similar.

¿Qué es algo conflictivo? Una experiencia que desencadena un choque, que afecta de manera tan desprevenida que, al principio, es imposible reaccionar ante ella:

- Esto no me había pasado nunca.
- Jamás habría soñado con algo así.
- Me alcanzó un rayo.
- Me quedé helado.
- Me quedé atónito.
- Me quedé sin habla.

También ocurre que lo que percibimos como un «factor estresante» no desencadena necesariamente un DHS con conflicto biológico; por ejemplo, la muerte de una persona, o un divorcio, o el hecho de que alguien sea alcohólico. Estas cosas no tienen por qué ser «inesperadas», la información no tiene por qué pillarnos desprevenidos, y no tiene por qué ser completamente incomprensible.[1]

Básicamente, lo que describe el Dr. Hamer es perfectamente lógico. Del mismo modo que la ira nos golpea en el estómago y el estrés permanente daña el corazón, lo mismo ocurre con las experiencias de *shock*. Recuerdo muy bien cuando en 2010, debido a una gran pérdida económica, mi pelo pasó de castaño a gris en pocas semanas. Para algunas personas, esto sucede a veces de la noche a la mañana.

En resumen: tales experiencias traumáticas de choque siempre dejan huellas en el cerebro, que pueden hacerse visibles mediante imágenes de TAC. Si se conoce la causa que ha desencadenado la enfermedad, el siguiente paso es resolverla o disolverla. El propio Dr. Hamer rechazó el tratamiento físico y la cirugía. Este es el punto en el que lo veo de forma diferente, porque no todas las personas son igual de fuertes, perspicaces o capaces de cambiar, además, siempre depende del estadio de la enfermedad. Pienso que el diagnóstico es una cosa y la terapia o tratamiento es otra. La detección del desencadenante o la causa de una enfermedad como el cáncer por medio del método Hamer, me parece ingenioso. ¿Cómo se trata después? Personalmente, voy por otros caminos y tengo dudas de que el método que él propone —completamente sin operaciones ni otras medidas— sea demasiado miope. Como he dicho, hay que mirar a la persona en su conjunto, su entorno, etc. ¿Es inestable, dominante, decidido o, más bien, crédulo? Hay personas capaces de decidir por sí mismas que tienen la voluntad y la fuerza para seguir su propio camino, mientras que a otras hay que llevarlas de la mano y guiarlas. Para eso hay terapeutas. También me gustaría añadir aquí que el Dr. Hamer no es el único que ha llegado a esta conclusión, a esta realización. Solo en EE. UU. hay varios terapeutas que han comprendido que toda enfermedad, especialmente el cáncer, se basa en un acontecimiento traumático que hay que comprender: si reconozco la causa y la resuelvo, la enfermedad también desaparece. Hay clínicas privadas, también en Alemania, que tienen un departamento de oncología psicológica además de su consulta normal, donde se tratan específicamente los conflictos de las personas, paralelamente a la radiación o la cirugía.

Las conexiones que acabamos de describir son enormemente importantes de entender, porque obtenemos una visión diferente de lo que llamamos «enfermedad». Los procesos de enfermedad son procesos biológicamente sensibles que tienen lugar en el cuerpo y que no necesitan ser combatidos, sino comprendidos. No son algo «maligno» que haya que destruir, sino que un proceso de enfermedad siempre conlleva un mensaje.[2]

Esta breve excursión al mundo de Hamer también era importante para entender lo que estaba pasando cuando hablé con mi abuela sobre su cáncer de mama. Le dije: «Abuela, los pechos son la conexión con tu hijo, y tu pecho izquierdo es la conexión con tu hija», que es mi madre. Ahora tengo que añadir que poco antes del cáncer de la abuela la situación de vida conjunta —la casa de los padres y la casa de los abuelos habían sido construidas juntas— había cambiado mucho, porque mis padres habían emigrado a la isla canaria de La Palma. Hay que tener en cuenta que querían llevarse a los abuelos con ellos para pasar juntos sus últimos años en un clima diferente. Los abuelos, sin embargo, se negaron. Así que le dije a mi abuela: «Abuela, el cáncer apareció poco después de que tu hija emigrara. Tú no te desprendiste de ella, así que ahora tu pecho se está desprendiendo, se está muriendo». ¿Y qué me dijo entonces mi abuela?: «¡Sí, es cierto! Cuando tu madre se fue a La Palma, ¡murió para mí!». Me quedé de piedra cuando dijo eso. Y resonó con mucha amargura. Según mi abuela, que seguía siendo «de la vieja casta», los hijos tenían que estar ahí para los padres en su vejez y cuidar de ellos. Pero después de que mis padres se mudaran a La Palma, el mundo de mi abuela se derrumbó, y su hija «murió para ella» de pura decepción. ¿Qué ocurrió a raíz de esto? El pecho, como conexión con la hija, se desprendió de ella porque no pudo o no quiso desprenderse de ella. Fue una experiencia chocante, ¡eso es seguro! Mi abuela lo entendió inmediatamente, pero en lugar de decir: «Bueno, dejaré ir a mi hija. Ella puede decidir por sí misma cómo y dónde quiere vivir. Es culpa de Luise que yo tenga cáncer, porque se fue y me dejó atrás». Había entendido la conexión entre la marcha de la hija y el cáncer, pero no veía la solución al conflicto en que ella se marchara, sino en que la hija tenía que volver. Feroz, ¿verdad? Aquí mi abuela había dejado que el zorro guardara el gallinero.

El hecho es que ¡la teoría de Hamer había dado en el blanco con mi abuela! Y desde entonces ha habido varios casos de cáncer en mi entorno en los que había sucedido lo mismo, independientemente del tipo de cáncer que fuera. En todos los casos se produjo un suceso impactante poco antes de la aparición del cáncer. Para saber más sobre esto, ver más adelante.

Cáncer debido a campos de interferencia en el dormitorio

Otra experiencia fue y sigue siendo inmensamente importante para mí hoy en día, y la cuento una y otra vez cuando me invitan a algún sitio. Cuando mi abuela murió, mi madre heredó su casa, que yo a su vez le compré en 2004, ya que ella vivía en La Palma. Mi mujer de entonces y yo reformamos la casa y nos mudamos. A la hora de decidir dónde poner nuestro dormitorio principal, nos decidimos por el antiguo dormitorio de los abuelos, pero sabiamente pusimos nuestra cama matrimonial en el lado opuesto de la habitación. En el lugar donde los abuelos tenían su cama, colocamos un gran armario. Nosotros dormimos en este lugar durante varios años hasta que mi mujer tuvo una triple hernia discal, que cambió nuestras vidas para siempre: hospitalización, rehabilitación, toda la semana se dedicó a fisioterapia, yoga, *aqua-jogging*, etc., para volver a ponerla en forma. Luego, en 2012, junto con mi amigo Adam Jakob, antiguo contratista de obras y geomante, visité Badox, un balneario en el bosque bávaro (www.badox-jungbrunnen.com). Nos pusimos a hablar después con el operador y promotor de la instalación, Josef Schwarzkopf, que nos contó la siguiente historia. En el año 1990, Josef Schwarzkopf, un ingeniero mecánico de formación que llegó a tener 80 empleados, perdió a su suegro de cáncer. Esto le había desviado de su curso y le motivó para llegar al fondo del asunto. Recorrió el dormitorio de su suegro con una varilla de zahorí y encontró una vértebra especial, de unos 80 cm de tamaño, sobre la que su suegro había estado tumbado durante años. Josef Schwarzkopf ha llamado desde entonces a este vórtice «vórtice radiactivo», porque está hecho de partículas ionizantes, que destruyen la estructura hexagonal del agua de las células y, por tanto, provocan cáncer, entre otras cosas. Posteriormente, también investigó el sueño en el vecindario y en el área más amplia de los lugares donde dormían las personas que habían muerto de cáncer, y encontró exactamente estos vórtices en el 100 % de los casos. Mis oídos se agudizaron ante esta descripción y dije espontáneamente: «Josef, es absolutamente necesario que compruebes también nuestro dormitorio, porque mi abuela tenía su cama en la misma habitación que nosotros y murió de cáncer de mama». Josef se negó al principio, porque no hace exámenes *in situ*, pero conseguí convencerle.

El resultado fue que recorrió toda la casa, así como la azotea, y encontró exactamente este vórtice en el dormitorio, en el lugar exacto donde había dormido la abuela, ¡en la zona del pecho! Y lo que es peor o mejor, según se mire: en el lado de la cama donde mi esposa durmió en nuestra cama, también encontró un vórtice, pero aquí en la zona entre el pecho y las rodillas, así que el centro del vórtice estaba en la zona inferior de la pelvis. Y dijo: «Quien yazca aquí vivirá, como mucho, otros cinco años». Lo que Josef no sabía era que mi mujer tenía una triple hernia discal, y ese era exactamente el punto en medio de la vértebra. El

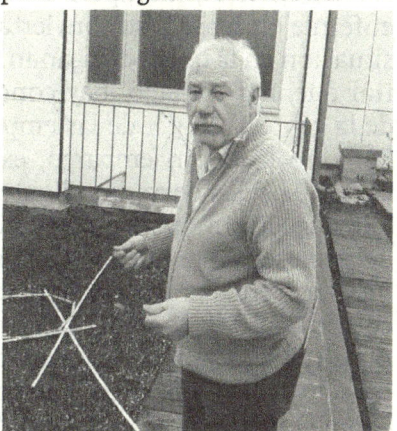

Fig. 1. Josef Schwarzkopf mide mi casa.

vórtice fue el desencadenante del debilitamiento en la región lumbar, que finalmente llevó a la hernia discal. Lo bueno fue que no enfermó de cáncer, porque actuamos de inmediato, trasladamos la cama a otra habitación el mismo día. Interesante, ¿verdad? De estos remolinos en las casas, a los que Josef Schwarzkopf los llama «vórtices radiactivos» y los zahoríes dan otros nombres (vórtice cancerígeno, vórtice de interferencia), hablaremos en detalle más adelante. No solo tiene que ser el lugar donde se duerme. Si alguien se sienta en tal vórtice con su silla cada día en la oficina tiene el mismo efecto.

Posiblemente, la pregunta que te puede venir a la cabeza ahora es: ¿cuál fue el desencadenante real del cáncer de mi abuela?, ¿el vórtice o la pérdida (despedida) de la hija? Ambas cosas. Si alguien está en óptimas condiciones, puede recostarse sobre dicho vórtice durante años y que no pase nada. Sin embargo, si alguien ha sido extremadamente maltratado por un choque o un golpe del destino, el vórtice hará el resto. Por lo tanto, en este punto el

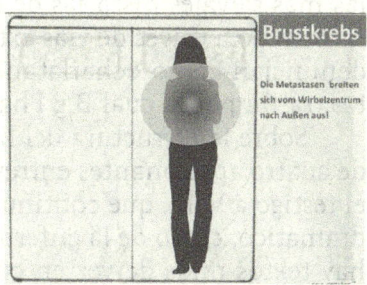

Fig. 2. Quien se acuesta sobre un centro vertebral se pone enfermo.

consejo es que ¡haga revisar su casa y sus dormitorios en cualquier caso! Estos breves episodios pueden bastar como introducción. «Matar con ánimo de lucro»: este es el principio según el cual actúan y trabajan mano a mano las todopoderosas e influyentes corporaciones farmacéuticas y alimentarias. Vera Wagner describe en su libro *Iss richtig oder stirb!* (*¡Come bien o muere!*), que yo publiqué en 2020,* entre otras cosas, cómo Big Food utiliza alimentos de calidad inferior, manipulados en el sabor y contaminados para que la gente enferme en masa y se convierta así en cliente de Big Pharma, una verdadera situación en la que todos ganan. En este libro, los autores se ocupan de demostrar que, por un lado, hay conocimientos médicos que se utilizan en contra de la gente y a favor de las empresas farmacéuticas («enfermar» y «matar»). Por otro lado, sin embargo, existen métodos de curación y conocimientos curativos, y los correspondientes medicamentos y conceptos de pensamiento que pueden conducir a la curación, pero que no son deseados; nos ocupamos de ambos en este libro. Hablamos de estos temas una y otra vez, y le conté a Vera las verdaderas causas del cáncer de mama de mi abuela. Llegamos a la conclusión de que había suficiente material apasionante para compartir con nuestros semejantes en forma de libro, porque experiencias como la de Vera no solo valen su peso en oro, sino también ¡valen la(s) vida(s)!

Vera Wagner no solo escribe cada semana apasionantes artículos sobre salud para mi plataforma de noticias *Die Unbestechlichen* (Los incorruptibles), para la cual entrevista a médicos y terapeutas alternativos, también ha pasado por su propia odisea con la intolerancia alimentaria y los problemas dentales masivos, y ha adquirido profundos conocimientos en este ámbito. Nuestro libro es una combinación de apasionantes entrevistas con médicos críticos y practicantes alternativos, son temas muy investigados y muchos informes de experiencias, que representan una extraordinaria combinación de conocimientos que le conducirán, querido lector, hacia una dirección claramente definida: la curación y la comprensión de lo que llamamos «enfermedad». Vera y yo hemos conocido y hablado con personas que han tenido las más salvajes historias de enfermedad y que, al final, se han recuperado. A menudo a través de vías extraordinarias, que en la corriente dominante se denuncian como «charlatanería», y que suelen ser también bastante baratas, razón por la cual Big Pharma no gana nada con ellas...

Sobre la estructura del libro: me haré cargo de los primeros capítulos y de cuatro apasionantes entrevistas con iniciados y terapeutas, y luego pasaré el testigo a Vera, que continúa con el tema y también con su propio, a veces dramático, curso de la enfermedad y su búsqueda de una cura. Entre medias hay textos míos de vez en cuando, lo que hace que el conjunto sea fácil y

---

* En español en esta misma editorial en 2024.

fluido, y, sobre todo, informativo para el lector.

Ahora pasamos directamente al mundo de los ángeles de la muerte de la NSA. No se va a creer lo que está pasando en nuestro planeta cuando se trata del tema de «curar el cáncer».

Atentamente, Jan van Helsing

Una cura del cáncer no deseada

Como ya he mencionado en el prólogo, realicé una entrevista para mi libro *Whistleblower* (Informante). Entrevisté a un antiguo corredor de bolsa sobre las llamadas «operaciones de *trading*» (operaciones con obligaciones bancarias senior no subordinadas), en las que las sumas de dinero depositadas se multiplican en pocos meses. Si depositas hoy un millón en el banco, obtendrás entre un 3 y un 5 % de interés al año. Pero estamos hablando de la posibilidad de ganar un 60 % o más al año a través de un banco. Mientras trabajaba como agente de bolsa autónomo en EE. UU. (1997-2001), conocí a un médico en Denver (Colorado) que tenía su título, pero no ejercía la medicina en humanos, sino que trabajaba en investigación. En el curso de su trabajo, desarrolló una cura para el cáncer a partir de *Aloe vera* en combinación con otras sustancias para encontrar la cura. Para ser más precisos, el remedio, una vez inyectado en el cuerpo, detenía el crecimiento del cáncer. El cáncer no retrocedía, pero tampoco crecía, simplemente se detenía, y el cuerpo se recuperaba. Hasta ahí había llegado con los experimentos con animales.

En mis términos profanos, diría que el cáncer se secó. No importaba qué tipo de cáncer era, el suero funcionó. Sin embargo, solo lo supe por él cuando ya llevábamos un tiempo conociéndonos. (...) Nos conocimos entonces a través de un amigo común, un indio, y visité al médico —llamémosle Bobby— en su finca de las Montañas Rocosas. Bajo el suelo de su casa había varios pisos de profundidad, donde estaba su laboratorio. Nunca había visto nada igual. El hombre debe haber tenido enormes fondos a su disposición. Después de que le pregunté al respecto, me dijo que estaba apoyado por el Gobierno de los Estados Unidos. Me habló sobre el desarrollo de fármacos contra el cáncer, y que tardaría años en conseguir la aprobación para pruebas en humanos en los EE. UU. Lo había solicitado porque todas las pruebas habían tenido éxito, pero llevaba esperando un par de años sin obtener respuesta, hasta que su hijo de seis años enfermó repentinamente de leucemia. Su amigo, un internista que trató al niño, no le dio mucha esperanza de vida después de un cierto periodo de tratamiento, así que después de mucha discusión con su esposa, Bobby decidió inyectar a su hijo el medicamento contra el cáncer, con el resultado de que en solo cuatro semanas después, el niño podía considerarse curado. Eufórico, pero sin embargo cauteloso, también trató con el mismo efecto a enfermos de cáncer entre sus amigos y conocidos. Y no importaba qué tipo de cáncer fuera y en qué fase estuviera. Aquello fue bien durante mucho tiempo, hasta que un día le visitaron dos señores de la NSA (Agencia de Seguridad Nacional) que pidieron hablar con él.

Le hicieron una oferta que más le valía no rechazar. Le darían un laboratorio financiado por el Gobierno, donde podría continuar su investigación y fabricar el suero en pequeños lotes para una clientela específica.

Ese era el laboratorio que se me permitió visitar. Estaba claramente definido que él era libre de investigar, pero todo debía ser compartido solo con el Gobierno. Trabajaba para la NSA, por así decirlo. Y los señores le explicaron en ese momento: «Algo como lo que usted ha desarrollado, otros ya lo han desarrollado. Hay varias curas para el cáncer. Las curas que ya existen se las dan a ciertas personas: gente rica e importante, gente del Gobierno, gente sistémicamente importante. Usted no es el primero... No nos gustaría quedarnos sin gente como usted. Es mejor que trabaje para nosotros. Queremos utilizar este conocimiento para nosotros, por supuesto. Pero imagínese, si pusiéramos esta cura a disposición del público en general. Por un lado, millones y millones de personas que trabajan para la industria farmacéutica o en hospitales se quedarían sin empleo. ¿Qué haríamos con ellos? Ya tenemos demasiada gente en la Tierra».

Cuando el médico aceptó la oferta, se trasladó con su familia a la casa de las Montañas Rocosas y allí trabaja desde entonces.

Después de mantener esta conversación con mi informante, me contó que cuando dejó su trabajo como *broker* vivió varios años en Sudáfrica, donde conoció a un médico con el que sigue en contacto hoy en día, el cual le habló, hace aproximadamente un mes, de un descubrimiento escandaloso. Este médico trabaja en una clínica privada y tiene muchos pacientes con trombosis en cuidados intensivos. No solo los pacientes de coronavirus tienen trombosis, sino, sobre todo, los que han sido vacunados dos veces. Este médico —un hombre negro, por cierto— describió que los ventiladores a los que están conectados los pacientes hacen sonar una alarma si la presión en los pulmones sube demasiado. En el caso de un paciente muy joven, el médico se enfrentaba al problema de que no podía aumentar la presión para suministrarle suficiente oxígeno, porque, de lo contrario, los pulmones reventarían. Por lo tanto, decidió realizar una endoscopia pulmonar al paciente bajo anestesia y le atravesó la boca y la garganta hasta llegar a los pulmones, donde descubrió un gran número de coágulos sanguíneos. Una gran parte del pulmón estaba coagulada. Tras extraer estos coágulos, algunos de los cuales eran bastante resistentes, llevó al paciente a la unidad de cuidados intensivos y se sorprendió al ver que la presión de ventilación era ahora casi normal. Al cabo de dos días, ya no necesitaba la máquina y al cuarto día le dieron el alta. Esto es lo que hizo con muchos otros pacientes, con el mismo resultado. El médico nos contó entonces que estaba en contacto permanente con otros médicos sobre el coronavirus a través de conferencias por Zoom en todo el mundo —entre otros, con médicos de Italia— que le confirmaron que ellos también habían llegado a este método de curación tan ingenioso como sencillo: habían abierto los cadáveres de Bérgamo y descubierto trombosis por todo el cuerpo. Las trombosis, en un paciente de coronavirus de esta manera, puede revertirse. Sin embargo, se les había prohibido hacer esto público. El médico sudafricano escribió entonces a la OMS y recibió la respuesta de que este método era «demasiado arriesgado por el riesgo de infección». Increíble... Por supuesto que siguen tratando de esta manera, pero discretamente.

El hierro trivalente cura el cáncer

En el curso de la investigación sobre la curación del cáncer, conocí en 2007 al Dr. Beat Schaub, de Basilea, con quien rodamos un programa para secret.TV. El Dr. Schaub escribe en sus libros que la deficiencia de hierro es la enfermedad más extendida, ya que afecta a casi la mitad de la población mundial. El síndrome ferropénico IDS (Iron Deficiency Syndrome) es la fase inicial de la carencia de hierro y fue redescubierto por él en 1998. La carencia de hierro afecta, sobre todo, a las mujeres, debido a su menstruación, y a los niños, debido a su crecimiento (www.eisenzentrum.ch).

En medio de mi investigación, di con el médico muniqués Dr. Helmut Rau Freiherr von Nagell. En aquella época, había escrito el libro *Blut und Eisen* (Sangre y hierro), en el que describe cómo el hierro trivalente inyectado por vía intravenosa había tenido un éxito tremendo en el tratamiento del cáncer. A continuación, realizamos una entrevista televisiva con su esposa Kerstin sobre el tema. El Dr. Rau von Nagell explica que el hierro trivalente inyectado por vía intravenosa es capaz de destruir selectivamente el tejido tumoral. Como metal pesado, se supone que el hierro es capaz de acumularse selectivamente en el tejido tumoral, provocando su destrucción. El doctor ha solicitado una patente para este método (EP0788355). Cito textualmente:

> El hierro se ha utilizado como agente terapéutico desde tiempos inmemoriales en todas las formas posibles, para fortalecer, aumentar las defensas del organismo, en casos de pérdida de sangre, etc., y se administra en particular durante el embarazo. En la mayoría de los casos el hierro en su forma bivalente (Fe2+) se toma por vía oral, especialmente en forma de comprimidos, zumos, etc. Esta forma de aplicación puede provocar a menudo efectos secundarios indeseables, como la inhibición competitiva de otros medicamentos, reacciones alérgicas e intolerancias y estreñimiento intestinal. A pesar de los inmensos avances de la medicina, sigue habiendo enfermedades que no siempre pueden tratarse con éxito. Entre este grupo de enfermedades se encuentran las enfermedades tumorales. En el marco de la presente invención, ahora ha sido posible proporcionar un agente terapéutico para enfermedades tumorales. Según la invención, el hierro administrable por vía intravenosa se utiliza como único agente terapéutico para la preparación de un medicamento de administración

intravenosa para el tratamiento de enfermedades tumorales y/o enfermedades infecciosas. Se sabe que los preparados que contienen hierro se utilizan en diversas tareas de diagnóstico, así como en algunas formas de terapia (...) pueden utilizarse preparados que contengan hierro en forma trivalente ($Fe3+$), en los que el hierro suele estar presente en forma de complejos. Preferentemente, se trata de complejos de gluconato férrico sódico, de hidróxido férrico-polimaltosa, de sorbitol-citrato férrico o de sacarato férrico.

Debido a su elevada tasa de rotación en la división celular, el tumor tiene un elevado consumo de oxígeno. El suministro suficiente de oxígeno es un requisito previo para el rápido crecimiento del tumor, por lo que el oxígeno lo proporciona la hemoglobina de los glóbulos rojos. Sin embargo, es posible que el tejido tumoral se oxigene por quimiotaxis de las membranas de los eritrocitos en o sobre el tumor. Así, existen tejidos tumorales impregnados de sangre, en los que los eritrocitos perecen porque permanecen demasiado tiempo. Cuando el hierro se deposita en el tejido tumoral, puede producirse necrosis. Este proceso podría ser probablemente un mecanismo endógeno de lucha contra los tumores que puede tener lugar permanentemente en el organismo y depende del equilibrio de las fuerzas implicadas. Esto también estaría de acuerdo con la afirmación de que la vitamina C tiene un efecto protector contra el cáncer, porque interviene en la cadena respiratoria del ciclo del citrato en estrecha interacción catalítica con el cambio de valencia del hierro II- y III-, que también está presente allí.

Cuando el hierro se inyecta por vía intravenosa en la aplicación según la invención, por un lado, la hemoglobina y la mioglobina están completamente saturadas de hierro a través de la transferrina, y el hierro trivalente que también está presente se deposita posiblemente en el tejido tumoral por un entorno de oxígeno perturbado en el tumor, así como por la afinidad no fisiológicamente aumentada de la membrana de la célula tumoral en el tejido canceroso, que de este modo se destruye sucesiva y específicamente. Mediante la inyección de hierro, las células sanas del paciente se fortalecen cada vez más. Sin embargo, tras la desaparición del tumor y las metástasis, el uso de hierro inyectable debe interrumpirse para que no se produzcan efectos negativos como la hemosiderosis o las necrosis inducidas artificialmente.

La ventaja del uso según la invención es que se puede llegar a todos los tejidos del cuerpo, por lo que el hierro inyectable a través del torrente sanguíneo venoso también puede alcanzar tumores incluso en las partes de tejido más inaccesibles, como el tronco encefálico, la médula ósea, etc., donde puede surtir efecto. Parece que todo tipo de cáncer puede tratarse mediante el uso de hierro inyectable por vía intravenosa según la invención, incluidas las formas leucémicas, ya que el lugar de origen de todos los elementos sanguíneos corpusculares es, en un 80 %, la médula ósea.

Resumo de nuevo esta explicación de la especificación de su patente en términos más sencillos: el hierro trivalente inyectado por vía intravenosa sirve a las células cancerosas, que son insaciables de hierro y se alimentan de él hasta morir. Mientras que las células sanas y buenas se cierran a una ingesta excesiva de hierro, las células enfermas y malas no lo rechazan con gratitud, sino que se comen a sí mismas hasta la muerte con una insaciable avidez de hierro. Cuanto peor sea la enfermedad, mejor funciona el hierro intravenoso.

En una conversación con el Dr. Rau von Nagell, en una entrevista con su esposa, así como en innumerables informes de pacientes, queda claro que, inmediatamente después de la primera dosis de hierro trivalente intravenoso, el crecimiento del cáncer se detiene, porque las células cancerosas están ocupadas por el hierro. Los tumores retroceden y el paciente mejora. También vuelve a ganar peso. Ahora bien, es importante comprender lo siguiente: el tratamiento con hierro NO trata la causa del cáncer, es un tratamiento sintomático. Si el paciente deja de tomarlo el cáncer volverá a crecer. Yo mismo he entregado los documentos y el vídeo cedido por Kerstin Rau von Nagell a, al menos, 50 pacientes de cáncer diferentes. Conclusión: a excepción de dos, ninguno de ellos ni siquiera lo ha probado, porque siempre han hablado con sus médicos al respecto y les dijeron que el hierro no ayudaría. Así que ni siquiera lo probaron. En los dos que lo probaron, funcionó de inmediato. Recuerdo que un caballero y su mujer, meses después de empezar el tratamiento con hierro, me llamaron y me dieron las gracias, porque el paciente había dejado la silla de ruedas, había engordado 20 kilos y ahora quería empezar a trabajar de nuevo. Un año después, supe por su hermano que el hombre estaba a punto de morir, por lo que llamé inmediatamente a la mujer. Cuando le pregunté cómo podía ser eso, si él estaba bien, cada vez estaba mejor, me dijo que habían dejado las inyecciones de hierro y seguido otras terapias. Pues bien, murió poco después. El Dr. Rau von Nagell tuvo exactamente la misma experiencia: los pacientes se sienten mejor, el cáncer ha desaparecido más o menos, se detienen las inyecciones de hierro, y el cáncer reaparece.

Así pues, el Dr. Rau von Nagell resume en su folleto:

Todas las formas tumorales malignas respondieron inmediatamente con inhibición del crecimiento a la administración de hierro trivalente por vía intravenosa, con, al mismo tiempo, una mejora considerable del estado del paciente y un aumento de peso. Murieron los pacientes tumorales que —por la razón que fuera— interrumpieron la terapia con hierro durante períodos más prolongados o la suspendieron por completo. En cambio, se recuperaron y sobrevivieron a su cáncer, antes incurable, los pacientes que tomaron sistemáticamente inyecciones de hierro en la dosis recomendada.

Ahora llegamos al problema principal: la terapia funciona, pero el Dr. Rau von Nagell ya está jubilado desde hace años, su esposa se divorció de él y se mudó a los EE. UU. con su nuevo marido. Ya no hay contacto. No conozco a ningún terapeuta o médico que utilice específicamente esta terapia de hierro en relación con el cáncer (hierro trivalente como Venofer o Ferrlecit solo están disponibles con receta médica. No pueden ser utilizados por médicos alternativos). Por lo tanto, solo puedo aconsejarles que hablen con su médico de cabecera para ver si se ocupa de ello, o pueden ponerse en contacto con uno de los médicos que tratan el cáncer según el Dr. Schaub (www.eisenzentrum.ch/eisenzentren). Estos médicos están familiarizados con la administración de hierro trivalente. Lo que también necesitan estos médicos es un hemograma completo, ya que los niveles de hierro y ferritina determinarán cuánto hierro trivalente se inyecta y con qué frecuencia. Yo mismo, así como mis amigos y conocidos, me he inyectado Ferrlecit de forma profiláctica desde hace años, y siempre se inyecta junto con vitamina B_{12}. Para obtener información más detallada sobre este tema, recomiendo los libros del Dr. Schaub o el folleto *Eisentherapie bei Krebs und Infektionskrankheiten* (Terapia con hierro para el cáncer y enfermedades infecciosas) del Dr. Helmut Rau Freiherr von Nagell, que aún está disponible como libro electrónico (www.ebook.de).[3]

Por qué se prohibieron los preparados de celidonia

El Dr. Frank Gansauge es cirujano y dirige su propia clínica en Neu-Ulm con dos colegas. Una de sus especialidades es la oncología quirúrgica con quimioterapia y terapias de seguimiento, aunque también trabaja con métodos curativos alternativos. Michael Morris y yo entrevistamos al Dr. Gansauge en su clínica allá por 2013 y le preguntamos por un remedio natural contra el cáncer que utilizó durante años hasta que fue prohibido en Alemania el 9 de febrero de 2012 por el Instituto Federal de Medicamentos y Productos Sanitarios (BfArM). El Dr. Gansauge sufrió varios registros domiciliarios por este motivo. En noviembre de 2021 le visité y le entrevisté de nuevo.

Pregunta: Dr. Gansauge, ¿dirige usted una clínica especializada en cirugía?

Respuesta: Sí, cirugía visceral, así que somos cirujanos abdominales, cirujanos viscerales; cirugía visceral centrada en la oncología, cirugía glandular y mínimamente invasiva, es decir, cirugía por el ojo de la cerradura. Estas son nuestras especialidades.

P.: Usted es un médico ortodoxo clásico. ¿Cómo entró en contacto con el remedio natural Ukrain?

R.: En mi grupo de investigación en la Universidad de Ulm —teníamos un departamento de investigación relativamente grande dirigido por mí— siempre estábamos buscando preparados naturales. No es nuevo que los médicos ortodoxos también busquen preparados naturales. Basta pensar en todos los remedios: ostras, hechas de flores de colores, como siempre digo, y que ahora son medicamentos contra el cáncer muy establecidos. Ya sea dedalera, ya sea curare, ya sea tax —el veneno del tejo del Pacífico—, así que teníamos un cierto sistema de detección, que habíamos desarrollado mucho antes. Los requisitos para los remedios naturales eran relativamente simples: tenía que haber estado en una cultura o haber sido utilizado durante varios cientos de años, y tenía que haber estado en al menos tres culturas. Me encontré con Ukrain, que llegó a mí más bien por casualidad. Como me había quedado dormido delante de la tele por la noche y me desperté en mitad de la noche, vi en RTL2 (en septiembre de 1998) sobre Ukrain, un preparado de *Chelidonium*, la celidonia. Y ya habíamos encontrado celidonia, porque casi todas las culturas la han utilizado durante cientos de años. *Chelidonium majus* es, por así decirlo, el citostático más antiguo que existe, los chinos lo usan desde hace tres mil años para el tratamiento del cáncer de piel. También se usaba en Sudamérica, y entonces pensé: «Bien, ya existe en forma pura o aplicable, este *Chelidonium*». A continuación, un asistente mío llamó al fabricante, el Sr. Nowicky, y dijo que nos gustaría probarlo en nuestro laboratorio, cosa que hicimos.

P.: El Sr. Nowicky es un ucraniano que vive en Viena. No es médico, pero ha trabajado con médicos. En nuestra conversación preliminar, me enteré de que en el transcurso del estudio que usted llevó a cabo entonces en la Universidad de Ulm —que tuvo mucho éxito, por cierto— siempre hubo diferencias con él, por ejemplo, porque lo hizo público demasiado pronto.

R.: Sí, es cierto. Hay que decir que debido a unos pocos pacientes que se curaron con un preparado, no se puede hablar inmediatamente de una curación al cien por cien. Realmente hay que realizar estudios en muchas, muchas personas para obtener resultados realmente claros. En mi opinión, no existe ninguna forma de cáncer con una curación al cien por cien. Hay algunos con 95 a 97 %, por ejemplo, el cáncer de tiroides. O estadios tempranos de cáncer, por ejemplo, cáncer de intestino. Este no es curable al cien por cien con terapia adyuvante, pero sí en un 93-95 %. Una vez extirpado el cáncer, aplicamos la terapia con células dendríticas, que reduce significativamente el riesgo de recidiva o metástasis. Llevamos más de 20 años haciéndolo con éxito. De hecho, lo hemos probado durante años en la universidad y hemos tenido algunos éxitos sorprendentes. Sin embargo, en ese momento el Sr. Nowicky hizo algo muy inusual, porque lo hizo público incluso antes de que nuestros estudios estuvieran terminados, y eso nos metió a todos en muchos problemas. El Ukrain actúa como un veneno de huso; recordemos las clases de Biología. Sabemos que cuando la célula se divide, el conjunto duplicado de cromosomas se dispone en el medio y luego están estos aparatos de huso, cada uno de los cuales se encuentra en una esquina diferente. Estos, entonces, se agarran a los cromosomas y tiran de ellos hacia la esquina correcta. El mecanismo de acción de Ukrain —que, por cierto, es similar al Taxol (obtenido del tejo), en cuanto a su mecanismo de acción— es muy simple: impide que se forme el huso, es decir, todo el aparato de tracción del cable no funciona. Hace una reticulación del huso, también bloquea el aparato de tracción del cable. Cuando el aparato del huso se inhibe de esta manera, la célula no puede dividirse. La célula con su doble juego de cromosomas se detiene y, en algún momento, muere. Esto es lo que publicamos más tarde. Los datos fueron confirmados posteriormente por tres grupos de investigación.

P.: El hecho es que Ukrain funciona.

R.: Sí, pero tal vez debería mencionar brevemente sus efectos secundarios. Con Ukrain, realmente solo hay uno o el principal efecto secundario que se enumera con todos los preparados de *Chelidonium*, que es su efecto en el hígado. Una sobredosis puede causar hepatitis química, que es una inflamación química del hígado. Pero lo mismo ocurre con una botella de vino. Para acortar esta larga historia, al final, la razón de la prohibición de los preparados de celidonia era, simplemente, un cajón de sastre para eliminar un remedio barato del mercado. Los medios de comunicación, por ejemplo, la revista *Der Spiegel*, habían hecho de las suyas y tergiversado los hechos, además de menospreciar al director del estudio, el Dr. Beger, que interpuso más tarde una demanda contra *Der Spiegel*, y se demostró que tenía razón. Pero la reputación quedó arruinada...

P.: También tuvieron registros domiciliarios a causa de esto...

R.: Sí, después de la prohibición, envié las últimas existencias de Ukrain a la empresa del Sr. Nowicky. Todavía tenía algunas ampollas de Ukrain en casa, pero estaban en mi caja fuerte. No es que sea una droga. Es solo que no puedes usarlo y ponerlo en el mercado. En mi caja fuerte todavía se me permite tenerlo. Tenía dos ampollas en casa porque es un remedio sensacional para las verrugas: una gota, un esparadrapo de plástico encima, que es una cámara húmeda, y a los tres días la verruga ha desaparecido. Así es como te deshaces de todas las verrugas, especialmente en los niños. Pero funciona igual de bien con la propia celidonia. Por eso todavía la tenía. Y entonces pensé que estaba todo hecho. Pero ni mucho menos. Por lo que sé, fue entonces, en septiembre, cuando arrestaron al Sr. Nowicky y registraron 50 pisos de médicos en Austria y confiscaron todo el Ukrain disponible. Así que todo el Ukrain fue retirado del mercado. Mr. Nowicky se estuvo en la cárcel durante unas semanas y no se le permitió hablar con nadie. Indignante... Y luego, el 15 de noviembre de 2012, mi casa fue registrada. Por la mañana sonó el timbre. Piensa: el Ukrain lo usas por última vez hace cinco años y, de repente, suena el timbre una mañana. Se te cae el corazón cuando ves un tipo con pasaporte verde, y tu hijo mayor está estudiando en Würzburg. Piensas que le ha pasado algo. Pero después de que mis ojos se abrieran de horror, el inspector dijo despreocupadamente: «*¡Solo se trata del Ukrain!*». Había 24 agentes de investigación en total. Ocurrió al mismo tiempo en mi consulta privada y en nuestra clínica. Nos trataban como criminales, los pacientes tenían que abrir sus bolsos —a causa de las ampollas con preparación de celidonia—, ¡imagínate! También copiaron todos los datos de mis pacientes desde el ordenador.

P.: Incluso si Ukrain ahora está prohibido para el tratamiento, ¿puedo seguir teniéndolo?

R.: Esta pregunta no se plantea en absoluto, porque no tendrás más. Pero existe la justicia: Iberogast® de Bayer contenía *Chelidonium* en una dosis baja. El fabricante hizo con él ventas anuales por valor de millones, según el *Handelsblatt*. Luego, en 2019 —es decir, más de 7 años después de Ukrain— la Fiscalía investigó por posibles daños hepáticos. Hoy Iberogast® está «libre de celidonia».

P.: ¿Cómo trabaja hoy?

R.: Combinamos diferentes terapias. Irradiamos, usamos quimio, terapias con células dendríticas, pero también trabajamos con terapias con altas dosis de vitaminas. Y este principio holístico también incluye la psique, por lo que trabajamos muy estrechamente con psicooncólogos. Hay diferentes tipos de cáncer, por ejemplo, las personas que siempre han guardado todo en su interior. Con estos pacientes también hay que dejar salir a veces la agresividad.

P.: Dos preguntas más: si hablamos de psicooncología, ¿hasta qué punto se ha generalizado en la medicina la idea de que toda forma de enfermedad, a menos que sea causada por un accidente, por ejemplo, tiene un trasfondo psicológico o puede remontarse a mis propios patrones de pensamiento y también puede ser curada por ellos.

R.: Hay que decir que la psicooncología está en auge, aunque ahora menos, aquí en Alemania. Mis pacientes de cáncer, a menudo dicen: «Yo también he tenido un año duro, ha muerto este y aquel, me han despedido del trabajo, etc.». Como ya he dicho, como científico tengo un modelo explicativo relativamente sencillo: en la fase de estrés agudo, el cuerpo libera adrenalina. Después, en la fase de estrés crónico, libera cortisona, la cual, a su vez, influye mucho en el sistema inmunológico. Si ahora tengo un factor de estrés crónico, entonces también puedo utilizar las cascadas hormonales para explicar por qué entonces el sistema inmunológico es deficiente. Una vez realizamos una determinación del estado inmunitario de los niños de la consulta. ¿Quién tiene el mejor sistema inmunitario?:los niños de 3 a 5 años, eso es bien sabido. Así que tomamos sangre de los niños antes de la operación. Y entonces mi médico de laboratorio me llamó y me dijo: «Nunca he visto un sistema inmunológico tan malo como el de ellos». Bueno, ¿cuál fue el antecedente? ¡Se la sacamos a los niños «antes de la operación»! Simplemente tenían miedo, y el miedo actúa sobre tu sistema inmunológico. Es simple: el miedo, el estrés, afecta al sistema inmunológico. Lo paraliza. Por término medio, ¡cada día se forman ocho cánceres! en un ser humano adulto. ¡Y el sistema inmunitario los elimina todos! Si se reduce la capacidad del sistema inmunológico, entonces estadísticamente hablando, tienes una probabilidad ligeramente mayor de desarrollar cáncer. Este es el clásico: gran estrés para los hombres cuando se jubilan. ¿Cuántos contraen cáncer después de jubilarse? Donde todo el mundo luego dice: «Caramba, acaba de lograrlo, podría estar disfrutando de su jubilación y entonces le da cáncer». Así que en este sentido creo que la psique juega un papel indispensable en el desarrollo del cáncer. Es cuestión de qué papel juega en la terapia, y ¿dónde empieza la psicooncología? ¿Empieza por el hecho de, finalmente, escuchar al paciente en lugar de prescribir quimioterapia, donde cada vez es tratado por una persona diferente; algo completamente impersonal? Pero también hay un sistema detrás de esto, porque los médicos están bajo tanta presión que ellos mismos difícilmente pueden hacer otra cosa. Las clínicas privadas que están por la labor, que tienen que ganar dinero, el *lobby* farmacéutico...

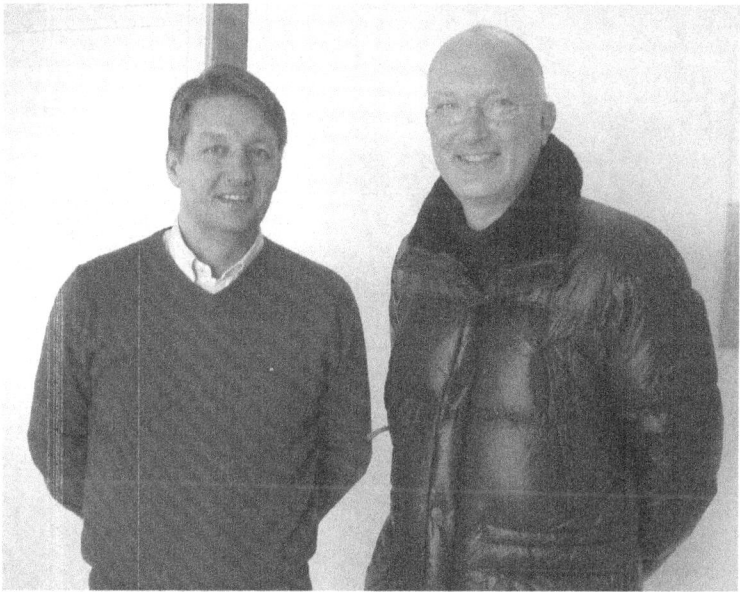

Fig. 3. Jan van Helsing y Dr. Frank Gansauge, 2013.

P.: Antes ha mencionado el hierro trivalente. El Dr. Rau von Nagell de Múnich, ya jubilado, había descubierto que las células cancerosas son adictas al hierro. Por eso los pacientes de cáncer tienen niveles catastróficos de ferritina. Por lo tanto, las células cancerosas se comen el hierro, pero, sin embargo, no pueden procesar el hierro trivalente y se comen a sí mismas hasta la muerte. ¿Cómo se ve esto?

R.: Si el paciente tiene una deficiencia de hierro, le damos Ferrlecit. El hierro trivalente no es tan nuevo, ya oí hablar de él durante mis estudios. He oído que el hierro trivalente es mejor que el hierro bivalente. Y es bien sabido: la célula cancerosa necesita una cantidad extremadamente grande de hierro. Y se puede influir en las células tumorales a través del metabolismo del hierro. Hay varios médicos que tratan el hierro en relación con los tumores. Sin embargo, debo añadir que este tema no es una de mis competencias principales. Hoy en día, trabajamos en equipo —como médicos— y cada uno asume la parte que hace mejor. Yo opero, el siguiente hace psicooncología, uno también hace hipertermia, por ejemplo, en la que se calienta el cuerpo hasta la temperatura de la fiebre. Lo que también es bien conocido.

Muchas gracias, Dr. Gansauge. ¡Ha sido muy instructivo!

Contacto: www.labor-gansauge.de y www.gps-chirurgie.de.

Albert Ruch, Sherlock Holmes de las enfermedades

Albert Ruch es médico alternativo desde hace 40 años. Nació en Bad Hersfeld, donde dirige una consulta, así como en Velden am Wörthersee. También trabaja en clínicas de Mallorca, donde vive actualmente también en parte. Albert Ruch es técnico de laboratorio químico de formación, pero desde muy joven se interesó por los puntos de vista y las terapias holísticas, y tras estudiar para ser médico no especializado, conoció a un médico naturópata en Bochum, donde un día, simplemente, entró y le preguntó si podía mirar por encima del hombro del médico durante un rato, para saber más sobre la práctica en las personas. El médico se lo concedió. Pero lo más sorprendente era el hecho de que por las tardes siempre acudía a la consulta un anciano curandero y le indicaba al médico cómo tratar a cada uno de los pacientes con problemas. Albert Ruch sintió curiosidad y quiso saber cómo lo hacía ese curandero alternativo.

> Este señor mayor llevaba consigo un aparato con el que podía decir: «Con paciente X el seno no está en orden; el paciente Y necesita tratamiento de la vejiga o del intestino, etc.». Me lo explicaron y luego me dieron el mismo equipo y trabajé con el médico en la consulta. Esto fue bien durante un tiempo, hasta que cada vez más pacientes querían verme a mí en vez de al médico, lo que me llevó a dejar la consulta; no quería perjudicarle. Después de llamar a las puertas de varios médicos en Alemania, como el Dr. Heinrich Rossmann en Múnich, con quien había trabajado al principio, hasta que él me presentó al Dr. Reinhold Voll. El Dr. Voll fue el fundador de la electroacupuntura y autor de varios libros sobre el tema, y miembro de la Orden del Mérito de la República Federal de Alemania. El Sistema Médico y Diagnóstico de Regulación (EAV) es un método de diagnóstico y curación, mediante el cual el diagnóstico de enfermedades agudas y crónicas se determina midiendo la conductancia eléctrica en meridianos y puntos de acupuntura. A su vez, la terapia se lleva a cabo con medicamentos que mejoran la conductancia alterada negativamente, siendo especialmente adecuados en este caso los remedios homeopáticos y alopáticos.[4]

Albert Ruch aprendió del Dr. Voll y desarrolló aún más este sistema a lo largo de décadas, desarrolló sus propios dispositivos para el diagnóstico, tuvo programas y sigue trabajando con ellos en la actualidad. El sistema de

Albert Ruch va más allá de la electroacupuntura. El Dr. Voll era capaz de medir muchas cosas, pero Ruch se dio cuenta de que no basta con medir los puntos de acupuntura y los meridianos, sino que también existe la posibilidad de activar ciertos órganos, que, de repente, se pueden reconocer más en el cuerpo.

Por ejemplo, la enfermedad de Lyme será visible durante las primeras dos o tres semanas, luego ya no. Puedo activar ciertos órganos con mi sistema, puedo crear más flujo sanguíneo, y, a través de este mayor flujo sanguíneo, puedo detectar más en la sangre y, por lo tanto, también mejor terapia, lo que hago con nosodes. A lo largo de las décadas, he ampliado los nosodes conocidos para incluir muchas más bacterias, virus u hongos, y un programador los integró en mi sistema, lo que me permite investigar patógenos en el cuerpo mucho más profundamente. No hay alergias, por ejemplo. El trastorno está en otra parte, solo hay que encontrarlo. Una vez encontrado, lo que puede llevar varias sesiones, la fiebre del heno o la intolerancia alimentaria desaparecen.

Trabaja, por así decirlo, como Sherlock Holmes, es decir, como un detective, para encontrar debajo de cada capa de enfermedades y campos de interferencia la que está escondida más profundamente.

Mi concepción de la medicina holística es que detrás de cada síntoma de enfermedad hay una causa oculta que hay que encontrar y tratar. Me interesa especialmente el desarrollo continuo de métodos de tratamiento para poder ayudar a mis pacientes de forma aún más rápida y eficaz. He conseguido desarrollar un método de análisis de secreciones que permite reconocer las causas de las enfermedades con mayor rapidez. Por esta razón estoy siempre por todo el mundo para difundir mi método y poder ayudar con él aún a más personas.

El contacto con Albert Ruch se produjo a través de una lectora de muchos años que también vive en Mallorca y que se deshizo de su neurodermatitis después de solo dos tratamientos con Albert Ruch. Esta señora está trabajando con Albert Ruch para escribir un libro sobre su trabajo y pensó que debía hablar directamente con él, lo que ocurrió tres semanas después en Velden am Wörthersee. Entretanto me he sometido a cuatro tratamientos y me gustaría describir brevemente cómo funciona. Te sientas descalzo delante del terapeuta y con un electrodo en una mano, que se conecta al aparato de electroacupuntura. El terapeuta lleva en la mano una pluma de medición con la que mide los puntos de acupuntura individuales en las manos y los pies. Los puntos se utilizan para medir todos los órganos, los dientes, los huesos, simplemente todo. Con la ayuda de los correspondientes en la pantalla, se puede ver qué órgano o qué parte del cuerpo está debilitado, perturbado o enfermo. Albert Ruch ha almacenado en su sistema todos los remedios conocidos, lo que le permite modular la información sobre un fluido portador para tratar esta enfermedad o eliminarla del cuerpo. El remedio suele ser una pequeña ampolla, y el líquido se toma por vía oral durante un periodo de tiempo determinado. Si lo que el terapeuta ha encontrado en la primera sesión es eliminado, en la siguiente sesión, profundiza y busca lo que sigue oculto en el cuerpo, como un sistema de piel de cebolla. Una vez que has pelado una capa, encuentras otra debajo, hasta que, en algún momento, llegas al núcleo.

Permítanme que les cuente mi propia experiencia

En la primera sesión, que duró aproximadamente una hora, Albert Ruch encontró daños de vacunación desde la infancia, especialmente de la vacuna contra el tétanos. Además, había ligeros problemas con el corazón, que antes yo nunca había notado. Aunque no le había contado nada sobre mis dolencias, diagnosticó la conexión entre la vacunación contra la fiebre del heno y la neurodermatitis; ¡interesante! Al cabo de tres semanas, volví a Velden, donde él pasa consulta una semana al mes, y me hicieron otro chequeo. Esta vez solo tardó tres cuartos de hora. Ahora ya no podía decir que había sentido nada después del primer tratamiento, pero el aparato mostraba claramente que había habido un drenaje. Y no se puede engañar a la técnica; usted está sentado allí y puede seguir todo. Ahora fue un paso más allá y encontró virus de herpes y una intoxicación por salmonela que no se había curado. Eso fue interesante, porque tuve diarrea en muchos de mis viajes de larga distancia, ya fuera en Perú, Egipto, Tailandia o Brasil. Lo había olvidado por completo, pero encajaba perfectamente. Otra vez el mismo procedimiento, nueva tintura y tres semanas después, de nuevo el diagnóstico. La salmonela había sido eliminada, ahora encontró virus de Epstein-Barr oculto. De nuevo un nuevo vial, y, en este caso, la siguiente sesión seis semanas más tarde, porque me lo impidió un viaje. Esta vez habían sucedido algunas cosas que asocio con un proceso de curación. Dos días después de la sesión, una de mis últimas incrustaciones de oro se cayó. Esto fue extraño, porque ocurrió sin que yo mordiera nada. También me di cuenta de que hacía mucho tiempo que no tenía herpes, cosa que había tenido varias veces en 2021.

Tenía curiosidad por ver lo que ahora saldría a la luz: era después de que se renovara, me habían descubierto un hongo en el abdomen, *Geotrichum candidum*, que me había estado molestando durante mucho tiempo; ese fue su diagnóstico. Y ahora, mientras escribo esto, han pasado otras cuatro semanas. Apenas dos días después de tomar la nueva tintura, empecé a tener una llaga en el lado derecho del abdomen —donde, según diagnóstico,

Introducción de Vera Wagner

Era uno de esos terribles cólicos gastrointestinales que a menudo me confinaban en cama durante días enteros. Aquella noche fue especialmente mala, por la mañana, puse los ojos en blanco, vomité bilis verde y me desplomé en el lavabo. Mi madre llamó, pero no al médico de urgencias, sino a nuestro médico de familia, el Dr. Regula; nunca olvidaré su nombre. «Cuando vino, estabas radiante y enseguida te sentiste un poco mejor», me decía a menudo mi madre. Le describía brevemente la situación. «¿Llamo a una ambulancia o lo intentamos en casa? —preguntaba el Dr. Regula—. Probaremos en casa —respondía mi madre—. ¿Tiene usted coñac y aceite de ricino? Sí —respondió ella—». Poco después, apareció el Dr. Regula con una brillante sonrisa en sus amables ojos castaños. De su grueso maletín de médico sacó un frasco de infusión. Le pidió a mi madre que vertiera el coñac y el aceite de ricino, y también una escalera pequeña. En un remolino mezcló el coñac y el aceite y me lo dio a beber, «para que saliera hasta el último pedacito». Sabía fatal y pronto hizo efecto, mi madre y yo desaparecimos apresuradamente en el cuarto de baño.

Cuando volví tambaleándome a mi habitación, apoyada en ella, la escalera estaba sobre la mesa, el frasco de infusión colgando en lo alto. Me hundí en la cama y el Dr. Regula me puso la infusión. Luego anotó para mi madre los números de teléfono de los pacientes que visitaría en la siguiente hora —en aquel tiempo no había teléfonos móviles—, me acarició el pelo una vez más y desapareció.

Me quedé allí tumbada sonriendo y supe que todo volvería a estar bien. Lentamente, muy lentamente, recuperé el ánimo, pero en algún momento la infusión empezó a flaquear. Al tercer intento, mi madre llamó por teléfono al Dr. Regula, y él vino de nuevo y se aseguró de que la infusión siguiera funcionando. Nunca lo olvidaré: la valentía de mi madre y la creatividad de nuestro médico de cabecera me ahorraron el trauma de una estancia en el hospital.

Y ahora os pregunto: ¿qué médico tiene hoy el tiempo y la motivación para hacer visitas a domicilio a varios pacientes, improvisar una infusión en la habitación del paciente, en lugar de enviarlo al hospital e invertir más tiempo valioso en caso de complicación? ¿Y existe un código de tarifa bajo el cual pueda cobrar este esfuerzo ejemplar en favor de su paciente?

Probablemente, no. Y ahí es, precisamente, donde radica el quid del sistema: hoy en día, un médico de cabecera pasa una media de siete minutos y medio con su paciente, que es, en sentido estricto, un cliente. En mi caso, el Dr. Regula habría tenido que hacer horas extras. Los idilios de médico rural solo existen en series de televisión cursis, hace años comenzó una nueva era con los pagos a tanto alzado por caso, que se burlan del juramento hipocrático y obligan a los médicos a hacer aquello con lo que pueden ganar más dinero. El ser humano queda cada vez más relegado a un segundo plano. «Básicamente, el sistema sanitario "moderno" ya no requiere verdaderos médicos, sino gestores que ensamblen hábilmente los paquetes de tratamientos prescritos», escribe Giovanni Maio en *Geschäftsmodell Gesundheit* (Cómo el mercado está aboliendo el arte de curar).[5]

Cuando un paciente ingresa en una clínica, no se trata solo de cómo ayudarle mejor, sino de lo rentable que es este «caso» para la clínica, que se factura sobre la base de tarifas planas. La discreción médica se ve socavada por el pensamiento de gestión empresarial. Muchos médicos no se sienten cómodos con esto, un residente de cirugía declaró:

> Me puedo imaginar... que habrá generaciones posteriores de médicos que nos reprocharán lo que estamos haciendo ahora. Y con razón. Que nosotros, bajo la premisa de increíbles recopilaciones de datos y codificación y estructuración, hemos perdido de vista al paciente. A veces tengo la sensación de no estar haciendo lo correcto.[5]

Los médicos están atrapados en la rueda de hámster del sistema, porque «la sanidad como modelo de negocio» perjudica la relación entre médico y paciente. A la hora de diagnosticarle una enfermedad, realizarle una operación o combatir un tumor, como se dice en la jerga médica, debe ser consciente de que el bienestar del paciente se sacrifica por el lucro asqueroso. La quimioterapia, por ejemplo, sin la cual ningún paciente de cáncer puede recuperarse, hace correr veneno por las venas y aumenta las cotizaciones bursátiles de las acciones de las empresas farmacéuticas; y aunque la batalla contra el cáncer, en la que se introduce artillería afilada, dura mucho más que la Guerra de los Treinta Años, cada vez muere más gente, y cada vez enferman más a causa de él. «Si puedes reducir la tasa de mortalidad por cáncer en un pequeño porcentaje, seréis honrados. Si puedes curar el cáncer, te fusilarán», dijo una vez un oncólogo,[6] y las estadísticas sobre el cáncer le dan la razón: 1,6 millones de nuevos casos cada año solo en EE. UU., 500.000 en Alemania y 35.000 en Suiza. Hoy en día, el cáncer se vende como una sentencia de muerte, por lo que la mayoría de los pacientes están dispuestos a soportar el martirio de la terapia convencional contra el cáncer.

El término «terapia» es pura burla.

¿Cómo pueden sustancias altamente tóxicas, que en particular destruyen todas las células que se dividen rápidamente y causan los peores efectos secundarios, desde la caída del cabello hasta las quemaduras de las mucosas, se les puede llamar «terapia»? Cualquier persona que no muera inmediatamente como consecuencia de la quimioterapia tiene muchas probabilidades de desarrollar un nuevo cáncer en los cinco años siguientes, causado por las sustancias cancerígenas utilizadas para combatir el cáncer. Según las últimas investigaciones, la propia terapia tumoral parece ser un acelerador del crecimiento. En su libro *Moderne Medizin und Wunderheilung* (Medicina moderna y curas milagrosas),[7] el Dr. Arnold Zilly, médico especializado en la prevención biológica del cáncer, escribe que algunos fármacos citostáticos no pueden biodegradarse, es decir, el veneno permanece en el organismo. Oficialmente, sin embargo, el paciente no muere entonces a causa del tratamiento, sino del cáncer. «No podemos hacer nada más por usted». A menudo, es también más rápido. El hermano de mi amiga Stefanie tuvo un cáncer de piel negro. Tras varias operaciones, su estado parecía estable, y se planeó una inmunoterapia recién aprobada. Cuando se formaron metástasis, Alexander recibió citostáticos, pero no pudieron detener el crecimiento del tumor, al contrario. Se formaron más metástasis. Entonces se administró la primera irradiación. «Se siente como una quemadura de sol», dijo Alexander. En noche perdió el conocimiento, 24 horas después de la radiación estaba muerto. Mientras agonizaba, le administraron otra infusión e intentaron hacerle una tomografía computarizada, pero el intento fracasó. Alexander estaba muy agitado, como si su cuerpo se rebelara, como si estas acciones completamente superfluas le estuvieran causando un gran dolor en el momento de la liberación. Esta fue la impresión que tuvo la familia de Alexander, que le acompañó en su último viaje.

La quimioterapia cuesta entre 10.000 y 20.000 euros. Los fármacos siempre nuevos que se lanzan al mercado aumentan las cotizaciones de las empresas farmacéuticas y garantizan beneficios vertiginosos. Recuerde: cuanto más enferma está la gente, más dinero hay para los médicos y para Big Pharma. En una carta abierta en 2017, la técnica médica Susanne Sauerland describió el tratamiento convencional del cáncer como un asesinato en masa oficialmente sancionado.

> La mutilación sin sentido (cirugía), la quema (radiación) y el envenenamiento (quimioterapia) que se hacen pasar cínicamente por medicina es tortura legalizada y asesinato legalizado bajo el disfraz de «ciencia» para asegurar y maximizar los beneficios multimillonarios de la poderosa industria farmacéutica mundial y su *lobby* criminal. Un «bloque» de quimioterapia cuesta unos

40.000 euros. Solo aquí hay que preguntarse por qué, casi sin excepción, todos los medicamentos quimioterapéuticos son tan desproporcionadamente caros, cuando los analgésicos o las hormonas tiroideas, por ejemplo, cuestan menos de 10 euros. Los pacientes —si sobreviven— tienen que sufrir diez bloques. En Alemania hay 400.000 enfermos de cáncer al año. Eso supone 16.000 millones de euros al año para la industria farmacéutica, ¡solo en quimioterapia![8]

Además, la señora Sauerland escribe en su carta abierta:

Las infusiones citostáticas manufacturadas deben transportarse en recipientes de tipo aprobado, a prueba de perforaciones y roturas, que puedan cerrarse herméticamente. Antes de ir a la consulta del médico, el envase debe limpiarse por fuera y etiquetarse con advertencias especiales. En la práctica, se parece mucho a un contenedor Castor. En la zona de trabajo, se prescriben pruebas de limpieza, lo que significa que las superficies de trabajo de la sala de producción se examinan en busca de posibles residuos de sustancias, que no deben estar presentes para que no haya peligro para el personal. Si se producen accidentes durante la producción, por ejemplo, una ampolla rota de la que se ha escapado la sustancia, debe redactarse un protocolo. En él, entonces, se requieren muestras de sangre y orina para comprobar si la sustancia puede detectarse en ellas si hubo contacto físico directo. Para asegurar la zona de peligro hay que colocar señales de advertencia: «Atención, accidente citostático. ¡No entrar!». El empleado que haya estado en contacto con esto puede demandar al fabricante del medicamento hasta diez años después del accidente si desarrolla una enfermedad maligna.[8]

¿Pero se supone que el enfermo de cáncer debilitado se cura con las sustancias altamente tóxicas con las que el personal médico no debe entrar en contacto bajo ningún concepto? ¿Por qué se ofrece quimioterapia a los pacientes con cáncer terminal? Supuestamente, para mejorar la calidad de vida, lo cual, dados los efectos secundarios, es el colmo de la ironía. En 2012, el Centro de Investigación del Cáncer Fred Hutchinson de Seattle preguntó a todos los oncólogos estadounidenses qué harían si les diagnosticaran un cáncer. El 67 % participó, el 79 % de los médicos rechazó cualquier forma de quimioterapia.[8] ¿Alguna pregunta? Unas palabras sobre la relación entre médico y paciente: cuando a una conocida le diagnosticaron cáncer de mama, rechazó la quimioterapia. El oncólogo reaccionó molesto. En una segunda conversación, volvió a sugerir la quimioterapia, pero la paciente se mantuvo firme en su negativa. La única reacción de la doctora fue: «Probablemente quieres morir». No mencionó (¿ni conocía?) ninguna alternativa, que abundan. Cuando a mi padre le diagnosticaron cáncer, la conversación fue así: «Tiene un carcinoma bronquial inoperable de células pequeñas. Si no te sometes a quimioterapia, morirás». Mi padre no preguntó cuánto tiempo sobreviviría con quimioterapia, ni cuánto tiempo sin ella. Quería vivir, a cualquier precio, y soportó valientemente el tratamiento médico convencional basado en pruebas: varios ciclos de quimioterapia. Un día me llamó: «No pueden hacer nada más por mí». Mi padre murió un mes antes del año que el oncólogo le había dado de vida, así que murió en la fecha prevista. También podría verse como una profecía autocumplida. En aquel momento me pregunté qué habría pasado si el médico no le hubiera dicho a mi padre que tenía cáncer. Tal vez habría muerto feliz tras un año de vida plena. Cuando a Theodor Storm* le diagnosticaron «cáncer de estómago» en 1887, se deprimió. Otro médico volvió a examinarle para guardar las apariencias y Storm recuperó las ganas de vivir y terminó *El jinete del caballo blanco* antes de morir un año después. Era una época en la que los médicos ocultaban deliberadamente la «verdad» junto a la cama del paciente: la tradición de la llamada mentira piadosa se remonta a la Antigüedad. Se creía que un médico no debía en absoluto hablar con el paciente sobre el diagnóstico y el pronóstico, ya que esto solo empeoraría el estado del paciente, porque la certeza es lo que destruye la esperanza. Se considera un logro que el médico esté obligado a informar desde 2013, según la Ley de Protección al Paciente. Pero, ¿es realmente para la protección del paciente si el médico «golpea la verdad alrededor de sus oídos como un trapo mojado»?, como dijo una vez el escritor Max Frisch?[9] Calidad o cantidad, esa es la cuestión que se me plantea en caso de enfermedad grave o al final de una vida. Y también se trata siempre de la cuestión de quién se beneficia en última instancia de la «prolongación de la vida a cualquier precio». No es el paciente, sino la industria farmacéutica. ¿Por qué tantas personas soportan pacientemente la lucha contra el cáncer que se libra con armas brutales? Al respecto, el médico alternativo Arnold Zilly afirma:

> Los pacientes no quieren saber, quieren que se disipe su miedo, y por eso están dispuestos a creer todo lo que dicen los «batas blancas», por ejemplo: «Sobrevivirás solo si te sometes a quimioterapia». Debido a la falta de poder intelectual, muchos «batas blancas» no se dan cuenta de que las células son tan complejas que debe haber más de una forma de matar las células tumorales; sin embargo, la propiedad de la monomanía no lo permite.

Aunque hay documentales críticos sobre el tema en los principales medios de comunicación, los oncólogos de los largometrajes siguen flotando

---

* Theodor Storm fue un escritor y poeta alemán (1817-1888).

de blanco por las luminosas salas de las clínicas. Parece como si el departamento de *marketing* del cártel de la quimioterapia hubiera participado en la redacción del guion: *framing* en estado puro. El mensaje es que: ¡solo la terapia tumoral convencional puede salvarle la vida!

- Ejemplo 1. *Dr. Ballouz*, ZDF.[10] Una anciana enferma de cáncer intenta suicidarse. Se salva y aparece al final feliz por la terapia con una sonrisa radiante. Lo que ocurre entonces no es tan agradable a la vista, «y por eso el final feliz en la película suele hacer desaparecer gradualmente» (Kurt Tucholsky).
- Ejemplo 2. *Fritzie, der Himmel muss warten* (Fritzie, el cielo debe esperar), también en ZDF, es asombrosamente realista. Fritzie, una profesora, tiene cáncer de mama. El espectador se enfrenta implacablemente a las consecuencias de la operación y la quimio, como la caída del cabello, los vómitos y una montaña rusa emocional. Pasan semanas antes de que Fritzie tenga el valor de mirar su cuerpo mutilado en el espejo; está conmocionada.

  Sin embargo, todo esto no puede ocultar el hecho de que aquí también se sirve un cliché: la terapia contra el cáncer como bala de plata, solo con mastectomía y quimio, la valiente heroína tiene posibilidades de sobrevivir. «Imagínate que es cáncer y haces algo con ello. (...) Tras una operación exitosa, Fritzie se enfrenta a nuevos retos: quimio, otro cuerpo, ¡la oportunidad de una segunda vida!».[11]

Antes de dejar que entre veneno en tu cuerpo, antes de tragarte una pastilla, por favor, sé consciente del hecho: Big Pharma no se ha preocupado por tu salud desde hace mucho tiempo, se trata de Big Money. El negocio sin escrúpulos con la enfermedad ha sido descrito por el Dr. Matthias Rath, antiguo empleado del dos veces premio nobel Linus Pauling, descrito en las dieciséis «Leyes de la Industria Farmacéutica». La cuarta dice: «El mercado de la industria farmacéutica es el cuerpo humano, pero solo mientras esté enfermo. Por esta razón, la conservación y propagación de la enfermedad es un requisito indispensable para el crecimiento de la industria farmacéutica». Y en la quinta:

> Una estrategia importante para lograr este objetivo es el desarrollo de medicamentos que se limiten a enmascarar los síntomas, al tiempo que a la vez impidan curar o erradicar la enfermedad. Este enfoque también explica por qué la mayoría de los medicamentos de prescripción comercializados hoy en día no tienen eficacia probada y solo se dirigen a los síntomas.[12]

En opinión del Dr. Rath cuando se diagnostica un cáncer no es solo que se está llevando a cabo una guerra química, sino también psicológica: una enfermedad que se puede curar (por otros métodos) se presenta como una enfermedad mortal.

Supongamos que acude a mí como terapeuta y le diagnosticamos un cáncer. Su primera pregunta no es: «¿Qué puedo hacer al respecto?», sino: «¿Cuánto tiempo me queda?». Es decir, todo el entorno, la influencia psicológica en la conciencia de las personas en su conjunto ya ha tenido lugar: El cáncer es una sentencia de muerte. De lo contrario, no me estaría haciendo esa pregunta. Eso significa que alguien debe haber tenido influencia en nuestra conciencia en las últimas cinco, seis, siete décadas. El cáncer es una sentencia de muerte. Y en tal situación, yo, como médico quimioterapeuta, actúo como un gran sanador. Hemos establecido que acaba de recibir una sentencia de muerte, como he dicho en este caso hipotético, y te estoy ofreciendo una oportunidad diciéndote que hay quimioterapia. No oyes «quimio», oyes «terapia». Y ya tú eres parte de mi modelo de negocio. Aceptarás que te inyecte toxinas en su torrente sanguíneo que supuestamente matarán tus células cancerosas. Lo que no puedo decirte es que esta terapia también mata las células sanas. De lo contrario estaría poniendo en peligro mi modelo de negocio. Y así es como surgió este modelo de negocio, así es como se desarrolló, así es como decenas de millones de personas se convirtieron en víctimas de este modelo de negocio, la «quimioterapia», sin base científica para una cura.[13]

En la lucha contra la llamada pandemia de coronavirus se están utilizando armas similares y un modelo de negocio similar... Hay mucho dinero que ganar con este concepto. El volumen del mercado farmacéutico ascendió a 1,2 billones de dólares estadounidenses en 2018. El volumen de negocio de los 30 mayores gigantes farmacéuticos asciende a unos 600.000 millones de euros cada año, y la tendencia va en aumento.[14] Los productos se fabrican para comercializarlos de forma rentable. Los métodos utilizados para ello quedan ilustrados por el escándalo de corrupción ocurrido en China en 2013. El gigante farmacéutico Glaxo Smith Kline había sobornado a médicos del país con casi 365 millones de dólares para vender preparados en parte falsificados. Medicina sin moral.[15] Los contratos filtrados para la compra de vacunas a Pfizer y Moderna demuestran que el juego mendaz es aún más pérfido en tiempos de pandemia: a las empresas farmacéuticas se les concedieron condiciones extremadamente ventajosas. No tienen que dar garantías de eficacia ni tienen que responsabilizarse de los daños causados por los preparados. En caso de daño o ineficacia de las vacunas, los Estados miembros, que han comprado las vacunas, toman toda la responsabilidad.[16] Al final, el perdedor es el contribuyente (= el paciente).

Entonces, ¿de qué se trata? ¿Dinero o salud? En 2002, antes de la introducción de las tarifas planas por caso, el médico y psiquiatra Dr. Klaus Dörner escribió en la revista médica alemana *Ärzteblatt* un artículo crítico titulado «In der Fortschrittsfalle» (La trampa del progreso), un texto crítico sobre el sistema sanitario enfermo. En el punto 11 dice:

> La competencia obliga a desarrollar nuevos mercados. **El objetivo debe ser la transformación de todas las personas sanas en enfermas,** es decir, en personas que se consideran necesitadas de manipulación terapéutica, rehabilitadora y preventiva por parte de expertos, tanto químico-física como psicológicamente, durante el mayor tiempo posible para poder «vivir sanamente».[17]

Si más pacientes supieran que son víctimas de un sistema sanitario corrupto y de la insaciable codicia de la industria farmacéutica, quizá más gente escudriñaría y cuestionaría los medicamentos y las «intervenciones» médicas a fondo. Que este libro, querido lector, te acompañe en el camino hacia más valor y más confianza en ti mismo, en el camino hacia la curación a todos los niveles: cuerpo, mente y alma.

Barraca del cáncer

Un hombre y una mujer caminan por la barraca del cáncer

El hombre:

Aquí esta fila es de vientres desintegrados
y esta fila es de pecho descompuesto.
La cama apesta una tras otra. Las enfermeras las cambian cada hora.
Ven, levanta esta manta.

Mira, este bulto de grasa y jugos podridos,
que una vez fue grande de algún hombre
Y también se llamó intoxicación y hogar.
Ven, mira esta cicatriz en el pecho.

¿Sientes el rosario de suaves nudos?
Siéntelo con calma. La carne es blanda y no duele.
Aquí esta sangra como de treinta cuerpos.
Ningún hombre tiene tanta sangre.

Aquí de esta se corte
un niño de su vientre canceroso.
La dejan dormir. Día y noche. A los nuevos
les dicen: aquí se duerme sano. Solo los domingos
se les deja un poco más despiertos para la visita.

Se come poco. Las espaldas
están doloridas. Se ven las moscas. A veces
la enfermera las lava. Como se lavan los bancos.
Aquí el campo ya se hincha alrededor de cada cama.

La carne se nivela a la tierra. Las brasas se entregan,
la savia se prepara para correr. La tierra llama.

                    Gottfried Benn, médico, poeta y ensayista alemán (1886-1956)

1. Estación final anhelo
La «barraca del cáncer» del Hospital Charité de Berlín

Oscuro, abismal, mórbido es el lenguaje del poema *Mann und Frau gehen durch die Krebsbaracke* (Un hombre y una mujer caminan por la barraca del cáncer), publicado en marzo de 1912 como panfleto lírico en el volumen *Morgue y otros poemas* (La Morgue es la famosa morgue de París). Este ciclo de poemas hizo famoso a Gottfried Benn de la noche a la mañana; los barracones para enfermos de cáncer de la Charité descritos existieron realmente. Probablemente, Benn había visto allí casos desesperados que iban hacia la muerte. Fue en 1911, mientras trabajó un año como médico en formación en la clínica femenina de la Charité. Y tuvo una dolorosa experiencia personal: cuando escribió sus primeros poemas en el invierno de 1911-12, su madre, de solo 54 años, padecía cáncer. Murió pocas semanas después de la publicación de *Morgue*. «Tuvo la muerte más dura que he visto».[18]

La palabra «barraca» no tenía las connotaciones negativas que tiene actualmente. En 1903, la barraca oncológica de la Charité berlinesa era considerada el epítome del progreso y el despertar terapéutico; la investigación, el tratamiento y la medicina paliativa se unían bajo su techo. La barraca de cáncer alcanzó fama mundial, los mejores investigadores acudían a la Charité desde Washington y París.[19]

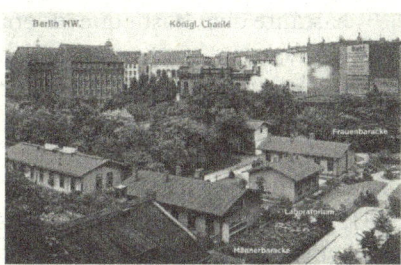

Fig. 5. Las barracas de cáncer del Hospital Charité de Berlín.

Las barracas eran la última parada para pacientes terminales que se descomponían prácticamente vivos y eran «una tortura para su entorno», se trataba de pacientes cuyos familiares ya no podían hacerse cargo de ellos sin asistencia médica. El médico Carl Lewin había descrito la miseria de los enfermos terminales en el año 1908 de esta manera: «Toda la miseria de la humanidad nos atenaza cuando miramos a estos desgraciados atormentados por terribles dolores, que languidecen lentamente, en parte bajo fenómenos, que, tanto para ellos como para su entorno, significan el mayor tormento imaginable».[20] Otros hospitales rechazaban a los enfermos terminales bajo el pretexto de que no había camas disponibles. «Uno no puede realmente culpar a los hospitales, porque si hay, aunque sea uno, de esos casos de "cáncer ardiente" en una sala, contamina toda la habitación y hace la estancia insoportable para los demás enfermos».[20] Y así esperaron en las barracas la muerte. «La cama apesta una tras otra». Incluso cuando se entraba en el pabellón, el hedor era la impresión sensorial dominante, así se describe en muchas fuentes.

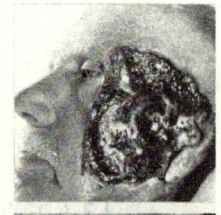

Se realizaron los primeros experimentos con radio: se trató a una mujer con un carcinoma de mama avanzado. Fue el comienzo de la radioterapia oncológica. Las inyecciones de radio al menos aliviaron los vapores del «carcinoma ardiente».

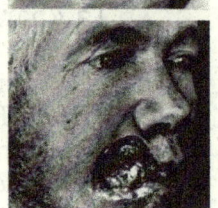

Se pueden tener opiniones muy diferentes sobre la radiación y la cirugía y su evaluación mutua, pero solo se podrá estar de acuerdo en que el radio puede influir muy bien en los carcinomas ardientes y en descomposición. La diferencia con el pasado es inmensa. En el pasado, estas mujeres yacían allí en un estado lamentable, comenzaban a sangrar de nuevo, humeaban, oliendo y pudriéndose vivas,

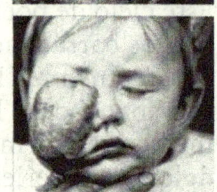

Fig. 6. Tumores cancerosos.

no comían y eran totalmente miserables. Ahora, subjetivamente, se sienten bastante bien hasta que les entra el dolor causado por el avance del carcinoma; el flúor, la expectoración, el hedor y las hemorragias han desaparecido. Pero, por supuesto, se acercan a su muerte y necesitan cuidados especialmente útiles durante este tiempo.[20]

La investigación experimental del cáncer comenzó en Copenhague en 1901 con los «ratones cancerosos». Inmediatamente después de su fundación, un empleado de la Charité fue enviado a Dinamarca con la orden de llevar 20 «ratones cancerosos» a Berlín. Los intentos quimioterapéuticos e inmunológicos fueron infructuosos. En sus memorias, el médico de la Charité Ernst von Leyden escribió sobre su ayudante Lazarus:

Aunque (Lazarus) haya tenido tan poco éxito decisivo como sus predecesores en la curación, sin embargo, gracias a los especiales y abnegados cuidados que dispensaba a sus pacientes, ha demostrado que incluso estos pacientes gravemente enfermos no solo podían aliviarse de su sufrimiento, sino también prolongar su vida.[19]

Ahí está, esa idea de que la vida de un enfermo de cáncer debe prolongarse a toda costa, aunque ya no merezca la pena vivir. Con el cambio de poder en 1933, el instituto oncológico más antiguo de Alemania se disolvió, la mayoría del personal predominantemente judío emigró al extranjero y Ferdinand Sauerbrach asumió la dirección hasta que las bombas destruyeron las barracas femeninas al final de la guerra. El cuartel masculino se convirtió inicialmente en un cuartel de la FDJ.* En 1996, el edificio fue demolido, sin que lo notara el público, sin que lo notara el personal clínico de la Charité, desapercibido para los aproximadamente 800 oncólogos que asistían al mismo tiempo al 22.º Congreso Alemán del Cáncer en Berlín. La historia de la barraca permaneció oculta durante mucho tiempo y fue superada solo hace unos años.[21]

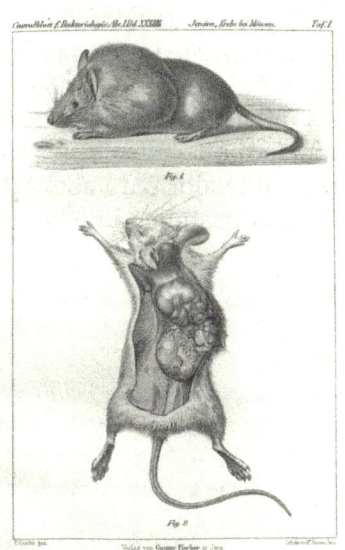

Fig. 7. Los «ratones cancerosos» del laboratorio de Carl Oluf Jensen.

Vivimos en la era de la moderna terapia contra el cáncer, y las descripciones de olores nauseabundos y tumores desfigurantes provienen de otra época. En países menos ricos, las salas de oncología no son tan modernas e higiénicas como las nuestras. Cinco años después del accidente de Chernóbil, visité una clínica infantil en Minsk, donde vi a los pequeños pacientes que sufrían de leucemia. Yacían en habitaciones de varias camas, mal ventiladas, que no apestaban a «carcinomas ardientes», sino a desinfectante barato, comida y grasa vieja. Las instalaciones sanitarias no merecían ese nombre. Los pequeños languidecían sin ninguna distracción. Nunca olvidaré el triste espectáculo: cabezas calvas, mejillas y ojos hundidos, la piel pálida como la cera. «La tierra llama».

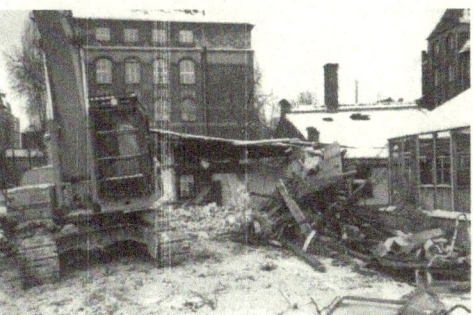

Fig. 8. Demolición en secreto de las barracas oncológicas de la Charité 1996.

En Alemania, he visto salas de oncología que, aunque muy modernas, higiénicamente impecables, equipadas con alta tecnología médica, respiraban miseria, desesperación y dolor. Recuerdo a un buen amigo que estaba gravemente debilitado por el veneno que le bombeaban por las venas, llevaba el soporte

---

* Freie Deutsche Jugend (Organización de las Juventudes en la RDA).

de infusión delante de él en sus paseos por la clínica. «Aquí el campo se hincha alrededor de cada cama». Tras una larga y difícil operación y un ciclo de quimioterapia, dejó que el destino siguiera su curso. Hasta que llegaron las metástasis, aún le quedaba un buen año de vida, sin la agonía de otra terapia «moderna» contra el cáncer. Yo le admiraba mucho por ello, porque se necesita valor para abandonar el camino prescrito por los médicos y asumir la responsabilidad de la propia vida y de la muerte.

2. Las casas de cáncer del barón Von Pohl

La mayoría de los especialistas médicos tienen visión de túnel. En la oncología, que yo sepa, rara vez intentan averiguar las verdaderas causas de una enfermedad tumoral. El «enemigo» en el cuerpo se diagnostica y se le bombardea con operaciones, radioterapia y quimioterapia, y se aceptan graves daños colaterales. Los que no están preparados para soportar la tortura morirán, según la narrativa de la oncología. Siempre hay que tener en cuenta que la quimioterapia se desarrolló a partir del gas mostaza, lo que puede explicar el lenguaje militar utilizado por los luchadores contra los tumores. Y debería tener presente que lo que se infunde en las venas de pacientes inmunodeprimidos es, por definición, una sustancia peligrosa de la que el personal médico debe protegerse. En su información sobre la manipulación segura de citostáticos, la Asociación Profesional de Servicios y Bienestar de la Salud afirma: «Llevar guantes y batas de protección (estériles). En caso de contaminación, cámbiese inmediatamente los guantes y bata protectora».[22]

Existen muchos estudios estadísticos sobre las posibles causas del cáncer. En ellos se piden criterios como fumador/no fumador, carnívoros/vegetarianos, etc. Pero ¿cómo se explica que haya fumadores empedernidos que no desarrollaron cáncer de pulmón y no fumadores que murieron miserablemente de cáncer de pulmón? ¿Y por qué hay notorios bebedores que no contraen cáncer de hígado, mientras que personas abstinentes también mueren de cáncer de hígado? ¿Y por qué las personas que han seguido una dieta sana mueren de cáncer de intestino y los adictos a la comida rápida no? La respuesta es que existe una relación con el lugar donde se duerme. Pero a día de hoy los científicos y los médicos siguen teniendo dificultades para reconocer que ciertas partes del suelo tienen un efecto que enferma a la gente. Las pruebas de ello son claras y existen desde hace mucho tiempo. Pero, ¿algún investigador del cáncer moderno ha leído alguna vez acerca de los revolucionarios resultados de las investigaciones de observadores atentos del siglo pasado, que demostraron de forma impresionante la conexión entre el cáncer y los campos de interferencia geopáticos? ¿Se le ha ocurrido alguna vez a algún médico enviar a un radiestesista a la casa donde vivía el paciente con tumor? Que yo sepa, no. Sin embargo, el conocimiento de los efectos patógenos de los campos de interferencia es tan antiguo como la propia humanidad.

¡Desde la Antigüedad! se ha observado que hay «casas con mala suerte» cuyos habitantes enferman gravemente y mueren de estas enfermedades con mucha más frecuencia que la media de la población. Y en el siglo XIX, varios observadores atentos observaron que las llamadas «casas del cáncer» **siempre** estaban situadas en zonas de irritación patógena. Así, el médico Ernst Hartmann, escribió en 1967:

> Cuando pienso en cuántos enfermos de cáncer pueden ver aliviados sus síntomas simplemente cambiando de lugar para dormir, cuántas recidivas no se producirían, cuántas metástasis se evitarían y cuántas vidas podría prolongarse, entonces me choca que la medida que recomendamos, que no cuesta nada, sea despreciada, y ridiculizada. Que evitando los puntos específicos de cáncer la mayoría de los cánceres dejarían de desarrollarse es una afirmación que yo y mis amigos seguimos defendiendo.[23]

Cuando era estudiante, había observado que la mortalidad parecía ser mayor en algunas camas de hospital que en otras. Hartmann diseñó el modelo de la llamada rejilla global, formada por «bandas de estímulo» en dirección norte-sur-este-oeste (conocida hoy como la «rejilla de Hartmann») e introdujo el término «geopatía» en 1954. Entendió por tal los factores patógenos causados por zonas geopatógenas como venas de agua subterráneas o fallas.[24] Desde el cambio de siglo, los sabios cirujanos como Hochenegg, Nothnagel y Sauerbruch habían aconsejado a todos los enfermos de cáncer operados que no volvieran bajo ningún concepto a la cama en la que habían caído enfermos. El Dr. Josef Issels (1907-1998), especializado en el tratamiento holístico del cáncer desde 1948, también aconsejaba a sus pacientes que hicieran examinar las posibles zonas de irritación de su casa por un radiestesista experimentado y que, si era necesario, cambiara de sitio su cama.[24]

El hombre que primero aportó pruebas estadísticas de la conexión entre las zonas de interferencia y el cáncer fue Gustav Freiherr von Pohl. En 1929, demostró en Vilsbiburg (Baviera, Alemania) que las camas de las 54 personas que murieron de cáncer en once años se colocaron en las llamadas bandas de estímulo. Durante una semana, el radiestesista experimentado investigó la ciudad durante ocho o nueve horas al día, acompañado por dos agentes de policía y, ocasionalmente, otros dignatarios del pueblo. El barón Von Pohl no había visto antes —esto está autentificado en las actas— el registro de muertes por cáncer. Y así es como se describe el paseo de la varilla del barón:

> El barón Von Pohl utilizó una varilla de adivinación de 7 mm de grosor hecha de latón macizo y una delgada varilla de acero. Era sorprendente lo

diferente que oscilan las varillas de latón y de acero fino en el caso de las aguas subterráneas. En el caso de los cursos de agua subterráneos que el barón Von Pohl calificó de peligrosos para la salud tras sus investigaciones, la varilla ya se sacudía a una distancia más o menos grande (hasta aprox. 50 metros), la varilla se movía de un lado a otro en sus manos hasta tal punto que apenas podía agarrarlo y a menudo tenía que soltarla debido al evidente esfuerzo. Por encima de esas corrientes de agua subterráneas, la varilla se agitaba siempre con extraordinaria violencia y a menudo con tanta violencia que se escapa de las manos.[25]

El resultado se registra de la siguiente manera: «Los mapas revelan el asombroso hecho de que todas las muertes por cáncer en Vilsbiburg se encuentran en los cursos de agua subterráneos marcados por el barón Von Pohl».[25] El alcalde y otros testigos llegaron a la siguiente conclusión:

> Queda establecido que el barón Von Pohl ha aportado las pruebas mencionadas arriba bajo el título *Propósito*, que las muertes por cáncer ocurrían invariablemente en casas o habitaciones o camas que están situadas por encima de corrientes de agua subterráneas particularmente fuertes, ha tenido éxito en toda su extensión.[25]

Por la *Zeitschrift für Krebsforschung* (Revista de Investigación sobre el Cáncer), el médico oficial Dr. Hager, en Stettin, se enteró de los espectaculares hallazgos del barón Von Pohl, y encargó a un radiestesista que examinara todas las casas en las que habían muerto personas de cáncer entre 1910 y 1931. El radiestesista encontró lo que buscaba en todas las casas, y Hager escribió con entusiasmo:

> Quien se asegure de que su cama no está expuesta a los rayos de la tierra y quien se asegure de que no está expuesto a los rayos de la tierra durante el día en el trabajo no sentándose en los rayos pesados de la tierra, ¡nunca podrá tener cáncer! Una vez que este conocimiento se ha hecho común, el cáncer, el azote más terrible de la humanidad hasta la fecha, ¡será erradicado![25]

Hubo varias investigaciones más por varios médicos y/o radiestesistas que llegaron a la misma conclusión, como esta por el Dr. Birkelbach de Wolfratshausen.

Como síntoma típico en pacientes cuyas camas están situadas en lugares geopáticos, el barón Von Pohl describe el hormigueo nervioso y el insomnio. Las personas agotadas, extenuadas, enfermas crónicas o mentalmente angustiadas a menudo se sentían mejor la primera noche, después de haber

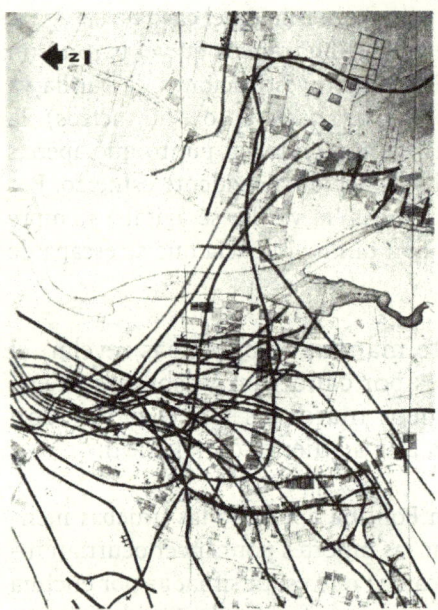

Fig. 9. Mapa de Vilsbiburg con las venas de agua marcadas.

reorganizado la cama. Ya se tratara de cálculos biliares o enfermedades mentales, trombosis o trastornos del desarrollo en niños, dolores de espalda o reumatismo: en cuanto se cambiaban las camas, la gente se recuperaba. El barón Von Pohl llegó a la conclusión de que algunas viviendas residenciales son puros hospitales,[25] y el ya mencionado Dr. Ernst Hartmann resumió: «Solo el 5-10 % de las personas están geobiológicamente intactas en el sentido más estricto de la palabra y, por tanto, sanas».[25]

Cómo los rayos terrestres pueden influir y arruinar la salud lo demostró el radiestesista Otto Moser, en 2003, en su libro *Schlafplatz und Gesundheit* (Lugar para dormir y salud).[26] Cuenta la historia de una joven pareja que se mudó a una casa recién construida. Cada mañana ambos sufrían dolores de espalda, y el hombre también se quejaba de fuertes dolores renales. Los problemas desaparecían a lo largo del día... hasta la mañana siguiente. Cuando una pareja vino de visita, los anfitriones les dejaron pasar la noche en la cama conyugal y se acomodaron en dos colchones en el salón. A la mañana siguiente no tenían ningún síntoma, pero los visitantes, que habían dormido en la cama conyugal, se quejaban de dolor de espalda y riñones. La noche siguiente ocurrió lo mismo. Llamaron a Otto Moser y él descubrió que una vena de agua recorría ambos lados del lecho conyugal. A la mujer solo en la zona abdominal, y longitudinalmente a lo largo del lado de la cama del marido. Se trasladaron las camas a otra habitación y desaparecieron las dolencias. Y confirmó la hipótesis de las llamadas casas del cáncer.

Si un radiestesista investiga el asunto, suele resultar que los habitantes han tenido siempre el mismo lugar para dormir durante generaciones. Una generación se extinguió, y la siguiente se acostó en él y, dependiendo de su resistencia, tarde o temprano también se convirtió en cáncer.[26]

Durante sus 30 años de trabajo, Moser ha experimentado innumerables casos en los que había una conexión entre la zona donde dormían los enfermos y el cáncer. En un edificio de viviendas de la ciudad de Passau, un inquilino le dijo a Otto Moser, mientras examinaba la vivienda con una varilla, que: «Ya no es agradable ver que la gente de este bloque, en los últimos años, ha enfermado de cáncer y ha muerto. En todos los pisos, gente en la flor de la vida, uno se asusta»[26] (nota: es tan peligroso dormir en el tercer piso sobre una vena de agua como dormir en la planta baja).

Links: Speiseröhrenkrebs / rechts: Magen-Darmkrebs

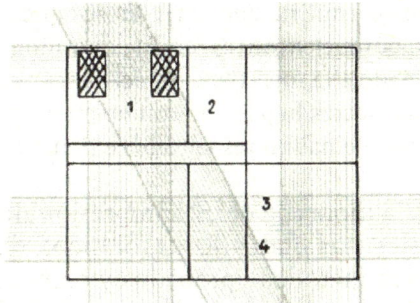

Fig. 10. Una típica «casa del cáncer». A la izquierda estaba el hombre, a la derecha la mujer. Ambos murieron de cáncer con nueve meses de diferencia. Él de carcinoma esofágico, ella de cáncer gastrointestinal.

Fig. 11. La hija que duerme en la habitación A está enferma. Su cama se traslada a la habitación B (abajo), pero también aquí la cama está muy irradiada. A la niña se le diagnostica cáncer. La cama se traslada a la habitación D, que está libre de radiación; el hormigueo nervioso y el insomnio desaparecen, pero el cambio llega demasiado tarde y la niña muere unas semanas más tarde.[25]

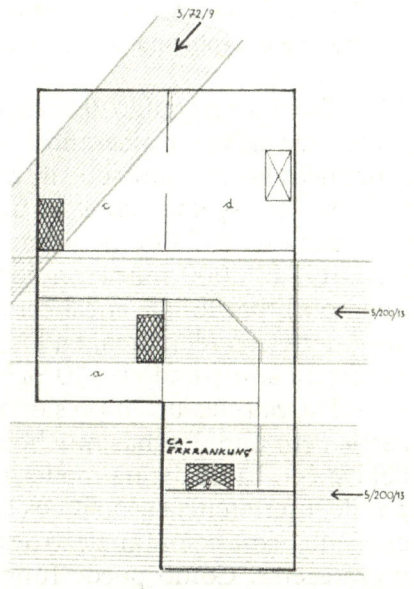

Moser informa de muchos casos en los que pacientes de cáncer se recuperaron después de mover su cama, pero no tiene ninguna esperanza de que este aspecto del desarrollo del cáncer sea tenido en cuenta alguna vez por la ciencia: «No espero que los investigadores oficiales del cáncer acepten nada como causa del cáncer que no proceda de sus propias filas, es decir, que no crezca en su propio estiércol».[26]

Y aquí estamos de nuevo con el profesor Sauerbruch, que recomendaba a sus pacientes cambiar de postura para dormir después de la operación. ¿Por qué lo hacía? En el hospital donde ejercía, tres enfermeras habían muerto de cáncer de mama en pocos años. Las tres —probablemente en la casa de las enfermeras— habían estado durmiendo en la misma habitación. Un radiestesista examinó la habitación, que previamente había sido completamente vaciada. Con su varilla de zahorí, detectó una vena de agua que cruzaba precisamente en la zona del pecho de la cama en la que habían estado tumbadas las tres enfermeras. Y aunque Sauerbruch quedó profundamente impresionado por este resultado y aconsejó a sus pacientes en consecuencia, pidió a su personal que mantuviera un estricto silencio. Debía de temer las burlas de sus colegas.[26] Otto Moser llega a la siguiente conclusión:

> En mi opinión, el *lobby* médico nunca permitiría que se reconozca que los rayos terrestres son «la» causa del cáncer, porque entonces tendría que admitir al mismo tiempo que todo el dinero destinado a la investigación del cáncer tras las investigaciones en Vilsbiburg, Grafenau y otros lugares fueron «para nada», porque el problema del desarrollo del cáncer se habría resuelto hace tiempo.[26]

¿Qué ha aprendido del cáncer la ciencia moderna de esta impresionante evidencia? Sigue considerando a los radiestesistas maniáticos esotéricos, durante décadas ha confiado sin fisuras en sus métodos «probados y comprobados» y ha esperado en vano un gran avance en la terapia del cáncer. Cada año, cerca de 492.000 personas en Alemania son diagnosticadas de cáncer. En 2019, 231.000 murieron como consecuencia del cáncer (y/o del tratamiento...), por lo que el cáncer es responsable de una cuarta parte de todas las muertes en Alemania; en los últimos 20 años, el número de muertes por cáncer ha aumentado un 10 %.[27]

Chapeau, ¡es un impresionante «historial» en la «lucha contra el cáncer!». Pero también hay mucho dinero en juego para el negocio con el azote del cáncer. La medicina moderna del cáncer no está interesada en los campos de interferencia geopáticos como posibles causas. Tampoco le interesa la creciente exposición al electroesmog. Solo tiene una opción: debe cuidarse y protegerse. Cómo puede funcionar esto con campos electromagnéticos, puede averiguarlo en el capítulo 14.

Puede reducir su exposición al electroesmog utilizando auriculares con cable cuando realice llamadas telefónicas y conectando su ordenador al rúter mediante un cable. Si tiene que usar wifi, apáguelo por la noche o establezca un circuito adecuado (aislamiento de la red eléctrica). No deje los aparatos eléctricos en modo de espera cuando no los esté utilizando. Destierre los aparatos electr(ón)icos de tu dormitorio para que su cuerpo pueda descansar por la noche.

3. Big Pharma le está cribando
Pacientes en la rutina de la industria de la atención preventiva

En 2013, la actriz estadounidense Angelina Jolie conmocionó a todo el mundo con la noticia de que le habían amputado ambos pechos. Lo justificó con su mayor riesgo genético de desarrollar cáncer después de que su abuela, su madre y su tía murieran de cáncer de mama. Tras un examen, los médicos le dijeron que es portadora del gen BRCA del cáncer de mama, y que las portadoras de este gen tienen un mayor riesgo de desarrollar un cáncer de mama agresivo. En el caso de Jolie, los médicos dieron una cifra exacta: el 87 %, la probabilidad de desarrollar cáncer de ovario se situó en el 50 %. La estrella de Hollywood también tenía ambos ovarios y las trompas de Falopio. Como le dijeron que una sola mutación genética podía causar cáncer, Jolie decidió dar este drástico paso a los 37 años. «Puedo decir a mis hijos que no tienen que preocuparse por perderme a causa del cáncer de mama».[28] Ahí está de nuevo, el miedo a la enfermedad mortal. Miles de mujeres como Jolie se han amputado los pechos como medida de precaución después de que los medios de comunicación se precipitasen con informes sobre la valiente medida de la actriz. En su libro *Cancer and the new biology of water (El cáncer y la nueva biología del agua)*, el Dr. Thomas Cowan sugiere que el bombo mediático sobre el llamado gen del cáncer de mama «fue una hábil campaña publicitaria de una terapia fracasada, y no información real que pudiera ayudar a personas reales y evitar sufrimientos reales».[29] En su libro, critica duramente la manía por el cribado del cáncer:

> Vivimos en un estado de vigilancia, y eso incluye la vigilancia médica. Me refiero a que nos digan (a veces nos ordenen) que nos sometamos a una revisión anual del cáncer. Si no lo hacemos nos pueden tachar de malvados o estúpidos, o nos hacen sentir que es culpa nuestra si enfermamos porque somos culpables de una omisión. Pero, ¿hay alguna prueba de que estos muchos exámenes desagradables nos proporcionen realmente una vida larga y mejor?

La respuesta de Cowan es negativa, y cita a un epidemiólogo, H. Gilbert Welch, que deja claro en su libro *Should I be tested for Cancer? (¿Debería hacerme la prueba del cáncer?)*. El cribado del cáncer puede ser algo estupendo para la industria médica, pero no tan bueno para el paciente. Cowan considera que los cribados son problemáticos por varias razones.

- Principalmente detectan tumores de crecimiento lento, menos agresivos o peligrosos. Los cánceres de crecimiento rápido, que tienen el pronóstico más desfavorable, no se detectan durante los exámenes de cribado y, por lo general, solo se detectan porque provocan síntomas.
- Si un carcinoma de mama es palpable, ya lleva en el cuerpo de 10 a 12 años. El mencionado epidemiólogo Welch y sus colegas resumieron un amplio estudio en 2011 con las siguientes palabras: «En la mayoría de las mujeres en las que el cáncer de mama se detecta durante el cribado, el cribado no les salva la vida».
- En el caso de las que se han sometido a una amputación mamaria, la mortalidad permanece inalterada o, en algunos casos, incluso empeora. Cáncer curado, paciente muerta.[29]

Conozco a algunas mujeres que se niegan a aceptar el generoso regalo de su aseguradora médica de hacerse una mamografía. Yo soy una de ellas porque creo que los riesgos son mayores que los beneficios. El cuerpo produce constantemente células malignas, la mayoría de las cuales vuelven a desaparecer. El cribado mamográfico utiliza rayos X, que pueden activar células cancerosas latentes. El 10 % de todas las mujeres sometidas a cribado se convierten en víctimas de la industria del cribado y del cáncer debido a falsos diagnósticos, y los críticos califican el cribado mamográfico de «programa de captación de pacientes».[30]

Cada año, a millones de hombres diagnosticados de cáncer de próstata se les extirpa la glándula prostática. Lamentablemente, esta «cura» no tiene ningún efecto sobre si el paciente sobrevive o no. En otras palabras, si no se hace nada, el resultado es exactamente el mismo.[31] **¡Si esto lo supieran los pacientes!**

El 4 de abril de 2012, el *Süddeutsche Zeitung* informó de que la mayoría de los médicos no entienden nada de estadísticas sobre el cáncer. Investigadores del Instituto Max Planck habían encuestado a médicos generalistas. Tres de cada cuatro médicos consideraban que unas tasas estadísticas de supervivencia más elevadas eran prueba de que se habían salvado más vidas. Una estadística, según la cual la tasa de supervivencia a cinco años aumentó del 69 % al 99 % como resultado del cribado, sonaba tan convincente que el 80 % de los médicos encuestados calificaron el cribado de salvavidas, y la mayoría dijeron que recomendarían este cribado a sus pacientes. En el otro, la tasa de mortalidad descendió de 2 a 1,6 de cada 1000 pacientes, una cifra que pocos médicos consideraron importante, y solo el 23 % dijo que recomendaría este cribado basándose en esta estadística.

A continuación, se mostró a los médicos cómo sube el número de casos de cáncer detectados tras un determinado cribado. La mayoría interpretó esto como una prueba adicional de los beneficios de la detección precoz. Sin embargo, estas estadísticas son inútiles mientras no sepamos cuántas vidas se han salvado realmente gracias a esta forma de detección precoz.[32] ¡Si esto lo supieran los pacientes!

Viven en un estado de vigilancia médica cuyos programas de cribado, llamados de «prevención», vierten dinero en las arcas de una industria del cáncer que crece inexorablemente como un tumor agresivo. El resumen de Cowan es que: «Sencillamente, no estoy dispuesto a aceptar la vigilancia regular de nuestros cuerpos a menos que se demuestre que beneficia a nuestra salud. En este momento, no creo que existan tales pruebas».[32]

4. Las biopsias hacen metástasis
Por qué el médico alternativo Jörg Rinne, en caso de sospecha de tumor, nunca se haría una biopsia

«Si desarrollara un cáncer, de ninguna manera buscaría tratamiento en un centro oncológico convencional. Solo las víctimas del cáncer que se mantienen alejadas de estos centros tienen posibilidades de sobrevivir».

Profesor Charles Mathe, especialista en cáncer

El médico alternativo y escritor Jörg Rinne, autor de *Tumore fallen nicht vom Himmel* (Los tumores no caen del cielo),[33] está aterrorizado de verse atrapado en los molinos del diagnóstico y el tratamiento modernos del cáncer si sospecha que tiene un tumor. Por eso ha contratado un seguro. En el peor de los casos, se le paga una suma que le permite recibir tratamiento en una clínica holística que no pone las biopsias como condición para el tratamiento. El diagnóstico y el tratamiento del cáncer son un arma de doble filo.

Un médico le dijo una vez a Rinne lo siguiente: «Si haces daño a un tumor, el tumor empieza a cicatrizar. Esto hace que los leucocitos migren a la herida y estimulen a los fibroblastos a formar tejido cicatricial. Sin embargo, el mismo proceso también estimula el crecimiento de las células cancerosas». Así que cortar un tumor es como jugar a la ruleta rusa: las probabilidades son del 50-50 curación o metástasis. Una de las directrices médicas es que se realice una biopsia con aguja si se sospecha de un carcinoma, pero es precisamente este procedimiento estándar el que favorece la propagación de metástasis. El hecho de que el diagnóstico y el tratamiento del cáncer es la principal causa de las metástasis fue reconocido por uno de los más respetados investigadores del cáncer, Ernst Krokowski (1926-1985), que lo demostró hace más de 40 años. Utilizando procedimientos de diagnóstico por imagen, el profesor de radiología determinó las tasas de crecimiento de 3000 tumores metastásicos en 568 pacientes con distintos tipos de cáncer, y descubrió que, dependiendo del tipo de tumor, entre el 30 % y el 90 % de los tumores metastásicos mortales se habían desarrollado cuando el paciente buscó atención médica por primera vez.[34]

Se trata de unos resultados estremecedores que deberían haber dado lugar a un replanteamiento radical en la terapia del cáncer. El concepto debería haberse sometido a un examen urgente, pero el estudio fue ignorado por la mayoría de los representantes de la profesión médica, por lo que la mayoría de los pacientes nunca se enteraron de su existencia, ya que, de lo contrario, muchos habrían rechazado de plano las prácticas oncológicas. En referencia a los resultados de la investigación de Krokowski, Julius Hackethal, *enfant terrible* de la medicina, cuestionó a finales de los años 70 el programa de cribado del cáncer de próstata, consagrado por ley en 1971. En una discusión con un urólogo en la revista *Der Spiegel*, también criticó duramente el tratamiento del cáncer de próstata:

> *Der Spiegel*: Pasemos ahora a la segunda parte del tema, la terapia. También aquí, profesor Hackethal, no ha escatimado críticas. Una de sus objeciones es la «enorme tasa de complicaciones». ¿Puede citar las cifras?
> Hackethal: En mi libro cito las cifras de los resultados de la llamada cirugía radical: 5 % de muertes durante la operación, 95 % impotentes y 20 % permanentemente mojados. No es de extrañar, por cierto, la prostatectomía radical, es decir, la extirpación de la glándula y los ganglios linfáticos vecinos, es una operación enorme. El abdomen se abre por completo.
> Rothauge: No. La operación no es tan grande como se piensa, pero la incisión se hace entre el ombligo y la sínfisis púbica.
> *Der Spiegel*: ¿Se cura entonces el paciente?
> Rothauge: Sí. Pero con las mutilaciones que el Sr. Hackethal ha mencionado aquí. Ningún urólogo sensato lo negará. Siempre se informa a la gente de antemano.[35]

Después de que el Sr. Hackethal hablara en entrevistas y en su superventas *Auf Messers Schneide* (En el filo de la navaja) sobre la «cirugía tumoral mutiladora» y la «radiación atómica por aspersión» en el diagnóstico y tratamiento de pacientes con cáncer, su existencia como médico estuvo en el filo de la navaja, difamado como charlatán, implicado en un procedimiento de revocación de su licencia para ejercer la cirugía en Lauenburg, y también en una demanda por negligencia e investigaciones del fiscal...[36] ¿Sus colegas de profesión, que ganan dinero con el negocio del cáncer, querían silenciarlo? Durante décadas, en contra del buen juicio, el cáncer se ha diagnosticado y tratado con un bisturí de doble filo y se ha aceptado la muerte de innumerables personas. ¡Si esto lo supieran los pacientes!

Que las biopsias son un juego con fuego lo demuestra el hecho de que los investigadores buscan un nuevo método de diagnóstico precoz del cáncer. En lugar de extraer quirúrgicamente pequeñas cantidades de tejido de los órganos, el objetivo es que algún día se implantará a los pacientes una especie de cebo bajo la piel que atraiga a las células cancerosas. Este podría ser el futuro, porque el cáncer no solo podrá diagnosticarse con suavidad, sino que también podría utilizarse para controlar la eficacia de las terapias. En el futuro, los implantes estarán equipados incluso con tecnología *blue-tooth*.[37] Por mucho que los investigadores, bastantes de los cuales dependen de las empresas farmacéuticas, puedan estar contentos, a mí, desde luego, no me gustaría tener un chip cebo para el cáncer bajo la piel.

Quienes no siguen las directrices médicas viven peligrosamente. Esta dolorosa experiencia la vivió un paciente del naturópata Jörg Rinne. Con un carcinoma de células escamosas, un tumor en la mejilla, fue remitida al departamento de oncología para su diagnóstico y tratamiento.

La paciente se negó a someterse a una biopsia porque sabía lo arriesgado que era el procedimiento. Los médicos querían realizarle, al menos, una broncoscopia, pero la paciente también se negó a ello, y, finalmente, la echaron de la clínica con un borde —una secreción sanguinolenta—, como se dice, con un tumor en la mejilla, ¡que ahora tenía el tamaño de una hamburguesa! La mujer encontró una clínica holística que no insistió en una biopsia, recibió tres quimioterapias locales y una operación —y tuvo que pagarlo todo— más de 20.000 € de su propio bolsillo. Se había sometido a un tratamiento que no cumplía las directrices médicas, en cuyo caso el seguro médico no cubría los gastos. Por eso Jörg Rinne contrató un seguro contra el cáncer.

Directrices mortales

Una buena amiga, llamémosla Kristin, tiene unos 30 años y una hija pequeña. Sufre mareos y a menudo pierde el conocimiento. La primera resonancia magnética no muestra ningún hallazgo, no es hasta la segunda resonancia magnética cuando se descubre un tumor en la parte posterior de su cabeza, benigno según la biopsia. El tumor se extirpa mediante cirugía, Kristin se recupera rápidamente de la operación e incluso puede volver a casa de la rehabilitación antes de lo previsto. Cree en su recuperación, está llena de confianza. Los médicos le recomiendan la vacunación contra el coronavirus, ya que es una paciente de alto riesgo. Las sociedades oncológicas pertinentes también hacen una recomendación clara: todos los pacientes con cáncer deberían vacunarse teniendo en cuenta el riesgo de padecer covid-19. Esto también se aplica a los pacientes que actualmente reciben inmunoterapia o cuyo sistema inmunitario se haya debilitado por la terapia. Mis notas a los efectos secundarios preocupan a Kristin, pero ella sigue la recomendación del médico. Me reúno con ella un día después del primer pinchazo. Está pálida, parece aturdida y deprimida, y ella misma dice que su estado de ánimo ha cambiado. Tras un nuevo examen, su riesgo tumoral sube a A3. También sigue la recomendación del médico de someterse a radioterapia. Está previsto que se someta a un total de ¡¡¡27 sesiones de radioterapia!!! Para proteger el anonimato de Kristin, no voy a nombrar el tipo de tumor aquí, pero le pregunté al Dr. Andreas F., el único médico que goza de mi confianza sin reservas y al que conocerán mejor en este libro. Él no cree que la radioterapia sea una buena idea; obviamente se está llevando a cabo porque no se sabe realmente cómo tratar este tumor. Según el Dr. F., la radioterapia en este caso se ajusta a las directrices, pero no es necesaria ni eficaz, porque:

- Este tipo de tumor crece lentamente.
- Casi nunca reaparece.
- No suele ser mortal.

Recomendación del Dr. F.: que un neurorradiólogo realice un tratamiento con láser a través de un catéter. Le doy a Kristin esta información y el contacto del Dr. F...., y no sé nada más de ella. Por supuesto, sigue recibiendo radioterapia, a pesar de que su madre —tratada según las directrices— murió de cáncer cuando Kristin era aún joven. Temo que la radioterapia según las directrices, expresión de la impotencia de la medicina convencional, combinada con una peligrosa vacuna y el miedo, también podría costarle la vida a Kristin.

Segundo ejemplo resumido: la hija de una amiga se vacunó, tiene leucemia, los marcadores tumorales se dispararon...

En la entrevista en *Der Spiegel*, Julius Hackethal recomendó que, si se tienen problemas con la próstata, se acuda a un médico alternativo en lugar de a un urólogo, o quizá a un médico oncólogo holístico. ¿Y si el paciente pudiera ver el tumor como parte de su propio cuerpo y hacer las paces con él, en lugar de verlo como algo degenerado y maligno y luchar contra él? ¿Y qué aprendemos de los experimentos que demuestran que los pacientes bien provistos de vitamina D y operados en verano tenían una tasa de supervivencia global de tres a cuatro veces superior que los que recibieron poca vitamina D y fueron operados en invierno?[38]

Existen diferentes causas de cáncer y otras tantas formas naturales de curarlo. Y hay muchos exámenes y tratamientos para tumores que hacen más mal que bien. Por desgracia, pocos pacientes se dan cuenta de ello. ¿Y qué paciente sabe que hay un número asombroso de medicamentos que aumentan el riesgo de desarrollar cáncer? «Fármacos diabólicos», así los llamó hace 40 años el famoso investigador del cáncer Paul Gerhardt Seeger en su *Guía para enfermos de cáncer y para los que no quieren serlo*.[39]

Fármacos que pueden provocar cáncer (según Seeger)

Fármacos que contienen reserpina = aumento de la tasa de cáncer de mama en las mujeres.

Antibióticos = potentes carcinógenos.

Citostáticos = cancerígenos.

Barbitúricos = tumores malignos de los vasos linfáticos.

Propiltiouracilo y metiltiouracilo = riesgo de cáncer.

Nitrofurantoína = tumores en la zona genital.

Propantelina = cáncer de páncreas.

Jacutina = cáncer de hígado.

Valium = crecimiento acelerado de células de cáncer de mama, tumores renales, metástasis en cáncer de mama.

El quid de la cuestión con las directrices

Medicina basada en la evidencia y las directrices. Da la impresión de que los pacientes son tratados según recomendaciones terapéuticas estandarizadas de acuerdo con los últimos descubrimientos científicos. Confiar ciegamente en las directrices no es una buena idea. ¿Cómo se elaboran las directrices? Si los estudios científicos pueden manipularse hasta que encajen en el concepto del cliente, cabe suponer que las directrices no son diferentes, y cuando se elaboran, Big Pharma se sienta a la mesa. Esto conduce a resultados manipulados, como informó *Der Spiegel* el 7 de octubre de 2013. Miembros de la Comisión de Medicamentos de la Asociación Médica Alemana (AKdÄ) investigaron la influencia de las farmacéuticas en las directrices, y el resultado es demoledor: falta transparencia y faltan normas importantes para evitar este tipo de manipulaciones.[40]

Cuando los médicos evalúan un producto tras finalizar un ensayo clínico en el que han colaborado con el fabricante, surgen conflictos de intereses. De quién es el pan que como... *Der Spiegel* ilustra el quid de la cuestión de las directrices con el ejemplo del analgésico gabapentina, una superproducción farmacéutica de Pfizer. Cinco estudios han demostrado que el analgésico es inútil, sin embargo, en 2013 seguía apareciendo en las directrices de la sociedad neurológica especializada. Para aumentar las ventas, Pfizer creó varias indicaciones propias y fue multada por ello con 4,3 millones de dólares en 2004. La lista de efectos secundarios es larga y parece un *thriller*. En EE. UU., los médicos están obligados a señalar el aumento del riesgo de suicidio al recetar el medicamento.[40] Y otro estudio que raya el barniz de la medicina basada en la evidencia y las directrices: en 2010, ni siquiera uno de cada diez nuevos fármacos aprobados mejoró el tratamiento de los pacientes.[41]

5. Método de diagnóstico tóxico
Los medios de contraste para IRM que contienen gadolinio pueden causar intoxicaciones graves

Alemania es el campeón mundial de resonancia magnética; el examen por resonancia magnética se considera una alternativa segura a los rayos X porque funciona sin radiación. Cada año, millones de pacientes en Alemania son sometidos a esta prueba. La resonancia magnética utiliza fuertes campos magnéticos y ondas de radio para penetrar en el cuerpo, lo que permite una visión tridimensional profunda. Cada año se inyecta a unos cinco millones de personas agentes de contraste que contienen gadolinio durante el examen, ya que esto permite detectar tumores y focos de inflamación con mayor claridad. Si se inyecta el agente de contraste a personas con insuficiencia renal puede desencadenarse una enfermedad que suele ser mortal: fibrosis sistémica nefrogénica (proliferación anormal del tejido conjuntivo de la piel, los músculos y, en algunos casos, los órganos internos).

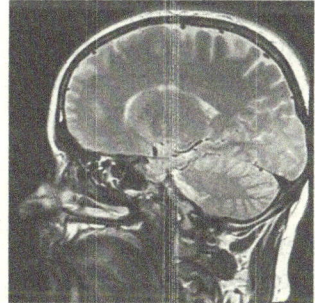

Fig. 12. Imagen de resonancia magnética, cráneo.

Desde 1988, pacientes desprevenidos de todo el mundo han recibido unos 400 millones de dosis de agentes de contraste para IRM que contienen gadolinio. Desde el verano de 2017, la Agencia Europea del Medicamento (EMA) solo ha autorizado este agente de contraste en casos excepcionales. La Administración de Alimentos y Medicamentos de EE. UU. (FDA) también había informado de que restos del gadolinio se encontraba en el tejido cerebral de pacientes que se habían sometido a cuatro o más resonancias magnéticas con el agente de contraste.

Detlev Moka, presidente de la Asociación Profesional de Medicina Nuclear Alemana, advierte sobre todo contra los exámenes múltiples con el altamente tóxico gadolinio, que llega al cerebro a través del torrente sanguíneo y puede depositarse en diversas vías nerviosas. «Hay que asumir que se quedará allí», advierte Moka, que sospecha una conexión con enfermedades neurodegenerativas como el alzhéimer o la demencia.[42]

El reputado radiólogo estadounidense Dr. Richard Semelka puso nombre en el año 2016 a los síntomas de la intoxicación por gadolinio: «Gadolinium

Deposition Disease» (GDD).[43] En el sitio web de la Gadolinium Poisoning Network se pueden ver numerosos testimonios de víctimas y estudios sobre los síntomas más graves de la intoxicación. Afirma, entre otras cosas, que: «Desde 2013, se sabe que la administración de agentes de contraste para resonancia magnética puede provocar **depósitos de gadolinio en diversas zonas del cerebro incluso en pacientes con función renal normal**».[44] El gadolinio daña el material genético, altera la función de las mitocondrias («centrales eléctricas» de las células), debilita el sistema inmunológico, altera la constricción de los vasos sanguíneos y el sistema hormonal, ataca los nervios y provoca dolor neuropático, dolor, malestar, fatiga, tinnitus y trastornos visuales, desgaste muscular, causa procesos inflamatorios crónicos, aumenta el riesgo de párkinson, alzhéimer y cáncer y se ha demostrado que daña todos los órganos y células al bloquear los canales de calcio, el estrés oxidativo, la fibrosis, la calcificación y otros mecanismos.

Hace dos años, el actor Chuck Norris demandó a la industria farmacéutica por daños y perjuicios por valor de diez millones de dólares. Su esposa Gena O'Kelley sufrió graves problemas de salud durante meses tras tres resonancias magnéticas en las que le habían inyectado gadolinio: debilidad muscular, problemas respiratorios y un dolor insoportable. «Era como si mi cuerpo ardiera por dentro», dijo O'Kelley en una entrevista. Su marido se dio cuenta de que tenía que hacer algo: «Vi la muerte en sus ojos».[45] En el programa *Plusminus* de la ARD, Carsten Zahn, que padeció síntomas similares tras quince exámenes, informó de que los médicos no podían explicar su estado y quedó incapacitado para trabajar a los 49 años. Durante un examen, un especialista constató niveles altos de aluminio en su sangre y orina. El médico de Zahn comentó que era «tan inofensivo como la cola». Eso es pura burla en dos sentidos, porque la cola es una bebida absolutamente insalubre que te vuelve estúpido y te enferma.[46]

Es un escándalo que durante años no se tomara en serio a los pacientes lesionados y se les siguiera envenenando. Solo recientemente las preocupaciones de los afectados se han tomado en serio. Bajo el lema «¡Nos habéis envenenado!», las víctimas del gadolinio se manifestaron en Dortmund en noviembre de 2019 al margen de un congreso de radiología. La manifestación fue organizada por Cornelia Mader, fundadora del grupo de apoyo de Facebook «Envenenamiento por gadolinio». En la primavera de 2020, una delegación del grupo de autoayuda viajó incluso a Berlín y se reunió con el grupo de trabajo sobre agentes de contraste de la Sociedad Alemana de Radiología. Sin embargo, todavía no existe un punto de contacto central para los afectados. Lo interesante es que los medios de contraste que contienen gadolinio ya se describieron como problemáticos en 1989. Esto significa que los médicos envenenaban a sus pacientes en contra de su buen juicio. ¿Piensa aliviado que «eso ya se ha acabado»? Pues no. Hay que fijarse bien en la redacción. La EMA ha restringido el uso de medios de contraste de gadolinio **lineal**, pero sigue autorizando los medios de contraste de gadolinio **macrocíclico**. Esto, se supone, es seguro porque los experimentos con animales muestran que los medios de contraste macrocíclicos fijan mejor el gadolinio, explicó el profesor Alexander Radbruch, radiólogo del Centro Alemán de Investigación Oncológica de Heidelberg: «Los medios de contraste macrocíclicos y lineales llegan al cerebro en la misma medida. Cuatro semanas después de la inyección, sin embargo, el gadolinio solo podía detectarse en el caso de los agentes de contraste lineales, pero no en el de los macrocíclicos».[47]

Pues bien... el metal pesado, supuestamente inofensivo, sigue inyectándose en pacientes desprevenidos. En la página web del grupo de interés Gadolinium-Vergiftung (Intoxicación de Gadolinium), la madre de una niña de diez años informa de graves síntomas de envenenamiento causados por un agente de contraste **macrocíclico**: entumecimiento, calambres, parálisis temporal de todo el cuerpo, fuertes dolores de cabeza. Los padres llevaron a la niña al hospital, pero los médicos no se tomaron en serio la sospecha de la madre de una intoxicación por gadolinio. El diagnóstico, finalmente, fue: «Efecto tóxico de metal no especificado, trastorno de somatización», aunque la niña no había sido sometida a ninguna prueba de detección de metales. Los síntomas mejoraron gradualmente, y, tres semanas después de la resonancia magnética, la madre hizo analizar la orina de su hija en busca de gadolinio en un laboratorio especializado. En ese momento, el valor seguía siendo ¡Ciento treinta y siete veces superior al valor de referencia![48]

¿Es necesario un medio de contraste para realizar un buen diagnóstico durante una RMN? No, según un estudio de la Universidad de Stanford. La detección de tumores en niños y adolescentes funcionó sorprendentemente bien con y sin agente de contraste.[49] Esté atento cuando vaya a someterse a una resonancia magnética. En cualquier caso, no debe aceptar inmediatamente todas las exploraciones radiológicas que le recomiende el médico. El examen no solo hace correr un agente de contraste por sus venas, sino también mucho dinero a las arcas del radiólogo. Varios fabricantes ganan miles de millones cada año comercializando gadolinio, el agente de contraste para resonancias magnéticas. El escándalo del agente de contraste de Leverkusen demuestra que la codicia es a veces insaciable. La fiscalía está investigando al jefe de la mayor cadena radiológica de Alemania porque él y su mujer, presuntamente, se enriquecieron en el negocio de los medios de contraste.[50]

Como paciente, nunca debe olvidar que la salud se ha convertido en un modelo de negocio. Uno de los pecados capitales de los médicos de hoy es la codicia. Muchos están más interesados en su saldo bancario que en el bienestar de sus pacientes.

6. La verdad sobre el DIU de cobre
El anticonceptivo sin hormonas provoca una inflamación que puede llegar al cerebro

No existe el método anticonceptivo perfecto. Las mujeres que no quieren que su cuerpo esté constantemente fingiendo un embarazo con la píldora anticonceptiva y que temen los efectos secundarios, suelen optar por un dispositivo intrauterino, conocido comúnmente como DIU de cobre. Se considera bien tolerado porque no contiene hormonas, sino que libera continuamente pequeñas cantidades de cobre en el útero. El cobre interrumpe la acumulación del revestimiento uterino e impide que los óvulos se implanten, que es como se explica el efecto. No se trata de un efecto secundario, porque en esto se basa exactamente el efecto anticonceptivo, escribe el médico alternativo y terapeuta de Schuessler, Wolfram Kunz, en un texto sobre la sal de Schuessler, *cuprum arsenicosum*:

> La espiral de cobre provoca, entre otras cosas, una inflamación permanente en el abdomen (...), por lo tanto, no se trata de un efecto secundario que pueda haber ocurrido accidentalmente, por casualidad o solo a veces. Esta inflamación es intencionada; el médico que inserta el DIU de cobre coloca activamente un foco permanente de inflamación en el cuerpo de la mujer.[51]

Un estudio ha demostrado que el DIU de cobre altera el microbioma del cuello uterino y la vagina, lo que significa que las mujeres que lo utilizan son más susceptibles a las infecciones. En el primer mes, el riesgo se multiplica por 8, y por 4 en los primeros cuatro meses.[52] Hay informes en Internet sobre mujeres, algunas de las cuales tuvieron graves efectos secundarios tras la inserción del DIU de cobre.

> Poco tiempo después, de repente, sentí un zumbido tan fuerte en los oídos que apenas podía oír nada más. De repente, se me nubló la vista y me sentí bastante mal. A la hora siguiente tuve el peor dolor de mi vida. Me sentía tan increíblemente mal que quería vomitar, llorar y gritar al mismo tiempo. Nunca había experimentado un dolor así. Todavía no puedo imaginar que tener hijos pueda ser más doloroso.

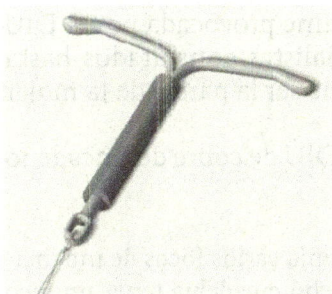

Fig. 13. Espiral hormonal.

Esa fue su reacción inmediatamente después de colocarse el DIU. A largo plazo, el equilibrio hormonal se alteró en esta mujer, experimentó trastornos del ciclo, su piel empeoró cada vez más, por lo que, finalmente, le extrajeron el DIU del útero, y empezó a investigar. No encontró gran cosa en el mercado alemán, pero en Internet había miles de páginas en inglés donde las mujeres informaban de graves efectos secundarios, como acné, ansiedad, infecciones por hongos, diabetes, hipofunción hepática, nerviosismo, disfunción ovárica y quistes, todas ellos consecuencias de la intoxicación por cobre.[53]

Los síntomas descritos en una plataforma de pacientes por la pareja de una mujer usuaria del DIU de cobre suenan sospechosamente a intoxicación por cobre. Además de migrañas antes de la menstruación y los cambios de humor descritos por la pareja de la sufrida mujer:

> Pero el verdadero problema es que ha estado constantemente enferma desde octubre. Probablemente sea un virus. Sus ganglios linfáticos de la izquierda desde el cuello hasta la ingle están muy hinchados y le duelen. Análisis de sangre en el médico sin resultados. Ninguna infección, todos los valores bien, tampoco fiebre glandular. Ahora hay que hacerle una radiografía de los pulmones y una ecografía de los ganglios. Desde hace meses tiene dolor en el pecho, ya se pensaba en un cáncer. Cribado sin hallazgos. El médico también descartó el cáncer por el momento. También tiene sudores nocturnos extremos, empeoramiento del estado de la piel, cansancio y mareos constantes, dolor de oídos (el otorrino tampoco encontró nada) y estados de ánimo depresivos, erupciones ocasionales en los omóplatos y el cuello (ya sospechábamos del VIH, pero también es negativo) y aumento de peso sin motivo aparente. A menudo no se encuentra bien y corre de un médico a otro sin que nadie sepa de qué se trata (...). Mientras tanto, casi solo duerme y se queja por todo. Apenas puede cargar con su trabajo y yo ya no puedo explicarme todo esto. Estoy empezando a pensar que podría ser la espiral. ¿Tal vez sea el cobre que se libera lo que es intolerable a largo plazo?[54]

El exceso de cobre en las células tiene un efecto tóxico, el cobre y el zinc son antagonistas. Si tenemos demasiado cobre en el cuerpo, el nivel de zinc baja, lo que no es bueno porque el zinc regula el equilibrio hormonal e interviene en unas 50 reacciones enzimáticas en el cuerpo. Entre otras cosas, el zinc desempeña un papel importante en el sistema inmunitario, estimula las células de defensa y tiene un efecto antioxidante;[55] por tanto, la causa de los síntomas descritos podría ser una carencia de zinc provocada por el DIU de cobre. Pero, ¿por qué a ninguno de los especialistas consultados hasta ahora se le ha ocurrido esta idea? ¿Por qué tiene que ser la pareja de la mujer la que investigue tediosamente?

Wolfram Kunz describe un caso en el que un DIU de cobre desencadenó focos de inflamación en el cerebro:

> Una mujer acudió a un médico alternativo. Tenía varios focos de inflamación en el cerebro. El médico que la trataba sospechó que debía tener un foco de inflamación en alguna parte del cuerpo. (...) Durante la consulta, el naturópata descubrió que ella en la actualidad seguía llevando un DIU de cobre. (...) ¿Cómo de estúpida puede ser la medicina? Primero implantas a la fuerza una inflamación, y luego te preguntas de dónde ha salido. ¿Todavía es realmente posible?

Para defenderse de la inflamación, el cuerpo almacena calcio. Al cabo de unos tres años, el cuerpo ha tapiado con calcio la fuente del veneno y los iones de cobre ya no pueden entrar en el organismo. Por eso el DIU debe reinsertarse cada tres años.[51] Y entonces el cobre empieza a envenenar de nuevo el cuerpo.

De lo que nadie habla oficialmente es de que el DIU de cobre, al alterar el equilibrio hormonal y reducir los niveles de zinc, puede provocar un trastorno metabólico llamado hemopirilitis (HPU). Los enfermos de HPU tienen una deficiencia de vitamina B_6 activa, zinc y, a veces, también manganeso, lo cual perturba el proceso de desintoxicación del propio organismo y puede provocar graves problemas de salud. En la actualidad, una de cada tres mujeres padece HPU.

7. Pastillas caras.
Licencia para imprimir dinero

7.1. Un fármaco eficaz contra la hepatitis C podría salvar las vidas de muchas personas, pero muy pocos pueden permitírselo

La investigación farmacéutica es cara, lleva mucho tiempo y al principio nadie sabe cuál será el resultado. Solo una de cada 10 sustancias activas con las que se han iniciado ensayos clínicos se autoriza finalmente como medicamento.[56] Las empresas tienen que recuperar los elevados costes, razón por la cual se da prioridad a la investigación en áreas en las que existe una posibilidad realista de éxito comercial. A menudo, los medicamentos se lanzan al mercado, aunque las empresas farmacéuticas saben que tienen efectos secundarios peligrosos: los medicamentos para reducir el colesterol, por ejemplo, fueron un negocio multimillonario para los fabricantes durante años; tras las muertes causadas por el Lipobay, se hizo público que son perjudiciales y en muchos casos incluso ponen en peligro la vida. La talidomida y Vioxx fueron fármacos escandalosos que perjudicaron a miles de personas. Los bloqueadores de la acidez siguen siendo éxitos de ventas, aunque es más probable que causen daños corporales que protejan el estómago. Los medicamentos para enfermedades cardiovasculares y crónicas como la diabetes —muchos pacientes están abonados a ellos de por vida— también reportan enormes beneficios. Pregunte a su médico o farmacéutico sobre los riesgos y efectos secundarios.

El cáncer también es un campo de investigación prometedor, porque la esperanza de los pacientes gravemente enfermos puede dar mucho dinero. Los medicamentos oncológicos figuran entre los más vendidos en el mercado farmacéutico financiado por las compañías de seguros sanitarios, que gimen bajo la carga de unos costes cada vez mayores.[57] Una terapia contra el cáncer puede costar 100.000 euros o más, y cada vez salen al mercado nuevos medicamentos pecaminosamente caros. Mientras dichas compañías gastaron unos 3.800 millones de euros en medicamentos contra el cáncer en 2012, en 2019 la cifra rondó los 8.600 millones, y la tendencia sigue al alza. Actualmente, hay en el mercado 237 medicamentos contra el cáncer, un tercio de los cuales son nuevos fármacos que se administran constantemente en nuevas combinaciones. «En realidad no se sabe de antemano si un fármaco funcionará», dice Friedemann Schad, jefe del Centro Oncológico de la Fachklinik Havelhöhe (Berlín) en el documental de ARD *Markt der Hoffnung — Krebsmedikamente* (Mercado de la esperanza. Medicamentos contra el cáncer). «Siempre hay los que responden y los que no».[58] Aunque los brillantes folletos que los oncólogos enseñan a diario en sus consultas o clínicas prometen un salto cuántico, la realidad es bien distinta. Según el IQWiG (Institut für Qualität und Wirtschaftlichkeit im Gesundheitswesen, Instituto para la Calidad y Eficiencia en la Atención de la Salud), solo alrededor del 50 % de las nuevas autorizaciones muestran una ventaja sobre las terapias estándar existentes.[58]

La demanda es enorme, los enfermos graves quieren una cura milagrosa, y por eso el 28 % de los oncológicos salen al mercado en un proceso de aprobación acelerado: sin embargo, el efecto prometido no suele materializarse. Hay medicamentos que pueden prolongar la vida de un paciente de cáncer ¡solo dos semanas! ¡Lo más importante es que Big Pharma ha obtenido beneficios! El documental de ARD *Markt der Hoffnung* (Mercado de la esperanza) informa sobre un medicamento para tipos específicos de tumores que solo se pudo probar en menos de 10 pacientes para la mitad de las mutaciones, por tres tipos de cáncer solo hubo un sujeto de ensayo en cada caso. «Nos encontramos en una situación en la que cada vez tenemos más fármacos aprobados de forma acelerada con cada vez menos certeza de beneficio real. Estamos en una situación en la que estamos gastando mucho dinero en esto», es la aleccionadora conclusión del Dr. Wolf-Dieter Ludwig, presidente de la Comisión de Medicamentos de la Asociación Médica Alemana. Uno de sus pacientes sufrió graves efectos secundarios de un medicamento para formas raras de leucemia. El superventas entre los fármacos oncológicos se dispensa bajo el nombre de Imbruvica. Según una base de datos de la OMS, de 90.000 sujetos de ensayo, causó 13.500 efectos secundarios graves y 303 muertes.[58]

Los últimos éxitos de taquilla son las vacunas contra el virus de la gripe llamado covid-19. Se obtienen beneficios rápidos sin necesidad de largos estudios porque el procedimiento habitual, que es obligatorio para la autorización de una sustancia activa, se ha acortado drásticamente gracias a la «autorización de emergencia». Las ratas de laboratorio tienen motivos para celebrar fiesta, porque esta vez la vacuna se va a probar directamente en seres humanos. Será mejor que no pregunte a su médico o farmacéutico por los riesgos y efectos secundarios.

A principios de 2020 se autorizaron en Alemania casi 50.000 medicamentos con receta. Por efectos secundarios de medicamentos autorizados, mueren cada año 58.000 personas.[59]

> **Los medicamentos dañan las mitocondrias**
> Tras revisar las últimas investigaciones, el naturópata John Neustadt
> y el psiquiatra Steve Piezenik han llegado a la siguiente conclusión: «Los
> fármacos están demostrando ser una de las principales causas de daño
> a las mitocondrias, lo que puede explicar muchos de sus efectos secun-
> darios adversos. Todos los tipos de sustancias psicotrópicas (sustancias
> que tienen un efecto sobre la psique) se ha verificado que dañan las mi-
> tocondrias, y esto también se aplica a fármacos reductores del colesterol,
> analgésicos como el paracetamol y muchos otros».[60]

7.2 Los nuevos fármacos contra la hepatitis C pueden salvar la vida de muchas personas, pero su precio es elevado

Nueva York, 4 de septiembre de 2014: los manifestantes irrumpen en una conferencia de inversores. «¡Gilead mata a la gente!», gritan, sostenien-do pancartas con calaveras ante las cámaras de televisión. Poco antes, la farmacéutica estadounidense Gilead había lanzado al mercado un medicamento que cura casi el 100 % de los casos de una enfermedad que suele ser mortal: la hepatitis C. Los efectos secundarios del fármaco son inocuos, a diferencia del tratamiento antes habitual con interferón.[61] Un vistazo al prospecto muestra que «inocuo» es un término muy elástico:

La reducción de la concentración del pigmento rojo de la sangre (hemoglobina).

Anemia.

Granulocitopenia (reducción del número de determinados glóbulos blancos).

Linfocitopenia (reducción del número de determinados glóbulos blancos).

Trombocitopenia (reducción del número de plaquetas).

Disminución del apetito.

Insomnio.

Dolores de cabeza.

Mareos.

Ataques de disnea.

Tos.

Náuseas.

Diarrea.

Vómitos.

Aumento de los niveles de bilirrubina en sangre.
Erupción cutánea.
Picor.
Dolor articular.
Dolor muscular.
Fatiga.
Irritabilidad.
Escalofríos.
Síntomas parecidos a los de la gripe.
Dolores y molestias.
Fiebre.
Nasofaringitis.
Pérdida de peso.
Depresión.
Ansiedad.
Inquietud.
Trastornos por déficit de atención.
Migraña.
Trastornos de la memoria.
Trastornos visuales.
Molestias del abdomen superior.
Estreñimiento.
Molestias gastrointestinales.
Boca seca.
Enfermedad por reflujo.
Caída del cabello.
Piel seca.
Dolores de espalda.
Calambres musculares.
Debilidad general.
Dolor torácico.[62]

Cualquiera que se enfrente a una enfermedad prolongada o a la muerte acepta estos efectos secundarios. Los efectos secundarios del tratamiento con interferón eran tan graves que muchos pacientes no podían tolerarlo en absoluto, y la tasa de curación era de un escaso 50 %. La «revolución médica» con el nuevo medicamento contra la hepatitis C le costó cara a Gilead: mil dólares por comprimido, hasta 170.000 dólares por tratamiento. Sovaldi consigue rápidamente su reputación de «píldora de los mil dólares». Solo en 2015-2016, Gilead obtuvo unos beneficios de casi 32.000 millones de dólares.[63]

La Organización Mundial de la Salud (OMS) calcula que entre 70 y 80 millones de personas en todo el mundo padecen hepatitis C, y que en Alemania hay unos 3 millones de infectados. El número de casos no declarados es elevado: solo uno de cada cinco afectados sabe que está infectado. El virus, que se transmite por la sangre es diez veces más contagioso que el VIH. Si la infección se vuelve crónica, puede provocar cirrosis (el hígado se encoge), y los pacientes con cirrosis tienen un mayor riesgo de cáncer de hígado. En EE. UU. —una cuarta parte de los afectados no tienen ninguna posibilidad de recibir un tratamiento que les salve la vida—, cada año mueren más estadounidenses por hepatitis C que por todas las demás enfermedades de declaración obligatoria combinadas, porque muchas personas pobres que dependen de seguro básico Medicaid solo reciben la terriblemente cara medicación cuando su hígado ya está gravemente dañado, una regulación completamente absurda. Mientras tanto, en Internet se ofrecen genéricos más baratos de los medicamentos de Gilead procedentes de la India. Cuando los pacientes ingieren medicamentos del mercado negro, los médicos suelen negarse a tratarlos por miedo a meterse en problemas si algo sale mal.[64]

Enfermedades potencialmente mortales víctimas del afán de lucro de las grandes empresas farmacéuticas

En 2015, las cajas de enfermedad obligatorias de Alemania y Gilead acordaron un precio para Sovaldi tras una disputa por los desorbitados costes. En lugar de unos 660 euros, un comprimido cuesta ahora unos «razonables» 480 euros. El medicamento debe tomarse diariamente durante al menos 12 semanas. Esto supone más de 40.000 euros por terapia. Antes costaba 55.000 euros.[65]

En la UE se han autorizado varias sustancias para el tratamiento de la hepatitis C desde 2014. En Alemania, ya hay varios preparados combinados en el mercado y los médicos especializados los prescriben con receta. Debido a la presión competitiva y a los acuerdos de descuento, los costes en Alemania han descendido significativamente entretanto, pero a varios miles de euros por ciclo de tratamiento siguen siendo considerables. Las ventas de agentes antivirales directos (AAD), que incluyen medicamentos contra la hepatitis C, pasaron de 154 millones en 2014 a más de 929 millones al año siguiente; la cifra fue solo de 184 millones de euros en 2019.[66]

Para los pacientes a los que se los recetan, los nuevos medicamentos contra la hepatitis C son una bendición, al menos en la mayoría de los casos, pero incluso con las «píldoras milagrosas» no hay un 100 % de garantía de éxito y efectos secundarios potencialmente más graves que los enumerados en el prospecto. En 2017, el *Deutsche Apotheker-Zeitung* informó sobre un estudio preocupante: los expertos temen graves efectos secundarios causados por los nuevos preparados. Se notificaron 524 casos de insuficiencia hepática tras tomar el medicamento, se informaron de 1058 casos de daño hepático grave y en 751 casos el medicamento no funcionó contra el virus de la hepatitis C. Cuando se publicó el informe el 31,5 % de los afectados había fallecido. Entre los fármacos incluidos figuraban superventas como Sovaldi y Harvoni, de Gilead, así como otros antivirales de Abb-Vie, Merck & Co. y Johnson & Johnson. Los autores del informe pidieron más investigaciones.[67] Existiría una alternativa favorable y sin efectos secundarios. ¡Si esto lo supieran los pacientes!

7.3 La alternativa: el ozono

> «Me deprime que el ozono, el medicamento más barato de la tierra, sea tan poco o mal utilizado hoy en día porque la medicina ortodoxa se niega a juzgarlo y las autoridades sanitarias se muestran hostiles o negligentes hacia él. Ambos son responsables de dejar a millones de personas sufriendo y muriendo».
>
> Velia Bocci, *Ozone — a New medical Drug*
> (El ozono, un nuevo medicamento)

Debido a los campos de interferencia en su mandíbula, el médico alternativo André Kabat fue tratado durante mucho tiempo por un dentista holístico, el Dr. Schüler, en Speyer, a quien conocerá más adelante. André Kabat se encontró allí varias veces con un hombre que acudía para recibir ozonoterapia. Un día, André se acercó al paciente. El paciente le contó que se había sometido a una insuflación de ozono cinco veces por semana, es decir, un enema de ozono en el intestino. Padecía hepatitis B, pero no tomaba ninguna medicación y también había rechazado terminantemente la sugerencia de «terapia» del médico de tener que ¡extirpar parte del hígado y un trozo de intestino! Cinco meses después del diagnóstico, el hombre volvió a ver a su especialista y sus valores sanguíneos estaban dentro de la normalidad. «¿Qué ha hecho?», preguntó el médico asombrado. «Insuflación de ozono», respondió su paciente. «Ah, sí, estamos familiarizados con eso», comentó el médico. Entonces, ¿por qué estaba privando a su paciente de una terapia que, a diferencia de la cirugía masiva y los éxitos de taquilla de las grandes farmacéuticas no tiene efectos secundarios? La insuflación de ozono del Dr. Schüler cuesta 15 euros, una miseria comparada con las caras pastillas o una operación. André Kabat, que sigue lidiando con los efectos a largo plazo de los campos de interferencia en su mandíbula, ha investigado el tema del «ozono» y se compró un generador de ozono médico. Se administra un enema una vez a la semana y siente que su salud es más estable que antes.

«Si pudiera compactarse el ozono médico en pastillas, envasarse en la dosis adecuada, almacenarse como una solución de infusión estable e incluso venderse como producto OTC (*over the counter drug* = medicamento de venta libre), muchos problemas podrían solucionarse», afirmó en 2001 Renate Viebahn-Hänsler, hija de Joachim Hänsler, que sentó las bases de la ozonoterapia moderna durante una conferencia en el XV Congreso Mundial del Ozono celebrado en Londres.[68] Pero gracias a la histeria climática, el ozono tiene una reputación miserable, y solo pensamos en el gas nocivo que se forma en la atmósfera durante los veranos calurosos. La realidad es que la capa de ozono protege la Tierra de la radiación solar, y el ozono también tiene este efecto protector en el cuerpo humano.

El ozono se ha establecido en la medicina complementaria y se utiliza desde hace cinco décadas para el tratamiento de úlceras, herpes, lesiones cutáneas, infecciones, virus y tumores. En 2011, un terapeuta subió a YouTube un vídeo que documenta de forma impresionante los efectos dañinos de la quimioterapia en el sistema inmunitario mediante microscopía de campo oscuro. Tras solo cuatro tratamientos sanguíneos con ozono, el recuento sanguíneo del paciente mejoró notablemente. Comentario del terapeuta:

> Tengo una pequeña clínica en Chipre donde realizamos análisis de sangre durante la ozonoterapia. En este video pueden verse dos muestras de sangre viva muy diferentes que tomé con mi microscopio de campo oscuro. Las muestras son de un paciente con cáncer en estadio IV. Ya le han extirpado quirúrgicamente un tumor, pero otro ha vuelto a crecer (tumor anal). El paciente tiene una esperanza de vida de seis meses y no puede recibir más quimioterapia. Trato a la persona diariamente con altas dosis de ozono. Antes de que alguien me acuse de charlatanería y de aceptar dinero bajo falsos pretextos: estoy tratando a esta persona gratuitamente.[69]

¿Por qué los médicos convencionales prefieren recetar a los pacientes de hepatitis píldoras pecaminosamente caras con efectos secundarios desagradables en lugar de ozono? Lo ha adivinado: no se pueden obtener tantos beneficios con el ozono como con las pastillas, no puede ser patentado. Y Big Pharma no tiene ningún interés en tal «producto natural».

Echemos una mirada al pasado. El aceite de oliva ozonizado se utilizó para tratar la tuberculosis en 1870, y el primer informe sobre el uso clínico del aceite de oliva ozonizado apareció en 1938. Tras el uso del ozono para esterilizar el agua potable desde finales del siglo XIX, no se produjeron epidemias de fiebre tifoidea. En la actualidad hay muchos estudios que demuestran la eficacia del ozono. Por ejemplo, se ha demostrado un aumento a corto plazo de la circulación sanguínea. La eficacia del ozono médico contra los **virus** también ha sido intensamente investigada y documentada en todo el mundo en los últimos años.[70] En experimentos con ratas, investigadores de Cuba pudieron demostrar que el ozono administrado en la cavidad abdominal fue capaz de reducir el daño a las células hepáticas inducido por el tetracloruro de carbono.[71]

Básicamente, estos conocimientos son ya antiguos. El proctólogo H. G. Knoch introdujo la insuflación rectal de ozono hace más de 30 años. En un estudio con 16 pacientes de hepatitis B en 1987, informó de que el estado de 12 sujetos de prueba había mejorado considerablemente al cabo de dos semanas. Al parecer, el ozono favorece la regeneración celular en el hígado.[72]

¿No sería justo, al menos, informar a los pacientes de hepatitis sobre esta alternativa sin efectos secundarios? A pesar de los impresionantes éxitos curativos, la Administración de Alimentos y Medicamentos de EE. UU. (FDA) declaró el ozono gas tóxico sin beneficios médicos en 1976. A Robert Atkins, conocido por la dieta Atkins, que intentó tratar el cáncer, los problemas cardiacos y la diabetes con métodos alternativos no tóxicos, la FDA le retiró la licencia en 1993 porque había utilizado procedimientos de ozono «no autorizados». Tuvo la osadía de afirmar que el ozono podía combatir eficazmente las células cancerosas y el VIH. «La motivación de esta acusación es política», dijo Atkins en este momento.[73] El 26 de junio de 2001, la FDA aprobó el ozono para la desinfección de alimentos porque el ozono era una alternativa ecológica al cloro practicada anteriormente.[73]

Durante muchos años, los médicos alternativos han tratado con éxito a pacientes con ozono: grandes lavados de sangre con ozono, oxigenoterapia con ozono, insuflación intestinal, inyecciones. Uno de ellos me habló de grandes éxitos en el tratamiento de la neurodermatitis: inyectaba la orina del paciente esterilizada con ozono directamente bajo la piel. El énfasis estaba en «inyectarla», porque desde entonces vendió su dispositivo. La Ley de Transfusiones ha sido modificada, la terapia con sangre autóloga ahora solo está permitida para los médicos. Con la terapia de orina con ozono o la infusión de sangre autóloga enriquecida con ozono el médico alternativo produce un nuevo medicamento, y, según la nueva interpretación de la Ley de Transfusión, ya no puede hacerlo. En un artículo en la página web del Heilpraktiker-Verband se afirma: «Quien trabaje con sangre autóloga debe, sin embargo, esperar recibir en un futuro próximo una carta de la autoridad competente con la solicitud de cesar la "actividad de fabricación" en relación con la terapia de sangre autóloga y retirar la notificación de conformidad con el artículo 67, apartado 2, de la AMG».[74]

El ozono en la terapia tumoral complementaria

Robert Atkins no estaba del todo equivocado. Aunque el ozono no puede llegar directamente a los tumores o a las células cancerosas, los pacientes tratados con ozono, mejoran su estado general considerablemente. El cáncer se asocia a un elevado estrés oxidativo, que se agrava aún más con la quimioterapia. Las mitocondrias, las centrales energéticas de las células, dejan de funcionar correctamente. El ozono provoca una biorregulación en las células sanas, por lo que el organismo está mejor protegido contra el estrés oxidativo. Los efectos más importantes del ozono en el acompañamiento de la terapia tumoral son:

- Regulación del sistema antioxidante.
- Protección contra un exceso de radicales libres.
- Modulación del sistema inmunológico.
- Mejora del suministro de oxígeno al tejido, regulación de la angiogénesis (formación de nuevos vasos sanguíneos).[75]

Otros campos de aplicación

Efecto

- Activación del metabolismo de los glóbulos rojos = Mejora de la captación de oxígeno.
- Activación de las células inmunitarias = Liberación de citoquinas propias del organismo.
- Aumento y activación de antioxidantes endógenos y la eliminación de radicales.

Indicación

- Trastornos circulatorios arteriales.
- Revitalización.
- Revitalización.
- Inmunodeficiencia general
- Procesos inflamatorios como artritis, enfermedades vasculares, procesos de envejecimiento.[76]

El ozono se utilizó por primera vez en odontología en 1933 para el tratamiento del conducto radicular. En realidad, debería formar parte del tratamiento estándar, de hecho, es un servicio extra que solo ofrecen los dentistas holísticos y que los pacientes tienen que pagar de su propio bolsillo.

7.4 El cártel (1.ª parte). Misteriosos incidentes en torno a los pioneros de la ozonoterapia

«La causa de los radicales libres en el cuerpo humano es la falta de oxígeno»,[73] dijo el Dr. William Frederick Koch (1885-1967), sobrino del premio nobel Robert Koch, probablemente el más destacado defensor del oxígeno y la más destacada víctima de la manía de control gubernamental. Koch vivía en Detroit y había desarrollado una terapia molecular especial cuyo concepto incluía inyecciones con grupos carbonilo (átomos de carbono que llevan átomos de oxígeno de doble enlace) y una dieta vegetariana baja en proteínas. El objetivo de Koch era mejorar la respiración de las células y devolverlas así a un estado saludable.[77] Logró éxitos sensacionales con el cáncer, las infecciones víricas, la tuberculosis y la esclerosis múltiple, entre otros, pero fue víctima de calumnias y demandas. La FDA le acusó de charlatán en dos ocasiones en la década de 1940. Emigró a Río de Janeiro y trató a muchos pacientes en su propia clínica oncológica entre 1919 y 1949. A principios de los años 60, Koch introdujo su método en Europa y fundó el Círculo de Investigación para la Terapia Molecular según el Dr. William Koch.[78] En 1967, fue envenenado. Si introduce su nombre en Wikipedia, encontrará: «Un charlatán que sacaba dinero de los bolsillos de los pacientes».[79]

«La oxidación es la fuente de la vida. Su carencia causa enfermedad, su ausencia causa la muerte», dijo el Dr. F. M. Eugene Blass, otro pionero de la ozonoterapia que trabajó con Nikola Tesla. En el mismo año y mes que el Dr. Koch, fue asesinado delante de su casa.[80] Edward McCabe dio a conocer los beneficios del oxígeno en los EE. UU. con su superventas *Flood your body with oxygen* (Inunde su cuerpo de oxígeno). Fue intimidado, amenazado, acosado, detenido y condenado —en un procedimiento sumario— por presuntos delitos fiscales a 18 meses de cárcel en 1998. Evidentemente, querían silenciarle.[80]

El físico profesor Manfred Ardenne fue ridiculizado por los médicos por su terapia de oxígeno en varios pasos. Los estudios del Instituto Ardenne no se tomaron en serio según el lema: «científicamente no probado». «Sin embargo, los estudios presentan graves deficiencias metodológicas como la falta de un grupo de control. Según las normas científicas reconocidas, nunca se ha demostrado la eficacia de la terapia multietapa con oxígeno. (...) Por lo tanto, los expertos desaconsejan esta terapia».[81]

James Boyce curó a 254 enfermos de sida con ozonoterapia y fue condenado a cinco años de prisión por utilizar métodos no reconocidos científicamente.[82]

El físico Dr. Basil Earle Wainwright trató con éxito el sida con la terapia de aféresis-oxígeno que desarrolló en 1996. Tras una redada, fue detenido por «practicar la medicina sin licencia» y «fraude». Su comentario: «La FDA no gastará ni un céntimo en investigación sobre el ozono. Pero sí desembolsaron un millón de dólares para intimidarme, acosarme y perseguirme».[73]

8. Píldoras mortales
El afán de lucro de la industria farmacéutica
pone en peligro tu salud

«El diablo tiene cuatro siervos: la malicia, la estupidez, el poder y ¡la codicia!».
Thomas S. Lutter, letrista y músico

La codicia de las empresas farmacéuticas es tan grande que aceptan la muerte de miles de pacientes. Así lo documenta el médico y conocedor de la industria Peter C. Gøtzsche en su libro *Deadly Medicine and organized Crime* (Medicina mortal y crimen organizado).[83]

El único criterio de la industria es el dinero, y el valor de una persona depende de cuánto dinero aporte. Hay mucha gente decente y honesta en la industria farmacéutica, pero los que llegan a la cima son, según el criminólogo John Braithwaite, que entrevistó a muchos de ellos, «bastardos despiadados». En Estados Unidos, los gigantes farmacéuticos superan a todas las demás industrias en cuanto a número de delitos. Cometen más del triple de delitos graves o moderados que otras empresas, y este récord se mantiene incluso cuando se tiene en cuenta el tamaño de la empresa.[83]

Gøtzsche, que conoce a la perfección a la Big Pharma porque pasó muchos años realizando ensayos clínicos por encargo de las empresas farmacéuticas, escribe: «Nuestros medicamentos nos están matando». En Estados Unidos y Europa, los fármacos son la tercera causa de muerte después de las cardiopatías y el cáncer. En cifras, son 100.000 las personas que mueren cada año en EE. UU. a causa de los medicamentos, mientras que la Comisión Europea calcula que unos 200.000 ciudadanos de la UE mueren cada año por efectos secundarios. Es probable que el número de casos no declarados sea mayor porque la verdadera causa de la muerte a menudo no puede determinarse. Para que sepa qué riesgo puede correr cuando un médico le receta un medicamento, he aquí los datos más importantes que la crítica médica ha investigado sobre las mortales píldoras:
- Se calcula que el uso de medicamentos para la hipertensión de calidad inferior provoca en EE. UU. 40.000 pacientes de insuficiencia cardíaca.

- Durante el periodo en que los fármacos antiarrítmicos eran los más utilizados, probablemente mataban a 50.000 personas al año en Estados Unidos.
- El 30 de septiembre de 2004, Merck retiró el medicamento contra la artritis Vioxx (rofecoxib) del mercado. Para entonces, el rofecoxib probablemente había causado trombosis mortales en unos 120.000 pacientes en todo el mundo.
- El celecoxib, un medicamento para el tratamiento de enfermedades reumáticas y degenerativas, probablemente había causado trombosis mortales en unos 75.000 pacientes en todo el mundo en 2004. Los ensayos clínicos sobre rofecoxib y celecoxib habían sido manipulados fraudulentamente.
- Gøtzsche considera que los AINE, antiinflamatorios no esteroideos, son uno de los grupos de fármacos más peligrosos de todos. Los AINE probablemente causan unas 20.000 muertes al año en EE. UU. debido a úlceras estomacales o intestinales. Un número alarmante de personas murieron por esta causa porque la publicidad llevó a los médicos a recetar AINE para casi todos los tipos de dolor. Una periodista que investigaba sobre Vioxx y Celebrex, pidió a una asociación de reumatología estadounidense un experto independiente que no estuviera pagado por ninguna de las dos compañías. Le dijeron que no había ninguno.
- Hasta 2007, la olanzapina, un fármaco que se utiliza principalmente en psiquiatría para tratar psicosis esquizofrénicas y que también se administra a enfermos de alzhéimer, probablemente mató a unas 200.000 personas en todo el mundo. La verdadera tasa de mortalidad es probablemente mayor. En 1996, el fármaco se introdujo en Alemania con el nombre de Zyprexa. Además, cada año millones de personas se convierten en enfermos crónicos e incapaces de trabajar debido a los graves efectos secundarios de los medicamentos.[83]

Gøtzsche cita a Drummond Rennie, subdirector de la revista científica *JAMA*, con siguientes las palabras:

> Las empresas farmacéuticas, con su comportamiento arrogante y su desinterés por el bienestar de las personas, han perdido nuestra confianza. La FDA, sin carácter, se pliega a todos los deseos de las empresas farmacéuticas y ha perdido su buena reputación; ya no merece tampoco nuestra confianza.[83]

Y su conclusión es que:

La industria farmacéutica aumenta sus beneficios vendiendo medicamentos a personas sanas que no los necesitan. Esta práctica se ha extendido como un cáncer en la sociedad durante muchos años. Se mantiene gracias a la delincuencia organizada, la deshonestidad científica, la mentira descarada y el soborno. Debemos ponerle fin.[83]

«Te venden medicamentos peligrosos para ganar dinero, nada más. Si crees que la industria farmacéutica pone medicamentos en el mercado para ayudarte, ¡olvídalo!», dice John Virapen, que trabajó para Big Pharma durante 35 años y escribió un libro, *Nebenwirkung Tod* (Muerte por efectos secundarios), sobre la corrupción en la industria.[84] Se trata de un apasionante informe desde dentro sobre los trucos y manipulaciones que utiliza Big Pharma para ganar mucho dinero: se invierten hasta 35.000 euros anuales por médico en la práctica privada para persuadirlos de que receten determinadas píldoras a sus pacientes. Se inventan enfermedades para aumentar el mercado de ventas. Y cuando se trata de sacar un medicamento al mercado, la industria farmacéutica pasa por encima de cadáveres. Por ejemplo, se silenció que el potenciador del estado de ánimo Prozac, un medicamento que toman millones de personas, aumentaba el riesgo de suicidio. Y hubo sobornos en el proceso de aprobación: «Soborné a profesores suecos para que registraran el medicamento Prozac lo antes posible», dijo Virapen en una entrevista, y continúa:

Anteriormente, Eli Lilly había estado trabajando con un principio activo llamado benoxaprofeno. Como el benoxaprofeno causaba, entre otras cosas, daños hepáticos y renales y la muerte, se retiró pronto del mercado en los años ochenta. Se necesitaba otro fármaco. Prozac era la elección obvia. Era lo siguiente que tenían en proyecto. De hecho, en ese momento nadie tenía la intención de vender Prozac como un antidepresivo. Querían venderlo como un medicamento contra la obesidad. Después de todo, hay gente gorda en todo el mundo, especialmente en Estados Unidos.

A la pregunta de por qué el medicamento no se vendió como medicamento contra la obesidad, Virapen explica:

No se puede introducir un fármaco contra la obesidad, así como así, hace falta mucha investigación. Eli Lilly necesitaba su autorización lo antes posible para sustituir al benoxaprofeno. Debido a las estrictas directrices de aprobación en Suecia, un medicamento tiene una buena reputación allí cuando sale al mercado. Sin embargo, todo el proceso puede llevar hasta siete años. Así que me dijeron que mi carrera dependía de lo rápido que se autorizara el Prozac en mi área de responsabilidad. A continuación, nos centramos en el efecto secundario del Prozac, que mejora el estado de ánimo. El hecho de que incluso llevaría a personas completamente sanas al suicidio, como nuestras pruebas clínicas demostraron más tarde, Eli Lilly supo disimularlos bien.[85]

Virapen fracasó en Suecia. Más tarde, Prozac fue autorizado en Gran Bretaña y también en Alemania bajo el nombre de Fluctin. El director farmacéutico fue atraído a Puerto Rico y despedido un mes después, en 1988.

Kurt Langbein, periodista científico, autor, en 1991, de *Gesunde Geschäfte. Die Praktiken der Pharma-Industrie* (Negocios sanos. Las prácticas de la industria farmacéutica) escribía: «La industria farmacéutica libra una guerra por las mentes con el poder de un ejército moderno y todos los trucos para manipular al público». Por su parte, el Dr. Wolfgang Wodarg posteo en Facebook, el 3 de agosto de 2021:

> ¿Por qué debemos celebrar irreflexivamente a la industria farmacéutica como la «única salvadora» y confiar en ella sin reservas? BioNTech, por ejemplo, logró en Q1 un ¡margen de beneficios del 50 % en el primer trimestre! (...) y, según declaraciones del director general Sahin: «Nuestro objetivo es convertirnos en el centro de poder global de la inmunoterapia en el siglo XXI». Declaraciones como esta... «centro de poder...», queda muy claro hacia dónde nos está llevando esta mentalidad como sociedad.[86]

No se vislumbra el fin de las maquinaciones sin escrúpulos, sino todo lo contrario: el lado oscuro de la industria farmacéutica adquiere proporciones cada vez más amenazadoras. A la humanidad se le asegura, como un mantra, que las vacunas nuevas son seguras. Los informes sobre eficacia desvanecidamente baja, efectos secundarios graves, muertes y contaminación se acumulan. Y los que han asaltado los centros de vacunación como lemmis para conseguir la tan esperada inyección son un riesgo potencial para la salud de los no vacunados: «Las personas vacunadas podrían convertirse temporalmente en superdifusores», teme Luigi Warren, uno de los creadores de la tecnología del ARNm. Cuando publicó sus preocupaciones en Twitter, la entrada fue borrada y Warren fue expulsado. En una apelación, el pionero del ARNm escribió: «El tuit por el que me bloqueaste es correcto. Soy el inventor de esta tecnología sobre la cual se desarrolló la de Moderna. Sé de lo que hablo».[84] [85]

9. Vacunación peligrosa
Los efectos secundarios de la vacuna covid-19
son peores que la enfermedad

«Todos mis temores fueron incluso superados. Lo horrible es que la gente enferma o muere a causa de esta vacuna, y que los niños están siendo perjudicados como consecuencia de ello. Todo el mundo está mirando y no hacen nada al respecto. Los políticos están matando a su propio pueblo».

Profesor Dr. Sucharit Bhakdi

«Ninguna vacuna, ninguna tijera genética, ninguna nanotecnología nos librará del plomo que nos pesa. Tenemos que aprender a morir de nuevo otra vez. Si el progreso de las artes médico-tecnológicas lleva a que el arte de morir desaparezca, no sirve a la vida, sino a la falta de libertad».

Thea Dorn, *Consolación. Cartas a Max*

9.1 ¿Vacunarse para freír una salchicha?

«La vacunación es el camino hacia la libertad. Es el primer deber cívico», dijo el ministro-presidente de Baden-Württemberg, Winfried Kretschmann, el 31 de julio de 2021. Muchas personas se han inyectado el gen para poder volver a viajar, ir al cine, a un restaurante o a una cervecería. Algunos incluso se vacunaron por una salchicha para freír. En Turingia se produjo una avalancha de gente que acudió a vacunarse el 30 de julio. Los organizadores del evento Piks informaron con orgullo de que ese día se había duplicado la tasa de vacunación. Hay que dejar que eso se deshaga en la boca: conseguir que una vacuna suero experimental aprobada en un procedimiento acelerado, cuyos peligrosos efectos secundarios están siendo reportados incluso en los principales medios de comunicación, solo porque hay una salchicha para freír como recompensa.[87] ¿Cuánto cuesta una salchicha? Un cínico eslogan circuló por las redes sociales: «Huele a salchicha. Aquí están vacunando». Tal vez la tasa de vacunación habría sido aún mayor ese día si la gente hubiera sido agasajada con escalopes y patatas fritas; los restaurantes de comida rápida ofrecen hamburguesas como recompensa, y también algunas personas toman voluntariamente la inyección genética experimental. Es como el ratón y el queso: se te hace la boca agua y entonces la trampa se cierra de golpe. En Núremberg, los feriantes se han dejado enganchar al carro de la vacunación. A la entrada del parque de atracciones NürnBärLand se instaló una gran carpa donde la gente podía vacunarse el 31 de julio de 13:00 a 22:00 horas sin cita ni reserva. También se invitó a niños a partir de 12 años. Esto me parece especialmente pérfido, porque muchos padres salen con sus hijos a estas fiestas. Las diez primeras personas vacunadas recibieron 50 monedas de NürnBärLand por valor de 50 euros, y cada vacunado recibió vales por valor de 10 a 15 euros del bombo de la lotería. Ah, sí, había una fecha para la segunda vacunación de BioNTech en la parte superior: 21 de agosto.[88]

Los autobuses de vacunación se dirigen a lugares públicos de todo el país en verano, las vacunas se administran en los aparcamientos de los supermercados, justo al lado del puesto de pollo a la barbacoa, y, a menudo, se ofrecen vales. Incluso en el cine, no solo se puede elegir entre varias películas, sino también entre dos vacunas. Por ejemplo, Núremberg:

> El ambiente cinematográfico está garantizado en la oferta de vacunación del viernes 6 de agosto, de 14:00 a 21:30 horas, en CineMagnum, Katharinengasse 24, con las vacunas Johnson & Johnson y BioNTech. La segunda vacunación con BioNTech está prevista para el viernes 27 de agosto de 2021, a la misma hora. Cada vacunación irá acompañada de palomitas y un cartel de cine de alta calidad.[89]

Esto me recuerda al anuncio televisivo de la vacuna contra la polio a mediados de los años 80: «la vacunación oral es dulce, la poliomielitis es amarga».

9.2 ¿La «epidemia» contra la que solo sirve una inyección?

La inmunidad a través de la vacunación se nos presenta como la única forma de protegernos de los agentes patógenos, no solo en la era del coronavirus. Los caminos hacia la inmunidad están pavimentados con cadáveres, ese es el lado oscuro de la historia de la vacunación: en la época colonial, los médicos europeos abusaban de las personas en África con fines de investigación. Muchos estaban más interesados en el prestigio y el dinero que en la salud, y muchos actuaron sin ética ni escrúpulos. Incluso el muy venerado Robert Koch encerró a enfermos en campos de concentración y los convirtió en ratas de laboratorio. Ahora, el mundo entero se ha convertido en un laboratorio experimental. Tal vez el fantasma habrá terminado para cuando este libro se publique, pero es bastante improbable y nadie sabe qué argucias vendrán después. En cualquier caso, la vacunación obligatoria contra el sarampión es todavía actual, y un amigo que trabaja en una gran empresa me contó horrorizado que se está debatiendo la vacunación antisarampión de los empleados.

El médico Dr. Dietrich Klinghardt ve paralelismos entre las vacunas contra el sarampión y la covid-19:

> El sarampión se había extinguido durante tres años, entonces llegó la vacuna y, de repente, se produjo un brote de sarampión de nuevo, pero, genéticamente, eran ligeramente diferentes. El sarampión era el que se administraba a los niños mediante la inyección, no el sarampión natural, y, desde entonces, el sarampión ha vuelto. Algo parecido hemos observado con el virus actual, que prácticamente se puso de rodillas en primavera (2020), hubo pocos casos nuevos graves, y solo gracias a las medidas que se han tomado, hay este brote de nuevo, donde los científicos estamos diciendo: «Sí, por supuesto, es causado por las medidas».[90]

Eché un vistazo a mi cartilla de vacunación y vi que tenía muchas entradas y sellos: montones de vacunas desde la polio a la viruela pasando por el tétanos. Hace 15 años, un naturópata especializado en este campo comprobó los daños de mis vacunas y las eliminó; un procedimiento que duró varios meses. Muchos pacientes de esclerosis múltiple experimentaron un éxito curativo asombroso gracias a su método. Hice una entrevista con dos de ellos para la emisora pública para la que trabajaba en aquel momento. Tras la emisión del programa, un oyente escribió un correo electrónico. Era médico y estaba indignado porque yo hubiera presentado la cuestión de los daños de las vacunas de forma tan parcial. El correo electrónico me fue echado en cara por el jefe de redacción junto con la inquisitorial pregunta de por qué no había incluido en el artículo una voz crítica sobre el tema. Le comenté que los éxitos de la curación hablaban por sí solos y que mi contribución había sido aprobada por el equipo editorial responsable antes de su emisión, pero eso no interesó a mi superior. Creo que tenía un problema con el hecho de que yo estuviera incluso con el tema de los «daños de las vacunas» y que hubiera informado sobre un método homeopático que es un abracadabra desde el punto de vista de la medicina convencional. Los pacientes de esclerosis múltiple que habían sido ayudados por esta terapia se habían sentado delante de mí en persona e informaron llenos de gratitud sobre sus éxitos curativos.

Volvamos a la epidemia, contra la que supuestamente solo ayuda la inyección. En una entrevista con Unkas Gemmeker, Dietrich Klinghardt informa que, en 1919, en los EE. UU., se prohibieron varios medicamentos que podían utilizarse para tratar con éxito la covid-19, por ejemplo, la hidroxicloroquina.

Y solo después de que se retiraran los medicamentos se explicó que no había medicamentos que puedan usarse para tratarla, y ahora tenemos que permitir esta otra alternativa. Y en mi opinión, las personas que escribieron estas cartas a los farmacéuticos pueden ser descubiertas y deberían ser acusadas de asesinato o a las instituciones para las que trabajan. En Canadá, los farmacéuticos recibieron cartas que, si se daban cuenta de que un médico está recetando este medicamento a sus pacientes de coronavirus, lo denunciaran inmediatamente y perderían la licencia. Un ciudadano normal no puede imaginar cómo nos menospreciaron a los médicos al principio de la crisis o antes, para que no nos atreviéramos a tratar la enfermedad. Y así, el método actual parece ser el único que funciona. Después de que nos prohibieran todos los medios, supe que funcionan. Con inyecciones de ozono tienes la enfermedad bajo control. Mis amigos en Berlín usan CDL (dióxido de cloro), según Andreas Kalcker, y se tarda dos o tres días en tener la enfermedad bajo control. También me gusta inyectar Artesunate (*Artemisia annua*).

Según la narrativa oficial, nada de esto sirve, solo una vacunación puede salvar a la humanidad. «No es una vacunación. Es la administración de una sustancia experimental basada en genes. Y no protege contra la infección. (...) No es una vacunación en el sentido tradicional».[90]

9.3 Efectos secundarios mortales

«¡La vacunación es eficaz y segura!», afirmó en junio el presidente del Instituto Paul Ehrlich, Klaus Cichutek, después de que los medios de comunicación de calidad informaran sobre la contaminación proteínica de las vacunas contra el coronavirus. Cichutek justifica su visto bueno con la afirmación de que, en vista del tiempo récord en que se produjeron las vacunas, es pura burla: la vacuna había sido ampliamente probada en ensayos clínicos y ya había sido inoculada millones de veces.[91] Esto solo puede interpretarse en el sentido de que los vacunados de buena fe son ratas de laboratorio en un experimento global cuyo alcance está saliendo ahora a la luz. Sin duda habrá muchos más descubrimientos después de que este libro entre en imprenta, porque los acontecimientos se suceden con rapidez. La situación en junio de 2021 es esta:

• **Efectos secundarios**. En la base de datos estadounidense del Vaccine Adverse Event Reporting System (VAERS) se documentan reacciones adversas a los medicamentos desde 1990. El mayor número de muertes se registró en 1990: 605. Solo por la vacuna contra la covid-19, en los cinco primeros meses de este año, ya son **5165** muertos. El número de efectos secundarios notificados también es alarmante: entre el 14 de diciembre de 2020 y el 28 de mayo de 2021, se notificaron a VAERS un total de **294.801** «acontecimientos adversos».[92]

• **Efectos secundarios en niños**. Entre los niños de 12 a 17 años, hubo en EE. UU. 40 casos de inflamación cardiaca y 16 de trastornos de la coagulación sanguínea. Y aunque los propagandistas de la vacunación se cuiden de no mencionarlo: el 80 % de los niños vacunados desarrollaron efectos secundarios cuando se probó la vacuna de BioNTech/Pfizer en niños de 12 a 15 años. En 466 de ellos los efectos secundarios se describieron como «leves», en 393 «moderados» y siete se describieron como «graves». Los efectos secundarios se intensificaron tras la segunda dosis de vacunación: fiebre grave, dolor de cabeza, escalofríos, dolor muscular y articular, diarrea y vómitos. BioNTech/Pfizer sitúa el número de efectos secundarios graves entre el 0,4 % y el 0,8 % de los vacunados.[92] Eso está entre un 0,4 y un 0,8 %, demasiado si se tiene en cuenta que las cifras son fiables. Es bien sabido que el cártel farmacéutico tiene experiencia y recursos para manipular los estudios «científicos». En cualquier caso, obligar a los niños a vacunarse es un escándalo, dado que, como se afirma, no corren un gran riesgo si contraen la covid-19, que suele cursar muy levemente. El 7 de junio de 2021, *BILD* citó al director del Departamento de Cardiología Pediátrica y Medicina Intensiva del Hospital Großhadern, el profesor Nikolaus Haas: «Un niño en Alemania tiene más probabilidades de que le caiga un rayo encima que de acabar en cuidados intensivos debido a la covid-19».[93] Sin embargo, el jefe de Pfizer, Albert Bourla, sueña con vacunar también a los niños de 5 a 11 años. El 8 de junio de 2021, tuiteó: «Aunque los datos muestran que los casos graves de covid-19 en niños son raros, la vacunación es una herramienta importante para detener la transmisión. Por este motivo, me complace que hayamos empezado a vacunar a participantes de entre 5 y 11 años en un ensayo mundial de fase 2/3 de Pfizer/BioNTech de la vacuna covid-19».[94]

• **¿Cáncer de mama mediante vacunación?** Otra noticia inquietante que procede de EE. UU. es que los médicos del Intermountain Healthcare Breast Cancer Centre de Salt Lake City observaron síntomas de cáncer de mama durante las mamografías en mujeres que habían recibido poco antes una de las vacunas experimentales covid-19. Se había desarrollado una llamativa inflamación y los ganglios linfáticos estaban hinchados. El Dr. Brett Parkinson, director médico del hospital, explicó a FOX13: «Siempre que vemos estas (inflamaciones) en una mamografía de cribado normal, volvemos a llamar a estas pacientes porque puede significar cáncer de mama metastásico, que ha migrado a los ganglios linfáticos, o linfoma o leucemia».[95] La reacción adversa se produjo en el 11 % de las mujeres tras la primera vacunación con Moderna y en el 16 % de la segunda inyección. Parkinson asume cifras comparables para el preparado de Pfizer. Si ahora consideramos lo perjudiciales que son las consecuencias de la mamografía por sí sola, que puede hacer que muchas mujeres sanas se convierten en pacientes con cáncer, se trata de perspectivas extremadamente preocupantes. A pesar de los preocupantes resultados, la mamografía y la vacunación continúan imperturbables, pero en un orden diferente: la clínica de Salt Lake City recomienda a las mujeres que se hagan la mamografía ANTES de la primera vacunación, supuestamente para que no obtengan un resultado falso positivo.[95] Cada vez hay más informes sobre efectos secundarios. Por ejemplo, un urólogo de Florida informó de que las vacunas provocaban un aumento en los valores de PSA de los hombres, que es un indicador de infertilidad y cáncer de próstata. ¿Vuelven luego los valores al rango normal? En cualquier caso, ¡la vacunación es segura...![96]

La inyección del gen altera el sistema inmunitario innato, y cada vez hay más informes de cánceres que estaban bajo control que se han reactivado por la vacunación. El Dr. Sucharit Bhakdi dijo lo siguiente en una entrevista con *report24.news*:

> Cualquier síntoma que la gente tiene después de la segunda vacunación podría ser la reactivación del VEB (virus de Epstein-Barré). Esto solo se puede detectar si se busca. Muchos médicos lo han olvidado, y el ministro de Sanidad (de Austria) parece que nunca lo ha aprendido. Lo que el ministro tampoco ha aprendido nunca es que cada uno de nosotros desarrolla un número increíble de cánceres y células tumorales. Para estas células cancerosas y tumorales tenemos linfocitos de control que están ahí para matar estas células tumorales. El médico normal no aprende esto. Este es un tema de inmunología e inmunología tumoral que apenas se enseña. Por desgracia, Mückstein (el ministro de Sanidad austriaco) nunca lo aprendió. De lo contrario, sabría que, si destruyes las células de control tumoral, después de la vacunación se desarrollan todo tipo de células cancerosas o las ya existentes tienen vía libre. «If you ask for trouble, you're going to get trouble» (Si te buscas problemas, vas a tener problemas). **Queridos fanáticos de la vacunación: ¡no sabéis lo que estáis haciendo! Lo que estáis haciendo con esta vacunación es interferir con el sistema inmunológico que Dios os ha dado. Cualquiera que sea así de estúpido se merece lo que obtiene.**[97]

Doctors for Covid Ethics es un consorcio internacional de médicos y científicos. En su página web, https://doctors4covidethics.org, podrá encontrar publicaciones actuales en inglés.

9.4 Conservante tóxico

Aparte de los ingredientes, que no inspiran mucha confianza preocupa una sustancia, clasificada como «tóxico agudo» según la Directiva Seveso II, que se utiliza para conservar grandes lotes de vacunas: el tiomersal, un compuesto orgánico que contiene un 49 % de metilmercurio. Al respecto, Wikipedia afirma lo siguiente:

> Los medicamentos inyectables también pueden conservarse con tiomersal. En particular, los viales para dosis inyectables múltiples hacen obligatoria la conservación debido a la normativa legal. Por este motivo, los preparados para vacunaciones prepandémicas y pandémicas (es decir, vacunas especiales en caso de pandemia, como vacunas contra la gripe y la gripe porcina) contienen a veces tiomersal, concretamente, cuando se envasan en recipientes multidosis. Cuando los viales se pinchan varias veces, pueden introducirse en ellos gérmenes cuya multiplicación es suprimida por el tiomersal. Sin embargo, en determinadas circunstancias, la conservación también puede ser necesaria para las formas monodosis que no pueden esterilizarse con los procedimientos habituales.[98]

Como la mayoría de los compuestos de mercurio, el tiomersal también tiene un efecto neurotóxico, dañando irreversiblemente el sistema nervioso periférico y central. Se sabe que el tiomersal está asociado a la aparición del autismo. Científicos del Instituto Paul Ehrlich han concluido en una publicación que «no es posible demostrar la seguridad del tiomersal con la ayuda de estudios epidemiológicos».[99] En los EE. UU., los trastornos neurológicos del desarrollo infantil disminuyeron de forma constante tras la sustitución del tiomersal por otros conservantes en las vacunas. Según los fabricantes, todas las vacunas utilizadas para la inmunización básica de los niños en Alemania ahora no contienen mercurio. Sin embargo, un grupo de investigación australiano pudo detectar cantidades significativas, no declaradas, de mercurio en Infanrix hexa®, la única vacuna de 6 vías también disponible en Alemania.[100] Un infiltrado me pasó la ficha de datos de seguridad del dimetilmercurio, la sustancia que constituye el 49 % del tiomersal:

> Peligro de muerte por ingestión, contacto con la piel o inhalación. Puede provocar daños en los órganos tras exposiciones prolongadas o repetidas. (...)

Evítese el contacto con los ojos, la piel o la ropa. (...) Evítese la inhalación de vapores o nieblas. (...) Equipo de protección individual: protección ocular/facial. Guantes laminados muy resistentes bajo guantes de neopreno o nitrilo. Los guantes deben inspeccionarse antes de su uso. Utilizar un método de pelado adecuado, para evitar el contacto de la piel con este producto. Eliminar los guantes contaminados después de su uso de acuerdo con los requisitos legales y las buenas prácticas de laboratorio. (...) No dejar que penetre en los desagües, etc.

Y ahora se pone muy interesante:

A diferencia de los compuestos de mercurio inorgánicos, los compuestos de alquilmercurio atraviesan rápidamente la placenta y la barrera hematoencefálica (= barrera sangre-cerebro). El sistema nervioso periférico y central y los riñones son los principales órganos diana. Los síntomas de intoxicación por metilmercurio se deben principalmente a daños al sistema nervioso. (...) Hay un periodo de latencia de semanas a meses antes de que aparezcan los síntomas de la intoxicación.

Mi informante me contó el caso de un estudiante de doctorado que se contaminó con metilmercurio en el laboratorio a pesar de seguir las medidas de protección prescritas. Seis meses después del accidente laboral murió agonizando. La publicación del Instituto Paul Ehrlich menciona el caso de un paciente que murió después de recibir infusiones de plasma sanguíneo humano durante un periodo de ¡seis meses! que contenía tiomersal como conservante.[99] Una última cita de la ficha de datos de seguridad del metilmercurio: «El uso por parte de mujeres embarazadas ha causado graves problemas neurológicos en sus hijos, con parálisis cerebral y retraso mental».

Otros ingredientes nocivos: aluminio, formaldehído, antibióticos y, sin olvidar, las células de feto abortados. ¿Hasta qué punto es grande el daño causado por los nanocócteles de virus genéticos contaminados con proteínas? Pueden pasar meses o años antes de que toda la verdad salga a la luz. También puede ser más rápido, porque el ritmo de las revelaciones es impresionante.

9.5 Nanopartículas en los órganos

La vacuna permanece en el lugar de la inyección, nos dijeron durante meses, hasta que salió a la luz un estudio confidencial de Pfizer, según el cual la vacuna no permanece allí (¿qué iba a hacer allí?). En cambio, llega a casi todos los órganos en cuestión de horas.[101] En un comunicado de prensa del 2 de septiembre de 2020, el fundador y director ejecutivo de BioNTech, Ugur Sahin, explicó:

> Para la vacuna candidata covid-19, hemos elegido **nanopartículas** lipídicas que **favorecen la migración de las células musculares a los ganglios linfáticos**. A continuación, las células dendríticas (= presentadoras de antígenos) presentan la proteína S resultante al sistema inmunitario. En los primeros datos publicados hasta la fecha, hemos observado tanto una fuerte respuesta de anticuerpos de las células B, así como el desarrollo de células T específicas CD4-positivas y células T CD8 positivas. Las células CD4 favorecen una respuesta inmunitaria protectora, **las células CD8 permanecen en la sangre durante mucho tiempo** e inhiben la replicación del virus en las células infectadas.[101]

¡Demasiado para «la vacuna se queda en el lugar de la inyección»! La proteína de espiga es, según los últimos descubrimientos, patógena, una toxina que puede dañar el organismo si entra en el sistema circulatorio, provocando trastornos de la coagulación. Si se acumula en los ovarios, puede hacer infértiles a las mujeres.[102] Dietrich Klinghardt comenta:

> Estos anticuerpos que producimos contra estas proteínas no solo atacan a esta proteína de la espiga, (...) por desgracia, estos anticuerpos atacan a las propias estructuras del cuerpo; esto muestran los perfiles inmunológicos que estamos haciendo ahora. Estamos viendo un aumento catastrófico de anticuerpos. Estamos siendo potencialmente conducidos a la autoinmunidad.**90**

Es revelador observar la cronología: BioNTech empezó a desarrollar la vacuna en enero de 2020, antes de la «aparición» de la pandemia. Cuando se anunció oficialmente el 11 de marzo, las negociaciones de venta ya estaban en marcha.[103] «El alma será abolida por un medicamento. Encontraremos... una vacuna que trata del organismo lo antes posible, preferiblemente al nacer, para que el ser humano no piense que existe un alma y un espíritu».[104]

9.6 SARS-CoV-2, 5G + vacunación: ¿un arma contra la humanidad?

A muchas personas les preocupa que las vacunas contra la covid-19 puedan contener tecnología RFID que permita al 5G y a otros dispositivos monitorizarlas. La preocupación está justificada. Para el lanzamiento de una vacuna, el Departamento de Defensa estadounidense financió a la empresa ApiJect con muchos millones. Jay Walker, su director general, ha dicho en público que las vacunas con chips RFID pueden ser rastreadas.[105] En su libro *Lockdown II*,* Michael Morris especula sobre la vacuna covid-19, «que consiste en ADN y nanopartículas y se activa mediante un impulso eléctrico cuando se inyecta y luego actúa como un nanoordenador en su huésped. Básicamente, la cuestión es: ¿sirve la 5G para controlar estos nanoordenadores inyectados?».[106]

En un vídeo, el profesor de teología belga Dr. Pierre Gilbert, dijo que una infección se desatará sobre la humanidad y, entonces, la vacunación será obligatoria y se inyectarán nanocristales magnéticos. Se depositarían en el cerebro y las personas vacunadas se convertirían en zombis controlados a través de frecuencias electromagnéticas (CEM) muy bajas. El vídeo es del año en que comenzaron las investigaciones sobre las vacunas magnéticas: ¡1995![107]

El 7 de junio salió a la luz un vídeo en el que un jáquer ruso registrada en directo en la pantalla a través de una base de datos «filtrada» encontrada en la red oscura. Al parecer, los datos personales de todos los rusos vacunados con Sputnik V hasta hace unas semanas estaban accesibles en Internet. El jáquer fue en busca de los nombres de sus conocidos vacunados y encontró lo que buscaba:

- Vacunación Sputnik
- Nombre:
- Dirección:
- Datos personales:
- Estado actual: «durmiendo».

Esto, probablemente, pueda tomarse como prueba de que, al menos las vacunas Sputnik, contienen nanopartículas que pueden ser leídas por 5G.[108] Si todavía cree que los chips RFID son un cuento de conspiración, eche un vistazo al anuncio del diminuto **tiny mu-chip** de Hitachi, más fino que una hoja de papel:

> La próxima generación del chip RFID más pequeño del mundo es más fina que una hoja de papel gracias a la tecnología SOI, y aumenta considerablemente la productividad. La próxima generación del µ-chip (mu-chip) de Hitachi es capaz de revolucionar el mundo de la RFID (identificación por radiofrecuencia). Esta última versión del chip RFID más pequeño del mundo, que se **presentó en la conferencia IEEE de febrero de 2006**, se basa en la tecnología SOI. El resultado es un chip tan pequeño y tan fino que va, al menos, dos generaciones por delante de otros chips.

---

* Publicado en esta editorial.

El chip salió al mercado en 2007.[109] Está claro que la tecnología se ha perfeccionado en los últimos 16 años.

La mayoría de la gente considera que todas las noticias inquietantes son absurdas teorías conspirativas, nada puede impedirles ir a la caza de la codiciada vacuna. A principios de verano, el comercio de citas para la vacunación floreció en las plataformas en línea, y las citas se vendían a precios elevados.[110] En julio, después de que más de la mitad de la población había sido vacunada y los informes sobre aterradores efectos secundarios y muertes habían llegado a los medios de comunicación de calidad, se extendió la fatiga de la vacunación, que se contrarrestó con las campañas de relaciones públicas descritas anteriormente. Desde el principio de la pandemia, me he preguntado por qué tan pocas personas ven a través de esta puesta en escena, porque la dramaturgia deja mucho que desear en términos de lógica, que cualquier persona con sentido común debería darse cuenta. Obligar a la gente a llevar máscarillas y el alarmismo, presumiblemente, deterioran la competencia cognitiva. Cuando entro en los aparcamientos al aire libre de los supermercados «sin bozal», a veces me preguntan con sorna que, si no es por mí, que, por favor, me proteja a los demás. Por lo visto, mucha gente no puede ni quiere imaginarse la vida sin pañales en la cara y espray desinfectante. La moda de la higiene ya ha llegado a la publicidad de los cosméticos. ¡Fíjese bien en la foto! (fig. 14): ¡manos con guantes desechables! No se trata de cirugía estética, sino de crema para la piel, ¿verdad?

El visionario Rudolf Steiner reconoció que el riesgo de infección depende en gran medida de factores psicológicos, especialmente del miedo al contagio, que se apoya en la psiconeuroinmunología y la psiconeuroendocrinología. De este modo, es el miedo, que se alimenta globalmente de la muerte, lo que convierte a tanta gente en víctimas desprevenidas de la agenda global de vacunación. No pueden imaginar que la novela *1984* de George Orwell no era ciencia ficción, sino una sombría y lúcida visión del futuro. El 21 de octubre de 1949, Aldous Huxley escribió a George Orwell:

> Creo que en la próxima generación los gobernantes del mundo descubrirán que el condicionamiento infantil y la narcohipnosis son instrumentos de gobierno más eficaces que las porras y las prisiones, y que el ansia de poder puede satisfacerse haciendo que la gente ame su esclavitud en lugar de azotarla para que obedezca y deje de patalear.[111]

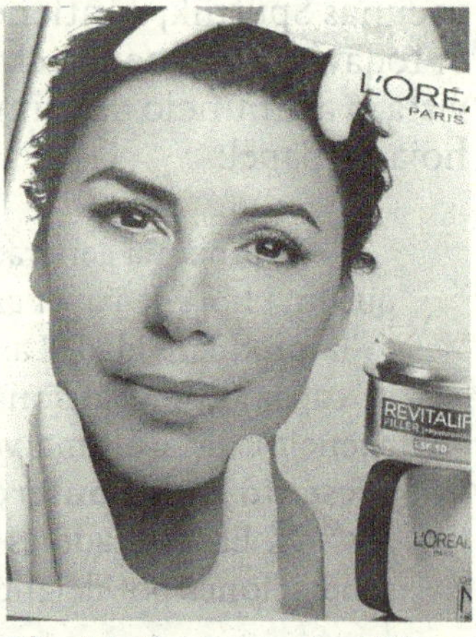

Fig. 14. Eva Longoria. ¡Nótese los guantes desechables!

9.7 Balance del horror

Tres meses después del inicio de la vacunación, Klagemauer.TV publicó una llamada de atención en abril: «Miles de personas mueren tras la vacunación contra el coronavirus». En el balance del horror, el profesor Sucharit Bhakdi, especialista emérito en microbiología y epidemiología de enfermedades infecciosas, ofrece una explicación para la muerte masiva de ancianos:

> Esta vacunación pertenece a un tribunal. No ha sido suficientemente probada. Los linfocitos atacan las células afectadas por la vacunación. El resultado son dolores de cabeza, fiebre, dolores musculares, etc. Si ya se está enfermo, esto puede ser la gota que colma el vaso. Si entra otro coronavirus, tendrá linfocitos preactivados cuando estos atacan los pulmones, lo que se denomina amplificación inmune inducida del curso de la enfermedad. Este fenómeno es bien conocido. Oímos, de los hogares de cuidado ancianos, que las personas han muerto de covid-19 después de haber sido vacunados. ¿Es una coincidencia? Se trata de un experimento humano poco ético que debe ser llevado ante un tribunal.[112]

El epidemiólogo, tachado de divulgador de desinformación a tiempo completo, da la espalda a Alemania. Lo que la vacunación ha provocado realmente solo lo podremos juzgar dentro de unos años. Dietrich Klinghardt da más explicaciones: «Este desarrollo tiene lugar a lo largo de 15-20 años... Si alguien tiene 15 años y desarrolla síntomas a los 35, se le retira de la vida, y nadie podrá entender de dónde le viene».[113] Por su parte, el abogado Dr. Michael Brunner declaró que:

> Después de todo, no es una vacuna. Es la administración de una sustancia experimental basada en un gen. Y no protege contra la infección por SARS-CoV-2 y no protege contra la transmisión de este virus... Como no es una vacuna en el sentido clásico, no puedo prescribir una vacuna, y lo siguiente que es importante es la autorización condicional según el reglamento de la UE... Si esta autorización es solo condicional, no puedo obligar a nadie a participar en ella. La participación en un ensayo clínico está garantizada legalmente y es voluntaria, y el sujeto debe tener derecho a retirarse del estudio en cualquier momento. Cualquier coacción... es ilegal y viola nuestros derechos y libertades fundamentales.[114]

Hay médicos que tienen el valor de tirar de la cuerda. El Dr. Ulfert Schröder informó a sus pacientes, a principios de junio del año 2020, en su página web, sobre la prohibición temporal de vacunaciones en su consulta. El motivo:

Tras una reciente revisión de los datos disponibles hasta la fecha sobre la vacunación covid-19 y la experiencia que hemos adquirido, hemos decidido poner fin por el momento a la campaña de vacunación en nuestra consulta. Los datos disponibles sobre todas las vacunas covid-19 nos parecen poco convincentes: los análisis que hemos realizado sobre las reacciones inmunológicas a las vacunaciones revelan resultados extremadamente heterogéneos o poco sistemáticos a la luz, algunos de los cuales nos inquietan e incluso nos asustan.[115]

Desde círculos de iniciados se rumorea que los médicos se dan entre ellos el sello, pero no el suero... Tras los alarmantes resultados de un estudio, los expertos de la Agencia Federal de Medio Ambiente desaconsejan urgentemente el uso de nanotecnología en alimentos, ropa **y otros productos** y piden un etiquetado obligatorio. Investigadores chinos han descubierto que las nanopartículas atraviesan la barrera hematoencefálica; las nanopartículas provocaron neumonía en experimentos con animales; investigadores japoneses descubrieron que las nanopartículas pueden influir en el desarrollo cerebral de los fetos. Entre otras cosas, se vieron afectados genes que desempeñan un papel en los trastornos neurológicos. Los investigadores concluyeron: «Nuestros resultados apoyan el temor de que este nanomaterial en particular pueda influir en la salud humana». El informe se publicó el 21 de octubre de 2009. ¿Alguna pregunta?

9.8 Cartilla de vacunación para todos

El Dr. Wolfgang Wodarg ha traducido al alemán un papel del MIT (Massachusetts Institute of Technology, una de las instituciones más importantes de la ciencia) sobre las vacunas, principalmente las vacunas de ARNm de Biontech/Pfizer y Moderna. **¡Los riesgos y peligros son escandalosos!** Puede encontrar este informe muy largo y detallado en esta referencia. [116] También puede encontrar información actualizada sobre la vacunación en el sitio web del Dr. Wodarg, que expuso la pandemia como una idea de negocio durante la gripe porcina en 2009: www.wodarg.com/impfen.

Desde junio, está disponible gratuitamente en las farmacias la «Cartilla de la vacunación para todos», de color amarillo, publicada por el Instituto Robert Koch y el Centro Federal de Educación Sanitaria (primera edición, junio de 2021). Es interesante comparar dos afirmaciones importantes con las del Dr. Sucharit Bhakdi o del Dr. Dietrich Klinghardt.

Los autores de la «Cartilla de vacunación para todos», aparentemente, no están de acuerdo sobre si la vacuna de ARNm llega o no al núcleo celular; las afirmaciones son contradictorias. Leemos sobre las vacunas vectoriales: «El ingrediente activo real se empaqueta en un virus portador inofensivo (el vector) y **llega así al interior de la célula**».[123]

La vacunación contra el coronavirus: ¿salvar a la humanidad o un riesgo incalculable? ¡Tres fuentes para comparar!		
La cartilla de la vacunación para todos	**Dr. Sucharit Bhakdi**[117]	**Dr. Klinghardt**
«Las vacunas de ARNm ni siquiera llegan al núcleo de la célula, donde se encuentra nuestro material genético, nuestro ADN».[118]	«No sabemos a qué células llega el ARNm».[119]	«Las vacunas de ARNm se aplican a partículas magnéticas y cada célula de nuestro cuerpo tiene receptores magnéticos. Esto garantiza que este material llegue a cada célula».
«Con las vacunas de ARNm, por ejemplo, se trata de gotitas de grasa en las que el ingrediente activo se empaqueta para llegar al interior de la célula... Por ejemplo, uno de los ingredientes de las gotitas de grasa (¡polietilenglicol!) puede provocar en algunos casos reacciones alérgicas».[121]	«La vacuna de ARNm contra el coronavirus es peligrosa porque podría desencadenar una enfermedad autoinmune».[120]	«Cuando el ARNm se incorpora al ADN, está ahí para siempre y se replica, la producción de anticuerpos debe ser constante... La proteína de espiga en sí es tóxica y daña nuestras paredes vasculares. ¡Fin! Si solo se inyecta una vez, no es suficiente para causar problemas grandes. Pero si nos convertimos en un productor continuo, ese es el fin, no hay salida».[122]

Los científicos que trabajan en la tecnología del ARNm llevan años hablando de la terapia génica. En 2017, más de dos años antes del brote de la «pandemia», el Dr. Tal Zaks, director médico de Moderna, dijo en una conferencia:

En los últimos 30 años, hemos visto una increíble revolución científica digital, y hoy estoy aquí para decirles que estamos jaqueando el *software* de la vida, y que esto está cambiando la manera en que pensamos sobre la prevención y el tratamiento de las enfermedades.[124]

Bajo el título «Cuentos de hadas sobre vacunación», podemos leer el siguiente texto en el folleto promocional de las vacunas: «Ninguna vacuna puede convertir a la gente en zombis, extraterrestres o vampiros. Ninguna vacuna contiene microchips ni drogas que alteren la mente». ¿Recuerda el simpático microchip Hitachi, que era «más fino que una hoja de papel»? ¿O al jáquer ruso que pirateó los datos de una de sus amigas que se había vacunado con Sputnik V? En este caso, el texto decía: «Estado actual: durmiendo». **¿Quién está contando cuentos aquí?**

El 7 de julio de 2021, la revista científica *SCINEXX* informó de:

> Animales controlados a distancia por nanopartículas. Los investigadores utilizan partículas magnéticas para perturbar o estimular funciones celulares específicas. (...) Nanopartículas magnéticas recientemente desarrolladas pueden utilizarse para controlar a distancia el comportamiento de canales iónicos, células nerviosas e incluso animales. Físicos estadounidenses han demostrado ahora en experimentos que esto funciona. Según informan en *Nature Nanotechnology*, esta tecnología podría utilizarse, por ejemplo, para estimular células cerebrales o para destruir proteínas específicas en tejidos en la terapia del cáncer.

El comunicado de prensa de la Universidad de Búfalo data del año 2010.[125]

9.9 Drosten y Landt: el *Dream Team* de la pandemia

Según una investigación de la revista *Rubikon*, el virólogo jefe del hospital Charité de Berlín y la empresa biotecnológica berlinesa TIB Molbiol han creado un «negocio con el miedo» desde hace años. Por encargo de la Charité, el profesor Christian Drosten desarrolló la prueba SARS-CoV-2 durante sus horas de trabajo. **Sin protegerla ni someterla a pruebas**, TIB Molbiol la vende en forma de kits de prueba PCR. Según una investigación de *Corona Transition*, el gigante farmacéutico suizo Roche también coopera con Drosten y TIB Molbiol desde 2003. El bioquímico Olfert Landt es citado repetidamente con estas o parecidas palabras: «Ya fuimos uno de los primeros para la pandemia de SARS en 2003, y más tarde también para la gripe aviar y la gripe porcina». Ya sea gripe aviar, gripe porcina, SROM (Síndrome Respiratorio de Oriente Medio), zika o similares, los dos chicos de oro siempre han sido los primeros en sacar una nueva prueba. Un pícaro que piensa mal de ellos.[126]

9.10. ¿Cuál es la eficacia de las vacunas covid-19?

El 20 de mayo de 2021 se publicó en la revista *Lancet* un nuevo estudio sobre la eficacia con la que la vacuna contra el coronavirus protege contra los cursos graves de la enfermedad. Según el estudio, la tasa de protección es:
1,3 % con AstraZeneca-Oxford.
1,2 % con Moderna-NIH.
1,2 % para Johnson & Johnson.
0,93 % para Gamaleya.
0,84 % en Pfizer/BioNTech.[127]

¿Protección contra la infección? Ninguna. Mensaje del 19 de agosto de 2021: «Las personas vacunadas no están mejor protegidas contra la variante delta que las no vacunadas». Nota: los virus mutan constantemente. Puede llevarnos un tiempo llegar al final del alfabeto griego.

«Mutamos en un rebaño balador porque tenemos miedo a la muerte. Ya no conocemos otro sentido que el de mantenernos vivos nosotros mismos o mantener vivos a los demás».

Thea Dorn, *Consolación*

Nota: es bien sabido que, desde hace algún tiempo, se lleva a cabo una campaña contra naturópatas y homeópatas. Se exige una y otra vez prohibir a los naturópatas tratar enfermedades graves en particular, especialmente el cáncer. Esto significaría que los pacientes ya no tendrían elección. Hace poco un fisioterapeuta amigo mío me habló de un paciente que fue tratado en Heidelberg de «covid-19 largo» según las recomendaciones de la Charité. El plan de tratamiento para el Síndrome de Fatiga Crónica Posviral (SFCV), que también puede desarrollarse tras un caso grave de gripe, también incluye, según la paciente, **glóbulos homeopáticos**, pero buscará en vano esta recomendación en el documento oficial de la Charité.[128]

9.11. Observaciones de una peluquera

Alexandra K. (nombre ficticio) trabaja como peluquera en un salón de una pequeña ciudad. Conoce personalmente a cada una de sus clientas y, normalmente, se coloca muy cerca de ellas. En los últimos meses, ha notado cambios extraños en algunas de sus clientas vacunadas. A veces un temblor, un temblor como el de los enfermos de párkinson, dura un momento, luego desaparece de nuevo. Los jóvenes se ven tan afectados como los mayores, no parecen notarlo. Las personas que estaban mentalmente muy lúcidas tienen minidesmayos, lapsus mentales, como si hubieran perdido el hilo de sus pensamientos, otros hablan de manera confusa en medio de una conversación. Conozco a Alexandra muy bien, es una persona muy observadora, ella no se lo imagina, solo está muy atenta. Una amiga que tiene una pequeña tienda observa fenómenos similares en algunas personas vacunadas. Cosa preocupante: Alexandra K. ha tenido que comprar varias tarjetas de pésame en las últimas semanas porque varias de sus clientas han muerto de cáncer en un corto espacio de tiempo. «La vacunación es segura...».

El enterrador llorón

Heinz Bierdel (nombre ficticio) está enfadado porque tiene ganas de llorar todo el tiempo. «La verdad es que estoy incapacitado para trabajar», dice para desahogar su disgusto. Desde que recibió la segunda vacuna contra el coronavirus, Heinz Bierdel rompe a llorar cada vez que el doliente familiar de un fallecido se sienta frente a él. «Eso no es posible, yo estoy ahí para apoyar a los afligidos, para darles apoyo. En cambio, ahora estoy sentado delante de ellos como un montón de miseria y no me cabe en la cabeza». Al enterrador le encantaría demandar al médico que le puso la inyección, pero, probablemente, esto no mejoraría su desolado estado de ánimo. Demasiado tarde...

9.12. Protección frente a los vacunados

¡Bienvenidos al *apartheid* de la vacunación! Las personas sin prueba de vacunación se ven ahora sometidas a una presión masiva y están preocupadas por cosas existenciales. Ya no se trata solo de «libertades» como volar a Mallorca, una visita a un restaurante o un concierto, como muestra el texto anterior, sino de los asuntos (vitales) importantes: el lugar de trabajo, el desplazamiento al trabajo en transporte público, el tratamiento médico, la compra en el supermercado, etc. De hecho, se plantea la cuestión de si no es a los vacunados a quienes hay que proteger de los no vacunados, sino al revés. Yo lo he experimentado, al igual que algunos amigos y conocidos: reacciones físicas tras el contacto con una persona vacunada. Mi pareja, que ayudó a un amigo a instalar un armario en un ambiente a 37 ºC, trabajando estrechamente con una persona vacunada durante varias horas y sudando, se sintió completamente agotado durante tres días después, «como si alguien le hubiera desenchufado».

Así me sentí exactamente cuando alguien que había sido vacunado me vio sin mascarilla, ¡se sintió bien protegido! Tuve una hora de tratamiento de fisioterapia: tuve debilidad, apatía y agotamiento completo durante tres días. Un conocido informó de que durante una reunión de negocios con vacunados había sentido una sensación de ardor en el pecho. Otro se sintió mal durante un día, después de que un empleado del Postbank vacunado le entregara dinero en efectivo. El quiropráctico Marcel Richter desarrolló graves síntomas de gripe hace cuatro meses tras tratar manualmente a una persona que se había vacunado dos veces: dolor de cabeza, depresión, dos días después del contacto, se puso muy enfermo, con fiebre y síntomas de gripe: «me sentía completamente fuera de mí». Después de 14 días, los síntomas desaparecieron, pero volvieron y no pudo trabajar durante semanas. Su amigo, dentista de profesión, se vio sometido a una enorme presión por parte de la asociación de seguros de responsabilidad civil patronal: si infectaba a un paciente con covid-19, tendría que pagar todos los costes. Temiendo por su medio de vida, se hizo vacunar dos veces con Moderna, y desde entonces investiga mucho y teme por su vida. Marcel Richter es inflexible: «Antes de que Bill Gates me inyecte hasta la muerte, prefiero morir».

9.13. *Shedding*

«Hay más de 3000 laboratorios en todo el mundo que investigan virus para la guerra biológica. Venden estos virus, y estos gérmenes están por todas partes».[129] Dietrich Klinghardt es una de esas personas que no consideran que esta jeringuilla sea una vacuna, sino un arma biológica experimental. Las células de la persona vacunada producen una proteína espiga del agente patógeno inyectado en ellas, que se transmite por el aire a gran velocidad sin contacto con la piel, un fenómeno conocido como efecto *shedding*. La proteína de la espiga desencadena los siguientes síntomas:
- Dolores de cabeza masivos.
- Microgrumos y hematomas por todo el cuerpo.
- Hemorragias menstruales inusualmente abundantes en mujeres jóvenes y también en mujeres después de la menopausia.
- Abortos espontáneos.
- Menos leche materna.
- Esterilidad en mujeres y hombres.
- Muerte de mascotas poco después de que sus dueños fueran vacunados.[130]

¿Cómo protegerse de los vacunados? A finales de junio de 2021, la mitad de la población alemana ya había recibido la vacuna. Según Andreas Kalcker, biofísico y experto en dióxido de cloro, el dióxido de cloro oxida las proteínas de la espiga, que segregan las personas vacunadas.[130] Para quienes les resulte demasiado agotador tomar dióxido de cloro todos los días como profilaxis contra las proteínas de la espiga, pueden recurrir a un antiguo remedio: el oro del bosque, las agujas de pino. Las agujas de pino y abeto, la resina (incienso y mirra) y la trementina se han utilizado como remedios durante miles de años. La **suramina**, un compuesto obtenido originalmente de un extracto de aceite de agujas de pino, inhibe la coagulación excesiva de la sangre que causa los síntomas descritos anteriormente y también los accidentes cerebrovasculares. La suramina se introdujo hace casi 100 años, en 1922, para tratar la enfermedad del sueño africana y **es eficaz contra la infección por proteínas de la espiga, además de inhibir la replicación inadecuada y la modificación del ARN y el ADN.**[130] La Dra. Judy Mikovits, una «antigua investigadora» desacreditada por Wikipedia como «teórica de la conspiración», que en su libro *Plague of Corruption (Plaga de la corrupción científica)* descubre las interdependencias en la ciencia y la política en relación con el virus VIH, sostiene que el *establishment* médico ha tenido conocimiento todo el tiempo del suramina, el medicamento contra la infección por covid-19.[131] Así pues, ¿la mitad de la humanidad está recibiendo una vacuna «sucia» mientras que el antioxidante sin efectos secundarios más potente de la historia, suramina, está reservado para una élite selecta? La idea no es tan descabellada, porque en los días de la gripe porcina, los poderosos recibieron un suero puro sin aditivos nocivos y la gente normal una vacuna común con efectos secundarios. Y, como ya sabemos, la historia se repite una y otra y otra vez...

Lo único que ayuda en estos tiempos de propaganda mentirosa es el sentido común incorruptible y el conocimiento. No necesita suramina como medicamento, es decir, el extracto de las agujas de pino como inyección, para protegerse del efecto *shedding*. Puede beber té de agujas de pino, pero eso no es una solución para mí: me dio náuseas durante dos días agonizantes. Prefiero la aromaterapia mediante una mezcla de tres aceites esenciales naturales puros muy eficaces: cedro, abeto siberiano y pino. Diluida con un aceite portador (almendra, jojoba), puede aplicar esta mezcla sobre la piel, las plantas de los pies y la cara interna de la muñeca. La aplicación transdérmica es eficaz porque las sustancias atraviesan la barrera hematoencefálica. Dietrich Klinghardt recomienda el aminoácido N-acetilcisteína, que tiene un efecto desintoxicante.

Tras días de refunfuños estomacales y cavilaciones sombrías, he ido saliendo del campo morfogenético del miedo y he decidido que soy inmune a las nanopartículas, al óxido de grafeno y a todas las demás sustancias, porque, de lo contrario, perderé la cabeza. Funciona bien mientras no imagine que alguien me está clavando la inyección genética en el brazo contra mi voluntad.

9.14. Arresto reflexivo

La presión sobre los inflexibles es cada vez mayor, se intenta ponerlos bajo «arresto reflexivo». Es previsible que después de las vacaciones de verano solo se admita a los niños en las clases si están «vacunados» o «recuperados». Una amiga que trabaja en una residencia diurna fue enviada a casa el 12 de agosto de 2021, «por orden del jefe», porque no había sido vacunada dos veces. Ya que se ha hablado de que no habrá un segundo bloqueo en otoño, sino que habrá requisitos aún más estrictos para las personas no vacunadas, muchas personas que se niegan a «comer salchicha para freír» temen pasar hambre si, como se amenaza, el acceso a los supermercados solo será posible con pruebas y test.

Otra de las llamadas «teorías de la conspiración» se está haciendo realidad. En los Países Bajos, los bancos han bloqueado las cuentas de supuestos escépticos de la vacunación.[132] La cantante alemana Nena dijo en su concierto en Berlín el 25 de julio de 2021: «La cuestión no es lo que nos dejan hacer, sino lo que permitimos que nos hagan».

¿Y qué hacen quienes dependen de ayuda en la vida cotidiana? Algunos bancos de alimentos ya no repartirán comida ni artículos de primera necesidad a las personas no vacunadas. En las residencias de ancianos y de mayores, las personas no vacunadas son discriminadas y aisladas. Un conocido anciano vive en una residencia tras sufrir un derrame cerebral. Como se niega a vacunarse, ya no se le permite tomar sus comidas en el comedor, y durante un tiempo le dejaban la comida a la puerta como a un leproso. Ahora, la dirección de la residencia ha anunciado que se suprimirá este «servicio», pura arbitrariedad. Herbert quiere intentar organizar él mismo las comidas sobre ruedas, pero no se dejará chantajear.

9.15. La Declaración de Helsinki

Principios éticos para la investigación médica en seres humanos. Adoptados por la 18.ª Asamblea General de la AMM, junio de 1964, Helsinki (Finlandia).

Consentimiento informado
25. La participación en investigaciones médicas de personas capaces de dar su consentimiento informado debe ser voluntaria. Aunque puede ser apropiado cuando miembros de la familia o líderes de la comunidad

pueden ser apropiados, ninguna persona capaz de dar su consentimiento informado puede ser incluida en un proyecto de investigación a menos que de su consentimiento voluntariamente.

26. El sujeto potencial debe ser informado (consentimiento informado) del derecho a negarse a participar en el estudio o a retirar el consentimiento una vez otorgado en cualquier momento sin sufrir ningún perjuicio...

Después de asegurarse de que el sujeto potencial ha comprendido esta información, el médico, u otra persona debidamente cualificada, debe obtener el consentimiento informado voluntario del sujeto, preferiblemente por escrito.[133]

En 2001, la Oficina Europea de Patentes de Múnich concedió a la empresa estadounidense Myriad, de Salt Lake City (Utah), varias patentes exhaustivas sobre el denominado «gen del cáncer de mama». Médicos, pacientes y científicos criticaron duramente la concesión de las patentes porque, desde entonces, la empresa ha explotado descaradamente su monopolio. Las pruebas de laboratorio se han encarecido, la investigación está siendo obstaculizada. En su momento, Greenpeace exigió que no se patentaran genes, plantas, animales, seres humanos ni partes del cuerpo humano.[134]

Con la vacuna modificada genéticamente con ADN o ARN, estamos un paso más allá en 2021. Se plantea la cuestión de ¿qué ocurre cuando una persona tiene en su cuerpo una sustancia manipulada genéticamente? Las células producirán el material manipulado genéticamente hasta el final de su vida. ¿Qué significa esto para los derechos humanos de la persona vacunada? ¿Son ahora propiedad de los titulares de las patentes, es decir, de las empresas farmacéuticas cuyas vacunas llevan en su cuerpo? Una sentencia del Tribunal Supremo estadounidense sugiere esta interpretación. En 2013 el Tribunal Supremo estadounidense dictaminó que el ADN que se produce de forma natural no puede patentarse, **pero sí el ADN manipulado en el laboratorio**. Y este es precisamente el caso de la producción de vacunas modificadas genéticamente con ADN o ARN.[135]

9.16. Alerta roja. Entrevista con la ginecóloga Claudia F.

Cada vez más mujeres vacunadas informan sobre hemorragias abundantes e inflamación de los ganglios linfáticos. Vera Wagner entrevistó a la ginecóloga Claudia F.

Pregunta: Muchas personas en todo el mundo han recibido la vacuna del coronavirus y cada vez hay más informes preocupantes sobre los efectos secundarios. Entre otras cosas, las mujeres denuncian trastornos del ciclo menstrual y hemorragias uterinas abundantes y prolongadas. Claudia F., usted es mi ginecóloga no vacunada. ¿Ha conocido en su consulta casos de pacientes vacunadas con aumento de hemorragias?

Respuesta: Absolutamente, es un gran problema en mi consulta ahora mismo, el aumento de las hemorragias y los trastornos del ciclo. Cuando viene una paciente que nunca ha tenido problemas con esto antes, ahora mi pregunta estándar es: «¿Se ha vacunado?». El 70 % de las mujeres con trastornos hemorrágicos están vacunadas. Y hay otra observación preocupante: muchas pacientes informan, completamente perturbadas, que pueden sentir los ganglios linfáticos en la axila, que es un tema muy delicado; tienen miedo al cáncer de mama. Por eso ahora también pregunto a estas mujeres: «¿Se ha vacunado?». Casi todas las jóvenes están vacunadas. Lo que me hace sospechar que, con una reacción inmunológica general, todos los ganglios linfáticos deberían estar inflamados. Pero solo los ganglios linfáticos del lado de la punción están hinchados, todavía no he encontrado una explicación para esto.

P.: ¿Qué puede hacer para las mujeres vacunadas que sufren de sangrado abundante o pánico debido a la inflamación de los ganglios linfáticos?

R.: No puedo ayudarlas. Si no hay causa orgánica, la causa es hormonal, probablemente debido a una reacción inmunológica de alto nivel. Demuestra que el cuerpo está estresado. Los trastornos hemorrágicos son una señal de que la naturaleza no desea la reproducción en este momento. El ciclo no funciona correctamente. Si hay grandes pérdidas de sangre, es necesaria una intervención hormonal. Para cada paciente afectada hago un hemograma y compruebo las reservas de hierro.

P.: Ahora también hay informes de casos en los que mujeres embarazadas fueron vacunadas y el niño murió. ¿Hasta qué punto cree que es peligroso vacunar a las mujeres embarazadas?

R.: Las mujeres embarazadas no deberían vacunarse. He hablado con colegas en Israel, están bajo una inmensa presión para vacunar. Sin embargo, muchos se niegan a vacunar a las embarazadas porque saben que al hacerlo ponen en peligro la vida del niño. Lo que me parece muy irritante es la información sobre el suero de vacunación. Cuando prescribo un medicamento para mujeres embarazadas, el prospecto dice: «No hay estudios disponibles para mujeres embarazadas». La nota que debe aparecer en todas partes para que yo pueda recetar este medicamento a una mujer embarazada es siempre: «No se han observado efectos secundarios en animales». Esta frase falta en las vacunas covid-19. Veo un paralelismo con el escándalo de la talidomida: no se siguió la línea de los efectos secundarios. Las vacunas son medicamentos con procedimientos de autorización extremadamente cuestionables. Esto es tan chapucero como todas las demás medidas adoptadas durante la «pandemia»: mascarillas, distanciamiento social, desinfección. Estas medidas no han sido científicamente probadas. En mi opinión, llevar mascarilla es especialmente desfavorable para los niños porque no desarrollan su inmunocompetencia, lo que incluye el contacto sensible con gérmenes y virus. Como médica y farmacéutica solo puedo decir que hay un mundo de diferencia entre colonización e infección, pero esto no se persigue cerebralmente.

P.: ¿Nota un estado de ánimo tenso entre sus pacientes en vista de la tensa situación y las fuertes reacciones físicas a la vacunación con covid-19?

R.: Todos están irritados, no se sienten bien, sus cuerpos no están funcionando como deberían. Están asustados.

9.17. «*La vacunación es una idea enfermiza*». Entrevista con el médico Dr. Thomas Sarnes

Esto dice el Dr. Thomas Sarnes, cirujano, médico jefe, infectólogo y especialista en medicina tropical. En la 61.ª reunión del Comité del Coronavirus, celebrada el 16 de julio de 2021, expresó audazmente su opinión sobre el tema del coronavirus: «Los atraparemos porque podemos».[136] El médico jubilado hizo varios llamamientos a sus colegas de profesión, a los políticos, a los ciudadanos y a los medios de comunicación a través de Facebook.

Pregunta: Dr. Sarnes, el 3 de julio de 2021, publicó lo siguiente en Facebook: «Aquí, en Vorpommern-Rügen, ¡¡¡tenemos una incidencia de 0,0 en 7 días!!! Entonces, ¿qué haces? Sí, vale, te alegras y te pones la mascarilla para ir de compras. Claro, pones las cadenas de nieve en tu coche en verano. Puede ser que haya nieve en invierno. Yo también he pensado por qué no recomendé a las personas que me confiaron como pacientes que llevaran pañales a los 40 años. Podría ser que se volvieran incontinentes en la vejez». Con esto usted conduce las «medidas» *ad absurdum*, y podría reírse de ello si no fuera para llorar... ¿Cuál es su mayor preocupación en estos momentos?

Respuesta: En primer lugar, gracias por esta entrevista. Permítame empezar aclarando las cosas. Usted me cita en el título. Para mí, la vacunación no es una «idea enfermiza», al contrario. La vacunación es un logro en la historia de la medicina. Yo vengo de la RDA, y nos vacunaban mucho. Siempre era un día emocionante en la escuela cuando venía el vacunador. Teníamos que ver contra qué nos vacunaban. Yo los llamo los «virus estáticos», virus que no tienden a mutar. La vacunación es excelente contra ellos. Yo mismo he vacunado mucho y también me han vacunado. La idea enfermiza, en mi opinión, es inyectar en el cuerpo una sustancia para que el cuerpo produzca su propio enemigo y luego vuelva a combatirlo él mismo. No se puede superar lo antinatural de esa medida. Y ni siquiera estamos hablando de la sustancia en sí. Apenas hay datos, no conocemos las consecuencias, y no nos conformamos con una cohorte de sujetos de prueba que luego observamos, sino que estamos implicando a todo un pueblo, de hecho, a toda la humanidad. Desde mi punto de vista, no tiene rival en términos de irresponsabilidad. Esto me lleva a su pregunta: estoy muy preocupado. Es obvio que las decisiones aquí no son decisiones científicas, eso es obvio. Hay tantos expertos famosos y menos famosos que advierten contra estas medidas que han demostrado que no solo son inútiles, sino que son peligrosas. Nadie escucha, incluso un gran número de médicos parece estar hipnotizado. Los políticos siguen a lo suyo sin importar las pérdidas con una franqueza que en sí misma es prueba suficiente de que no hay conocimientos especializados ni métodos de trabajo científicos. Verán, la Agencia Europea del Medicamento (EMA) enumera las complicaciones tras la vacunación en sus bases de datos oficiales (a las que cualquiera puede acceder). A 3 de julio de 2021, tenemos 17.503 muertes tras la vacunación y 1.687.527 complicaciones graves. El 17 de julio de 2021, tan solo 2 semanas después, había 18.928 muertes y 1.823.219 complicaciones graves. Las cifras no declaradas son sin duda considerables. A nadie parece importarle. La gente ahora está corriendo a vacunarse por una salchicha para freír. No por miedo a la enfermedad, sino para poder ir al cine. Y no se olvide, todavía no sabemos sobre los efectos a largo plazo, nadie los conoce todavía. Eso me inquieta y me preocupa. Para mí, la gente está actualmente en una especie de hipnosis social, y no tengo ni idea de cómo intervenir en ese sentido.

P.: Presta atención a las frases: «¡Nadie pretende construir un muro!».* Me acuerdo de esto cuando la gente habla de una «oferta de vacunación», mientras que de hecho nos dirigimos hacia la vacunación obligatoria. Vacunados o no vacunados, las normas siguen siendo duras y se completan a diario con medidas cada vez más absurdas que nadie con sentido común

---

* El secretario general del Partido Socialista Unificado de Alemania del Este, Walter Ulbricht, dijo esto unas semanas antes de hacer construir el muro en pleno centro de Berlín.

puede entender. ¿Qué siente usted como médico al ver que tantos colegas se están convirtiendo en agentes indirectos de una política equivocada?

R.: Todos conocemos la frase: «Y si no estás dispuesto, entonces necesito violencia». Así es como funciona actualmente. Echa un vistazo a las autoridades de licencias, miren al Instituto Paul Ehrlich, que tiene un gran nombre. Deberían haber tomado decisiones completamente diferentes. Hay información sobre los riesgos de los medicamentos que distribuyen directamente las empresas farmacéuticas. Cuando, en el caso de un analgésico, por ejemplo, hay una alta incidencia de dolores de cabeza o alergias, se emite inmediatamente una advertencia. Fíjese en los números de más arriba: silencio en el bosque. Fíjate en lo que está pasando con el STIKO.* En los últimos tiempos pocas veces hemos recibido recomendaciones tan científicamente sólidas de una autoridad tan importante. Eso no conviene a los políticos, y entonces atizan a la autoridad públicamente y a puerta cerrada hasta que se revisan las recomendaciones. ¿Qué quiero decir? No son solo los médicos. Es toda la gente que se ataca cuando esta máscara sin sentido no le queda bien, que se denuncian unos a otros y que han renunciado a lo más importante, a pensar. Y no hablamos del miedo y la presión que sufren los médicos. Su existencia está en juego si no rastrean. Malo, muy, muy malo.

P.: Usted sigue en contacto con antiguos colegas que se enfrentan cada día a la epidemia de locura en los hospitales. ¿Cuál es el estado de ánimo?

R.: Bueno, tengo contacto con muchas clínicas y muchos colegas de la práctica privada. El ánimo está por los suelos, pero también cargado. La ocupación de camas en las clínicas estaba en su punto más bajo el año pasado. Recordemos que más de 20 clínicas fueron retiradas de la «red» de forma silenciosa y discreta, en otras palabras, cerradas. Eso es todo lo que hay que decir. Mis colegas, especialmente en las sucursales, también están sin palabras. Es sobre todo porque sabemos que en las consultas hay verdaderos expertos por lo que se han organizado estos centros de pruebas. Así que me refiero a estas instalaciones donde personas sanas son examinadas con una prueba que es completamente inadecuada y que ya debería estar prohibida. De ahí vienen las cifras. Las personas que acuden a las consultas son los enfermos, que son o deberían ser la principal preocupación. Pero estas cifras no son ni de lejos suficientes para crear el tipo de teatro como el que estamos viviendo desde febrero del año pasado. Por eso se necesitaban centros de pruebas.

P.: Usted apeló al sentido común de sus colegas de profesión. ¿Cómo fue la respuesta?

---

* Ständige Impfkormmission (Comité Permanente de Vacunación).

R.: La respuesta fue abrumadora. Yo tampoco habría continuado si no hubiera sido por eso. No quiero abusar del término «miles». Fue increíble. Pero hay un problema. Los médicos oficiales (conozco a algunos de ellos bastante bien) producen estas cifras, que luego se clasifican erróneamente como incidencia o casos. Es un disparate, y ellos lo saben. Pero son funcionarios. Tienen que obedecer. No hay más que decir. En cualquier caso, hay miedo, porque los médicos no están protegidos ni organizados por sus representantes profesionales y de intereses. Muchos piensan que la gente como yo está equivocada, pero se darán cuenta. La gente no debería esperar demasiado. Mi postura se basa en 40 años de trabajo como médico que incluyen, al menos, 40 olas de gripe.

P.: Se está politizando un virus y se está utilizando para desviar la atención de otros agravios, y al igual que con el cáncer, el coronavirus se está tratando con vocabulario militar: «La lucha contra...». En tiempos del *apartheid* de la vacunación, ahora solo se divide a la gente en dos categorías: vacunados o no vacunados. A los no vacunados se les amenaza con excluirlos de la sociedad como los leprosos en la isla de la lepra en el pasado, ¿está justificado en su opinión, dados los datos disponibles?

R.: Por supuesto que no. Me inclino por utilizar la palabra «locura» en este caso, pero sigue siendo demasiado débil para esta situación. Como ya se ha mencionado, le haces a la gente exactamente lo que te dejan hacerles. En los últimos años, se ha privado a la gente de todo: ya casi no lee, ha perdido la imaginación a través de los medios de comunicación en su infancia, puede deseleccionar en la escuela primaria lo que no le interesa o lo que no entiende, apenas tiene conocimientos jurídicos básicos, no entiende los fundamentos políticos y la idea de la medicina se ha perdido por completo debido a Internet y los medios de comunicación. La gente ya no tiene instintos y se acomoda, no piensa, ya no reflexiona, así que se limita a hacer lo que le dicen. Ahora, en mi opinión, se ha vacunado a un número inexplicable de personas. Muchas de ellas ya se están arrepintiendo profundamente. Conozco algunas. ¿Pero qué hacen? No hablan de ello con los demás, sino que atacan a los que no han cometido este error o aún no lo han cometido. En definitiva, sigue siendo incomprensible, pero creo y espero, que las «represalias» que ahora quieren imponer a los no vacunados podrían proporcionar la chispa para la ignición. Los propios datos, y basta con mirar a Israel, muestran que actualmente hay más enfermos y hospitalizados vacunados que no vacunados. Basta con escuchar a los políticos y los «expertos». «Estás vacunado, te puedes infectar, puedes caer enfermo y puedes infectar a otros». Así que te pregunto con mucho cuidado, ¿qué es eso? Actualmente se estima —subrayo se estima— cuántos miles de personas han sido salvadas por la vacunación. Por favor, no hay nada más que decir. Larga vida a la mente.

P.: Conozco el caso de una mujer que se vacunó en el octavo mes de embarazo y su hijo no sobrevivió. ¿Qué me dice de que el presidente de la Asociación Profesional de Ginecólogos recomiende a las embarazadas, a las parturientas y a lactantes que se vacunen «por amor a su hijo», que se vacunen, porque la variante delta es muy peligrosa? ¿Y qué opina del hecho de que el Comité Permanente de Vacunación (STIKO) ahora también lo recomiende?

R.: Seré muy breve. No tenemos ningún dato sobre la vacuna y menos en el embarazo. No sabemos qué pasará con o al niño cuando nazca. No solo llamo a esta recomendación insalubre, la llamo gravemente negligente. En cuanto a las mutaciones, estamos jugando con la estupidez de la gente. Los coronavirus mutan rápidamente. Existen desde hace siglos y no han matado a la humanidad a pesar de las mutaciones. Creo que estamos persiguiendo la charla de delta, a pesar de que ya hay algunas nuevas variantes. Pero no quiero entrar en eso. Si alguien me dice lo peligroso que es un virus en porcentaje, entonces es mejor no escuchar rápidamente o, mejor aún, salir corriendo. ¿Qué tontería es esa?

P.: Durante mucho tiempo, el Comité Permanente de Vacunación (STIKO) no recomendó la vacunación de los niños y los políticos lo ignoraron. ¿Acaso un empleado de banca y un veterinario* tienen más conocimientos médicos que los expertos de la comisión?

R.: Por supuesto que no. Eche un vistazo al año pasado, por ejemplo. Mataderos y fábricas de carne fueron cerrados porque, supuestamente, los coronavirus fueron encontrados allí (prueba PCR). Te acuerdas. Todos los veterinarios, menos uno, saben que el ganado tiene casi obligatoriamente coronavirus, siempre. También se ha intentado durante años vacunar al ganado. Así que te pregunto: ¿qué clase de expertos son? Los expertos STIKO —ya hemos hablado de esto— se han adherido estrictamente a los datos científicos. La recomendación de vacunación de los niños fue precisa, limpia y correcta. Los niños no tienen que ser vacunados, y los niños son personas de 0 a 18 años. Y punto. El hecho de que los políticos ignoren esto es, para el pensador normal, en realidad una indicación más de su agenda. La vacuna debe desaparecer. Esa es la máxima. Por mucho que me esfuerce en ser benevolente, no puedo encontrar nada útil. Aquí solo puedo esperar

---

* El presidente de la máxima autoridad sanitaria alemana de la época era el veterinario Dr. Lothar Wieler.

por los padres. Ellos tampoco pudieron evitar las mascarillas a sus hijos, pero ahora confío en los poderes naturales y los instintos protectores de los padres. Incluso cuando los niños están en la escuela, las responsabilidades recaen en los padres. Si un niño menor recibe tratamiento médico sin el consentimiento de los padres e incluso se le administra una inyección, entonces eso es un daño corporal grave. Y punto. Los políticos y los profesores no tienen por qué darse cuenta de esto, ¿por qué deberían? No entienden nada al respecto. Pero los médicos tienen que saberlo.

P.: El 16 de agosto, la STIKO cedió y se pronunció a favor de la vacuna covid-19 para todos los niños a partir de 12 años. ¿Qué te parece?

R.: En Lanz,* el jefe de la STIKO dejó bien claro y sin ambigüedades para todo el mundo, incluso ante la evidente presión política, que no vacunaría a sus nietos. Respeto. Y ahora llegó lo que había que temer. La vacunación de los niños está en la agenda política, y se está imponiendo. Presión sobre el STIKO, y de repente nuevos datos están disponibles. De América, curiosamente. La miocarditis se cura en los niños. Eso es bueno. Al menos, no mueren inmediatamente en masa. ¿Qué dicen los datos sobre los corazones cicatrizados dentro de 10 o 15 años, sobre el rendimiento físico de estos entonces jóvenes adultos? ¿Cuántos niños —y son niños hasta el último día de sus 17 años— se salvarán gracias a la vacunación? ¿Por qué la STIKO no cita los datos, que ningún niño corre riesgo de contraer el SARS-CoV-2? ¿Por qué no citan que la mitad de las infecciones raras en niños pasan desapercibidas? El resto son leves. E incluso si los Lauterbachs** de este mundo gritan tan fuerte y advierten contra los «covid largos», ¡estas consecuencias no existen en los niños! Esa es la situación de los datos, los nuevos datos, como se dice. ¿Por qué no se hace referencia a la base de datos de la EMA, en la que se registran las complicaciones de la vacunación con un número presumiblemente enorme de casos no notificados? Entonces, ¿de qué se supone que están protegidos los niños con esta vacunación? STIKO, el último bastión científico que los médicos han confiado incondicionalmente durante tantos años, está ahora arriando la bandera, bandera que ondeaba en lo alto de los tejados de la ciencia médica a favor de la independencia, la ciencia y la evidencia. No, esta bandera no está siendo arriada a media asta, está siendo arriada por completo. Y STIKO, ahora aparentemente el último obstáculo político no deseado, se ha abolido de esta forma. Querían dar cabida a la «política», explicaron. Básicamente, me pregunto qué hay que acomodar. Son todos médicos legos. Puedes aconsejarlos, pero no puedes acomodarlos.

---

* La persona que dirige el programa de TV tiene el mismo nombre.

** Karl Lauterbachs es el actual ministro alemán de Sanidad.

No, señoras y señores, la STIKO ha hecho una genuflexión ante los políticos y luego se ha arrojado humildemente al polvo. Al hacerlo, ha abandonado a los niños y, sobre todo, su salud. ¿Y ahora, de repente, el profesor Mertens va a vacunar a sus nietos después de todo? Lo que queda como último muro protector es el coraje y el intelecto de los padres. Ya lo veremos.

P.: En los EE. UU., las complicaciones en relación con la vacunación se llaman «*vaccident*». Este neologismo describe el sentimiento de quienes se dejaron chantajear porque no veían otra opción que el pinchazo. Aunque este cambio de conciencia llegue demasiado tarde para muchos, la voluntad de vacunarse está disminuyendo. ¿Te motiva eso a continuar con tu compromiso y a meter incansablemente el dedo en la llaga?

R.: Sí, por supuesto. Soy médico y no me voy a quedar de brazos cruzados. Solo tenemos que pensar en cómo argumentamos nuestro caso. No soy amigo de los argumentos duros. Los políticos dicen que, si no se vacunan, entonces todos ustedes podrían morir. Si digo ahora, si os vacunáis, todos moriréis en otoño, ¿qué pensáis? ¿Quién escuchará a quién? No, tenemos que conseguir que la gente piense por sí misma. Tienen que pensar en ello, lo que oyen en los medios y lo que por el contrario experimentan fuera en la vida real; el juego de palabras es acertado. Entonces preguntarán en algún momento: «Sí, ¿dónde están todos los muertos y enfermos graves del año pasado y de este año? ¿Cómo fue el enriquecimiento de los políticos con las mascarillas? ¿Por qué nos mintieron sobre la carga de las unidades de cuidados intensivos?». La gente ha seguido adelante con la vacunación de antemano porque confiaban en los políticos. ¿Y ahora? Mascarillas, distanciamiento social, infección, hospitalización y, posiblemente, la muerte. Y veremos cómo afronta esta gente la próxima temporada de frío. ¡Por fin tienen que pensar! Me alegra apoyarles en esto, pero no puedo hacerlo por ellos.

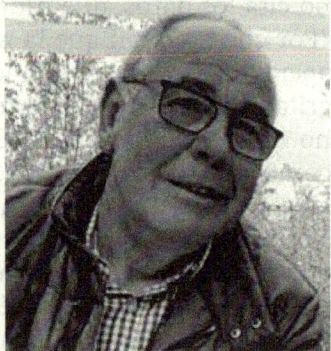

Fig. 15. Dr. Thomas Sarnes.

Muchas gracias por la entrevista, Dr. Sarnes.

Para más información:
www.facebook.com/thomas.sarnes
www.wissenschaftstehtauf.de.

9.18. ¿Por qué las vacunas en Europa no pueden detener el SARS-CoV-2? Artículo del Dr. Arnold Zilly, internista y químico

Después de que Jan (van Helsing) me contara que un patólogo había observado cambios en los tejidos de personas que habían muerto tras vacunarse contra el coronavirus, llamé a un viejo conocido, el Dr. Arnold Zilly, propietario de una consulta de medicina general en Heidelberg y especializado en defensa biológica contra el cáncer. Le pregunté si tenía algún contacto con un patólogo valiente. El Dr. Zilly no, pero me dijo que Peter Schirrmacher, el patólogo jefe de la Universidad de Heidelberg, había recibido una carta de la Fiscalía pidiéndole que mantuviera la boca cerrada y se dedicara a sus disecciones. A principios de agosto, el Dr. Schirrmacher había saltado a los titulares al sugerir que había un número considerable de muertes por vacunación no declaradas y pedir que se hicieran autopsias a más personas vacunadas. La noticia cayó como una bomba... Y entonces, el Dr. Zilly me explicó por qué, en su opinión, la vacuna contra el coronavirus no puede proporcionar una protección eficaz. Le pedí que escribiera sus conclusiones para ustedes, queridos lectores:

> La vacunación es un paso lógico para prevenir las enfermedades infecciosas: se inyecta el antígeno por vía subcutánea, que el sistema inmunitario se encarga de tratar y, por tanto, estar bien preparado en caso de infección. En este caso, se trata del antígeno de la covid-19. Para este antígeno solo se utilizó una parte del virus, a saber, las espigas que están unidas a la doble membrana del cuerpo del virus. Las espigas son importantes para el virus porque puede utilizarlas para penetrar en el interior de la célula a través de los receptores ACE-2. Las espigas tienen, presumiblemente, una inmunogenicidad diferente en cuanto a grupos, es decir, diferentes capacidades para desencadenar una respuesta inmunitaria. Por lo tanto, es difícil diseñar una vacuna de tal manera que sea capaz de bloquear todas las espigas. Las pruebas de laboratorio indican que el organismo vírico rechaza o intenta rechazar los picos bloqueados. El virus tiene otros componentes que también son inmunogénicos, por ejemplo, una membrana lipídica de doble capa, proteínas de membrana, proteínas de envoltura, etc. Estos componentes no están cubiertos por este tipo de vacunación. **Solo las espigas se presentan a nuestro sistema inmunitario como compañeros de entrenamiento. Estrictamente hablando, se trata de una restricción del entrenamiento inmunitario, que hace que el éxito de la vacunación sea bastante improbable.**

> Por supuesto, las personas vacunadas tienen la ventaja de que las infecciones son algo menos graves, pero la experiencia demuestra que este método de vacunación no puede detener la llamada pandemia. Esta forma de producción

de vacunas se asemeja a un juego de biología molecular, porque un título de vacunación alto no prueba la eficacia de la vacunación, ya que otros componentes
esenciales del virus son completamente nuevos para el sistema inmunitario en
caso de nuevas infecciones. Ahora se argumenta que la vacunación está fraca-
sando porque se está vacunando a muy pocas personas. Hasta ahora, nadie ha
formulado oficialmente la idea de que el desarrollo de las vacunas haya sido di-
letante. La vacunación no funciona, pero hay un elevado número de incidentes
graves. Las estadísticas de la EMA hablan de casi 6000 muertes por vacunación
en Europa. Sin embargo, también hay patólogos que consideran que esta cifra
está muy infravalorada. Todavía no se han analizado estadísticamente efectos
secundarios como reumatismo doloroso, dermatitis, síndrome de fatiga crónica, empeoramiento grave de enfermedades existentes, etc.

¿Cómo pueden explicarse los efectos secundarios de esta vacunación? Si el
médico vacunador inyecta bajo la piel preparados que manipulan el ADN o el
ARN, en realidad no sabe en qué órgano u órganos se asentarán estos vectores.
Los sistemas celulares a los que atacan deben producir las espigas y liberarlos
al torrente sanguíneo; el sistema inmunitario utiliza estas espigas para luchar
contra el virus. Pueden producirse las siguientes complicaciones:

    a.   No todas las espigas consiguen atravesar la pared celular y se quedan
        atascadas en ella, por lo que la célula del cuerpo cambia su superficie y
        el sistema inmunitario ya no la reconoce como propia. Esto puede pro-
        vocar una inflamación grave de distintos órganos (miocarditis, colitis,
        asma bronquial, etc.).

    b.   La cantidad de espigas producidas en el organismo no es limitada.
        Esto puede conducir a un exceso inútil con el correspondiente peligro
        potencial.

Se utiliza un método de vacunación con el que aún no se ha adquirido
experiencia. Las «democracias» europeas no han permitido a sus ciudadanos
decidirse por otro método de vacunación. El hecho de que la gente se sorpren-
da de que no se quiera vacunar en estas circunstancias demuestra lo cegados
que están los responsables. En todo el mundo la vacuna inactivada también
se utiliza con gran éxito y considerablemente menos efectos secundarios. Este
método parece ser una espina clavada en el costado del capitalismo europeo.
¿Cómo puede un Gobierno europeo responsable obligar a su pueblo a utilizar
un método de tratamiento que ya ha mostrado resultados dudosos en la fase
experimental (incluso con animales)? Tras el evidente fracaso de los métodos
«modernos» de vacunación, parece haber un cambio de humor en este momento. En el periódico alemán *Ärzteblatt* aparece un artículo bajo el titular:
«La vacuna inactivada de la variante china protege contra la variante brasile-
ña»; también se lee: «Las vacunas inactivadas de la empresa Valneva muestran
resultados positivos de vacunación». Las vacunas inactivadas tienen muchos

menos efectos secundarios que las vacunas que interfieren en el metabolismo del ADN y el ARN. La duración de la acción de las vacunas inactivadas es difícil de determinar por el momento, pero si tomamos como ejemplo la vacuna TBE, proporciona protección durante unos cinco años. Mediante la investigación adecuada también se pueden lograr mejoras con muchas otras vacunas. Es importante la selección de adyuvantes que mejoren los efectos inmunitarios de la vacunación. En una emergencia endémica, sin embargo, la velocidad de desarrollo y producción de vacunas puede ser más importante que su optimización.

Post Scriptum 1
«Amok linfocitario»

Desde que fue amordazado por la justicia, el patólogo jefe de Heidelberg, Peter Schirrmacher, ha permanecido en silencio, pero el 20 de septiembre de 2021 recibió el apoyo de patólogos de renombre que presentaban los informes de sus autopsias durante una sensacional rueda de prensa retransmitida en directo. Uno de los patólogos habló de un «amok linfocitario en todos los tejidos y órganos» y confirmó los temores de Schirrmacher de que entre el 30 y el 40 % de todas las muertes dos semanas después de una vacunación contra el coronavirus podían interpretarse como resultado de la vacunación. Los hallazgos de objetos metálicos en el tejido también fueron confirmados por los patólogos («microembolismo tras cuerpos extraños»).[137]

Post Scriptum 2
Cuanto mayor es la tasa de vacunación, mayor es el exceso de mortalidad

El 17 de noviembre de 2021, la Dra. Ute Bergner, miembro del parlamento del estado de Turingia, ha entregado al ministro de Sanidad de Turingia, Heike Werner, un estudio sobre el exceso de mortalidad en Alemania. Se basa en datos de la Oficina Federal de Estadística y del Instituto Robert Koch. Los científicos Dr. Rolf Steyer y Dr. Gregor Kappler llegan a la conclusión de que el exceso de mortalidad en Alemania está estrechamente correlacionado con la tasa de vacunación. «La correlación entre el exceso de mortalidad en los estados federados y su tasa de vacunación ponderada por el número relativo de habitantes del Estado Federal es de 31. Esta cifra es asombrosamente alta y se esperaría que fuera negativa si la vacunación redujera la mortalidad. Para el período considerado (semana 36 a semana 40 de 2021), se aplica por tanto lo siguiente: cuanto mayor sea la tasa de vacunación, mayor será el exceso de mortalidad. Teniendo en

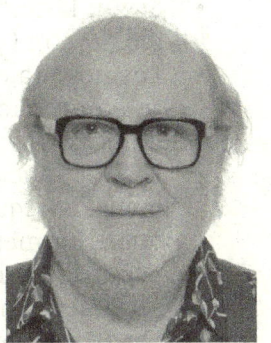

Fig. 16. Dr. Arnold Zilly

cuenta las próximas medidas políticas destinadas a contener el virus, esta cifra es preocupante y requiere una explicación si se van a tomar nuevas medidas políticas con el objetivo de aumentar la tasa de vacunación».[138]

9.19. Conclusión de una farmacóloga

«Vivimos en una época en la que la verdad está al revés: los malos son los supuestamente queridos que quieren ayudarnos con una inyección (de veneno). Por desgracia, la gente está cegada y no es receptiva a la verdad. (...) Todavía me resulta difícil juzgar quién es solo un iluso y quién un cómplice (malicioso) a sabiendas».[139]

Kati Schepis, de la campaña Wissenschaft Steht Auf
(La ciencia está en alza)

En la conferencia de prensa Aletheia-online, con ponentes internacionales, celebrada el 14 de noviembre de 2021, la farmacéutica suiza Kati Schepis, que trabaja en la industria farmacéutica, resumió los datos sobre la vacunación contra el coronavirus.[140] Su resumen basta para coagular la sangre en las venas de los vacunados:

- La prueba PCR no sirve para el diagnóstico.
- La definición de un caso de covid-19 —resultados positivos de la prueba sin síntomas, síntomas clínicos sin resultados de pruebas coincidentes— parece estar dirigida a generar el mayor número de casos de covid-19 en todo el mundo como sea posible.
- Según las estimaciones, la tasa de mortalidad por infección con covid-19 con 0,15 % no es superior a la de la gripe.
- Los hospitales nunca han llegado al límite de su capacidad; incluso se han reducido las camas de cuidados intensivos y se han cerrado clínicas.
- Las vacunaciones son ineficaces, inseguras, innecesarias y no cumplen los requisitos formales para una autorización temporal, porque el número de casos de «enfermedades covid-19 graves» era tan pequeño en los estudios de autorización que no puede proclamarse seriamente ninguna eficacia sobre esta base.
- Un análisis publicado recientemente, en el que se analizaron datos de 68 países y 2947 distritos de EE. UU., concluye que la vacunación como medida primaria para paliar la situación actual debería reconsiderarse, ya que el elevado número de casos de covid-19 parece correlacionarse con altas tasas de cobertura de vacunación. Esto también lo demuestra este gráfico de la tasa de mortalidad de forma impresionante.

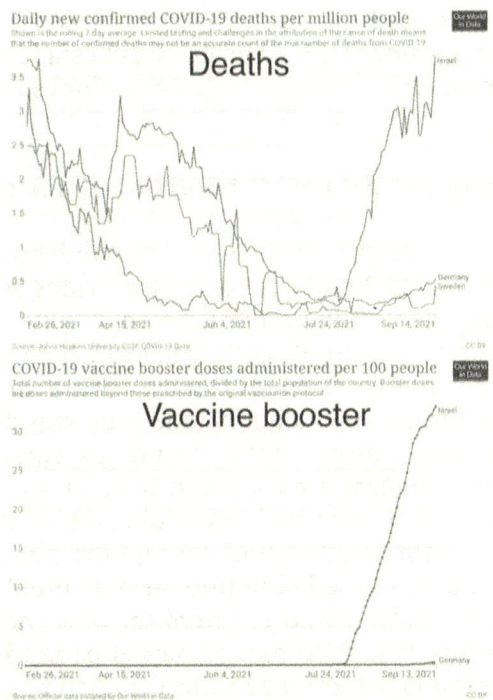

Fig. 17. ¡Dramático aumento tras las vacunaciones de refuerzo en Israel!

Para más información, véase aquí.[141] En realidad, todo esto sería una razón para poner fin inmediatamente a todas las medidas basadas en la «situación epidémica de importancia nacional», pero la «pandemia» es un negocio lucrativo. Con la vacuna de la covid-19, los tres mayores fabricantes: Pfizer, BioNTech y Moderna ganan **mil dólares** por... no día, no minuto, no, **¡por segundo!**[142]

Big Pharma tiene licencia para imprimir dinero en tiempos de pandemia no solo con vacunas, sino también con costosas píldoras. Dos medicamentos están «autorizados de uso de emergencia» el 11 de noviembre de 2021. Pfizer solicitó a la FDA la **autorización de uso de emergencia** para el Paxlovid, y, el 19 de noviembre de 2021, la Agencia Europea de Medicamentos (EMA) concedió la **autorización de comercialización de emergencia** para el medicamento contra el coronavirus molnupiravir, desarrollado por el gigante farmacéutico Merck. Según un estudio clínico del fabricante (¡cuidado, manipulación!), el fármaco reduce a la mitad el riesgo de hospitalización y de enfermedad mortal en los pacientes infectados. Como recordatorio: la covid-19 no es más peligrosa que la gripe. Con un coste de producción de 17,80 dólares, Merck cobró en junio 40 veces más, a saber, 712 dólares por terapia.[143] Alabado sea el estado de emergencia que hace subir vertiginosamente los precios de las acciones de las empresas.[144]

9.20. Tócame la canción del covid. Muertes misteriosas

Cualquiera que no juegue al «juego de la pandemia», aparentemente tiene que temer por su vida. En los meses transcurridos desde el brote de coronavirus, cuatro jefes de Estado han muerto en circunstancias misteriosas. El presidente de Tanzania, John Magufuli, falleció el 17 de marzo de 2021, tras haber aparecido varias veces en los titulares como «negador del coronavirus». El doctor en química había etiquetado muestras de una papaya, una oveja, una cabra y aceite de motor, entre otras cosas, con nombres humanos y las envió a uno de los laboratorios del país. La papaya y la cabra dieron positivo. «Algo está pasando», concluyó Magufuli, añadiendo que tal vez parte del personal del laboratorio había sido «comprado por los imperialistas». Magufuli habló de una enfermedad pulmonar o de problemas respiratorios y recomendó hierbas locales como la artemisa, y eso no era tan estúpido. Hildegard von Bingen y Paracelso mencionan el poder de la artemisa para aliviar la tos; en China la artemisa se utiliza tradicionalmente para dolencias pulmonares, y la farmacóloga china Youyou Tu escribió la historia de la medicina en su obra sobre la artemisa anual (*Artemisia annua*). Por el descubrimiento de que la artemisinina aislada de la planta es eficaz contra la malaria, recibió el Premio Nobel de Fisiología o Medicina en 2015. Hoy en día, la artemisinina es un activo de origen vegetal que salva la vida de millones de personas, especialmente en los países en desarrollo.[145]

El primer ministro de Tanzania instó al Ministerio de Sanidad a ser prudente con las vacunas desarrolladas en el extranjero por la vía rápida y cuestionó cómo podían haberse desarrollado tan rápidamente.

> Las vacunas no funcionan. Si el hombre blanco fuera capaz de inventar vacunas (coronavirus) ahora, habría vacunas contra el sida, y las vacunas habrían hecho de la tuberculosis una cosa del pasado. Se habrían encontrado vacunas contra la malaria. Se habrían encontrado vacunas contra el cáncer.

Declaró que la pandemia había terminado y Tanzania no ha notificado cifras de infección desde mayo de 2020. Mientras el mundo estaba bloqueado, Magufuli reabrió su país al turismo. A principios de marzo, los rumores se dispararon después de que el jefe de Estado llevara quince días sin aparecer en público. Supuestamente, estaba en un hospital de Nairobi por una infección por coronavirus y estaba conectado a un respirador. Finalmente, el 17 de marzo, Magufuli murió de «insuficiencia cardíaca», según el comunicado oficial.[146] Una persona que vive en Tanzania informó en un vídeo de YouTube que todo el país estaba de luto por su querido presidente.[147] En los medios de comunicación occidentales, Magufuli fue retratado como un populista y dictador, un gobernante autocrático que pisoteaba cada vez más los derechos humanos, y como un incorregible negacionista del coronavirus. «Me estremezco cuando pienso en cuántos tanzanos han muerto o morirán como consecuencia directa de su postura sobre la covid-19», afirma una usuaria de Twitter. Los comentarios sobre la información privilegiada no filtrada sobre la misteriosa muerte del presidente son muy diferentes:

> «Un hombre tan recto no puede tolerar en absoluto a la cábala... algo así hay que arrebatárselo... Ha fallecido...»; o «NO ha sido una muerte natural... Era todavía demasiado joven y demasiado BUENO... Los satanistas están en su camino...»; o «todos los opositores del NOM serán gradualmente quitados del camino».

¿Otra vez teorías conspirativas descabelladas? Entonces, me pregunto por qué hay más muertes misteriosas de jefes de Estado africanos: el presidente burundés Nzunziza, también opositor declarado a las medidas contra el coronavirus, murió «repentinamente» a la edad de solo 55 años el 18 de junio de 2020, poco después de echar a la OMS de su país. Causa oficial de la muerte: «ataque al corazón». El crítico con la «C» Ambrose Dlamini, primer ministro de Suazilandia, muere el 13 de diciembre de 2020. La causa de la muerte no se indicó en el comunicado oficial.[148] En noviembre, Dlamini había dado positivo en las pruebas de detección del coronavirus, y había viajado a una clínica de Sudáfrica para recibir tratamiento. Solo dos días antes de su muerte, el ministro de Sanidad declaró en un comunicado de prensa que su recuperación seguía progresando bien. ¡Qué extraño!

El primer ministro de Costa de Marfil, Hamed Bakayoko, murió de cáncer el 10 de marzo de del año 2021 en una clínica de la ciudad alemana de Friburgo. De todas las misteriosas muertes presidenciales durante la pandemia, es la única para la que la explicación oficial de la causa de su muerte parece plausible. Mientras el primer ministro de Costa de Marfil seguía hospitalizado en Alemania, comenzaron las entregas de vacunas a su país.[149] El 7 de julio, Jovenel Moïse, presidente de Haití, fue asesinado. Había impedido que la OMS llevara la vacuna de la covid-19 a su país. Según la Policía Nacional de Haití, el asesinato fue ordenado por un médico haitiano que vive en Florida. Dos días después del magnicidio, el portavoz de prensa de Biden anunció que las «vacunas» llegarían a Haití en una semana.[150]

El 27 de julio de 2021, el periódico italiano *La Repubblica* informó de que el Dr. Giuseppe Donno había sido encontrado ahorcado, los medios concluyeron un suicidio. Aunque Donno, de 54 años, no era un opositor a la vacunación, sino que fue uno de los críticos más feroces del virólogo estatal Robert Burioni. Había curado casos graves de covid-19 mediante infusiones con el plasma sanguíneo de pacientes recuperados de la enfermedad, y acusó al Gobierno de ocultar deliberadamente información sobre terapias eficaces y de ser responsable de la muerte de miles de personas, en parte porque se les administró respiración artificial demasiado rápido. Como consecuencia, tuvo varias «visitas» de la policía en varias ocasiones.[151]

9.21. Prohibición de la autopsia a fallecidos con coronavirus (Jan van Helsing)

A finales de 2020, hablé con una fisioterapeuta austriaca entre cuyos pacientes se encuentra un médico que trabaja en el departamento de patología de una ciudad austriaca. Interesante lo que aprendió de ella...

Pregunta: Señora Zoschel, usted trabaja como fisioterapeuta en una de las mayores ciudades de Austria. A lo largo de su dilatada carrera, junto a los pacientes normales ha surgido un círculo de pacientes más bien elitista basado en recomendaciones, incluidos militares, jueces, médicos, multimillonarios y aristócratas. ¿Ha notado algo diferente en sus pacientes desde el coronavirus —los ha cambiado—, especialmente después de la vacunación?

Respuesta: Sí, conozco a algunos de mis pacientes desde hace décadas y, por supuesto, se nota cuando, por ejemplo, alguien de repente tiene problemas para mantener los pies quietos. Un paciente en particular siempre estuvo muy relajado y tranquilo en la camilla durante todos los tratamientos anteriores, pero desde la vacunación con la vacuna de Biontech ya no puede mantener los pies quietos, que empiezan a temblar, y me es casi imposible continuar el tratamiento. También es muy notorio que se toca constantemente la cara, casi como si ya no pudiera sentirla, y durante uno de los primeros tratamientos después de la vacunación, tuve que interrumpir el tratamiento porque tenía problemas circulatorios y de presión arterial.

P.: Me habló de su amiga, una peluquera, que se había dado cuenta de que algunas de sus clientas habían desarrollado de repente un temblor después de la vacunación, es decir, que les temblaban las manos.

R.: Así es. Uno de mis pacientes también tiene una sonrisa muy torcida desde la vacunación contra el coronavirus, un síntoma que se reconoce generalmente como «daño vacunal».

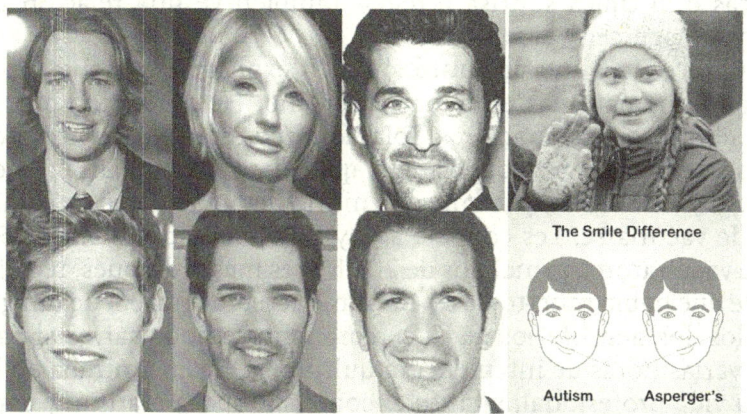

Figs. 18, 19 y 20. Cada vez más personas tienen rasgos faciales asimétricos. Esto es particularmente evidente al sonreír. A la derecha y en la imagen inferior: los problemas faciales asociados al Asperger no son solo una mueca, sino una auténtica debilidad como consecuencia de la vacunación.

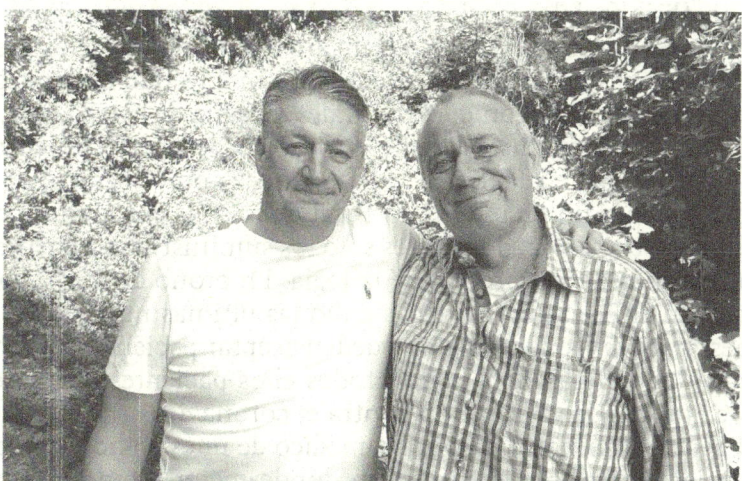

Fig. 21. Jan van Helsing y el Dr. Tamás Szikra. El Dr. Szikra lleva muchos años trabajando con éxito con sus tinturas y polvos alquímicos. Recibió el llamado «León Rojo» de un hombre de 300 años de California. Jan van Helsing y muchas otras personas lo han tomado durante años. Por supuesto, la ciencia convencional no hace más que burlarse de tales afirmaciones. Solo quien lo ha tomado una vez puede opinar. Los informes de los pacientes del Dr. Szikra hablan por sí solos.

P.: El autor estadounidense Forrest Maready ha publicado varios libros (*Crooked*) y, sobre todo, numerosos vídeos en los que muestra a personas prominentes las consecuencias de las vacunaciones en la infancia: caras asimétricas o la típica sonrisa torcida. También ve una relación entre las vacunas y el Asperger y el autismo.

R.: Otra señora me preguntó si podía explicarle por qué, de repente, solo le salían hematomas en el brazo derecho. He aprendido que se trataba de su «brazo de vacunación». Solo conozco este tipo de hematomas en pacientes que toman anticoagulantes, que ella no toma. Un caso especialmente trágico es el de un paciente que murió de un derrame cerebral masivo después de vacunarse. Les conocía a él y a su mujer desde hace 15 años, y ambos se vacunaron a principios de 2021. Tres meses después, recibí la triste noticia de que había muerto de un derrame cerebral grave. Fue tan grave que afectó a los dos hemisferios de su cerebro y no se pudo salvar al paciente a pesar de varias horas de intervención quirúrgica. Se encontraba en la plenitud de su vida profesional, y tanto él como su esposa eran muy deportistas y gozaban de buena salud. Nada hacía pensar que algo así pudiera ocurrir. Eso te hace dudar.

P.: Sí, ahora conozco numerosos casos como este en mi círculo de conocidos: parálisis faciales, accidentes cerebrovasculares, trombosis, etc. En 2015, llegué a conocer a un médico húngaro que produce varios preparados alquímicos y los pasa a las partes interesadas, incluyendo el llamado «León Rojo», también conocido como «*Aqua vitae*», el agua de la vida, que, supuestamente, ralentiza o incluso detiene el proceso de envejecimiento (www.red-lion.hu). Aunque en Hungría se le reconoce como médico, en nuestro país se le considera un charlatán, al igual que a mí, por cierto, porque he hecho públicos sus preparados. Antes solo los suministraba a clientes adinerados y a personas de los círculos de la logia. En otoño de 2021, volví a encontrarme con el Dr. Szikra, quien me dio las últimas noticias del hospital de Budapest y me dijo que allí ya no pueden aceptar pacientes con trombosis porque están completamente llenos, todos ellos pacientes que enfermaron después de la segunda vacunación contra el coronavirus.

R.: Puedo confirmarlo. Sé por un médico de nuestro hospital, que también es paciente mío, que ya no saben dónde meter a todos los pacientes por trombosis y coágulos. ¡Todos están doblemente vacunados! Y no se les permite decir nada al respecto en público. Esa es la ventaja de mi profesión, que mucha gente confía en mí cuando estamos solos en el tratamiento. Necesitan desahogarse de todas las mentiras.

P.: También tengo un episodio para compartir con usted: cuando vi al Dr. Szikra el 26 de septiembre de 2021 junto con Jason Mason en Carintia, también estuve con el informante Hannes Berger, quien me habló sobre un amigo no vacunado a quien, antes de una operación en una clínica del Palatinado, un médico asistente le había aconsejado que no se vacunara «por el amor de Dios», porque la clínica estaba completamente ocupada con pacientes que tenían trombos y coágulos como resultado de las vacunas contra el coronavirus.

R.: Sí, estos son informes de primera mano, sin censura. Un día también tuve una interesante conversación con una patóloga que me dijo que ella tenía mucha curiosidad por hacer la autopsia a alguien que había muerto de coronavirus para averiguar lo que el virus hace al cuerpo humano, que es también el procedimiento normal para las enfermedades víricas. Se quedó muy sorprendida y casi enfadada cuando su jefe le dijo que la autopsia no estaba permitida. Incluso se llegó al extremo de que la familia de una persona que había «muerto de coronavirus» insistió en que se le hiciera la autopsia porque habían visto al abuelo el día antes de su muerte y estaba sano en ese momento, es decir, NO padecía coronavirus. Para ella era simplemente incomprensible por qué la causa de la muerte en el informe era «coronavirus». Bueno, la orden desde arriba era: «¡Examen *post-mortem* prohibido por ley!». Esta pobre familia nunca sabrá de qué murió su abuelo realmente. Es algo muy duro. Podría nombrar innumerables casos más, porque tengo pacientes que están deprimidos desde la vacunación contra el coronavirus, que tienen dolores inexplicables... Entre ellos también hay una paciente que ha experimentado un cambio de carácter tan fuerte en los dos meses posteriores a la vacunación que casi no la reconocí cuando apareció en la puerta de mi casa. Casi la describiría como psicótica. Hasta entonces, siempre había sido muy resistente, es decir, muy estable y positiva a pesar de todas las medidas contra el coronavirus. Eso ha cambiado totalmente. Gracias a Dios, su entorno también se ha dado cuenta... Luego tuve pacientes que desarrollaron tumores inmediatamente después de la vacunación o una tos de la que no pueden deshacerse; otros tienen síntomas de ceguera, algunos solo temporal, otros permanentemente. Simplemente aterrador.

P.: No solo da miedo, es criminal...

R.: La historia más interesante, sin embargo, es la de una querida paciente rumana que vive y trabaja en Austria. Ella tenía que informar de lo siguiente después de su última visita a su familia: el padre de su mejor amiga y vecina —crecieron juntos— es un masón de alto rango y un hombre poderoso y muy conocido en su ciudad. En una conversación con té y pasteles surge naturalmente el tema del coronavirus. Cuando ella preguntó de qué va todo esto, le dijeron que eran planes que llevaban en los cajones desde los años sesenta y que ahora por fin se están realizando. Al final de su estancia, la visitó un familiar que trabaja en la unidad de cuidados intensivos del hospital de su gran ciudad. Cuando su madre le preguntó lo mal que estaba realmente, la enfermera le contestó: «No te preocupes, las cifras no son correctas». Y algo así entiendo no solo de mi paciente rumana. Faltan las palabras.

¡Gracias por su franqueza, señora Zoschel!

9.22. Resumen del Dr. Rainer Fuellmich

Terminaré este capítulo antes de que se convierta en una historia interminable. Cada hora llegan nuevos informes que solo permiten sacar una conclusión: la vacunación no protege, solo perjudica. Nos saltamos unas semanas de teatro pandémico: vacunación, mascarilla, prueba, 2G o 3G,* terror, gente sin vacunar en la picota, brotes masivos de covid-19 entre personas vacunadas, como en la ciudad irlandesa de Waterford, con una tasa de vacunación del 99,7 %, o en una residencia de ancianos holandesa donde casi todos los residentes han recibido su tercera «inyección de covid». Nos fijamos en el 29 de octubre de 2021, un día memorable. La vacuna covid-19 de Pfizer y BioNTech recibe la aprobación de la FDA para niños de 5 a 11 años, y los Centros para el Control y la Prevención de Enfermedades (CDC) también darán su aprobación en breve. En Alemania, los niños recibirán la vacuna a partir de mediados de noviembre de 2021. Terribles noticias justo antes de Halloween, la noche en la que, según antiguas creencias, el velo entre este mundo y el más allá se levanta, cuando las almas de los muertos caminan por la tierra. Son noticias terribles en un momento en que se ven vídeos de bebés con graves deformidades rondando por la red, nacidos de mujeres que se han sometido a inyecciones genéticas. Grabaciones que muestran desgarradoramente lo que sucede cuando la humanidad manipula al Creador. La pandemia, que supuestamente está haciendo estragos en todo el mundo como antiguamente la gripe española, es una cortina de humo. La conclusión del Dr. Rainer Fuellmich, abogado especializado en derecho médico, que descubre las incoherencias de la pandemia en el Comité del Coronavirus, es que:

---

* 2G: *getestet und geimpft* (probado y vacunado); 3G: *getestet, geimpft und genesen* (probado, vacunado y recuperado).

El coronavirus es una broma, una construcción completamente exagerada creada con afirmaciones de hechos falsos que sirve para distraer a la gente de lo que realmente está ocurriendo. (...) Sabemos demasiado poco sobre la eficacia (de la vacunación). Una de las partes afirma tener una efectividad del 97 %, lo que, seguramente, no es cierto. El muy respetado profesor de medicina Dr. Peter Doshi dice que, como mucho, es un 19 %, otros dicen que un 1 %. Pero mucho peores son los efectos secundarios... y no se sabe nada de ellos, porque no se han realizado estudios. Ahora se están llevando a cabo en personas de buena fe durante la vacunación, ¡y hay que decírselo a la gente! (...) Eso es, al menos, la intención condicional. Y cuando miro todo el programa, que está a disposición del público, ver la reducción de la población, entonces no es solo la intención condicional. Es precisamente la intención que conduce y también conducirá a daños punitivos en los EE. UU. y otros países anglo-americanos. Porque eso se acabará en algún momento, y no como ellos lo imaginan, sino como nosotros lo imaginamos. Será un Gran Reseteo, pero de una manera diferente a la que ellos creen posible.[152]

«Alguien les quitará la pelota de las manos a los jugadores terribles».
Nelly Sachs, escritora germano-sueca (1891-1970)

¿No está vacunado? No hay problema...

Los incondicionales trabajan en red: hay restaurantes y organizadores de vacaciones en los que los vacunados tienen que quedarse fuera. Ya hay varios portales en la red, y seguro que habrá más.
- Bolsa de trabajo para los no vacunados:
  www.impffrei.work.
- Animap, el portal de la industria no discriminatoria: **www.ani-map.info**.
- Emprendedores con corazón:
  www.unternehmer-mit-herz.com.
- Bolsa de solteros para no vacunados:
  www.impffrei.love.
- ImpfFREI reisen, viajar conscientemente. En Telegram: t.me/viajar-sin-vacunar, un canal de **www.bewusst-reisen.com**.

10. El cártel (2.ª parte)
Misteriosos incidentes en torno a Royal Rife, el inventor de la terapia de frecuencia

«El ladrón exige "¡Dinero o vida!". La medicina convencional exige "Dinero y vida"».[153]

La historia suena a *thriller*: un científico desarrolla una terapia contra el cáncer altamente eficaz, poderosos grupos de presión le ponen freno y hacen que todos los resultados de sus investigaciones desaparezcan de los archivos científicos. Esto es lo que ocurrió en los años 30 en Estados Unidos.

Royal Raymond Rife, nacido en 1888, comenzó a investigar el cáncer en 1920. Utilizando microscopios espectroscópicos (de hasta 30.000 aumentos), Rife identificó la firma energética, la frecuencia, que es inherente a todas las enfermedades. Y descubrió también que se puede curar con frecuencias. En la década de 1950, junto con su técnico John Crane, desarrolló un nuevo tipo de aparato de terapia de frecuencia que utilizaba electrodos adheridos al cuerpo para enviar ondas de resonancia al organismo. La terapia era muy eficaz y también funcionaba contra el cáncer, como se demostró en un experimento científico de 1934. Un comité de investigación de la Universidad del Sur de California hizo llevar a 16 pacientes con cáncer terminal a la clínica de Rife en San Diego. El equipo incluía siete médicos y patólogos que examinaron a los pacientes después de tres meses de tratamiento. Concluyeron que 14 pacientes se habían recuperado completamente. El tratamiento de los otros dos se modificó ligeramente durante las cuatro semanas siguientes y ellos también se recuperaron.

Retrospectiva: tres años antes, 44 profesionales médicos se habían reunido en un banquete celebrado en honor de Royal Rife. El lema del evento era: «El fin de todas las enfermedades». El anfitrión, el Dr. Milbank Johnson, era catedrático de Fisiología y Medicina Clínica de la Universidad del Sur de California. En su clínica de cáncer ha estado utilizando con éxito la terapia de frecuencia de Rife durante 10 años. El cártel farmacéutico estaba preocupado: una terapia contra el cáncer barata y eficaz habría supuesto miles de millones en pérdidas. También estaba el experimento con 16 pacientes de cáncer condenados que Rife había curado con su terapia de frecuencia; obviamente era necesario actuar con urgencia.

Morris Fishbein, presidente de la Asociación Médica Americana y cabildero de la industria farmacéutica, intentó comprar el descubrimiento de Rife, pero este se negó. Entonces se produjeron una serie de trágicos acontecimientos. La víspera de una conferencia de prensa sobre los resultados del estudio de 1934, el Dr. Milbank Johnson fue envenenado y sus documentos se «perdieron». El laboratorio de Rife fue incendiado, al igual que el laboratorio que había documentado y confirmado sus éxitos terapéuticos. Un médico que había duplicado extractos del trabajo de Rife también murió en un incendio y todos sus documentos ardieron en llamas. Los médicos que trataban según el método de Rife fueron amenazados con la revocación de su licencia para ejercer. El laboratorio que producía los aparatos de Rife fue registrado sin orden judicial, los documentos fueron confiscados o destruidos. Rife fue juzgado por cargos endebles y no se admitieron en el juicio, por lo que fue puesto en libertad bajo fianza, huyó a México para evitar una condena de prisión y no regresó a los EE. UU. hasta 1964. Su socio, Crane, fue condenado a diez años, pero fue liberado tras solo tres años. En 1971, Royal Rife murió de una sobredosis de Valium y alcohol.[154]

¿Cuál es la moraleja de esta historia? El «fin de todas las enfermedades» no está a la vista porque no se quiere: **el cáncer no debe ser curable**. Cualquiera que rompa la regla de oro de la industria farmacéutica tendrá que vérselas con poderosos grupos de presión y deberá temer por su vida y por el trabajo de toda su vida. En 1987, el periodista médico Barry Lyne publicó un libro sobre estos increíbles acontecimientos titulado *The Cancer Cure that worked* (La cura del cáncer que funcionó).[155] Desde entonces, la terapia de frecuencia Rife ha experimentado un renacimiento en los círculos de iniciados. Encontrará información sobre frecuencias y aparatos terapéuticos en www.spooky2.de.

Electrificación de la sangre según el Dr. Robert C. Beck

Esto también podría abrir un gran avance en la terapia del sida y el cáncer. En un simposio celebrado el 14 de marzo de 1991, los investigadores Dr. William Lyman y Steven Kaali informaron de que una débil corriente eléctrica que fluye a través de una placa de Petri que contiene virus del sida y glóbulos blancos podría reducir la infección de los virus del sida en un 95 %. Ambos desarrollaron un dispositivo, y en nueve meses la patente se concedió, pero la solicitud era muy compleja y muy costosa. Se implantaban dos electrodos diminutos en una arteria del brazo o de la pierna, había que reinsertar los electrodos cada mes y, al cabo de 6 o 7 meses, el estado de los enfermos de sida había mejorado notablemente. A partir de esta patente, el Dr. Robert C. Beck desarrolló la «electrificación de la sangre según el Dr. Beck», en la que los electrodos ya no tienen que implantarse, sino que se colocan en la piel, directamente detrás de la muñeca, por encima de las arterias, que están situadas cerca de la superficie de la piel. El *zapper* sanguíneo no fue aprobado por la Administración de Alimentos y Medicamentos de EE. UU. (FDA), probablemente porque las damas y los caballeros no estaban interesados en una terapia práctica y asequible para el sida y el cáncer. Beck dejó los EE. UU. durante dos años e hizo más pruebas. En el proceso, observó que algunos de sus sujetos de prueba volvían a infectarse tras meses sin virus, y descubrió que algunos virus permanecían en la linfa y, por tanto, volvían a entrar en el torrente sanguíneo. Por ello, desarrolló otro dispositivo que impedía este proceso, al que llamó «pulsador magnético». Beck consideraba su terapia como uno de los descubrimientos más importantes de los últimos 100 años en la lucha contra las enfermedades: se inactivan bacterias, virus y hongos. Él mismo había utilizado este método para librarse de la obesidad severa, los antojos de comida (provocados por los parásitos de su cuerpo) y la hipertensión arterial. Los componentes individuales de la terapia de Beck:

1. Mediante una electricidad suave de 50 a 100 microamperios, el «enemigo en la sangre» a una frecuencia tolerable de 3,92 Hz (= la mitad de la frecuencia Schumann, vibración de la tierra) se hace inofensivo.
2. Se previene una infección secundaria ingiriendo plata coloidal.
3. Se utilizan fuertes pulsos magnéticos para forzar a los patógenos del sistema linfático al torrente sanguíneo, donde el sistema inmunológico puede eliminarlos.
4. También se bebe agua con ozono.

En el vídeo *The secretive breakthrough in medicine* (El secreto avance de la medicina), el Dr. Beck dice: «Muchas personas se volvieron realmente sanas a través de *zapper* sanguíneo por primera vez en sus vidas».[156]

Si quiere probar el método, proceda lentamente para que su sistema inmunológico no se sobrecargue y su cuerpo no se vea abrumado por la desintoxicación. Durante las dos primeras semanas, haga 30 minutos al día, y luego aumente lentamente hasta una hora al día. El dispositivo Diamond Shield, de la empresa Neowake, es un aparato de terapia de frecuencia para uso doméstico que está equipado con el programa del Dr. Beck.[157]

10.1. Frecuencias curativas. El renacimiento

Marvin Alberg también ha profundizado en el mundo de las frecuencias. Su comienzo en la vida fue difícil, pero un día abandonó el papel de víctima, reprogramó su cerebro con los llamados subliminales y volvió de la oscuridad a la luz. Los subliminales son sonidos con frecuencias de entre 8 y 12 Hz, imperceptibles para el oído humano y, sin embargo, eficaces. Se incorporan a la música de relajación y, cuando se utilizan con regularidad, pueden **cambiar los patrones de pensamiento y comportamiento en el subconsciente paso a paso.**

> Las frecuencias fueron el método elegido por mí relativamente pronto, para hacer tangibles en la práctica mis teorías casi científicas. En particular, estados de conciencia extraordinarios como el sueño lúcido o el viaje astral. Algo que Robert Monroe consiguió con las frecuencias hace casi 100 años en su Instituto Robert Monroe. Con el tiempo, cada vez fui más consciente del valor terapéutico, y también desarrollamos frecuencias para procesar las emociones. Por supuesto, la conciencia celular también juega un papel clave y desarrollamos las biofrecuencias. Para mí, personalmente, este trabajo fue siempre una instantánea de mi situación vital actual, que traté de compartir constructivamente con el mundo dentro del proyecto Neowake. A mí me impulsaba el hambre de realización y el dolor del pasado me impulsó a trabajar con las frecuencias.

Marvin Alberg tiene 25 años y es el exitoso fundador y director general de Neowake. Gran parte de las biofrecuencias de Neowake se basan en los descubrimientos de Royal Raymond Rife y Hulda Clark. Mientras que los pioneros de la terapia de frecuencias se ocupaban, principalmente, de reducir los gérmenes, Neowake ofrece ahora muchos programas diferentes, incluidos los que refuerzan las frecuencias propias del cuerpo: la autorregulación a través de la resonancia. Y mientras que en el pasado la «medicina eléctrica» solo era posible con complicados aparatos y tecnologías, la terapia de frecuencia es fácil de usar en la era de la tec-

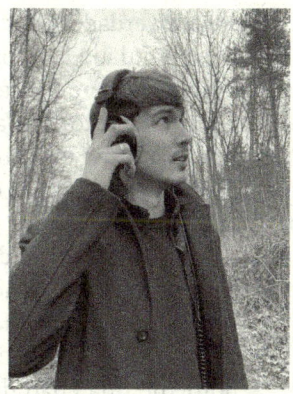

Fig. 22. Marvin Alberg.

nología digital. Sin embargo, esto también conlleva el riesgo de uso indebido. Incorporados subliminalmente en anuncios electorales o música en los grandes almacenes, los subliminales manipulan siempre al votante o al consumidor. Esto plantea la cuestión de si, en la actual histeria pandémica,

además del 5G existen otras frecuencias que están contribuyendo a la hipnosis masiva de más de la mitad de la población mundial. Pero se acerca el
día en que la humanidad despertará, cree Marvin.

«¡La mátrix se está desmoronando!», dice. La mátrix es básicamente
la suma de los campos de conciencia morfogenéticamente anclados que tienen
un efecto formativo sobre la materia y el espíritu. Nos encontramos como in-
dividuos dentro de estas estructuras arquetípicas y nos enfrentamos a la gran
tarea de liberar la mátrix en todas sus formas. Al principio de mi vida personal,
numerosos conceptos que se ajustaban a la norma me parecieron engañosos.
Por ejemplo, la improductiva forma de trabajar de 9 a 5 o la paternidad auto-
ritaria, que sacrifica las necesidades naturales a la compulsión a la obediencia.
La mátrix de la salud coexiste. La mátrix de los medios de comunicación. La
mátrix de las relaciones. La mátrix financiera. ¿En cuál has estado aprisiona-
do? Mi toma de conciencia comenzó con el cuestionamiento de estas relaciones y me llevó inicialmente a algunas experiencias dolorosas que, sin embargo,
sentaron las bases para el implacable trabajo sobre la conciencia. Actualmente
veo a diario esta «llamada de atención» en el colectivo. La gente se ve obligada
a cuestionarse. La realidad incómoda, la mátrix distorsionada, ya no es lo suficientemente atractiva como para doblegarse ante ella y seguir desconectando
todos los instintos naturales. Las personas superan su disonancia cognitiva y
dejan de bloquearse ante la información. Esto les permite conocerse a sí mismos de una manera nueva. La etapa 1 se ha completado. Pero la información
no basta. Las huellas subyacentes, algunas de ellas de la primera infancia,
son la verdadera fuente de cambio, la verdadera esencia del desarrollo de la
personalidad. Hemos llegado a la era de la información y la emoción. Un
mundo acelerado, caracterizado por la velocidad de Mercurio, una verdadera
era de Acuario, en la que arriba y abajo se intercambian. Como hijo de esta
nueva era, he experimentado de primera mano cómo se han desarrollado las
estructuras digitales que ahora se nos permite utilizar y que, al mismo tiempo,
son controladas por élites de alto nivel con el fin de «servirnos». ¿Quién sirve
a quién? La anticuada terapia de asesoramiento está dando paso a la psicolo-
gía energética. La medicina de alta frecuencia está resurgiendo tras siglos de
supresión. El sistema financiero 2.0 con las criptomonedas se ha creado de
forma descentralizada. El despertar de la humanidad nos espera y estamos al
borde de una edad de oro, que se está preparando actualmente. Sin embargo,
esta transformación, este superciclo que comenzó hace 90 años, no termi-
nará con una transición suave, sino con una rebelión final de las estructuras
oscuras del inconsciente colectivo. ¿Estamos cediendo al miedo existencial?
¿Nos volvemos histéricos o depresivos? ¿Sucumbimos a la neurosis de masas
alimentada por la política y los medios de comunicación? ¿O reconocemos

que la mátrix, que parece más real que nunca, es solo una ilusión? ¿Que todos son ayudados cuando nos ayudamos a nosotros mismos? **La mátrix se está disolviendo y con ella siglos de opresión.**[158]

10.2. El cártel (3.ª parte). Un profesor de medicina descubre una terapia contra la esclerosis múltiple en un autoexperimento y es privado de toda influencia

El 7 de octubre de 1987, Niels Franke, anestesista y profesor del Hospital Großhadern de la Universidad de Múnich, descubre una referencia a un preparado japonés que había provocado un cambio en el sistema inmunitario en experimentos con animales: en un perro no se produjeron reacciones de rechazo tras un trasplante de riñón. Franke ve paralelismos entre las reacciones de rechazo tras los trasplantes y la esclerosis múltiple. Dos años más tarde, tiene 42 años, está gravemente enfermo de esclerosis múltiple desde hacía varios años, débil, demacrado, incapaz de ejercer plenamente su profesión y al borde del suicidio, dedice probar la sustancia en sí mismo. Durante cinco días en su propia universidad, bajo supervisión médica durante tres horas seguidas deja que la desoxiespergualina (DSG) corra por sus venas, sube en otro intento la dosis en casa. Siente alivio de todos síntomas: parálisis, sensación peluda de la piel, depresión y trastornos del sueño.

Una resonancia magnética muestra una esclerosis significativamente menor, cicatrices en el cerebro causadas por procesos inflamatorios. Franke escribió un libro sobre sus experiencias: *Hoffnung für Millionen: Geheilt im Selbstversuch* (Esperanza para millones: curado en un autoexperimento)[159]; lo he leído. Es el relato de una persona desesperada que pierde la vida a causa de la insidiosa enfermedad como marido, padre, médico y científico, pero es también el relato de un hombre que, con el coraje de la desesperación, emprende la búsqueda de una cura.

> Por encima de todo, mi ira se dirigía contra el hecho de que la gente, en gran medida, se limita a describir la enfermedad y reexaminan constantemente los efectos de los medicamentos que hace tiempo que han demostrado ser ineficaces o incluso perjudiciales. No quería resignarme a mi suerte. Quería encontrar yo mismo una terapia eficaz. Utilicé todas las fuentes disponibles en mi clínica. La literatura neurológica no me sirvió de nada, porque se limitaba a repetir hechos conocidos o especulaciones descabelladas.

Como científico y médico, Franke era consciente de los riesgos de su autoexperimentación.

Como no veía otro camino, quería probar este medicamento hasta que se desarrollara uno mejor. (...) Desde la segunda terapia con una mayor cantidad del inmunomodulador, he notado una fase de curación que continúa hasta hoy. Algunos síntomas mejoran lentamente, otros desaparecen total o parcialmente. Siento que estoy en una fase duradera de «convalecencia», de recuperación.[159]

«¡Una sensación médica!», dice el profesor de medicina. Esperanza para 100.000 personas en Alemania que padecían la misteriosa enfermedad autoinmune, en la que el sistema inmunitario se vuelve contra el tejido endógeno, que en casos graves puede provocar discapacidad visual e incluso ceguera, parálisis o alteraciones sensoriales. Se desconocen las causas. Franke espera contar con el apoyo de sus colegas. Los neurólogos —lo ha adivinado— no se toman en serio al anestesista. Al fin y al cabo, se trata de un simple afectado y no de un especialista. Los neurólogos, que llevan años investigando según las normas de su gremio sin poder demostrar ningún resultado, critican a Franke por no poder demostrar científicamente por qué la DSG le ha ayudado. ¿Arrogancia profesional o envidia? En el boletín de la Sociedad Alemana de Esclerosis Múltiple promueven críticas contra Franke. Sin embargo, la historia de la medicina demuestra que muchos fármacos se descubrieron por casualidad. En su libro, Franke compara la situación de los pacientes de EM con la de los tuberculosos. En 1945, la tuberculosis seguía siendo una enfermedad mortal:

También entonces los pacientes llevaban mucho tiempo esperando una terapia. (...) La gente había aprendido a controlar mejor la enfermedad, pero la amenaza no ha cambiado, seguía incurable. De repente se encontró un medicamento, la estreptomicina, y la enfermedad se volvió curable. (...) **La curación fue producto de la casualidad, no había sido desarrollada específicamente por especialistas en tuberculosis**.[159]

Franke escribe a los miembros del Bundestag, de los parlamentos estatales y a periodistas con la esperanza de que el medicamento, no autorizado en Alemania y que él había importado a través de una farmacia, fuera pronto oficialmente accesible para los pacientes de esclerosis múltiple. En 1992, la empresa Behringwerke, con sede en Marburgo, inició un ensayo con 108 pacientes de diez clínicas de Alemania, Francia y Suiza, un estudio de doble ciego basado en criterios científicos. Todo esto le llevó a Franke demasiado tiempo. Obtiene la medicina japonesa a través de un amigo y realiza un miniestudio por su cuenta. El resultado: 18 de los 25 pacientes (¡voluntarios!) del ensayo informan de una mejoría, documentada por análisis de sangre y resonancias magnéticas. Franke nunca afirma que pueda curar la esclerosis múltiple en todos los casos. Sin embargo, cada vez más pacientes peregrinan hasta él y le piden esta terapia milagrosa. En 1993, Franke es despedido del Centro Clínico Großhadern.

Los «especialistas por correspondencia» del Instituto Federal de Medicamentos y Productos Sanitarios no vieron pruebas suficientes de la eficacia del medicamento.[160] En junio de 2000, Franke contó a *Fliege*, programa de la ARD, sobre su terapia para la esclerosis múltiple, la respuesta es enorme, Big Pharma afila los cuchillos. Cinco semanas después de su aparición en televisión, los agentes del CID confiscan los expedientes de los pacientes de la consulta privada de Franke, registran oficinas, pisos y una farmacia sospechosa en Hesse, Baviera y Baden-Württemberg. Creen estar tras la pista de un escándalo médico internacional, la Oficina Federal de Policía Criminal cree que es un «caso excepcional en la lucha contra el crimen organizado».

La sospecha: Niels Franke habría importado DSG de Japón a gran escala y lo habría administrado a más de mil pacientes a precios exorbitantes. La importación de medicamentos no autorizados está prohibida por la Ley del Medicamento alemana, pero Franke afirma no haber tenido nada que ver con ello. La revista *Der Spiegel*, que, en 1993, había informado, llena de empatía por los pacientes de esclerosis múltiple y de euforia por el valiente profesor de medicina, bajo el título «El miedo al mañana», lo presenta ahora como un charlatán ávido de dinero y lo describe, bajo el titular: «Mercado negro de enfermos graves», acusándole de haber «estirado» la DSG con soluciones salinas o de magnesio. De ser así, todos los médicos podrían ser procesados si administran una infusión, porque un medicamento suele inyectarse en una bolsa de solución salina isotónica y luego infundirse en la vena. Franke no hizo nada más, pero ahora, es un presunto criminal delincuente que, supuestamente, ha «estirado» una droga como un traficante, una formulación engañosa para un procedimiento completamente correcto. También es desconcertante la siguiente frase: «El procedimiento contra Franke se inició el año pasado a través de la denuncia por blanqueo de dinero de un banco de Hesse». Franke el médico, un empresario y un farmacéutico como «asociación criminal organizada» que montó un mercado negro... Franke y el farmacéutico que le había conseguido legalmente el medicamento —por prescripción médica— invocan la libertad terapéutica y el derecho a probar curas en casos individuales. El farmacéutico Hofer dijo: «Trabajamos con toda normalidad y correctamente».[161] En su libro *Geschenktes Leben* (La vida como regalo), queda clara la motivación de Franke para sus acciones «ilegales»:

Todo enfermo debe tener derecho legal a beneficiarse de medicamentos eficaces lo antes posible. Por ello, los enfermos de esclerosis múltiple deben tener la libertad de probar terapias experimentales sin verse obstaculizados por restricciones legales o incluso comerciales que no tienen sentido en el caso de una enfermedad. Los medicamentos nuevos y prometedores deben ser de libre acceso.[162]

Según el informe de *Der Spiegel*, se ha perdido el rastro sobre la investigación penal contra el profesor que, junto con sus «cómplices», habría engañado a sus pacientes. La farmacia Hofer del barrio Grafing de Múnich sigue existiendo. Pero no hay ningún informe sobre cómo terminó la investigación de este supuesto «escándalo médico internacional». El fin de una opción terapéutica potencialmente prometedora para la esclerosis múltiple...

Cualquiera que haya sido calificado de «charlatán» ha perdido su credibilidad. Franke quería ayudar a los enfermos de EM, y el dinero que exigía para ello se lo dieron voluntariamente. Franke se convirtió en víctima de un poderoso grupo de presión, ¡porque las grandes farmacéuticas no van a permitir que un profesor cualquiera les quite la mantequilla del pan! Mientras tanto, cada vez más personas enferman de esclerosis múltiple, y el número de pacientes se ha duplicado en los últimos años, un mercado lucrativo para todas las píldoras con efectos secundarios, desde la cortisona y los citostáticos hasta el Valium y el Lioresal. Alivian los síntomas, pero no curan la enfermedad.

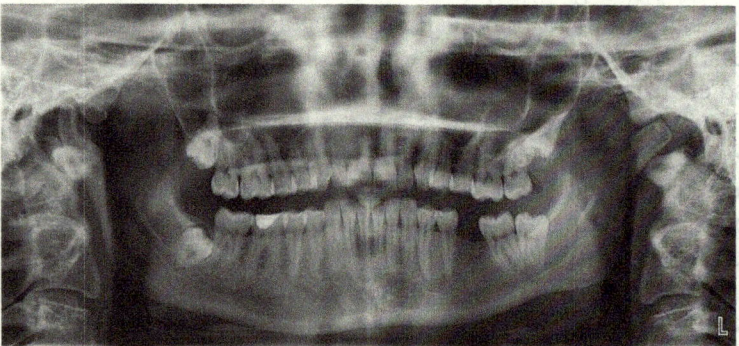

Fig. 23. Radiografía panorámica de la mandíbula, denominada OPG.

Pero ahora llegan buenas noticias de una empresa biotecnológica de Maguncia en alza desde marzo de 2020, BioNTech, que no solo ha desarrollado una vacuna contra el coronavirus, sino también una vacuna contra la esclerosis múltiple, que también se basa en el ARN mensajero, es decir, en una inyección de genes. Los resultados de los experimentos con animales son prometedores. Sin embargo, los enfermos de EM tendrán que armarse de paciencia, ya que los primeros ensayos clínicos en humanos no se realizarán hasta dentro de dos años, según se anunció a principios de año. Merece la pena leer el razonamiento: «Esto se debe a que hay que asegurarse de que esta terapia para la EM también funcione en humanos precisamente contra esta disfunción del sistema inmunitario y no debilite simultáneamente la defensa inmunitaria contra los virus de la gripe o el nuevo coronavirus».[163]

¿Se tuvo el mismo cuidado en el desarrollo de la vacuna de ARNm contra la covid-19? ¿Se probó en humanos durante años para ver si esta vacuna debilita la defensa inmunitaria? No, por supuesto que no. Después de todo, teníamos una situación epidémica de proporciones nacionales, así que se puede hacer la vista gorda.

11. Terroristas en el organismo.
Los campos de interferencia dental enferman a las personas

Cuando un oncólogo diagnostica un tumor en un paciente, comienza la «lucha contra el cáncer», *in situ* y con las «armas» conocidas: cirugía, quimioterapia y radioterapia. El tumor se considera como una enfermedad localizada y no de forma global. Si un diente tiene caries, también se suele considerar una enfermedad localizada y se trata localmente: con un empaste, una corona o, si ya ha «muerto», con un tratamiento de conductos. En la odontología convencional, el diente se considera materia muerta y se trata como tal. Quizá por su superficie dura como la porcelana, pero un diente es un órgano, y muy vulnerable.

Los tratamientos de conductos son habituales en odontología, pero, por desgracia, a menudo son la raíz de todos los males. Solo en Alemania se realizan ocho millones de endodoncias al año. En el 60 % de los tratamientos examinados, las raíces se tratan de forma incompleta, y esto conduce al proceso descrito anteriormente. Hoy en día se considera seguro que:

- Los dientes tratados radicularmente constituyen una cavidad en la que pueden proliferar microorganismos.
- Que las bacterias penetran en el resto del organismo desde la cavidad bucal.
- Que la salud de una persona está estrechamente vinculada a la salud del microbioma de la boca.

En 1910, el dentista holístico y científico Dr. Weston Price (1870-1943), junto con la Clínica Mayo, realizó estudios sobre los peligros que vienen de las toxinas del canal radicular. Demostraron que los dientes tienen una conexión directa con los órganos. Price tomó un diente tratado con endodoncia de una persona que había muerto recientemente de un ataque al corazón e implantó la punta esterilizada de esta raíz dental bajo la piel de un conejo, el cual murió dos semanas después de un infarto. El Dr. Price extrajo la punta de la raíz del conejo muerto y la implantó bajo la piel de

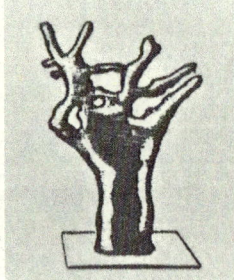

Fig. 24. Conducto radicular con ramificaciones.

un segundo conejo. Este animal también murió de un ataque al corazón a las dos semanas. El Dr. Price continuó este procedimiento con la misma raíz dental en varias series de prueba, y todos los conejos murieron. Price siguió investigando durante 25 años, pero los resultados de su estudio no se publicaron. No fue hasta 70 años después que un colega descubrió este trabajo y lo publicó.[164]

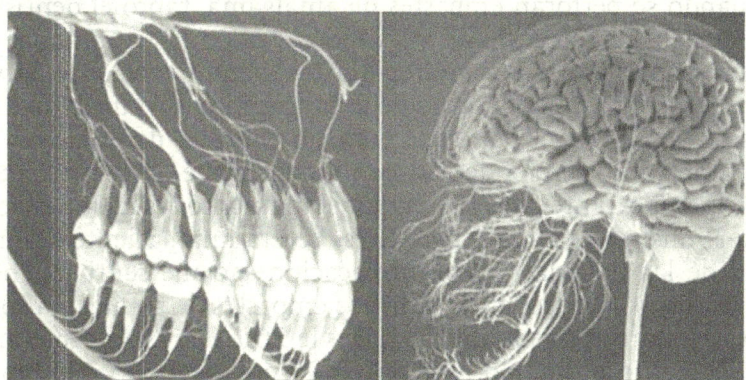

Fig. 25. Las raíces de los dientes están directamente conectadas con el cerebro, y cada diente está energéticamente conectado a determinados órganos del cuerpo. Es fácil imaginar lo que significan para el cerebro los empastes de raíz, el mercurio de los empastes de amalgama o los dientes muertos.

Hace más de 100 años, el médico y reformador nutricional Bircher-Brenner llamó a los dientes tratados con raíces y coronas de oro «cadáveres en un ataúd de oro». El Dr. Josef Issels lo citó en 1982 en su libro *Mehr Heilungen von Krebs* (Más curas para el cáncer) y escribió:

> Un diente con la pulpa abierta e inflamada está perdido y debe ser extraído inmediatamente. (...) Las preparaciones de la cavidad pulpar realizadas por W. Meyer de dientes con raíz simple y múltiple reconocen claramente que el conducto radicular no es en absoluto un tubo cerrado, sino que se asemeja a un árbol con muchas ramas que penetran en el cuerpo del diente en todas direcciones.[165]

Los dentistas holísticos saben que los dientes «muertos» envenenan permanentemente el cuerpo porque ningún instrumento quirúrgico o antibiótico puede llegar nunca a todas las zonas de los finos túbulos dentinarios, que pueden tener hasta cuatro kilómetros de longitud. Así, tras «matar» un diente, se inicia un proceso de descomposición en el que entran en el torrente sanguíneo sustancias altamente tóxicas. Estas toxinas también se almacenan en la mandíbula, constituyendo focos silenciosos que pueden causar innumerables enfermedades crónicas.

Los dientes cariados son reparados por los dentistas todos los días. Con materiales que —como usted debe saber— son siempre tóxicos. Aunque no tan tóxicos como las amalgamas. Los que no pueden permitirse empastes caros todavía reciben amalgama en Alemania, y, por lo tanto, veneno en sus bocas. Cuando se perforan empastes de amalgama, tanto el dentista como su paciente deben protegerse de los vapores tóxicos, y el material que tan eficazmente puede utilizarse para reparar los dientes debe eliminarse como residuo peligroso. ¿Y en la boca no debe causar ningún daño? Tuve muchos empastes de amalgama. Cuando se conoció el efecto dañino, hice que me lo restauraran todo, pero el dentista en quien confié obviamente no se dio cuenta de lo importante que eran en aquel momento las medidas de protección para sí mismo y para sus pacientes. Yo era una paciente desprevenida y, a pesar de las medidas de desintoxicación, no me sentí mucho mejor después. Desde la perspectiva actual, ¡los empastes de amalgama son daños corporales en un certificado médico! Desde 2008, en Noruega el mercurio está estrictamente prohibido, y desde 2009 en Suecia, lo que también se aplica a los empastes dentales. La amalgama ya se prohibió en Rusia a finales de los años 70, en una época en la que este material tóxico aún estaba en boca de todos en el resto del mundo.[166]

El toxicólogo muniqués Max Daunderer pidió que se prohibiera la amalgama en los años 80, después de haber examinado a 10.000 pacientes envenenados con amalgama. Sus colegas se rieron de él, las organizaciones dentales hablaron de «alarmismo irresponsable» y de la «histeria por la amalgama».[167] Daunderer no se amilanó y escribió en el *Atlas de los Centros de Envenenamiento*:

1. Encontramos focos dentales en todas las enfermedades crónicas, sobre todo en la zona típica.
2. Se pueden encontrar toxinas en todos los focos dentales después de muchos años como bacterias y hongos. (...) Donde está la amalgama o estuvo, se almacena aluminio. La amalgama interfiere en la desintoxicación del aluminio consumiendo las mismas enzimas de desintoxicación. El aluminio forma un fino velo gris alrededor de las raíces de los dientes. A diferencia de la amalgama, el aluminio no forma una capa de pus. Sin embargo, se transporta rápidamente del diente al cerebro a través de la mandíbula.[168]

Ellen Carl, que enfermó gravemente de envenenamiento por amalgama hace años, está tan enfadada con el dentista que arruinó su salud con empastes que contenían mercurio que lleva 32 años asesorando a las víctimas. Cuando le pregunté por sus motivos, me contestó que quería vengarse de todo lo que los dentistas le habían hecho con los empastes de amalgama. Sus problemas de salud —incluidos trastornos neurológicos— mejoraron después de que le «arrancaran» todos los dientes de la mandíbula, que estaba cubierta de campos de interferencia.

El vídeo *Los dientes humeantes* muestra cómo el mercurio se desprende de un empaste de amalgama convencional cuando se ejerce presión o fricción, como al masticar. Yo también tenía una espina clavada con algunos dentistas. Por ejemplo, con el que me extrajo el nervio de varios dientes dolorosos y me trató el conducto radicular a una edad temprana, sentando las bases para un creciente vertedero de residuos tóxicos en mi boca. La odontología convencional sigue utilizando métodos quirúrgicos de alta tecnología para el tratamiento del conducto radicular. Muchos años después, sentí las consecuencias de estas «medidas para conservar los dientes»: dientes podridos sin vitalidad destrozados como cristales durante las extracciones. Fue el comienzo de una odisea por varias clínicas dentales. Cada vez que un tratamiento salía mal, buscaba fortuna en el siguiente representante de esta profesión y soportaba muchas malas prácticas.

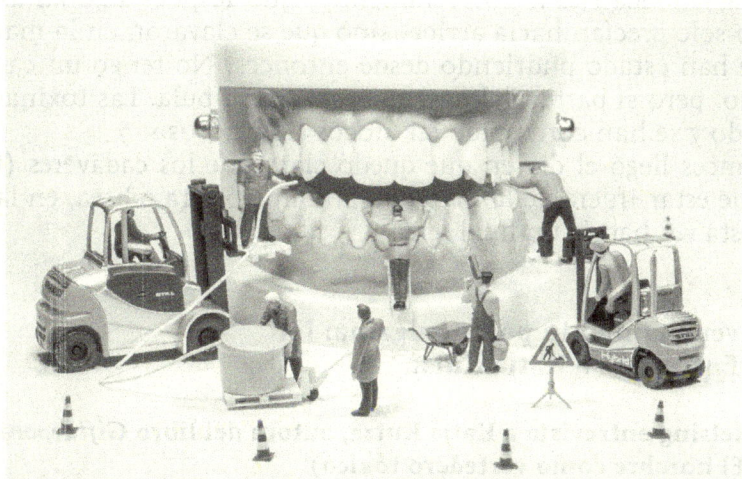

Fig. 26. La cavidad oral como vertedero tóxico y gran obra de construcción.

Un diente murió literalmente «hervido» durante el tallado y hubo que extraerlo poco después. Me enviaron a que me hicieran una apicectomía supuestamente salvadora de dientes, una intervención quirúrgica masiva en la que se abre la mandíbula y se recorta la punta de la raíz. El diente no se pudo salvar. Experimenté una endodoncia en la que el dentista no pudo encontrar el conducto fino, hurgó frenéticamente en el paladar y taponó la herida con un trozo de papel. Un día después tenía fiebre alta y una inflamación en el paladar. Una pesadilla fue la extracción de dos dientes endodonciados. El procedimiento duró dos horas, la frente del dentista estaba cubierta de sudor frío mientras se ensañaba con mi mandíbula, mi sangre manchaba su bata blanca. Cuando por fin terminó el horripilante trabajo, pasé tambaleándome, traumatizada y completamente agotada a la sala de espera abarrotada. La herida se secó, se infectó, tuvo que ser tratada quirúrgicamente de nuevo —sin anestesia, porque era un servicio de urgencias, ¡muy doloroso!— y tuve que tomar antibióticos fuertes. Meses después, fragmentos de hueso afilados intentaron abrirse paso a través de la sensible membrana mucosa y tuvieron que ser extraídos con pinzas, por el próximo dentista.

Intenté demandar a la persona que me había causado la agonía, pero no tuve éxito. El dolor que la odisea de dentista en dentista infligió a mi alma es inconmensurable. Con cada diente, un pedazo de mí era arrebatado y se me infligía una herida que tenía que sanar tanto a nivel físico como emocional. Una y otra vez seguía soñando con extracciones sangrientas que se sentían como ejecuciones. Hoy sé que las heridas de estas operaciones no habían cicatrizado correctamente y que después algunas astillas de hueso no solo crecían hacia arriba, sino que se clavaron en la mandíbula, donde se han estado pudriendo desde entonces. No tengo un cadáver en mi sótano, pero sí partes del cuerpo en la mandíbula. Las toxinas se han acumulado y se han convertido en «focos silenciosos».

Entonces llegó el día en que quedó claro que los cadáveres (toxinas) tenían que estar ¡fuera de la mandíbula! Empezó otra odisea, en la que no sabía si esta vez habría un final feliz.

11.1. Envenenamiento por amalgama: ¡el horror! Entrevista a Katja Kutza

Jan van Helsing entrevista a Katja Kutza, autora del libro *Giftdeponie Mensch* (El hombre como vertedero tóxico)

Pregunta: Katja, en tu libro describes de forma auténtica y muy honesta tu historia de enfermedad y recuperación. Explicas lo que los metales pesados como el mercurio de las amalgamas, de las vacunas, las toxinas ambientales en general, los aditivos de los alimentos, etc., pueden hacer al organismo. Me di cuenta en cuanto leí tu manuscrito, que muchas personas se reconocerían aquí, al menos en parte.

Respuesta: Sí, es cierto. Mi motivación para escribir este libro fue mi deseo de querer acortar el sufrimiento de otras personas y proporcionarles ayuda sobre cómo mantener su salud, así como explicar el trasfondo de las llamadas «enfermedades modernas generalizadas». Muchas personas pasan años yendo de médico a médico con sus numerosas dolencias, que suelen recetar medicamentos bajo sospecha para tratar los síntomas, cuyos efectos secundarios acaban provocando aún más dolencias. He conocido a muchas personas que han tratado, impotentes, de hacer frente a sus dolencias, de alguna manera hacen frente a sus síntomas y están muy desesperados porque ni siquiera se les cree y se considera que están «fuera de terapia» o se tiene que utilizar un trastorno mental como explicación. Estos cuadros clínicos poco claros y sin perspectivas de curación ya han destruido familias enteras y medios de vida... Sin embargo, cuando estas personas se enteran entonces de las causas que realmente pueden estar detrás de su sufrimiento, muchas se quedan asombradas al principio, pero también contentas de ver por fin la luz al final del túnel. Mi deseo más profundo era mostrar a la gente formas de recuperar la salud, darles valor y esperanza, probar métodos curativos inusuales y, sobre todo, explicar lo que en última instancia puede hacernos enfermar, a diario y sin darnos cuenta.

P.: Durante tu odisea médica, también te dijeron varias veces que no se te podía diagnosticar una enfermedad y que sospechaban de un trastorno mental. ¿Cómo ocurrió esto?

R.: Todos los médicos a los que consulté —y vi a casi todos los especialistas que hay— solo me dieron largas con su programa médico convencional para averiguar las causas de mis graves dolencias. Algunos de ellos eran muy buenos médicos, pero ninguno de ellos miró fuera de la caja de la medicina convencional, y así, rápidamente, me tacharon de «enferma mental» porque nadie podía encontrar la causa de mis síntomas con los métodos convencionales. Una de las razones por las que fui a tantos médicos fue porque en ese momento me parecía como si mi cuerpo se «descompusiera» cada vez más, porque nada funcionaba. Tenía dolores crónicos en todo el cuerpo, estaba constantemente mareada y con náuseas, tenía reacciones cutáneas, ataques de migraña y mucho más. Lo describo con más detalle en mi libro. Pero también tengo que decir que no estoy fundamentalmente en contra de la medicina convencional. Nadie, ni siquiera un naturópata, puede mirar tan bien dentro de un cuerpo. Para hacer diagnósticos, la medicina de aparatos es realmente muy útil, al igual que la medicina de urgencias, accidentes y cuidados intensivos. La medicina convencional puede salvar vidas y, por supuesto, también ofrece terapias y medicamentos útiles y puede realizar operaciones. Y si no existiera la cortisona, por ejemplo, yo habría muerto de *shock* anafiláctico hace mucho tiempo. Correctamente y bien dosificados, los antibióticos también pueden salvar vidas, lo cual no quiere decir que sean realmente necesarios para todos los resfriados, por pequeños que sean. Pero si la medicina convencional no puede encontrar una causa o no puede ofrecer una ayuda eficaz para un diagnóstico establecido, estaría bien que la medicina convencional también recurriera a métodos alternativos o los reconociera y los recomendara a sus pacientes.

P.: Sí, ha ocurrido mucho en la cooperación entre la medicina convencional y la naturopatía, pero aún queda mucho por hacer. ¿Cómo le han ido las cosas?

R.: Después de dejar oficialmente la terapia, en realidad solo quería morirme; en serio. No podía ver ninguna salida porque hasta entonces nadie podía ayudarme. Al contrario, a menudo me ridiculizaban o me daban el sabio consejo de que «me recompusiera». Describo esta época con más detalle en mi libro, pero me limitaré a decir aquí que yo —como tantas personas cuando no saben qué hacer a continuación— empecé a rezar. Recé para no querer despertar al día siguiente, pero eso no ayudó. Después de tres días, me enfadé con Dios y con el mundo y dije que, si no me permitían morir, por fin deberían ayudarme. Y, efectivamente, poco tiempo después, mi madre fue a ver a una naturópata por su cuenta, que la ayudó muy rápidamente y también escuchó mi historia. Así que pedí cita con ella y me metí en el coche de mis padres, con las últimas fuerzas que me quedaban, pero sin ninguna expectativa ni esperanza. En realidad, solo lo hice por el bien de mi madre. Pero a partir de entonces, las cosas cambiaron. Por primera vez me tomaron realmente en serio y enseguida tuve la sensación de que no se sentía abrumada por mis descripciones ni mis quejas, que eran muchas. Hizo diagnóstico del iris, así que me miró los ojos, y se dio cuenta de que tenía la clásica intoxicación por amalgama. A continuación, me lo explicó y me dijo que estaría encantada de enviarme a un médico que estuviera más familiarizado con el tema y que también supiera cómo eliminar las toxinas liberadas por los empastes de amalgama. Encontré ayuda en este médico, un anestesista y terapeuta del dolor que en aquel momento ya estaba jubilado y dirigía una pequeña consulta privada. A través de ella, también conocí a otros terapeutas que me ayudaron a recuperar poco a poco la salud. Sin embargo, también debo mencionar aquí que no fue un camino fácil. El conocimiento de métodos de eliminación eficaces sin a veces efectos secundarios que a veces eran casi insoportables cuando las toxinas se movilizaban y se liberaban en el cuerpo estaba todavía en pañales en aquella época. Durante este tiempo, tuve algunas malas experiencias de cómo era mejor no hacer las eliminaciones. Por lo tanto, era importante para mí reproducir esta información en mi libro. Hoy en día, este sufrimiento puede evitarse. Esto no significa que la desintoxicación sea un paseo por el parque, pero se puede controlar y soportar mucho mejor con los adecuados remedios y, sobre todo, eliminarla de forma realmente eficaz para que no se movilicen más toxinas de las que se puedan eliminar.

P.: Describes en tu libro que un radiestesista también te ayudó muy bien durante este tiempo. En tu libro también muestras con dibujos lo que pueden hacer los campos de interferencia geopática.

R.: Esto fue un hito muy importante en mi camino hacia la recuperación y es un tema muy importante en mi libro. Conocí a la radiestesista a través del médico, porque ella también había tenido una vez problemas con la amalgama. Como personas afines, enseguida nos pusimos a charlar y compartimos nuestros calvarios. Me contó que era radiestesista y sospechaba que yo tenía un muy mal lugar para dormir. La gravedad de las quejas hablaba en favor de ello. También me sugirió que concertáramos una cita para que pudiera medirlo todo con su varilla de zahorí. Acepté agradecida y concerté una cita con ella para la semana siguiente. Una hora más tarde, sonó el timbre y ella estaba delante de mi puerta. Me dijo que no podía dejarme en semejante campo de interferencias. Tengo que decir que esta mujer es muy decidida, y, en aquel momento, a sus casi setenta años, parecía muy en forma. Se puso a trabajar de inmediato y descubrió que yo estaba en una posición muy desfavorable. Sin duda tendría problemas en el abdomen, los riñones y la zona lumbar. Todo esto era cierto y me quedé muy sorprendida... Entonces, rápidamente, encontró un buen sitio e inmediatamente tiró mi colchón sobre él. Era como un torbellino y estaba completamente absorta en su trabajo. Pocas veces he visto a una persona ayudar a otra tan rápidamente. Sí, y a partir de entonces dormí en este lugar, reorganicé mi cama y mis muebles en consecuencia y dormí muy bien y profundamente, y me desperté mucho más fresca y en forma a la mañana siguiente. Mis problemas abdominales eran cosa del pasado desde ese mismo día. Fue increíble, pero maravilloso, y así me involucré más intensamente con la radiestesia y los campos de interferencia geopática, y más tarde aprendí a hacerlo yo misma. Tal vez sea interesante saber que ahora tiene casi 90 años, vive sola, se cuida a pesar de los pequeños signos de envejecimiento y, sobre todo, sigue estando muy bien mentalmente. Y eso a pesar de que estuvo muy enferma. Un buen lugar para dormir le salvó la vida entonces, así como la eliminación del electroesmog, que también es un tema importante. Hoy más que nunca...

P.: ¿Cómo te sientes hoy?

R.: Vuelvo a estar bien en comparación con los malos tiempos. Sin embargo, todavía tengo que desintoxicarme de vez en cuando, comprobar mis sustancias vitales y suministrarlas. Todavía hago restricciones en mi dieta. Probablemente, sea consecuencia de esta grave intoxicación, que también me ha provocado intolerancias alimentarias. También tengo fases en las que me siento un poco peor, pero no como antes. Cuando me siento peor, sé que es necesaria una breve desintoxicación. Lo que también es importante mencionar, es el hecho de que tuve problemas con la mandíbula y la espalda muchos años después de la mala época. Mi dentista holístico, al que desgraciadamente solo encontré hace unos años, supo enseguida que tenía que ver con la mandíbula —debido a los muchos empastes de amalgama—, las coronas y las incrustaciones que se añadieron más tarde tuvieron que ser removidos, porque, por un lado, los diferentes metales han forzado el envenenamiento y, después de quitar la amalgama, ocasionaron molestias. Mis coronas se habían colocado sobre amalgama, que tenía un efecto batería increíble. Mi antigua dentista se negó al principio a taladrarme la amalgama. Sospechaba que yo tenía leucemia porque mis encías se habían vuelto de color azul-púrpura, pero era un signo seguro de enormes depósitos de amalgama. Debido a todos estos empastes diferentes, empastes provisionales, etc., mi mordida ya no era correcta. Además, los molares traseros tuvieron que ser extraídos, porque las coronas habían estado asentadas sobre amalgama y los dientes estaban «contaminados» de por vida. Como resultado, mi mordida se desplazó a lo largo de los años y la altura de los empastes ya no era correcta, lo que con el tiempo se notó en mi mandíbula y también en mi

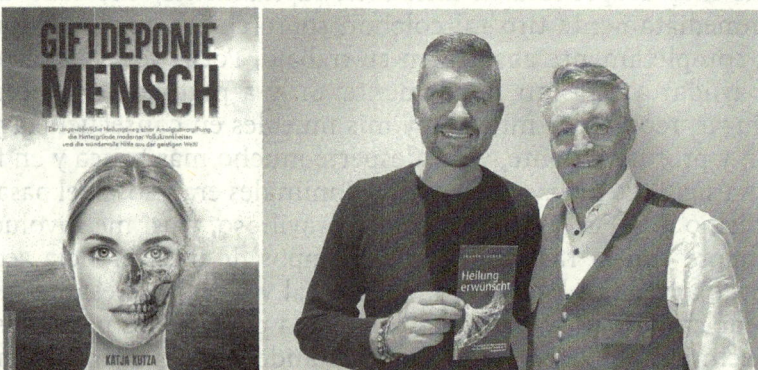

Fig. 27 y 28. Libro de Katja Kutza *Giftdeponie Mensch*. A la derecha, el terapeuta y bioenergético Jürgen Lueger y Jan van Helsing, que publicó el libro de Jürgen *Heilung erwünscht* en otoño de 2021. Katja Kutza escribió con él el libro, en el cual presenta cómo diagnostica y trata a los pacientes mediante el «cribado biofísico de todo el cuerpo».

espalda. Se trata de un dolor increíblemente intenso cuando la mandíbula ya no está en su posición correcta. El único remedio en este caso es una férula dental, que se ajusta en altura y se va rectificando gradualmente una y otra vez hasta que deja de doler. A esto le sigue la restauración adecuada de los dientes a la altura correcta y una buena posición de mordida. Le recomiendo que visite a un dentista con experiencia en disfunción craneomandibular (DCM) para que todo pueda medirse con precisión (Nota del editor: Puede encontrar más información sobre este tema en el libro de Jürgen Lueger *Heilung erwünscht* —Curación deseada—). También es importante observar la relación entre los dientes y los órganos, aquí también se puede encontrar a menudo la causa de las dolencias que a menudo se encuentran en la boca.

Gracias, Katja, por tus comentarios.

11.2. Los dientes focales como desencadenantes del cáncer

«Campos de interferencia» es una expresión acuñada por Weston Price —el padre de la odontología biológica— hace más de 100 años. Los campos de interferencia ponen al cuerpo en modo de estrés las 24 horas del día, es decir, en modo lucha o huida. El estrés durante poco tiempo es saludable, el estrés permanente enferma. Se liberan adrenalina y cortisol, se desconectan las reacciones inmunitarias y curativas; es como ser un antílope perseguido por un león día tras día e incluso por la noche. Desde la perspectiva actual, todo tratamiento de conductos radiculares alberga el riesgo de que el conducto radicular, que no ha sido completamente esterilizado, desarrolle un campo de interferencia.

«No existe ningún tratamiento de endodoncia que no cree un foco», citaba el famoso médico oncólogo alemán Dr. Josef Issels a un colega en 1982 en su libro *Mehr Heilungen von Krebs* (Más curas para el cáncer), [165] y en el libro *Mein Kampf gegen den Krebs* (Mi lucha contra el cáncer) escrito hace 40 años: «Por lo tanto, me preocupa tratar otro punto en particular, que no recibe atención en la terapia contra el cáncer generalmente practicada e incluso se rechaza porque no se conoce la relación entre los focos craneales primarios y el cáncer».[165]

Los dientes endodonciados suponen una carga inmensa para el sistema inmunitario:

- Debido a los productos proteínicos tóxicos de las caries procedentes del sistema de conductos del diente.
- Debido a los materiales de obturación radicular del conducto central (estresantes para las células, irritantes para los tejidos, a menudo incluso alergénicos).

- Por la infección bacteriana presente en cada diente tratado radicularmente.
- Debido a la inflamación resultante en la punta de la raíz.
- Como campo de interferencia informativo y energético.[169]

No solo los dientes endodonciados pueden convertirse en un enemigo en nuestro cuerpo:

- Las **NICO** son inflamaciones óseas en un hueco entre dientes, normalmente causadas por un trastorno de cicatrización. Las bacterias de los dientes vecinos, astillas metálicas que merodean por la mandíbula o restos radiculares son en parte responsables de la inflamación ósea.
- **Ostitis** de la raíz del diente. Como el tratamiento del conducto radicular nunca elimina todas las bacterias, estas alcanzan la punta de la raíz y provocan una inflamación ósea en el lugar.
- **Ostitis** de la muela del juicio. Si una muela del juicio no encuentra su lugar adecuado en la mandíbula, puede desarrollarse una inflamación del hueso. Si no se reconoce y trata, puede provocar más adelante pérdida ósea.[170]

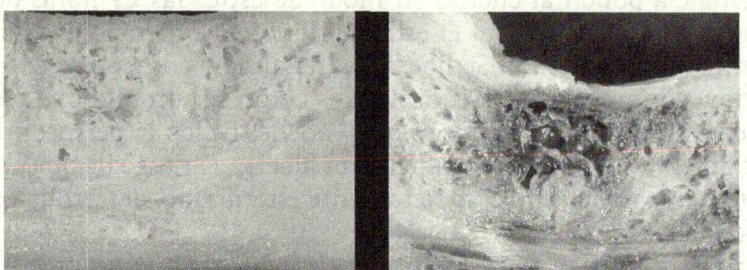

Fig. 29. Izquierda: una mandíbula sana;
derecha: una mandíbula con NICO.

En casos graves, las muelas del juicio tienen este aspecto en la radiografía, como si hubiera un trozo de pizza donde debería haber hueso maxilar sólido. Si un dentista abre el lugar para colocar un implante, no se encuentra con masa ósea sólida, sino tejido blando y graso. Contiene bacterias y proteínas, y cuando se descomponen, se producen numerosas toxinas, especialmente cadavéricas, que pueden entrar en el organismo a través de los túbulos más finos y suponer una carga considerable para él. Las toxinas pueden atacar el sistema inmunitario y los nervios y favorecer enfermedades graves. «Una NICO es una herida que nunca cicatriza», escribe el dentista y naturópata Dr. Johann Lechner en un artículo sobre el cáncer y los campos de interferencia dentales, haciéndose eco de la afirmación del investigador del cáncer Harold Dvorak: «Un tumor es una herida que nunca cicatriza».[171]

Los campos de interferencia en la boca se convierten en terroristas en el cuerpo, desencadenando la inflamación «silenciosa», es decir, crónica, «la plaga del siglo XXI». Según investigaciones actuales, esta «inflamación silenciosa» no basta por sí sola para convertir una célula sana en cancerosa, pero un entorno inflamatorio favorece el proceso. El Dr. Issels escribe que las toxinas más peligrosas en los dientes tratados con raíces son los llamados «tioéteres», estrechamente relacionados con la soldadura de nitrógeno y otros agentes de guerra química utilizados en la Primera Guerra Mundial. Su efecto es fatal, porque destruyen las mitocondrias, las centrales energéticas de las células. Desde que Otto Warburg recibió el Premio Nobel en 1931, sabemos que las células destruidas cambian al metabolismo de fermentación y mutan así en células cancerosas. Issels describe este proceso vívidamente:

> Desde el momento de la muerte pulpar (el tratamiento de conducto) en adelante, cada uno de los dientes existentes con nervios muertos libera cantidades diminutas del más peligroso de todos los venenos en el torrente sanguíneo, hora tras hora, año tras año. Ya sea que estemos trabajando o descansando, durmiendo o despiertos, las enzimas respiratorias están constantemente bajo el ataque de estos venenos.[169]

La mitocondriopatía (alteración del suministro energético de las células), causa de innumerables enfermedades, ahora también es considerada por los investigadores del cáncer como uno de los factores que desempeñan un papel decisivo en el desarrollo de tumores. En 2008, un estudio en el que participaron 5000 pacientes con cáncer y más de 10.000 sujetos de control: la inflamación crónica del periodonto aumentaba el riesgo de cáncer de esófago en un 136 %, de tumores de cabeza y cuello en un 68 % y de cáncer de pulmón en un 54 %. La correlación era independiente del tabaquismo.[172]

Con los conocimientos que tengo hoy, no volvería a someterme a un tratamiento de conductos. El hecho de que los «cadáveres en el ataúd de oro» y la inflamación crónica en la mandíbula son bombas de relojería, pero ningún dentista «normal» me lo dijo nunca, y nadie vio los focos silenciosos en las radiografías; solo me di cuenta de ello tras consultar a varios dentistas holísticos e investigar intensamente. Todos los dientes que habían sido endodonciados habían desarrollado campos de interferencia. Desde entonces, me los han extraído todos. Sin embargo, este es solo el primer paso hacia la curación, ya que los daños causados por la mezcla tóxica de empastes de amalgama (extraídos de forma inadecuada) y dientes muertos en mi boca, no desaparecieron mágicamente de la noche a la mañana, los terroristas simplemente habían llevado a cabo demasiados ataques con veneno en mi cuerpo.

11.3. Los dientes focales como desencadenantes de otras enfermedades

La conexión entre la salud dental y la salud ya fue reconocida por el famoso médico Paracelso: «Cada diente es toda una persona». En la milenaria Medicina Tradicional China (MTC), de miles de años de antigüedad, se supone que cada diente está asignado a una región específica del cuerpo a través de los meridianos. La odontología biológica está dando la razón a quienes, desde hace décadas, han advertido de tratamientos de conductos, amalgama y otros materiales en la ciencia de la «curación» dental. Muchas personas tienen legados del siglo pasado en sus bocas: oro, platino, cobre, cobalto, aluminio, hierro o cromo. Hace tiempo que se ha demostrado científicamente que tienen un efecto citotóxico, desencadenan enfermedades neurológicas y pueden provocar trastornos inmunitarios o estrés oxidativo. La cavidad bucal no está herméticamente cerrada, y los agentes patógenos o las sustancias tóxicas se propagan por todo el organismo a través del sistema linfático. Solo unos días después de la colocación de empastes metálicos, es posible detectar componentes metálicos en el organismo.[173]

Actualmente se está debatiendo si el uso masivo de implantes de titanio, que aumentan ligeramente la temperatura corporal, constituye un riesgo para la salud. Son considerablemente más baratos que la cerámica, por ejemplo, y también más fáciles de procesar. ¿Se acuerda? Ese fue precisamente el argumento a favor de los empastes de amalgama con mercurio durante décadas: los pacientes sufrieron el daño, y no solo ellos. Las estadísticas muestran que los dentistas mueren prematuramente y tienen un mayor riesgo de suicidio. Si no quiere correr ese riesgo, se recomienda una prueba de estimulación de titanio. Entre el 15 y el 20 % de la población tiene intolerancia al titanio, según el laboratorio IMD-Berlín. Para ellos, los implantes desencadenan inflamaciones en todo el cuerpo.[174] Y no hay que olvidar que el óxido de titanio también se utiliza como relleno o colorante en medicamentos, complementos alimenticios, cosméticos, chicles y dentífricos. En los implantes de titanio puede formarse una biopelícula hasta la punta del implante, y cuanto más antiguo es el implante, mayor es el riesgo. Más adelante en el libro puede ver que los implantes de titanio pueden incluso oxidarse. También se supone que los metales de la boca en la época de carga creciente con campos electromagnéticos actúan como una antena en la boca. Juntos con otros metales, como el oro o las piezas metálicas de las prótesis, se produce el llamado efecto batería, un flujo de corriente eléctrica al que las personas están expuestas las 24 horas del día. Los componentes de cobalto-cromo-molibdeno que se utilizan en prótesis dentales o coronas de metales no preciosos tienen un efecto neurotóxico según hallazgos recientes.[175]

Los tratamientos de conductos pueden ser la causa de la sarcoidosis (enfermedad de Beck), en la que se forman nódulos en los tejidos, especialmente en los pulmones. La enfermedad la desencadena *Cutibacterium acnes* (antes *Propionibacterium acnes*), que siempre puede detectarse en focos de dientes.[176] Los dientes «muertos» pueden causar dolor de espalda y problemas de próstata, inflamación de la mandíbula y los senos paranasales o problemas de vejiga. Conozco el caso de una mujer a la que le extrajeron los dientes debido a una infección aguda de la vejiga que están conectados con la vejiga a través de los meridianos. En el momento en que se levantó de la silla, la inflamación desapareció mágicamente. Las sustancias inflamatorias que circulan constantemente por el cuerpo pueden causar inflamación en los pulmones o las articulaciones y aumentar el riesgo de enfermedades cardiovasculares como el infarto o la cardiopatía coronaria.[177]

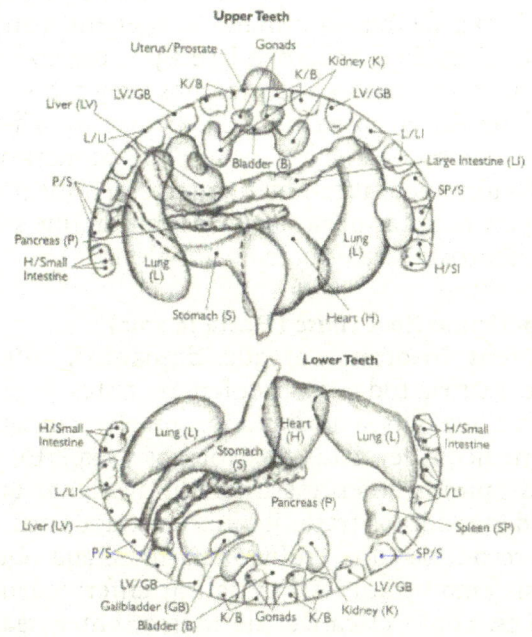

Fig. 30. La conexión entre los dientes y los órganos.

Un conocido iba a ser operado del corazón. Antes le extrajeron un diente infectado y pudo cancelar la operación. Sin embargo, si un terrorista tóxico de este tipo ya ha causado graves daños al organismo, una cita con el dentista puede poner en peligro la vida. Conozco un caso en el que un paciente cardíaco murió de un infarto inmediatamente después de que le extrajeran un diente sospechoso.

Cualquiera que se ponga en manos de un dentista convencional y no investigue por su cuenta, puede que esté causando estragos en su cuerpo. Un diente «muerto» ya no percibe los procesos inflamatorios y no se hace sentir. Por desgracia, los dentistas convencionales no están en condiciones de diagnosticar campos de interferencia en la mandíbula, porque hay que saber leer muy bien las radiografías y saber lo fatales que pueden ser para la salud del paciente los focos silenciosos en la cavidad bucal.

Los dentistas biológicos trabajan con métodos de examen como la ecografía, tomografía volumétrica digital (TVD), que no es muy informativa, o una prueba en la que se inyecta un anestésico local en la zona crítica. Si el paciente nota una mejoría de los síntomas unas ocho horas después, se puede suponer que se trata de un campo de interferencia.[178] Nunca he conocido a un solo dentista convencional que fuera consciente de este tema, y mucho menos uno que estuviera familiarizado con él. Y así, no puede ser lo que no se puede ver, que la raíz de todos los males se encuentra en la cavidad bucal.

Weston Price, el médico oncólogo Issels y el toxicólogo Daunderer no fueron tomados en serio cuando hace décadas señalaron el problema de los campos de interferencia en la mandíbula. Podría imaginar que un día se impondrá la constatación de que los materiales «modernos» utilizados hoy en día en la «curación» dental también enferman a los pacientes. ¿Cuánto tardará este tiempo y cuántas personas más tendrán que seguir siendo víctimas de los tratamientos dentales convencionales?

Consejo de película: *Root cause* (Hasta la raíz)

Náuseas, mareos, insomnio, ataques de pánico, fatiga crónica: Frazer Bailey (Ben Purser) sufría todas estas dolencias antes de descubrir la raíz de todos los males tras una odisea de diez años. En el documental del multipremiado director, médicos, dentistas, toxicólogos y expertos en salud de todo el mundo dan su opinión mientras intentan averiguar qué consecuencias para la salud pueden tener los tratamientos de endodoncia en el organismo. La sorprendente respuesta: una endodoncia infectada puede causar daños duraderos en el sistema inmunitario y causar enfermedades graves, potencialmente mortales, como el cáncer de mama, enfermedades crónicas de todo el cuerpo o infartos. El apasionante documental denuncia también los abusos de nuestro sistema sanitario.

11.4. Vertido tóxico en la boca. Entrevista a Ellen Carl

Entrevista de Vera Wagner a Ellen Carl, fundadora, hace treinta y dos años, del primer centro de asesoramiento para intoxicados por amalgama

Aunque muchos científicos han criticado el uso de amalgama como material de empaste dental, muchas personas siguen con esta neurotoxina en sus bocas, a menudo en combinación con otras aleaciones metálicas y a menudo con consecuencias fatales para su salud, que no suelen reconocerse hasta después de descubiertas tras años de sufrimiento o por casualidad. Desde que es posible detectar y tratar la intoxicación por metales dentales, muchos pacientes se han curado de dolencias aparentemente inexplicables o, al menos han experimentado una mejoría de sus síntomas. «El envenenamiento por amalgama es un intento de asesinato legalizado que parece una enfermedad», afirma Ellen Carl, del Centro de Asesoramiento para Envenenados por Amalgama. En los últimos 32 años, ha asesorado a miles de afectados.

Pregunta: Señora Carl, su calvario empezó en 1986, cuando le hicieron diez nuevos empastes de amalgama. ¿Cómo se sintió después?

Respuesta: Ellen Carl: todos los síntomas que ya tenía entonces empeoraron. En aquel momento, tenía 43 años. Lo que era realmente malo era la sensibilidad a la luz y al sonido, y el fallo de las piernas.

P.: ¿Qué le hizo pensar que la amalgama podía ser la causa de sus problemas de salud?

R.: Mi hermana mayor me advirtió durante años sobre la amalgama. Después del intercambio, sospeché de las conexiones.

P.: ¿Qué hizo entonces? ¿Volvió a quitarse los empastes?

R.: Sí, y me desintoxiqué con DMPS. La **terapia DMPS** se considera el tratamiento de desintoxicación de metales pesados más eficaz fuera del sistema nervioso central. El fármaco puede eliminar metales pesados como mercurio, cadmio, arsénico, plomo, cobre, plata y estaño. El DMPS se desarrolló primero en China y luego en Rusia, y se usa para el tratamiento de trabajadores intoxicados por metales pesados. El toxicólogo Dr. Daunderer descubrió que el DMPS también es ideal para desintoxicar a las víctimas de la amalgama.

P.: ¿Ha eliminado el mercurio de su cuerpo?

R.: Lo que se mide es lo que se ha movilizado. Lo que aún está almacenado solo puede analizarse en mi cadáver.

P.: El toxicólogo Dr. Max Daunderer dijo en los años 80: «Los empastes dentales con amalgama están envenenando insidiosamente a millones de personas y deben prohibirse inmediatamente. Cualquiera que rellene agujeros dentales con amalgama está cometiendo una grave negligencia». Esto le valió un requerimiento de la Asociación Dental de Baviera. Desde julio de 2018, hay una nueva normativa de la UE que dispone que los dentistas ya no pueden utilizar amalgama en jóvenes menores de 15 años, mujeres embarazadas y madres lactantes. La mayoría de los consultorios ya no ofrecen el material en absoluto, sin embargo, se sigue afirmando oficialmente que no se han demostrado científicamente los efectos nocivos para la salud de los empastes que contienen mercurio. ¡Eso es completamente absurdo! ¿Qué dice usted después de su propio camino de sufrimiento y curación y después de tener miles de casos de personas que han enfermado a causa de la amalgama?

R.: Tuve la suerte increíble de conocer al doctor a la edad de 43 años. Tras mi curación nocturna, me dirigí al periódico vespertino de Múnich y comencé mi labor educativa con un artículo. Pensé que una persona iluminada se preocuparía por el mercurio en su boca y dientes. El mercurio es tóxico en todas partes, especialmente los vapores de mercurio, ¿por qué iba a ser diferente en la boca? Una persona iluminada animará a los demás a no hacerse empastes de amalgama. Es lo que yo pienso. La amalgama se utiliza a gran escala desde hace 200 años, y desde entonces los expertos debaten si es perjudicial para la salud. Deje que los expertos discutan, pero decídase por el veneno en tu boca (desde donde un día migrará a tu cerebro). Hay alternativas.

P.: Según su experiencia, ¿cuáles son los síntomas clásicos de la intoxicación por amalgama?

R.: El componente principal de un empaste de amalgama es un 50 % de mercurio líquido más limaduras de plata/estaño y cobre. Sobre los síntomas de Helmut Hörath, director de Farmacia del Gobierno de Alta Franconia-Bayreuth: «¡El mercurio es una neurotoxina! La intoxicación crónica puede provocar temblores en las manos, alteraciones de la memoria e incluso estupefacción total. Tras la ingestión peroral (= a través de la boca) la ingesta de sustancias que contienen mercurio provoca dolores de cabeza, temblores, mareos, irritabilidad, trastornos visuales, auditivos, del habla y del sueño...». Yo tenía todos estos síntomas.

P.: ¿Y cuáles son las posibilidades de recuperación si la boca ha sido rehabilitada?

R.: El cojo puede volver a andar, el ciego puede volver a ver, el estúpido puede volver a pensar. Muchas personas tienen intoxicación crónica mixta, lo que hace que la terapia sea más difícil. Regla de oro: elimine lo que pueda eliminar de los nidos tóxicos, evite lo que pueda evitar.

P.: ¿Basta con quitar los empastes de amalgama o hay que desintoxicar el cuerpo después?

R.: En principio, a largo plazo es mejor **extraer** los dientes rellenos de amalgama. Se recomienda la desintoxicación. El antídoto correcto para el envenenamiento agudo/crónico con cobre, arsénico, mercurio o plomo es el DMPS. El antídoto puede administrarse por vía intravenosa, ingerirse en cápsulas (Dimaval) o esnifarse. En la orina puede medirse cuánto se ha excretado. La perforación debe realizarse bajo triple protección: oxígeno vía cánula nasal, ataguía, así como dar el antídoto antes y después de la perforación.

P.: Hace más de 500 años, Paracelso dijo: «De cada diente pende una persona entera», y en naturopatía sabemos que los focos en forma de inflamación humeante no solo enferman, sino que pueden anular el efecto incluso de la mejor terapia. Al fin y al cabo, los focos dentales y maxilares representan el 50 % de todas las tensiones provocadas por los campos de interferencia. Tengo la impresión de que son muy pocos los dentistas y cirujanos bucales que se dan cuenta de lo dramáticos que son para la salud los efectos de unos dientes o focos maxilares enfermos, endodonciados y muertos. Y aparentemente solo hay pocos dentistas que pueden reconocer tales focos en las radiografías. Un dentista quiso atornillar cuatro implantes en la mandíbula llena de forúnculos de una amiga. Estos implantes seguramente habrían «reventado» antes o después, por no hablar de las consecuencias para la salud, y ella se habría quedado con miles de euros. ¿Es tan difícil reconocer estos focos en las radiografías?

R.: Yo trabajaba como secretaria para un radiólogo. Sabía leer radiografías, incluidas las radiografías generales de los dientes (las llamadas panorámicas, también conocidas como OPT). Aprendí mucho de él, así como del Dr. Daunderer. No tengo formación médica y mi interés por los enfermos es limitado. Cuando los pacientes me envían radiografías de sus dientes y una lista de quejas y preguntas (si están escritas a mano, por favor escriba legible) estoy encantada de transmitir mi experiencia y conocimientos adquiridos. También puede llamarme en cualquier momento. Puede encontrar el centro de asesoramiento para víctimas de amalgamas en Internet en: **www.amalgam-carl.de** y **e.carl-amalgam@gmx.de** o llamando al teléfono: 0049-89-854 13 01.

11.5 ¿Licencia para imprimir dinero? Reparación quirúrgica de campos de interferencia en la mandíbula

Después de todas mis malas experiencias y tras sacarme algunos dientes tratados con endodoncia, consulté a un dentista especializado en focos silenciosos. En un examen con el aparato de biorresonancia, diagnosticó varios campos de interferencia en la mandíbula, una elevada carga de aluminio, un trastorno de desintoxicación y exposición al mercaptano, la toxina cadavérica que se produce cuando los dientes «muertos» se pudren en la mandíbula. Me recomendó extraer tres dientes más con endodoncia inmediatamente. Cuando otro nuevo dentista (nuevo dentista, nueva suerte) preparó la restauración, ¡descubrió un antiguo empaste de amalgama bajo una corona antigua en la mandíbula inferior izquierda! Estaba horrorizado, su colega lo había pasado por alto durante la restauración. Mi nuevo dentista, que se describía a sí mismo como «holístico» —por eso había acudido a él—, taladró el empaste sin las medidas de protección necesarias, de las que yo, como paciente desprevenida, no sabía nada en aquel momento. Después de aquello me sentí muy mal, estaba completamente débil y desarrollé una ligera ictericia. Me recuperé poco a poco, también cambiando mi dieta —como se describe en ¡Come bien o muere!— y evité los alimentos que favorecen la inflamación, como el gluten. Cuando el diente, que llevaba muchos años empastado con amalgama, ya no pudo salvarse, mi dentista actual, que estaba abrumado por mi situación, me envió a una consulta de implantes con un cirujano oral.

Me hizo una tomografía volumétrica digital (TVD). No reconoció ningún campo interferente especialista en visión de túnel; probablemente nunca había oído hablar de ellos. Me sugirió que reconstruyera el hueso y colocara implantes de titanio en cuatro lugares de la mandíbula. En ese momento, la consulta ya no era una consulta para mí, era solo una investigación. Pregunté si debía hacerme una prueba de laboratorio para ver si podía tolerar el titanio. Obviamente no entendió mi pregunta y me habló con orgullo de un paciente de 17 años. «El implante subió, así que lo volví a atornillar, luego volvió a subir y lo volví a atornillar. Ahora aguanta». El hombre es un destornillador, sin duda muy bueno, pero, obviamente, no tiene una visión holística de sus pacientes y me pregunto qué le hará el implante forzado en la mandíbula al cuerpo de su joven paciente a largo plazo. Me fui para no volver. Sabiamente, había enviado la imagen panorámica de la mandíbula a Franz Weimer, el odontólogo medioambiental con el que había realizado una entrevista para Los incorruptibles sobre los campos de interferencia en la cavidad bucal y sus efectos.[179]

Ahora también le envié la imagen de la TVP del cirujano oral. Franz Weimer diagnosticó un NICO en el lugar donde el destornillador quería colocar un implante. Los buenos consejos eran caros... Desesperado, llamé al dentista que me había diagnosticado el estrés focal hacía cinco años. Me recomendó a dos colegas especializados en restauraciones, en su opinión los únicos en todo el país que trabajan correctamente. Ya había hecho pruebas a muchos de sus pacientes y todos ellos estaban libres de campos de interferencia después de la intervención. Pedí una cita con el primero que ella había mencionado. Después de eso estuve al borde del ataque de nervios, y no solo durante un día, sino durante dos semanas. El dentista diagnosticó muchos campos de interferencia, quería extraerme todos los dientes de la mandíbula inferior que me quedaban menos uno y luego rehabilitar quirúrgicamente la zona de la inflamación. Habló de cuatro operaciones en total, cada una en un segmento de la mandíbula, que durarían varias horas. Extraer los dientes, eliminar el pus, fresar la mandíbula y suturar la herida. Tuvo que hacerse en cuatro etapas porque, de lo contrario, mi cuerpo se abrumaría con la desintoxicación y la cicatrización de la herida. Y todo tenía que hacerse con anestesia local. Cuando oí el precio me quedé boquiabierta: iba a costar 8000 euros. Lo bueno es que los errores que cometen los dentistas convencionales y que enferman a mucha gente son tratados por dentistas holísticos que no pueden facturarlo al seguro médico, o solo una pequeña parte. La restauración NICO ya ni siquiera la cubre el seguro médico privado.

Aunque no podía imaginar cómo podría haber hecho estas «operaciones monstruo» (cita de Jan van Helsing), pedí cita para la primera intervención y, para asegurarme, me conseguí un medicamento que pone a los pacientes en un estado de relajación antes de las operaciones. Un día después, llegó una factura por correo: dos mil euros. Me dijeron que pagara dos mil euros en un plazo de cinco días. Ese fue el punto en el que abandoné. Mientras tanto, había investigado un poco más y encontré una clínica dental donde un dentista restaura NICO todos los días. «¡Ese es!», pensé. Cuando llamé allí en enero, me ofrecieron una cita en verano, la consulta estaba muy llena, y con muchos pacientes del extranjero para rehabilitación. Envié un formulario de historial médico y mi radiografía. Después de algún tiempo, recibí una evaluación preliminar. Me diagnosticaron NICO en las cuatro muelas del juicio. Curiosamente, las muelas del juicio no están presentes en mi mandíbula y nunca han crecido, por lo que NICO no podría haberse desarrollado después de las extracciones, como suele ser el caso. Pero la cosa empeoró. El plan de tratamiento preveía la restauración y —«si fuera posible»— ¡¡¡once!!! «implantes biocompatibles y estéticos». Todo ello iba acompañado de infusiones de aumento, membranas para favorecer la regeneración ósea, etc. La clínica trabaja según el «concepto todo en uno», es decir, teniendo en cuenta el estado de la vitamina D y otros parámetros, nutrición según el «concepto de curación ósea». En el total de ocho apéndices también se incluye un enlace a los suplementos dietéticos recomendados por el especialista de NICO, que deben tomarse sin falta. Además, información sobre una tienda de superalimentos donde se pueden comprar batidos, sopas y ensaladas, regentada por la mujer del dentista. Ah, sí, en la tienda también se pueden comprar los suplementos dietéticos recomendados. ¡Qué práctico!

El coste estimado: 70.000 euros. Me han dicho que también puede ser más caro. También puedes conseguir por 100.000 euros la reparación del campo de interferencia y el posterior tratamiento con implantes biocompatibles, un modelo de negocio extremadamente lucrativo... Estas sumas tan horrendas me parecen poco éticas, porque, precisamente las personas que han enfermado debido a focos silenciosos en la cavidad bucal, a menudo no tienen dinero en el bolsillo. Muchos ya no pueden trabajar o no pueden hacerlo correctamente.

Decidí consultar a un tercer especialista de NICO. Tras un examen minucioso de las imágenes, confirmó los focos de inflamación, pero no donde realmente deberían estar las muelas del juicio, sino dispersos en varios lugares de la mandíbula. Se puede ver lo difícil incluso para los especialistas interpretar las imágenes con claridad. El Dr. Sebastian Dittrich, de Lux Zahnärzte, consideraba que la cirugía era problemática y no podía garantizar el éxito. «No sabes cómo te sentirás después, y puede que tengas que someterte a una segunda operación». El riesgo de nuevos traumatismos en la mandíbula como consecuencia de una operación de este tipo no debe subestimarse en mi opinión. Puede que vaya bien y en muchos casos no hay forma de evitar la rehabilitación focal para que el paciente pueda recuperarse y recobrar su fuerza. André Kabat se sometió a la «operación monstruo», le extrajeron todos los dientes y le fresaron toda la mandíbula.

Con todos los recortes, incluido el lucro cesante, la operación le costó 25.000 euros, pero no se ha arrepentido ni un solo día de la decisión, al contrario. Este cincuentón afirma: «Hoy me siento mejor que cuando tenía 18».

11.6. Información privilegiada: ozonoterapia local

Sin embargo, solo de pensar en la rehabilitación quirúrgica NICO me entró el pánico durante días. Un antílope, 24 horas al día huyendo de una manada de leones hambrientos: corazón agitado, noches sin dormir, nervios a flor de piel, las cosas más insignificantes me tiraban fuera, los músculos de la mandíbula estaban duros como el acero, olas de dolor me recorrían la mandíbula inferior como descargas eléctricas. Y no dejaba de pensar en qué pasaría si, después de esta intervención, el resultado no era el que yo esperaba. Mucho esfuerzo, mucho dinero, mucho dolor para nada; ya había pasado por esto varias veces. En estos tiempos oscuros, una información apareció como un resquicio de esperanza en el horizonte. La practicante alternativa Uschi von Koch me habló de su dentista que trata los campos de interferencia inyectando ozono directamente en la mandíbula. ¡Valía la pena intentarlo!

Les ahorraré los detalles de mis planes de viaje desde Hesse a Baviera con pernoctación en tiempos de encierro. Solo esto: fue un reto logístico. Finalmente, llegó el ansiado momento en que entré en la consulta de la Dra. Beate Faust. La Dra. Faust se orientó frente a la imagen panorámica de la mandíbula y también utilizó la prueba muscular kinesiológica para los focos. Colocó un dedo en el punto sospechoso de la mandíbula e intentó presionar el brazo hacia abajo. Si cedía, esto era la confirmación del campo de interferencia. Anestesió el segmento ligeramente con un anestésico local, y luego el dentista introdujo una fina aguja de inyección directamente en la mandíbula, que estaba conectada a un pequeño generador de ozono. El médico inyectó ozono médico durante 20 segundos. La Dra. Faust encontró un total de diez (¡!) focos, distribuidos por toda la mandíbula, por lo que acertó de pleno con la interpretación de las imágenes y las pruebas musculares se acercaban mucho al análisis del Dr. Dittrich, lo cual me tranquilizó mucho. Después de cada inyección, ella comprobaba kinesiológicamente si el cuerpo estaba ahora estable. Cuando salí radiante de la sala de tratamiento, mi pareja, que me acompañaba, me preguntó si acababa de hacerme una operación de cirugía estética. Tras un largo periodo de tensión, por fin mis rasgos faciales volvían a estar relajados.

Me sentía revitalizada, llena de energía. Las dos primeras noches después del procedimiento tuve sueños intensos y dormí mucho más profundamente y durante más tiempo de lo habitual. Semanas después del tratamiento con ozono, el efecto fue algo más débil, lo que se debe a que mi cuerpo aún no es capaz de deshacerse de todas las toxinas que se han acumulado en mi mandíbula. Ahora tengo que someterme a otra desintoxicación (véase el capítulo 14); una vez finalizada, puedo acudir por segunda vez a la Dra. Faust para un tratamiento de seguimiento, que ofrece gratuitamente. Esta doctora me ha parecido muy empática y muy competente, y el tratamiento fue —comparado con los inmensos costes de la restauración quirúrgica— muy barato. La inyección de ozono en los campos de interferencia fue un intento de eliminar dichos campos sin derramamiento de sangre, pero hasta llegar a un final feliz todavía queda un largo camino por recorrer.

11.7. Información privilegiada: terapia de alta frecuencia

En el momento en que decidí no entregarme al bisturí del cirujano dental, pareció abrirse un suave camino hacia la curación. Una noche, vi un reportaje en la plataforma de noticias Die Unbestechlichen titulado *Terapia de alta frecuencia para campos de interferencia dentales*. Sin aliento, leí el artículo sobre el «sintonizador celular», cuya tecnología se basa en la teoría fundamental del ingenioso físico Nikola Tesla y que fue desarrollada hace cien años por un ingeniero de origen ruso, el Dr. Georges Lakhovsky, que lo convirtió en un dispositivo médico. El Dr. Ewald Paul, que en los años veinte trabajó como jefe de Investigación de Alta Frecuencia y Luz en Múnich, publicó en 1930 la centésima edición del libro *Fortschritte in der Hochfrequenztherapie* (Avances en la terapia de alta frecuencia). Publicó también varios libros sobre electromedicina, y, en 1932, *Die Hochfrequenz im Dienste der Zahnheilkunde* (Alta frecuencia en el servicio de odontología). Ya entonces, los dentistas la utilizaban para tratar con éxito enfermedades y campos de interferencia en la mandíbula.[180]

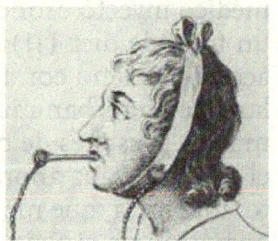

Fig. 31. El «dentista eléctrico».

Me puse en contacto con el autor del artículo, Arthur Tränkle, que está familiarizado con esta tecnología y vende dispositivos Tesla, y le pregunté qué posibilidades tenía con los campos de interferencia dentales. «Hace falta paciencia, puede llevar unos meses con tratamiento diario», me contestó y me proporcionó más detalles, así como informes de médicos y testimonios de pacientes que eran impresionantes. Como las personas con marcapasos o implantes no pueden utilizar el aparato, le pregunté: «Tengo mucho metal en la boca. ¿Puedo seguir utilizándolo?». La respuesta fue que no había problema. Aunque era una inversión mayor, seguía siendo más barato que la «operación monstruo», y este camino, aunque requería tiempo y disciplina, me parecía mucho más atractivo, porque tenía la sensación de que ahora tomaba la curación en mis propias manos. Pedí *WasserVitalisierer*, el libro al que acompañaba la «Introducción a la terapia de alta frecuencia»,[181] que me proporcionó información interesante.

Los romanos ya experimentaban con la «medicina eléctrica». En el año 46 d. C., Escribonio Largo, médico del emperador romano Claudio, trató a pacientes con neuralgia craneal o gota con impulsos eléctricos de un rayo eléctrico. En 1759, la electricidad se utilizó con éxito como terapia, y un libro sobre este tipo de medicina energética se convirtió en un éxito de ventas. En la octava conferencia anual de la American Electrotherapeutic Association, en 1898, se presentó un informe sobre el éxito de la electromedicina para tratar: sordera, acné, rosácea, fibromas, inflamación, neuritis, gota, cáncer y enfermedades oculares. En 1884, en Estados Unidos, unos 10.000 médicos utilizaban a diario la electromedicina en sus consultas.

El lado oscuro de la «medicina eléctrica»

Hubo contemporáneos que criticaron la tendencia a maltratar a los pacientes con todo tipo de aparatos (electro)técnicos. El médico personal de Bismarck, Ernst Schweninger, fustigó la medicina de aparatos en la publicación *Der Arzt* (El médico) en 1906:

> Llevan consigo vagones cargados de aparatos para examinar y tratar a los enfermos. Sus consultas están equipadas con máquinas y aparatos como el laboratorio de una fábrica. Muy ¡hermosos! Nuestros médicos son eruditos. Pero cuando tocan a un enfermo, le hacen daño introduciéndole sondas, lámparas y equipos fotográficos por todos los orificios posibles para averiguar cómo puede ser el interior del paciente. Le dan asco aplicándole productos químicos repugnantes y ungüentos malolientes. Le cansan cuando torturan su enclenque cuerpo con un arsenal cada vez mayor de métodos mecánicos-eléctricos-ópticos-acústicos-magnéticos por fuera y por dentro.[182]

Hubo experimentos en los que se torturó a sujetos de prueba con electricidad. El neurólogo francés Guillaume Benjamin Amand Duchenne (1806-1875) intentó detectar enfermedades musculares mediante estimulación eléctrica. Su caballo de batalla fue el desarrollo de una «ortografía de la expresión facial». Encontró el material para sus experimentos en las clínicas parisinas. Por ejemplo, el zapatero desdentado «de inteligencia limitada», que aparentemente no tenía sensación de dolor en la cara, en quien Duchenne produjo expresiones faciales mediante descargas eléctricas. Normalmente, la electroacupuntura con corriente alterna era dolorosa. Tras la introducción de la corriente continua, Duchenne desarrolló un nuevo método de diagnóstico clínico y terapéutico.[182]

Durante la Primera Guerra Mundial, los médicos utilizaron la electroterapia militar, la «cura Kaufmann», desarrollada por el médico Fritz Kaufmann. Con una especie de terapia de choque, corriente alterna dolorosa, se utilizaba para intentar que los soldados traumatizados volvieran a ser aptos para el servicio militar. El objetivo era obligarles a recuperarse, y el tratamiento era extremadamente duro. Hay un informe de un tal Max Nonne sobre esta horripilante forma de tratamiento.

> En la penumbra, rodeado de todo tipo de aparatos fantásticos, un viejo histérico está tumbado en la camilla de mi sala de curas. Había llegado anteayer

por la tarde, un antiguo oficial con buenos modales y una cara abierta y decente. En otras palabras, se arrastró sobre dos palos, temblando, con las piernas rígidas y cruzadas en un andar indescriptiblemente grotesco. Mientras este hombre yace ahora en la mesa de tratamiento y yo tomo el electrodo indoloro en mi mano —acababa de hablarme de forma tranquila y amistosa— sucede algo incomprensible: bajo mis ojos, se transforma en otro hombre. De repente, como cuando se aprieta la palanca de una máquina que funciona suavemente y, de repente, se pone en marcha un rugiente mecanismo de engranajes. Una mirada rígida, un rostro distorsionado, los músculos tensos como cuerdas, esforzándose, luchando y encorvado sobre algo invisible que le está siendo arrebatado. Uno le habla amigable y tranquilizador; es como hablarle a una rueda de molino que silba. Y junto con los empujones ciegos se pone en movimiento una segunda marcha: un temblor, crujidos y sacudidas, los dientes castañetean, los pelos se erizan, el sudor aparece en el pálido rostro. Lo que aún penetra en este tumulto son breves gritos agudos, agarres firmes, dolor rápido y agudo. Y bajo estos estímulos, de nuevo con una sacudida repentina, se produce una segunda transformación. Hay una sensación casi física, como si una articulación dislocada volviera a su sitio. De repente, la voluntad es suave y recta y los músculos siguen su impulso con calma y buena disposición.[182]

Durante la Primera Guerra Mundial, se dice que 20 soldados murieron a causa de esta «terapia». El informe de Nonne se publicó en 1922, cinco años después de que la peligrosa terapia de corriente alterna hubiera sido prohibida.[182]

Las descargas eléctricas en la psiquiatría moderna

Hasta el día de hoy, los pacientes de psiquiatría —a menudo contra su voluntad— se tratan con choques eléctricos (TEC), una controvertida terapia de la que ni siquiera se sabe exactamente si funciona y cómo. La Comisión de Violaciones de los Derechos Humanos por la Psiquiatría de Alemania pidió una prohibición legal de las descargas eléctricas, que califica de tortura, en agosto de 2020. «¿Le aplicarías la TEC a alguien que se resiste con uñas y dientes?». Respuesta de Alexander Sartorius, del Instituto Central de Salud Mental (ZI) de Mannheim: «Ya lo hemos hecho. Una adolescente (...) gritaba y apenas se la podía contener. La solución: presedación en la sala y luego TEC bajo anestesia».

El sitio web explica cómo funciona la terapia de electrochoque: «En la llamada terapia electroconvulsiva modificada o terapia electroconvulsiva (TEC) utilizada en este país, los psiquiatras colocan al paciente bajo anestesia general, administran un agente paralizante muscular (por ejemplo, succinilcolina), le dan respiración artificial, aplican un voltaje de hasta 460 voltios en la sien y utilizan electricidad para desencadenar una gran convulsión en el cerebro. Los pacientes de TEC suelen recibir de 8 a 12 descargas, cada una con un intervalo de dos a tres días. Sin embargo, a algunos pacientes también se les administran bastantes más descargas».[183]

Aunque la terapia de alta frecuencia no tiene nada que ver con estas dudosas «terapias» eléctricas, la Food and Drug Administration (FDA) de los Estados Unidos impuso una estricta normativa en el año1963. Como consecuencia, los «electromédicos» fueron calificados de charlatanes y encarcelados si ejercían sin licencia. Las empresas que fabricaban los aparatos se vieron abocadas a la quiebra. Parte del trabajo de investigación de Tesla fue confiscado por los nacionalsocialistas tras su muerte en 1943; la

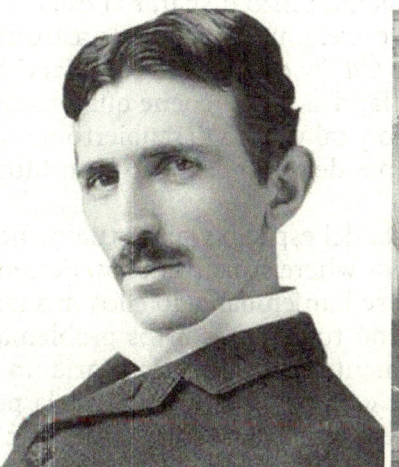

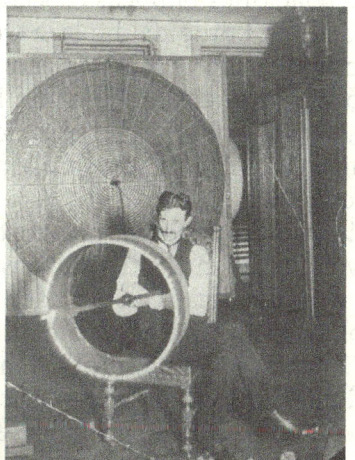

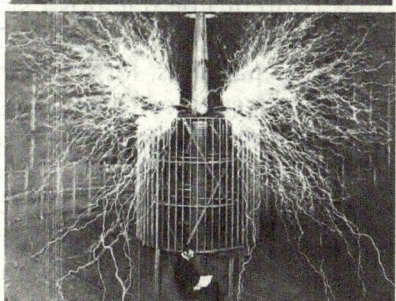

Fig. 32-34. Nikola Tesla: ingenioso inventor y maestro del rayo.

medicina de Tesla solo sobrevivió en la Unión Soviética, donde los científicos perfeccionaron su medicina de frecuencias.[181]

Cuando experimentaba con su bobina de Tesla en la década de 1920, Nikola Tesla se dio cuenta de que la radiación de alta frecuencia puede curar. Por supuesto que conocía al inventor más ingenioso de todos los tiempos, pero ahora estaba trabajando con un dispositivo de curación cuyo proyecto se basó en su investigación, quería conocer mejor al «mago de la electricidad».

11.8. El maestro del rayo. Tras los pasos de Nikola Tesla

Tesla. El coche que lleva el nombre del excéntrico físico es conocido por todos, aunque no funcione con energía libre, sino con una batería a bordo. Elon Musk, que ya mezclaba combustible para sus maquetas de cohetes a los 12 años y quiere conquistar el mundo con coches eléctricos, eligió el nombre por razones de relaciones públicas, y tiene un don para las campañas de relaciones públicas espectacular: hizo disparar al espacio un Tesla descapotable. A bordo del biplaza eléctrico, un maniquí de astronauta bautizado como Starman escuchó *Space Oddity* e *Is there life on Mars?* hasta que se quedó sin batería. «Me encanta la idea de un coche que probablemente vaya a la deriva sin fin por el espacio y tal vez sea descubierto por una especie alienígena dentro de unos millones de años», explicó Elon Musk, fan de David Bowie.[184]

Quien quiera saber en qué parte del espacio viaja actualmente el Tesla puede averiguarlo en el sitio web www.whereisroadster.com. Recientemente, Musk y otras dos ricas celebridades se han embarcado ellos mismos en una visita voladora al espacio, como si no tuviéramos otros problemas en este planeta... A Nikola Tesla, probablemente, no le entusiasmaría un coche en el espacio. Su visión era la llamada «energía libre», es decir, la posibilidad de producir tu propia electricidad en casa o en tu coche con un pequeño convertidor. Probablemente, estaría más contento de que dos físicos rusos quieran hacer realidad su visión de la electricidad que se envía sin cables por todo el mundo. Tras estudiar a fondo las patentes, los hermanos moscovitas Leonid y Serguéi Plekhanov están convencidos de que el sueño de Tesla puede hacerse realidad. Con sus nueve megavatios y 300 toneladas de condensadores, la Torre Tesla de Istra, cerca de Moscú, con toneladas de condensadores, podría suministrar energía a todo Moscú y lanzar rayos 150 metros hacia el cielo.[185] Cada dos años, los investigadores activan las torres para realizar experimentos con rayos; un equipo del programa *Galileo* de ProSieben estuvo allí en 2016, y las imágenes son impresionantes.[186] La primera torre de este tipo fue construida por Tesla en Long Island en 1901, Nueva York. Desde ella quería enviar ondas altamente energéticas a la atmósfera y distribuir la energía resultante por todo el mundo.

Nikola Tesla vino al mundo con predilección por la electricidad. Nació durante una tormenta eléctrica el 10 de julio de 1856 en Smiljan (entonces Austria-Hungría, hoy Croacia). Cuenta la leyenda que nació con un rayo. Se dice que su comadrona dijo: «Será un hijo de la tormenta», a lo que su madre respondió: «No, será un hijo de la luz».[187] Ya de niño, a Nikola le fascinaba la electricidad. Cuando acariciaba a su gato negro, Macak, notaba que el pelaje se erizaba y oía un ligero crujido. Décadas más tarde, describió este momento en una carta: «A mi madre le pareció encantador. "Basta, de jugar con el gato —me dijo—, podría provocar fácilmente un incendio". Pero yo pensaba de forma más abstracta: "¿Es la naturaleza un gato gigante? Y si lo es, ¿quién le acaricia el lomo?"».[187]

«¿Qué es la electricidad?». Esta pregunta ocuparía a Nikola Tesla toda su vida. El hombre que conoció a los inventores más importantes de su época y —a diferencia de su oponente Thomas Edison— creía en el futuro de la corriente alterna, experimentó con lámparas de descarga de gas, desarrolló el transformador Tesla para la generación de corriente alterna de alta frecuencia, el primer radiotransmisor, el radar y el primer mando a distancia. Los expertos afirman que la influencia de Tesla puede reconocerse aún hoy en varios aparatos, desde altavoces «inteligentes» hasta drones lanzacohetes. Y el mago de la electricidad —al igual que Elon Musk— tenía predilección por las producciones espectaculares con las que impresionaba a la alta sociedad de Nueva York.

Fue aclamado cuando, en 1891, hizo que las lámparas se encendieran como por arte de magia durante unas demostraciones en la Universidad de Nueva York: «¡Señoras y señores! Aquí tengo un simple tubo de cristal desde el que el aire es parcialmente bombeado. Pongo mi cuerpo en contacto con un cable que lleva una corriente alterna de alto voltaje, y el tubo en mi mano se ilumina brillantemente». El carismático Tesla fue invitado a Londres y París con su atracción y se movía en círculos ilustres: fue amigo del escritor Mark Twain, la actriz Sarah Bernhard y el banquero John Pierpont Morgan (J. P. Morgan).[188]

Una noche de octubre de 1899, el hombre de los ojos oscuros y el pelo negro ha invitado a sus huéspedes a una emocionante actuación en su «laboratorio», cerca de Colorado Springs, un granero desde el que se eleva 50 metros en el aire un enorme mástil hecho de tubos de hierro, encima del cual hay una gran esfera de madera envuelta en papel de cobre. En su interior hay un enorme transformador cuya bobina puede generar varios millones de voltios. Se supone que un rayo artificial sale de la esfera e ilumina la cima de la torre. De esta manera, Tesla quiere demostrar que la energía puede transmitirse de forma inalámbrica. La prueba de valor está impresionantemente escenificada: Tesla está vestido como un mago, con abrigo negro, guantes y bombín. Cuando todo está listo, grita a su ayudante: «¡Ahora, cierra el interruptor!», y este obedece. El suelo vibra, una luz azul inunda el granero, enormes relámpagos salen disparados del mástil, de casi 50 metros de largo. El estruendo de los truenos todavía se puede oír a 20 kilómetros de distancia, entonces... silencio. Tesla llama a la central eléctrica, molesto: el generador está en llamas. La ciudad se queda sin electricidad durante unos días.[189] Tesla también desarrolló un aparato de alta frecuencia para tratamientos médicos, y su amigo Mark Twain acudía regularmente a recibir tratamiento médico.

Por muy impresionantes que fueran los inventos de Tesla, sufrió repetidamente un naufragio financiero tras otro y le robaron el fruto de su trabajo. Aunque registró la impresionante cifra de 700 patentes y siempre consiguió inversores para sus ideas, muchos proyectos nunca se llevaron a término porque los financieros retiraron repetidamente el dinero al testarudo y solitario inventor, que vivía a lo grande y se entregaba a la adicción al juego. Uno de sus mecenas se hundiría con el Titanic. El inversor se echó atrás poco antes de que se terminara la misteriosa Torre Tesla. En 1917, la estructura de acero fue volada y vendida como chatarra por mil dólares, Tesla sufrió una crisis nerviosa.

Después de muchos reveses financieros y personales, se retiró de la vida pública. En lugar de investigar, fue a alimentar palomas en los parques de Nueva York. Una paloma blanca estaba particularmente cerca de su corazón. Dijo: «Mi vida tiene sentido mientras exista esta paloma». Tesla murió el 7 de enero de 1943, poco después de la muerte de su paloma favorita, solo en su habitación de un hotel de Nueva York donde había sido huésped permanente. Había alquilado la habitación 3327 en el piso 33, porque los números son divisibles por tres, al igual que las sumas de las cifras. En cada casa en la que entraba, tenía que dar tres vueltas, estaba obsesionado con el número tres. El cartel de «No molestar» colgó del pomo de la puerta durante días, finalmente, una empleada entró en la habitación y encontró al anciano de 86 años muerto en su cama. Una edad notable, teniendo en cuenta que Nikola Tesla pasó casi toda su vida experimentando con altas frecuencias y corriente alterna.[190]

12. Cuando la célula se acidifica

«Nuestro organismo es bueno lidiando con la acidez», afirma el nutricionista y experto en metabolismo Andreas Pfeiffer, de Charité y del Instituto de Investigación Nutricional.[191] Él debe saberlo, es un experto, ¿verdad? Nada más lejos de la realidad. El debate sobre ácidos y bases ha sido un tema candente durante años. El hecho de que demasiado ácido en el cuerpo no tiene sentido para la mayoría de los médicos ortodoxos, para ellos solo existe la acidosis aguda, cuando el valor pH de la sangre desciende drásticamente. Sin embargo, incluso con un valor normal de pH en la sangre, tenemos depósitos de ácido en el tejido conectivo, en el espacio extracelular y en las células, y esto es dramático, porque da lugar a todas las enfermedades de la civilización. La naturopatía sabe desde hace mucho tiempo que la mala alimentación, el poco ejercicio, la nicotina y el alcohol pueden provocar una hiperacidez latente, que no convierte a una persona en un enfermo de urgencia, sino en un enfermo crónico. Ahora sabemos que la ira, el estrés y la tensión emocional pueden volvernos literalmente ácidos. Y aunque muchos médicos convencionales lo nieguen obstinadamente como «pseudomedicina» con su referencia favorita a la falta de pruebas científicas, hay estudios que demuestran que un entorno ácido es la causa de muchas dolencias.

- La acidosis daña **huesos** y **músculos**.
- La acidosis provoca enfermedades crónicas.
- La acidosis acelera las **enfermedades renales**.
- La acidosis aumenta el riesgo de **enfermedades cardiovasculares**.
- La acidosis provoca **cáncer** (hipótesis de Warburg: ambiente ácido = interrupción de la producción de energía en las células = tumor).[192] [193]

Otras enfermedades que resultan de la hiperacidez:
- Dolores de cabeza crónicos o migrañas.
- Deficiencia inmunitaria.
- Enfermedad periodontal y caries.
- Cansancio constante.
- Acidez de estómago, indigestión.
- Dolor de espalda, músculos del cuello tensos.
- Asma y alergias.

- Reumatismo y gota.
- Arteriosclerosis.
- Obesidad.
- Depresión.[194]

Como nuestra salud está siempre ligada al estado de nuestras células, los nuevos descubrimientos científicos son interesantes: la acidosis puede perturbar el metabolismo de los nutrientes de las células hasta llegar a paralizarlo. La naturópata Katja Jones, especializada en desacidificación y desintoxicación, explica por qué el exceso de ácido puede provocar enfermedades en todo el organismo:

> El metabolismo celular está controlado por la tensión. Como los minerales (nuestros alimentos) están formados por iones cargados positivamente, las células del cuerpo deben estar cargadas negativamente para poder absorberlos. Las células sanas tienen una carga ligeramente negativa de, aproximadamente, – 60 mV. En cambio, los ácidos tienen una carga positiva debido a un exceso de iones de hidrógeno. Como consecuencia del almacenamiento de ácidos, el voltaje celular se vuelve cada vez menor y el metabolismo de las células disminuye. Y eso es fatal, porque las células cargadas de ácido difícilmente pueden absorber los nutrientes que tan urgentemente necesitan. El resultado son síntomas carenciales que conducen al fracaso de regiones enteras, inflamación y mucho peor. Esto debilita el organismo y su sistema inmunitario. Casi todas las enfermedades de la civilización se remontan a los ácidos. Como consecuencia, las terapias suelen tener poco éxito, ya que ni siquiera las sustancias activas pueden llegar a las células ácidas. Este es el llamado «rigor ácido».

Debido a que el cuerpo carece de electrones para transmitir información, incluida la información que funciona a nivel vibracional, incluso los remedios/información homeopáticos a menudo se quedan literalmente atascados en el pantano ácido.[194] Es extraño que tantos médicos convencionales cuando se trata de ácidos y bases tengan anteojeras puestas e ignoren persistentemente las pruebas que han aportado científicos serios.

Estrés emocional + alimentación inadecuada = combinación tóxica

Se sabe que la Coca-Cola es veneno para el metabolismo humano, está muy cerca de la acidez del ácido de la batería y es ideal como limpiador de desagües. Sin embargo, cuando estamos emocionalmente equilibrados,

Coca-Cola no puede matarnos, el cuerpo es capaz de excretar los ácidos de nuevo. Sin embargo, si estamos bajo estrés constante, el cuerpo ya no puede hacer esto y entra en rigor ácido. Los ácidos fosfórico y sulfúrico de la carne son entonces difíciles de descomponer. En un estado de angustia emocional, la tan anunciada dieta alcalina es la famosa gota en el océano y cae por su propio peso. La desacidificación solo funciona cuando el cuerpo y el alma se encuentran en un estado de relajación. Así que puede beber refrescos de cola (con moderación) siempre que se asegure una relajación profunda a través de la meditación, el yoga y el trabajo emocional y traumático, que reducen el estrés mental inconsciente. En el capítulo 12.2 se explica cómo liberar la célula del rigor ácido bebiendo agua altamente alcalina.

Cuando las bases y los ácidos se desequilibran

Los ácidos son transportados fuera de las células a través del líquido linfático. El valor pH de la linfa puede medirse a través de la saliva. Los dientes solo se mantienen sanos durante mucho tiempo en un entorno ligeramente alcalino. En caso de cáncer, por ejemplo, el valor pH de la saliva es inferior a pH 6, es decir, es extremadamente ácida. El cuerpo acciona entonces el freno de emergencia: une el exceso de ácidos con minerales alcalinos y las bases se eliminan de los depósitos del cuerpo, como los huesos, con las consabidas consecuencias. Normal es un suero sanguíneo con un valor de pH de alrededor de 7,4. En personas con diabetes o cáncer, a menudo se miden valores muy superiores a pH 7,5. Esto indica que el organismo ha echado mano de su bolsa de trucos para el exceso de ácidos, una condición que es potencialmente mortal.[194]

12.1 Polvos alcalinizantes: caros y no necesariamente eficaces

¿Cura milagrosa o máquina de hacer dinero? Los tés ácido-base y los polvos alcalinizantes han sido éxitos de ventas durante muchos años; toda una industria vive muy bien de su venta. En 2015, la revista de consumo *Ökotest* llegó a una conclusión devastadora en un estudio sobre complementos alimenticios alcalinizantes. Los resultados fueron demoledores: de 32 productos analizados, cinco fueron calificados de «deficientes» y el resto de «insatisfactorios». Se criticaron impurezas y aditivos nocivos como el arsénico.[195] *Der Spiegel* advirtió contra el lucrativo negocio con productos cuestionables y llegó a la siguiente conclusión: «Si lleva una dieta variada, no tiene nada que temer».[196]

No es tan sencillo, de lo contrario, la acidosis crónica no se habría convertido en una enfermedad muy extendida, y la cuestión solo estaría en el mundo paralelo de la medicina alternativa, pero no en el de la medicina convencional. Ya hay médicos que tienen en cuenta el equilibrio ácido-base a la hora de tratar enfermedades crónicas. La promesa de los productores de polvos alcalinos suena tentadora: como si se pudiera vivir como antes y, simplemente, neutralizar el exceso de ácidos en el cuerpo con un polvo que contiene minerales y oligoelementos. No, desgraciadamente, no funciona así, según demostró un estudio realizado por la Universidad de Aberdeen en 2008. En dicho estudio, 276 mujeres de entre 55 y 65 años fueron divididas aleatoriamente en cuatro grupos. Al primer grupo se le administraron dosis altas de citrato de potasio; al segundo, una dosis más baja, y el tercero añadió 300 gramos de fruta y verdura al día en su dieta. El cuarto grupo siguió la misma dieta que antes. Dos años después, no hubo diferencias significativas en la densidad ósea de las mujeres.[197] La naturópata Katja Jones no es partidaria de los polvos alcalinos:

> Los preparados alcalinos pueden tener inicialmente un efecto beneficioso sobre estómago e intestinos, pero si las células han perdido su tensión y el metabolismo se ha reducido o incluso detenido, los preparados ya no pueden ser absorbidos por ellas. En el caso de los minerales, también existe el riesgo de que se depositen en el espacio intercelular, se oxiden con el oxígeno y escorifiquen el espacio intercelular; por tanto, el flujo en el espacio intercelular se bloquea y se forma una masa gelatinosa. Una y otra vez en los cursos de formación que imparto, me encuentro a menudo con naturópatas que se escoran después de las «curas alcalinizantes». Me dicen que acaban de terminar un programa de desacidificación con preparados alcalinos. Entonces les doy un concentrado alcalino, cuyo sabor permite determinar el grado de acidificación. Si la persona no estuviera sobreacidificada, el concentrado tendría un sabor neutro. Los naturópatas que ya han tomado el polvo alcalinizante lo escupen porque sabe asqueroso, ¡un claro indicio de hiperacidez severa! Y cuando luego hacen la cura con el concentrado altamente alcalino, necesitan el triple de tiempo que los pacientes que no han tomado previamente un preparado alcalinizante.

12.2 Cómo resolver la rigidez ácida

Desde hace décadas, los japoneses y los coreanos hacen pasar el agua del grifo por un ionizador, un aparato que filtra las sustancias ácidas como el cloro, el nitrito y otros contaminantes del agua. Lo que queda es agua alcalina con un pH elevado. En Alemania, un contemporáneo de Goethe,

Johann Wilhelm Ritter, construyó el primer aparato de electrólisis en 1802. El químico conde Botho von Schwerin registró una patente para la producción de «agua mineral artificial» y fundó en Berlín la Elektro-Osmose-Aktiengesellschaft. En 1931, el ingeniero y naturópata Alfons Natterer construyó el primer ionizador de agua. El agua «energizada» con la energía por el poder de la corriente eléctrica tenía, según su opinión, un potencial electrónico especial. Como «agua vitalizante de Múnich», el agua alcalina activa llegó a los titulares, y un periódico la llamó: «El agua curativa del enchufe».[198] Natterer vendió con éxito el agua alcalina y ácida en farmacias. Junto con el médico Manfred Curry, desarrolló un método con el que se puede obtener información sobre órganos debilitados o enfermos a través de la fuerte sensación gustativa que el concentrado base provoca en la lengua.[194]

Sabor	Indicación de órganos
Neutro a ligeramente salado	Sin indicación
De salado a muy salado	Tejido conjuntivo, músculos
Amargo, metálico	Riñón
Amoniaco, orina, alcalina	Riñón, demasiado ácido úrico
Pescado	Hígado
Sulfuroso, «huevos podridos»	Bilis, intestinos
Dulce	Páncreas
Agrio, cloro	Estómago, mucosas
Picante, ardor	Circulación sanguínea, corazón

Lo que saborea son sus propios ácidos. Cuanto más intenso es el sabor, más cargado de ácidos está el cuerpo, es decir, las células cargadas con ácidos. Sin embargo, basándose en muchos años de experiencia y en muchas observaciones de pacientes, Katja Jones desaconseja utilizar un aparato de electrólisis en casa porque su uso alberga muchos peligros que un profano no puede evaluar ni siquiera reconocer. Uno de ellos es que, debido al residuo de petróleo en el agua de electrólisis, pueden formarse fluorocarburos altamente tóxicos, con consecuencias fatales para la salud. Para Katja Jones, solo existe un programa de limpieza seguro y eficaz para las células: un concentrado alcalino producido profesionalmente.

Si lo toma como cura, la intensidad del sabor disminuye al cabo de unas semanas, al final de una cura —que suele durar cuatro meses— el concentrado tiene un sabor casi neutro. Las células están ahora en forma de nuevo y pueden —correctamente polarizadas— absorber nutrientes y principios activos. Sin embargo, esto solo funciona si, además de regular el entorno, se eliminan del organismo las sustancias nocivas. No me di cuenta

de ello cuando hice mis primeras experiencias con el agua alcalina activa.
A principios del año 2000, conocí en Suiza a Urs Surbeck, un pionero de la
vitalización del agua que trataba su agua electrolítica con frecuencias. Las
imágenes microscópicas mostraron que el agua vitalizante de Urs Surbeck
no solo tenía una estructura hexagonal perfecta, sino que la estética de los
patrones también hablaba a favor de un agua altamente energética. Los patrones también hablaban a favor de una vibración altamente energética. En
un artículo de la revista *raum & zeit*, el físico Timomathiks escribe:

> Nosotros, como científicos investigadores, nunca antes habíamos visto tal
> saturación de biofotones bajo el microscopio como con el agua de Urs. (...) El
> agua de Urs contiene muchos compuestos hexagonales tridimensionales, una
> característica estructural altamente interesante y también un signo de alta sa-
> turación de oxígeno, que casi puede leerse en las geometrías de las moléculas.[200]

Urs demostró repetidamente en conferencias cómo funciona su agua
energetizada. Por ejemplo, llenó dos vasos con agua fría: uno directamente
del grifo y el otro con agua energetizada. En ambos vasos había una bolsita de té negro. En el vaso con el agente energizante, el agua se oscureció
rápidamente, en el otro, las sustancias tardaron mucho más en disolverse
en el agua. Se puede probar la diferencia: el «té alcalino» tenía mucho más
sabor que el elaborado con agua normal del grifo. Para un documental ci-
nematográfico, entrevisté a varias personas que relataron asombrosos éxitos
curativos con el «agua de Urs». Y estábamos filmando en una empresa donde el jefe suministraba gratuitamente a cada uno de sus empleados el agua
altamente energizante, desde el conductor de la carretilla elevadora hasta la
plantilla ejecutiva. Hubo menos bajas por enfermedad que antes, la energía
positiva en el edificio de la empresa y el aura positiva de los empleados también eran claramente perceptibles.

Bajo secreto de sumario, Urs me contó que los médicos alternativos estaban tratando con éxito a sus pacientes de cáncer con inyecciones alcalinas.
Sin embargo, ¡no se permitía que esto se hiciera público! Uno de los médicos
con los que trabajaba Urs, que trataba con éxito el cáncer con métodos alternativos, solo salía de su casa bajo protección personal después de recibir
varias amenazas de muerte.

Yo mismo probé el agua energizante y el efecto fue asombroso, ¡un auténtico subidón de energía! De repente, subí corriendo la colina como una
gacela y me convertí en un auténtico adicto al «elixir de la vida». Al parecer,
eso fue demasiado bueno y tuve problemas digestivos. Hoy sé que solo se
puede beber agua alcalina en ayunas y que también hay que tomar un agente
que fije las toxinas.

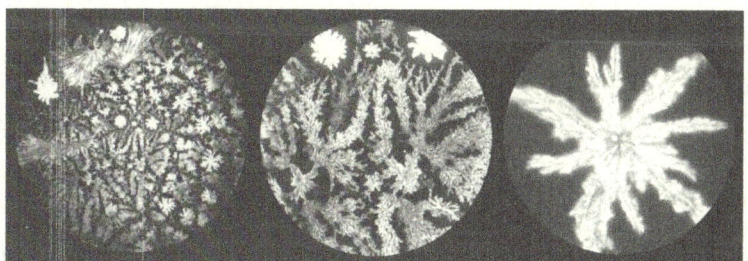

Fig. 35. Moléculas perfectamente ordenadas en el agua de Urs Surbeck. Imágenes microscópicas del agua de Urs a 40 aumentos (izquierda), 100 aumentos (centro) y 500 aumentos. La estética de los patrones indica un alto estado energético en el agua.

Por desgracia, en aquel momento tampoco sabía que los «cadáveres en el ataúd dorado» estaban inundando mi cuerpo de toxinas. Debería haberlas eliminado, y entonces el efecto, sin duda, habría sido mejor, pero el energizante me dio mucha energía.

No solo había gente entusiasta, sino también estafadores que explotaban descaradamente a Urs. Llegué a conocer personalmente a dos de ellos, cuando informé sobre una disputa en los tribunales. Había estafadores sin escrúpulos —incluso entre nuestras propias filas— que apuñalaron al crédulo Urs para empujarlo a la bancarrota. Una y otra vez, la Fiscalía aparecía de improviso al amanecer, confiscando ordenadores y archivos. La soga de la intriga y las falsas acusaciones se estrechaba en torno a su cuello. En 2019, el visionario cuyo energizante alcalino había ayudado a tantas personas en su camino hacia la curación murió en circunstancias misteriosas bajo custodia, con el suicidio como causa de la muerte.

13. Método de diagnóstico incorruptible

El análisis del cabello proporciona indicios de una posible carga a metales pesados, toxinas y agentes patógenos

Aluminio, aflatoxina, bacterias, hongos, virus, metales pesados, toxinas, disolventes, plomo, bario, glifosato o mercurio de empastes dentales... La lista de toxinas a las que estamos expuestos a diario es cada vez más larga y la exposición a las radiaciones electromagnéticas no deja de aumentar: el vínculo entre el electroesmog y el cáncer es cada vez más claro. En 2017, un tribunal italiano dictaminó como causa de un tumor cerebral el frecuente uso del teléfono móvil. Los abogados del demandante, Roberto Romeo, hablaron de una primicia mundial. Le corresponden 500 euros al mes del seguro de accidentes por los daños auditivos permanentes causados por el tumor.[201] Un ejemplo de los muchos que documentan los efectos nocivos del electroesmog para la salud, y ahora se añade el 5G a la lista. Aunque aún no se han investigado sistemáticamente los riesgos para la salud, la expansión —oculta por la cortina de humo de la *pandemia*— avanza imparable. Cada vez hay más voces críticas y crece la oposición al tsunami de radiación. Doscientos treinta médicos y científicos de más de 40 países firmaron recientemente el «Llamamiento 5G».[202] Exigen una moratoria.[203] Pero, ¿a quién le importa? Aunque una y otra vez las bandadas de pájaros caen muertas del cielo y las vacas se desploman en los valles donde hay mástiles 5G, la expansión continúa sin cesar.

A estas alturas, todos estamos agobiados. En el caso de las enfermedades crónicas, es esencial aclarar el grado de exposición a electroesmog y campos de interferencia o metales pesados, aunque los médicos convencionales no suelen estar interesados en ello. Los análisis de sangre habituales que pagan las compañías de seguros médicos tampoco sirven para esto. Para empezar, no siempre son fiables, como comprobaron los redactores del programa *Odysso* de SWR. Se enviaron cinco análisis de sangre idénticos a cinco laboratorios distintos, y deberían haber dado el mismo resultado en todas partes, pero los resultados eran diferentes con algunas desviaciones graves al alza y a la baja. Katja Jones tuvo una experiencia similar con un análisis y el laboratorio le dijo que la inexactitud era de una media del ¡30 %! En realidad, es mucho mayor, como muestra el ejemplo. Solo eso ya es un escándalo.[204]

En un artículo titulado «Trugbild Blutbild», el médico Patrick Quanten cuestiona la validez de los análisis de sangre basados en valores normales determinados artificialmente.

> Hemos decidido tomarnos el análisis de sangre mucho más en serio que cualquier otra indicación. Cuando digo «nosotros», en realidad me refiero a la industria que se beneficia del hecho de que estemos enfermos. Ellos han tomado esta decisión. Y es precisamente esta industria la que nos ha hecho dependientes de ella —tiene poder sobre nosotros—, y ahora parece que ya no somos capaces de determinar por nosotros mismos si estamos sanos o no... Al responder a la pregunta de si está sano o no, posiblemente no necesite en absoluto un análisis de sangre. Quizá los análisis de sangre sean un medio muy pobre de detectar enfermedades en una fase temprana... ¿Los análisis de sangre son una herramienta útil en la atención sanitaria o solo una forma de quitarle poder personal y hacerle creer que está enfermo?[205]

Otro problema es que un análisis de sangre es una instantánea, por lo que las deficiencias minerales no pueden reconocerse fácilmente. Por ejemplo, el calcio. Si el análisis de sangre muestra un valor dentro del rango normal, esto no significa que el metabolismo del calcio esté realmente en orden. Esto se debe a que el calcio es como los ácidos: un valor elevado de pH en la sangre puede ser un indicio de una carga ácida. Si el valor del calcio desciende, el cuerpo intenta mantener el nivel. ¿Y cómo lo hace? Liberando calcio de los huesos. El resultado es una pérdida de nutrientes a largo plazo. No es diferente con las toxinas. Si una persona ingiere plomo, el nivel de plomo en la sangre se mantiene elevado durante aproximadamente un mes, después de lo cual la exposición ya no puede ser detectada en la sangre. Sin embargo, esto no significa que el plomo se haya excretado, sino que se ha almacenado en los tejidos.

En el pelo, en cambio, la exposición se almacena durante varios meses, como los datos en un disco duro. Son una especie de memoria a largo plazo para sustancias porque transportan los contaminantes y las toxinas fuera del cuerpo. Por eso, este método de diagnóstico incorruptible se utiliza en las investigaciones forenses para detectar el consumo de drogas, el abuso del alcohol o el dopaje, incluso después de que la sustancia en cuestión haya sido excretada del organismo. Así que si quiere saber con más precisión cómo está su metabolismo y cómo de alta es su exposición a toxinas, venenos, etc., debería coger las tijeras o..., mejor aún, recoger el pelo que haya peinado de raíz y enviarlo a un laboratorio. Normalmente, el pelo se limpia, se disuelve en ácido y se analiza químicamente en busca de minerales. Mediante el análisis del pelo se pueden detectar sustancias tóxicas como mercurio, cromo, arsénico, estaño, litio, níquel o, incluso, una carga de parásitos; el resultado está disponible unas dos semanas después.

La naturópata Katja Jones trabaja con sustancias sutiles: para el análisis necesita cabello, sangre o esputo. Un aparato especial lee la información en forma de frecuencias y la traduce en voz. Este método proporciona una visión precisa, incluido el alcance de la exposición, y el control posterior revela si las sustancias han sido completamente eliminadas. Jones se dio cuenta de algo preocupante: mientras que el aluminio y otras toxinas solían encabezar la lista de factores de estrés para la mayoría de los sujetos de la prueba, desde principios del año pasado es el electroesmog. Ella sospecha que existe una conexión con la introducción a escala nacional del 5G y la amplificación de las frecuencias del 4G. En general, la potencia de las antenas de telefonía móvil ha aumentado extremadamente el rendimiento (= radiación). Mientras que el primer paso hacia la recuperación solía ser la eliminación de toxinas, Katja Jones considera ahora esencial neutralizar primero el electroesmog y los campos de interferencia que perturban grave-mente los procesos metabólicos y el sistema inmunológico. Quienes quieran liberarse de la exposición constante a la radiación deben hacer algo más que apagar la electricidad en el dormitorio, apagar el rúter wifi y el teléfono móvil.

14. Envenenado

Envenenado. El tema es como plomo en mi estómago. Es un tema tan importante porque la carga tóxica es cada vez más grave. ¿Por dónde empezar? El mejor lugar para empezar es donde empieza toda vida, en el vientre materno. En la sangre de los bebés se encuentran hasta 200 sustancias químicas antes incluso de nacer.[206]

Las **toxinas ocultas** son subproductos peligrosos de nuestra vida moderna y acechan por todas partes: en los alimentos que comemos, en el aire que respiramos, en el agua que bebemos, en los productos cosméticos, en los medicamentos y en los materiales utilizados para reparar o sustituir los dientes. Es cierto que el cuerpo humano tiene la capacidad de excretar toxinas, pero ante la masiva contaminación, estamos llegando al límite de nuestra capacidad de desintoxicación y ¡esto nos está enfermando! Las toxinas —tal como son descritas en *Come bien o muere*— se encuentran en muchos alimentos (procesados): cuidado con el glutamato, que se esconde tras muchos otros nombres, como proteína hidrolizada, proteína autolisada, extracto de levadura autolisado, maltodextrina... Recuerde que los más de mil aromas que se utilizan en los laboratorios de alta tecnología de la industria alimentaria para crear sabores a partir de ingredientes bastante inferiores pueden causar problemas respiratorios a los empleados que los procesan.[206] Los verdaderos villanos son los hidrocarburos aromáticos policíclicos (HAP), que dañan el ADN, lo que puede provocar el desarrollo de cáncer, enfermedades pulmonares y trastornos reproductivos.

Usted ingiere HAP cuando asa carne, calienta una estufa de aceite, fuma cigarrillos o vive cerca de una central eléctrica de carbón.[206] Tenga en cuenta que la caja de *pizza* que ha pedido está recubierta de sustancias alquilperfluoradas (PFAS). Esto altera el sistema endocrino y suprime el sistema inmunitario, lo que a su vez aumenta el riesgo de infecciones y enfermedades autoinmunes. Los PFAS se encuentran en ollas, sartenes y utensilios de cocina antiadherentes, ropa de lluvia transpirable, sacos de dormir, teléfonos móviles, discos duros... y —**si esto lo supieran los pacientes** no recuperarían el aliento— en material hospitalario: cánulas, marcapasos, estents, batas y equipamiento utilizado en los hospitales. Esto no deja de tener consecuencias: cuanto más a menudo amamanta una madre a su hijo, mayor es la concentración de PFAS en el bebé.[206] En tiempos de pandemia, las cosas se vuelven aún más tóxicas: las puntas de los bastoncillos de algodón utilizados para limpiar la sensible mucosa nasal se desinfectan con el tóxico óxido de etileno. Es imposible evitar el peligro que acecha constantemente en todas partes. Muchos productos de cuidado personal y cosméticos también están llenos de toxinas, como muestra la siguiente tabla de la fig. 36.

Tabla 2.1 Sustancias químicas en productos de cuidado y belleza

Sustancia	Ámbito de aplicación	Ejemplos de su toxicidad
Acrilatos	Uñas artificiales	Cáncer, daños al feto
Aluminio	Desodorante	Controvertida relación con la enfermedad de Alzheimer
Dibutilftalalo	Disolventes y conservantes para colorantes y fragancias	Trastornos endocrines y hormonales, diabetes
Dietanolamina	Equipos de iluminación, bombillas	Conversión en nitrosaminas cancerígenas, cáncer de piel
Parabenos	Conservantes y fragancias	Trastornos endocrines y hormonales
Fenilendiamina	Tinte de pelo	Se obtiene del alquitrán de hulla, que conlleva un amplio espectro de impurezas tóxicas
Cuaternio-15, DMDM-hidantoina, imiotazolidinil urea etc.	Conservantes	Liberan formaldehído, un conocido carcinógeno
Triclosán	Antimicrobiano	Trastornos endocrines y hormonales

Fig. 36. Sustancias químicas en productos de cuidado personal y belleza.

Glifosato

El 70 % de los alemanes tiene el herbicida glifosato en la orina. Este es el resultado del mayor estudio a largo plazo realizado en Europa sobre el tema «Glifosato en la orina humana», iniciado por Nico da Vinci, rebelde alimentario y bloguero. Más de 4800 personas de los países de habla alemana entretanto se le han hecho pruebas. Nico da Vinci concluye que: «El glifosato parece ser mucho más desagradable de lo que todos pensábamos. Nosotros ahora estamos respirando el herbicida, tenemos una urgente necesidad de actuar». La autorización se ha prorrogado hasta 2023, y si el plan de Bayer funciona, se prorrogará por otros 15 años después de eso. Esto es fatal, porque el herbicida no solo es altamente cancerígeno, sino que probablemente es la causa de muchas otras enfermedades que están aumentando rápidamente en los países industrializados, incluida la enfermedad inflamatoria intestinal de Crohn y la colitis ulcerosa. Según un resultado del estudio a largo plazo, el glifosato suprime la formación de vitamina D_3 activa en el organismo, es decir, debilita nuestras defensas.

No existe una evaluación estandarizada del riesgo para la salud. Investigadores que han realizado estudios serios sobre los peligros del glifosato, fueron difamados de la peor manera posible, dice Nico da Vinci, que ha estudiado los expedientes del juicio del glifosato en los EE. UU. —tras años de litigio, en 2018 Bayer aceptó la primera sentencia de un tribunal de EE. UU.— que el pesticida más vendido en el mundo, el glifosato, causó cáncer. Una prueba importante fue una opinión experta de la Agencia Internacional para la Investigación del Cáncer (IARC) de 2015, que afirmaba que el glifosato es «probablemente cancerígeno para los seres humanos». La IARC cita, entre otros, experimentos en los que ratas y perros alimentados con glifosato desarrollaron tumores. Bayer ejerció mucha presión sobre la autoridad. Se encargó a una agencia campañas de relaciones públicas en las que se desacreditaba a los científicos críticos con el glifosato. Incluso se intentó por medios políticos recortar la financiación de la IARC. Nico da Vinci descubrió más pruebas de manipulación en los expedientes de los ensayos. Teme que las afirmaciones de Bayer sobre la rapidez con la que se descompone el veneno no sean correctas.

Por ejemplo, se trataba de saber cuánta permeabilidad, es decir, absorción a través de la piel, está permitida: 3 %. Luego, otra persona dijo que, actualmente, es el 20 %. Así que se realizó otro estudio. Hirvieron la piel de cerdo utilizada para la prueba y se congeló, lo que prácticamente era cuero, por lo que se cumplió el valor límite. Hay que tener en cuenta que el ganadero no hierve la piel y la congela antes de ir al campo a fumigar con glifosato, la comparación ya no es válida, por lo que se trata de una manipulación que no está bien. Curioso: la persona que dijo que solo debería ser el 3 %, ya no trabaja en Monsanto, no, él trabaja en la Agencia Europea de Sustancias y Preparados Químicos y ahora es quien puede aprobar este tipo de solicitudes. En otras palabras, se trata del efecto puerta giratoria en un lugar muy peligroso, que en realidad no debería haber ocurrido. Pero es a menudo el caso con Monsanto que han posicionado a su propia gente en los lugares donde se toman las decisiones importantes.

Puede solicitar una prueba aquí: https://glyphosat-test.de.

En la «Cartilla del glifosato» encontrará una pequeña recopilación de alimentos y artículos de higiene que pueden utilizarse para protegerse contra el glifosato. Según los resultados de la iniciativa de autodiagnóstico del glifosato, hasta la fecha existe una alta probabilidad de exposición. Este es el enlace (http://bit.ly/glyphibel) a la película *Gift im Darm* (Veneno en el destino) de Nico da Vinci.[207] El siguiente comentario sobre la película es revelador:

> ¡Le estoy muy agradecido por esta contribución! Hace unos 16 años me diagnosticaron hashimoto, y, poco después, trastorno bipolar (ambos se consideran incurables). Sospecho que ahí también hay una conexión. Pero solo me tratan con la peor medicación. Llevo siguiendo una dieta sin gluten desde mediados de enero, y me sentí mejor a los pocos días, pero mi especialista se muestra desdeñoso. Conocí la posible influencia del gluten en el hashimoto por casualidad en Internet. Ningún médico señala una conexión con la dieta, se limitan a dar recetas alegremente, ¡lo cual es grotesco! Me siento como si me estuvieran engañando, y, sobre todo, mi bipolaridad (un trastorno metabólico del cerebro... ¿solo?) me ha robado años de mi vida, años que no recuperaré. Hace tiempo que me es imposible llevar una vida «normal». Deseo más contribuciones como esta, más educación, más transparencia... ¡y más resistencia!

Alrededor de 6,7 millones de alemanes padecen diabetes, y la cifra crece más cada día. Hasta ahora, el azúcar, la obesidad y la falta de ejercicio eran los factores desencadenantes. No, la diabetes no tiene nada que ver con el consumo de azúcar, afirma el Dr. Joseph Pizzorno. Tras analizar numerosos estudios, concluye que la epidemia de diabetes se debe a la obesidad y al aumento masivo de la contaminación.[208]

Metales pesados

No es de extrañar que este tema sea como el plomo en el estómago. Cada europeo ingiere cada día una media de 200 microgramos de la segunda sustancia más tóxica del mundo. El barril de veneno se ha desbordado hace tiempo, pero, por si fuera poco, la industria farmacéutica mezcla formaldehído, mercurio y aluminio —así como ADN de fetos abortados y virus— en vacunas y medicamentos. En *Entgiften statt vergiften* (Desintoxicar en lugar de envenenar), el naturópata Uwe Karstädt escribe:

> Los metales pesados se comportan como antibióticos en nuestro organismo. Esto significa que los metales pesados suprimen las infecciones. Al mismo tiempo, sin embargo, los metales pesados también suprimen el sistema inmunológico. Cuando el efecto antibiótico de los metales pesados en nuestro organismo disminuye, las antiguas inflamaciones crónicas pueden reaparecer.[209]

Aluminio y mercurio

El Dr. Dietrich Klinghardt, especialista en medicina biológica y desintoxicación, habla de la alianza diabólica entre el aluminio y el mercurio:

> El envenenamiento de nuestro cerebro por el aluminio ingerido por vía oral no es muy tóxico por sí solo. Sin embargo, con trazas de mercurio en el cuerpo, tiene un efecto sinérgico devastador. Una persona sin exposición al mercurio no existe. Ningún río, ningún cuerpo está libre de mercurio, está en el aire, en los alimentos y a menudo en los dientes. Contra el aluminio inhalado, que procede de programas de cambio climático persistentes y obvios pero ocultos, no existe ninguna barrera biológica.[210]

Cualquiera que piense que los *chemtrails*, HAARP y la geoingeniería son burdas teorías conspirativas debería ver las grabaciones de las conferencias del Dr. Klinghardt en YouTube o leer los PDF que pueden descargarse del Instituto Klinghardt (www.klinghardtinstitute.com). El Dr. Klinghardt habla de una «militarización del cielo» y lo respalda con documentos, imágenes y estudios.[211] La carga tóxica también se intensifica por el constante aumento de la radiación de microondas.

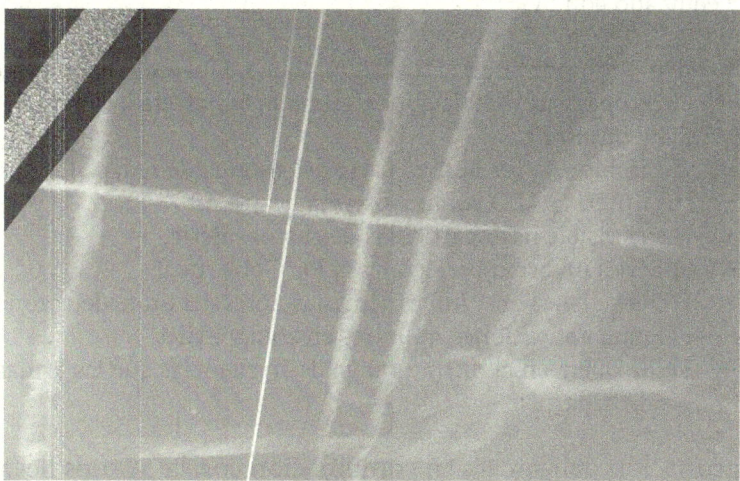

Fig. 37. *Chemtrails.*

Frecuencias electromagnéticas

Cada vez hay más antenas de telefonía móvil, el teléfono móvil que tiene en la oreja durante el día y que por la noche está junto a su cabeza en la mesilla de noche, el teléfono inalámbrico que transmite las 24 horas del día, independientemente de si está hablando por teléfono o no. Todo ello nos afecta. El rúter wifi, el ordenador, el portátil, el navegador por satélite del coche... y ahora la actualización a 4G y la introducción a escala nacional del 5G. Uno de los muchos peligros del 5G, según Klinghardt, es que la comunicación entre las células se verá interrumpida. «Esto cambiará fundamentalmente todas las funciones biológicas del cuerpo», dijo en una entrevista con el canal de internet QS24tv. Las declaraciones más importantes pueden leerse en el artículo «Corona Transition».[211] Esto trae a la memoria las imágenes de personas en Wuhan que —aparentemente de la nada— se desplomaron en la calle como consecuencia del coronavirus asesino, según los medios de comunicación. Más tarde, se filtró de fuentes alternativas que, precisamente en ese momento, en Wuhan se había activado la 5G. Para Dietrich Klinghardt, es el 5G lo que hace que la covid-19 sea realmente peligrosa:

> **Los primeros pacientes de coronavirus en Seattle procedían del barrio de Kirkland, uno de los cinco primeros lugares de EE. UU. con cobertura 5G**. El 60 % de los pacientes con SARS-CoV-2 que ingresaron en el hospital de allí murieron a consecuencia de ello. Lo curioso de esta alta tasa de mortalidad sin parangón: el hospital fue el primero de EE. UU. en estar totalmente equipado con 5G.[212]

Si quiere profundizar en el tema, ¿por qué no investiga en internet sobre?:
- Electroparásitos/radiaciones, cómo la 5G afecta a los virus.
- 5G y *chemtrails*.
- El cambio a la luz LED es parte del sistema de radar 5G.
- Las linternas LED son un sistema de armas.
- Hacer visible nanopartículas de geoingeniería.
- El 5G es un arma perfecta para los Gobiernos.
- El 5G se lanza en Wuhan semanas antes del brote de coronavirus.
- 5G para aplicaciones militares en zonas civiles.
- El 5G opera en el mismo rango de frecuencias que las armas de energía dirigida.

La vacunación obligatoria en combinación con la 5G nos lleva —según el Dr. Klinghardt— en el «camino hacia la extinción». ¿Es este el «Gran Reseteo»? ¿Hay fuerzas oscuras detrás que están aniquilando a una parte de la humanidad y subyugando totalmente al resto? ¿Tal y como Jan van Helsing revela en su libro *Wir töten die halbe Menschheit* (Estamos matando a la mitad de la humanidad)? ¿Es una cuestión de luz y oscuridad? En el vídeo *What's Really Going On?* (¿Qué está pasando realmente?), Klinghardt busca respuestas a estas preguntas:

Zunahme der Exposition mit Mikrowellenstrahlung von 2000-2010

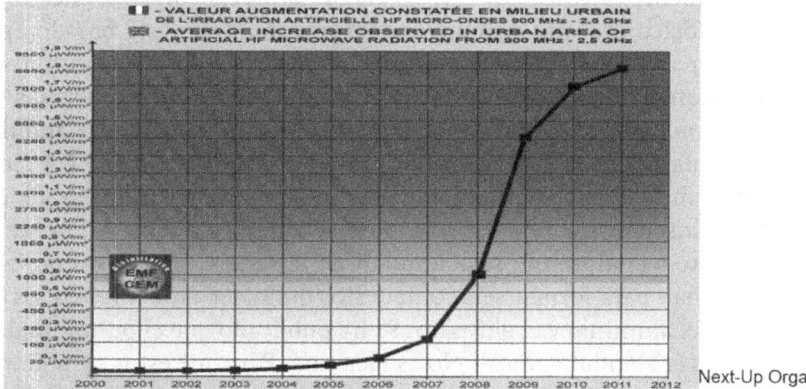

Fig. 38. Aumento drástico de la exposición a las microondas.

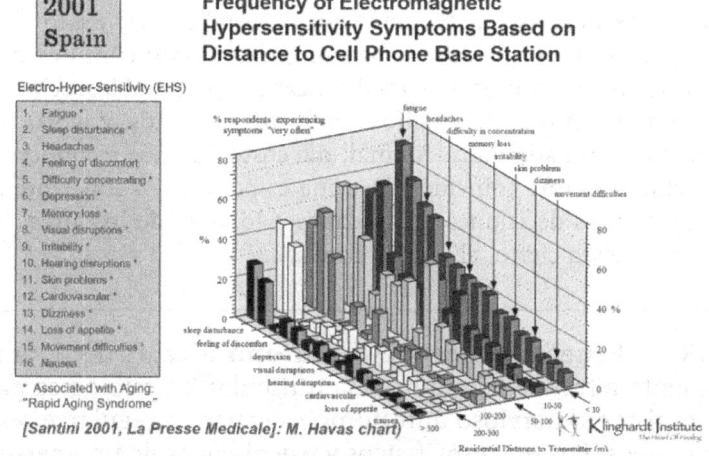

Fig. 39. Aumento de la electrosensibilidad en las proximidades de antenas de telefonía móvil.

Creo que luz contra oscuridad es la forma más breve de describirlo. (...) Rudolf Steiner, el místico austriaco (...) predijo que, hacia finales del siglo pasado, a principios de este siglo, un movimiento surgiría, impulsado por las grandes corporaciones, con el deseo de robar las almas de las personas. Para separarlas del mundo espiritual. Y para hacer eso, tienen que destruir la glándula pineal. Estas personas han seguido la investigación sobre esto, y, sorprendentemente, han determinado que la glándula pineal es la parte más sensible de nuestro sistema nervioso central, y que es muy sensible a cuatro cosas: aluminio, glifosato, fluoruro y wifi. (...) Lo que temo y también observo, que hemos probado con nuestro sistema ART* es que la gente tiene las glándulas pineales severamente calcificadas. (...) La glándula pineal controla nuestro sistema inmunológico, nuestro sistema endocrino, etc., todo está basado en la ciencia. (...) Y por eso es sorprendente que la industria de las telecomunicaciones haya seleccionado esas frecuencias del enorme espectro de frecuencias que son absolutamente destructivas para nosotros mismos y para la glándula pineal en particular. No podrían haber hecho una mejor elección que 2,4 gigahercios. El punto final cuando se inhala aluminio, como lo hacemos desde el programa de geoingeniería, y tener glifosato en la cadena alimentaria, es también que el glifosato y el aluminio se acumulan en la sangre. En el torrente sanguíneo se combinan para formar seis compuestos químicos diferentes en los que se combinan el aluminio y el glifosato. Se ha publicado que el punto final de su conexión es la glándula pineal. No es idea mía. Para que estos componentes entren en el cerebro, hay que cruzar la barrera hematoencefálica, y **las frecuencias wifi hacen exactamente eso: abren la barrera hematoencefálica. Las toxinas (...) ahora pueden entrar en el cerebro. Y esto puede aplicarse a todas las toxinas.** Así que tenemos nuevas condiciones, y si lo piensa bien, llega a la conclusión de que debe haber un grupo ultrainteligente de científicos que han diseñado un protocolo para fluorizar el agua potable, rociar nanopartículas de aluminio en el cielo, y glifosato en los alimentos, y luego activarlo con la radiofrecuencia adecuada. Al final, me costó 20 años reconocer esta tormenta perfecta. O es una coincidencia —que es posible— o suficiente gente estúpida ha tomado las decisiones equivocadas a lo largo de los años. Sigo esperando todavía que sea cierto, al menos en parte.[213]

ART = Prueba de Respuesta Autonómica, es decir, al inicio de un tratamiento a través de una prueba muscular kinesiológica para determinar si el sistema nervioso autónomo es capaz de regularse o si hay uno o más bloqueos. Los procesos físicos y psicológicos de una persona también se reflejan en el estado funcional de sus músculos. La psicokinesiología de Dr. Klinghard nació de la necesidad: en una conferencia en un congreso médico en Baden-Baden, explicó que antes había utilizado la terapia de biorresonancia en su consulta de EE. UU., que funciona con vibraciones y se utiliza tanto para diagnóstico como para terapia. Un día, la autoridad de vigilancia (FDA) confiscó todo su equipo —nunca lo volvió a ver—, y entonces, Klinghardt desarrolló la psicokinesiología, que ahora practican terapeutas de todo el mundo.

---

* Ver cuadro en esta página.

14.1. Tsunami de radiación: ¡sálvese quien pueda!

Electroesmog

Lo insidioso del electroesmog es que no se ve. Pero en medio de todos nuestros ayudantes electrónicos, vivimos en una densa niebla de ondas electromagnéticas; la radiación electromagnética es 10 mil billones de veces más fuerte que hace 100 años.[214] «No me cabe duda de que el mayor factor de contaminación global en este momento es la propagación del electroesmog. Considero que esto es mucho más alarmante que el calentamiento global... y la proliferación de sustancias químicas en el medio ambiente»,[214] afirma el Dr. Robert Becker, médico, investigador y experto en radiación electromagnética. El electroesmog provoca el caos allí donde se origina la salud: en las células. Cada vez más estudios científicos demuestran su relación con diversos problemas de salud:

- Cáncer, especialmente tumores cerebrales, oculares y de oído, así como leucemia.
- Abortos y malformaciones.
- Fatiga crónica.
- Dolores de cabeza.
- Estrés.
- Mareos.
- Hipertensión arterial.
- Problemas cardíacos/arritmia.
- Autismo.
- Inquietud y ansiedad.
- Trastornos del aprendizaje.
- Trastornos del sueño.
- Nerviosismo/irritabilidad.
- Alzhéimer.

Y el electroesmog aumenta los niveles de cortisol, lo que nos pone en una especie de estado crónico de estrés, que a su vez repercute negativamente en nuestra salud.[214]

¡Superado!

El epidemiólogo Dr. George Carlo recibió un contrato de investigación de 28 millones de dólares de la Asociación de Empresas de Telecomunicaciones (CTIA) para investigar los posibles efectos nocivos de los teléfonos móviles. El cliente estaba convencido de que no habría pruebas de daños para la salud. Sin embargo, Carlo y su equipo de 200 personas llegaron, en 1999, a conclusiones bastante diferentes y alarmantes: la onda de alta frecuencia de un teléfono móvil es una señal que el cuerpo reconoce como un intruso al cabo de 60 segundos, como un agente patógeno. El organismo reacciona con una serie de mecanismos bioquímicos de defensa:

> Esto provoca el endurecimiento de las membranas celulares, de modo que los nutrientes ya no pueden entrar en las células ni tampoco pueden salir los productos de desecho. Esto provoca un aumento de los radicales libres en las células afectadas. Los radicales libres interfieren en el mecanismo de reparación del ADN. Si se interrumpe el proceso de reparación, las mitocondrias son atacadas, se encuentran micronúcleos en las células expuestas (los llamados micronúcleos, pequeños núcleos celulares adicionales deformados que normalmente son raros e indican un daño genético grave) y la función celular falla. Las células que ya no son necesarias, mueren. Durante la muerte celular (apoptosis), la membrana celular también se disuelve. Los micronúcleos entran en los espacios intercelulares y se bañan literalmente en la solución nutritiva que se ha acumulado allí y continúan multiplicándose y desarrollándose. **Así es como se desarrolla el cáncer.** Como el ARN mensajero también está alterado, el ADN cambia: cuando las células se dividen, las células hijas también llevan la nueva información y la siguiente generación celular reacciona como si estuviera siendo irradiada. Esto da lugar a la electrosensibilidad (EHS). Desgraciadamente, la información se transfiere de la misma manera a las células fetales.[215]

Los explosivos documentos de la investigación desaparecieron de los archivos, el Dr. Carlo fue despedido sin previo aviso... y se convirtió en un crítico comprometido de la industria y en uno de los principales expertos mundiales en electroesmog.

Valores límite

«Para la protección de la población» existen determinados valores límite, como es bien sabido en la ordenanza sobre campos electromagnéticos. Sin embargo, esto no es razón para sentarse y relajarse, porque los valores límite son responsabilidad de una comisión bastante dudosa, la ICNIRP (International Commission on Non-Ionising Radiation Protection). En un informe sobre conflictos de intereses en la expansión de la 5G, encargado por dos eurodiputados en agosto de 2020, leemos sobre la Comisión:

> Es muy curioso, por no decir otra cosa, que los valores límite oficiales pertinentes para la protección contra los daños para la salud provocados por los campos electromagnéticos de frecuencia extremadamente baja y las ondas de

alta frecuencia sean establecidos por la ICNIRP, y, posteriormente, recomendados por esta a las instituciones políticas internacionales (OMS, Comisión
Europea y Gobiernos), una organización no gubernamental cuyos orígenes y
estructura son muy poco claros y de la que también se sospecha que tiene
vínculos bastante estrechos con las mismas industrias cuyo crecimiento se ve
afectado por las recomendaciones de límites máximos en las distintas gamas de
frecuencias de los campos electromagnéticos.[216]

El presidente de la ICNIRP, con sede en Múnich, es, desde 2012, Rüdiger
Matthes, que también dirige el Departamento de Radiación no Ionizante en
la Oficina Federal de Protección Radiológica.[217] En 1998, la OMS y algunos
países adoptaron la recomendación del valor límite. En Nueva Zelanda, el
Gobierno encargó a Neil Cherry que evaluara inicialmente la directriz de la
ICNIRP. Él escribió: «La directriz de la ICNIRP es defectuosa e ilegal. Mantiene
un patrón de sesgos, omisiones y distorsiones deliberadas». Esta crítica es in-
ternacionalmente conocida e indiscutible y todavía hoy se ignora.[217]

El negocio del miedo

Ante el cada vez más violento tsunami de radiación, el lema es «proté-
gete si puedes»; el negocio del miedo a veces florece salvajemente. Se ofrecen
un sinfín de productos para protegerse de la radiación. Uno puede poner su
móvil, su portátil, su rúter wifi en una jaula de Faraday, que supuestamente
neutraliza las radiaciones electromagnéticas, comprar recipientes de cristal
rellenos de minerales y piedras preciosas o pegar chips en su *smartphone*...
Katja Jones es muy sensible al electroesmog y apenas pudo utilizar su teléfono móvil, tales fueron los efectos, por ejemplo: dolores de cabeza, náuseas,
cansancio, falta de concentración, nerviosismo, irritabilidad y mucho más.
En su desesperación, compró y probó más de cien medidas de protección
diferentes para su teléfono móvil a lo largo del tiempo: chips, tarjetas de
verificación, pegatinas para el móvil, adhesivos, pero comenta que ninguna
funcionó. Todos los proveedores estaban convencidos de la eficacia de su
producto, pero ninguno de ellos la ayudó.

Muchos de sus colegas naturópatas también han confirmado que ni un
solo sistema les había convencido tampoco. Los sistemas para limpiar las
interferencias del hogar o de la casa se ofrecen en masa. Por desgracia ¡la
mayoría de ellos son absolutamente inútiles! Conozco a una pareja que se
gastó 3500 euros en costosos sistemas de protección en la casa y no estaban
nada convencidos del efecto, que fue confirmado por pruebas kinesiológicas
y posteriores pruebas con EAV, biorresonancia y radiónica. Sin embargo, la
empresa se negó obstinadamente a aceptar la devolución del sistema, a pesar
de que en las condiciones generales de venta se indicaba que los productos

podían devolverse en un plazo de cuatro semanas. La pareja acude ahora a los tribunales. Las empresas de renombre conceden al cliente un periodo de prueba gratuito de cuatro semanas para probar las medidas de protección y devolverlo si no surte el efecto deseado.

¿Cuánta radiación emite su teléfono móvil?

El Instituto CEM de Colonia, que analiza los efectos de las radiaciones eléctricas y los efectos de los campos eléctricos y magnéticos en el medio ambiente y la salud, puede averiguar los valores SAR de su teléfono móvil. Los jueves por la tarde, entre las 18:00 y las 19:00 horas, el Instituto CEM ofrece un servicio telefónico gratuito de asesoramiento al consumidor sobre el tema del electroesmog en el 0221/9415977. En la hora de consulta también se tratan cuestiones generales sobre los valores SAR de los teléfonos móviles, etc., pero no hay información sobre modelos concretos.

www.handywerte.de/index.php

Puede encontrarse información más detallada en el sitio web del Instituto: www.emf-institut.de.

14.2. Protección contra el electroesmog y los campos de interferencia. Investigadores rusos han descubierto cómo neutralizar los «campos de torsión a la izquierda»

El electroesmog y los campos de interferencia geopatógenos son nocivos. Para encontrar una protección eficaz, primero debemos comprender cómo pueden tener efecto el electroesmog y los campos de interferencia geopatógenos. Hasta ahora, solo se consideraba el efecto térmico del electroesmog como factor causante de enfermedades y solo se utilizaban métodos energéticos como protección, desgraciadamente con poco éxito.

Durante unas investigaciones en granjas muy contaminadas, unos científicos rusos descubrieron que la radiación electromagnética medida en esta zona estaba muy por debajo de los valores estándar prescritos legalmente. Los investigadores se dieron cuenta de que, además de los efectos «térmicos», también debía haber efectos «atérmicos», que representan el verdadero peligro para la salud. Estos efectos negativos de los campos de interferencia son los **campos de torsión a la izquierda.**

En física, conocemos dos tipos de campos: el «campo electromagnético» y el «campo gravitatorio». Ya en 1913, el matemático francés Eli

Cortan teorizó que un cuerpo en rotación podía generar un campo: el campo de torsión. El científico ruso Dr. Gennady Shipov confirmó esta hipótesis en 1993 con su obra *La teoría del vacío físico*. Estos campos se denominaron campos de torsión (*torsio* = rotación).

Este fue el comienzo de una amplia investigación sobre el efecto de los campos de torsión sobre objetos biológicos y no biológicos y su aplicación práctica en más de 150 instituciones científicas de Rusia. Existen más de mil estudios sobre los campos de torsión y su uso. Científicos como el Dr. Anatoly Akimov, el Dr. Sergei Arkadevich Kurapov y el Dr. Peter Gariaev han desarrollado generadores de campos de torsión que ya se utilizan en una gran variedad de campos como la medicina, la industria farmacéutica, la metalurgia, la agricultura, etc.

Los campos de torsión se investigan en Rusia desde hace más de 20 años, y se ha demostrado que no solo los cuerpos en rotación generan los llamados campos de torsión, sino también todos los campos electromagnéticos, los campos geopatógenos, diversas formas geométricas, la música, las imágenes e incluso los pensamientos. Dependiendo del desencadenante, estos campos de torsión pueden tener efectos beneficiosos o perjudiciales sobre la materia orgánica. Estudios del científico ruso Dr. Kasnatscheev, en el Instituto de Medicina Experimental y Clínica de Medicina de Novosibirsk, han demostrado que todos los campos de interferencia tienen una cosa en común: generan **«campos de torsión» en el sentido de las agujas del reloj. Los campos de torsión a la derecha** favorecen toda vida, tienen un efecto constructivo, fortalecedor. **Los campos de torsión a la izquierda** tienen influencias negativas, patógenas, crean caos y conflicto. Los campos de torsión en el sentido contrario a las agujas del reloj pueden debilitar enormemente el cuerpo y desequilibrarlo. Posibles consecuencias: inquietud, nerviosismo y estrés, incluso aumento de las disputas, la perturbación de diversas funciones en el cuerpo, tales como la comunicación celular, la permeabilidad celular, el metabolismo celular, el equilibrio electrolítico, especialmente los iones de potasio, que son muy importantes en el organismo para el metabolismo y la actividad cardiaca, así como la alteración de la capacidad de regeneración y regulación del organismo, lo que puede favorecer el desarrollo de enfermedades. Esto dio lugar a una pregunta completamente nueva para la ciencia: ¿es posible controlar los campos de torsión para armonizar los espacios y proteger la salud?

¿Cómo podemos protegernos?

No existe una «protección física» contra los campos de torsión a la izquierda, ya que no existen obstáculos para los campos de torsión: los campos de torsión pueden penetrar muchos metros de hormigón armado, etc., sin necesidad de energía; ni siquiera el plomo, el aluminio, el corcho, etc. son un obstáculo y, por tanto, no ofrecen protección. Los campos de torsión tampoco pueden ser repelidos electrónica o energéticamente.[218] Como han demostrado las investigaciones realizadas en Rusia, los «campos de torsión a la izquierda» (campos de interferencia) solo pueden ser neutralizados por «campos de torsión a la derecha» correspondientemente fuertes.[218]

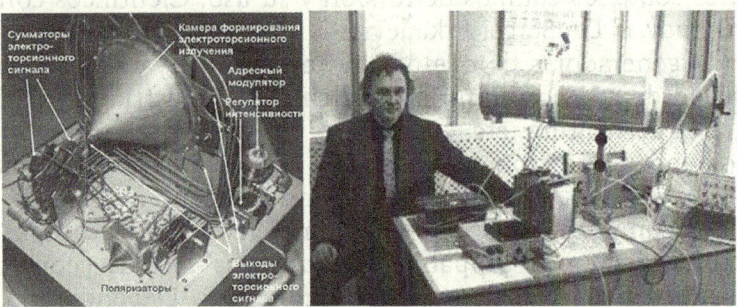

Fig. 40. Generador de campo de torsión del Dr. Anatoli Akimov.
Fig. 41. Generador de campo de torsión del Dr. Sergei Arkadevich Kurapov.

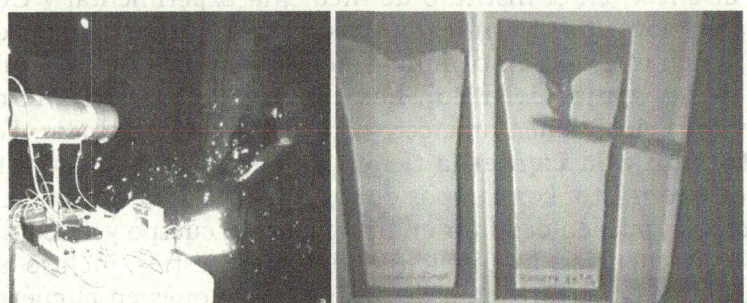

Fig. 42. Uso en la industria siderúrgica.
Fig. 43. El acero se vuelve dos veces más duro, cinco veces más flexible y 200 veces más resistente a la corrosión, cuando se neutralizan los campos de torsión.

La empresa Tervica ofrece generadores de campos de torsión en el sentido de las agujas del reloj, para la armonización de casas, coches y aparatos como teléfonos móviles, PC, TV, etc. De este modo, se pueden armonizar aparatos e incluso casas enteras. El precio me parece aceptable en comparación con otros sistemas. En un proyecto piloto, estos generadores de campos de torsión se instalaron en más de mil familias de 40 ciudades. Muchos informaron muy rápidamente de una mejora de la calidad del sueño, pudieron relajarse mejor y se sentían mejor. También se observó que la armonía y la paz volvían a los hogares. Hace 15 años que se están desarrollando estos generadores en Francia, Suiza, Rusia, Ucrania y, desde hace 10 años, también en Alemania.[219]

Recientemente, Tervica se ha probado con microscopía de campo oscuro. Con este método, las células sanguíneas pueden analizarse con aumentos de hasta mil veces, según su aspecto, actividad y funcionalidad. Esto permite sacar conclusiones sobre trastornos metabólicos, estrés, enfermedades o precursores de enfermedades. La llamada «formación de rollos de dinero» es un indicio de un trastorno circulatorio. Se analizó una pegatina bajo el microscopio de campo oscuro, que, según el método ruso, el resultado:

- Según sus propias declaraciones, la persona de la prueba 1 no había bebido nada durante todo el día, aparte de dos tazas de té. No hubo grandes diferencias sin o con supresión de interferencias.

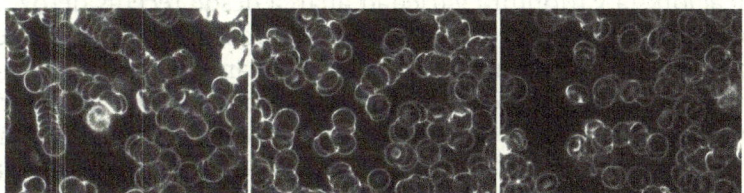

Figs. 44-46. «Formación de rollos de dinero» bajo el microscopio de campo oscuro.

- El sujeto de la prueba 2 ya muestra una clara disolución de los «rollos de dinero» en la fig. 44 sin su propio adhesivo cuando se le llama desde un teléfono móvil sin interferencias. Esto es aún más pronunciado cuando ambos *smartphones* llevan una pegatina (fig. 45). El efecto es todavía visible diez minutos después (fig. 46).

Esto sugiere que el generador de información Tervica para *smartphones* no solo reduce la tensión causada por los campos de torsión a la izquierda (visible a través de la «adhesión» de los glóbulos rojos = formación del «rollo de dinero»), sino que también normaliza o armoniza el sistema energético del usuario (disolución de la formación del «rollo de dinero»). Este efecto ya se produce cuando solo la persona que llama tiene un generador de este tipo en el *smartphone*, y continúa incluso una vez finalizada la llamada telefónica. Un resultado de prueba notable.

Hay muchos testimonios de usuarios entusiastas, pero también existían para chips de teléfonos móviles, que yo probé, y un dispositivo (Made in Germany) anunciado por una campeona del mundo de boxeo. Tampoco me funcionó, como todos los demás productos que Katja Jones ha probado. De hecho, el dispositivo solo obtiene 5 estrellas del 41 % de los usuarios en las reseñas de Google, y muchos están decepcionados. Bajo el título «Basura en lugar de protección», un cliente escribe: «He probado este dispositivo durante más de 7 meses. Es pura basura. La radiación electromagnética en mis habitaciones y el nivel de exposición de mi cuerpo han aumentado drásticamente. Este dispositivo pertenece al cubo de la basura y no vale lo que cuesta».

Aprovecharé la oportunidad para probar gratuitamente la tecnología rusa durante cuatro semanas e informaré de mis experiencias al final del libro.

14.3. Licencia para imprimir dinero. Desintoxicación

La cuestión hace tiempo que dejó de ser si necesitamos desintoxicarnos, sino, más bien, cómo y con qué. Existen innumerables métodos de desintoxicación y eliminación que, si se llevan a cabo incorrectamente, hacen más mal que bien. Alemania y el resto del mundo están en plena fiebre de desintoxicación: la variopinta variedad abarca desde recetas detox, zumos o curas que limpian el cuerpo de toxinas hasta almohadillas chi que se aplican en las plantas de los pies durante la noche, o champús y geles de ducha que, supuestamente, ayudan a desintoxicar. Los fabricantes de licuadoras pecaminosamente caras llaman a un «desafío de desintoxicación» con batidos verdes, y el té de desintoxicación también es un éxito de ventas. Si la mezcla lleva la etiqueta «detox» es chic e igual de efectivo, pero sería mucho más barato hacer su propio té a base de ortigas, abedul y otras hierbas que se han utilizado durante siglos para estimular la función renal y la digestión. En Hollywood, las estrellas apuestan ahora por el *souping*: caldo de verduras o huesos para llevar. El caldo de verduras o huesos para llevar se vende al menos tan bien como el café en vaso de papel.[220]

Tengo una amiga que está dispuesta a gastar mucho dinero cuando se trata de su salud, y también está dispuesta a experimentar. Hace algún tiempo, Erika invirtió unos cientos de euros en un tratamiento de limpieza intestinal, realmente quería deshacerse de la desagradable biopelícula de su intestino. Se trata de una película viscosa que producen las bacterias y sirve de caldo de cultivo y protección, y, lógicamente, también contiene bacterias nocivas. La cura de biopelícula de Erika consistió en fibras dietéticas como fibra de palma aceitera en polvo y proteína de guisante en polvo, inulina, etc., así como hojas de ortiga, raíz de maca, espirulina y camu-camu como fuente de vitamina C. Durante cuatro días, Erika renunció a todo lo que sabe bien, desde el café y el queso hasta salchichas y harina blanca, y valientemente subsistió con las gachas, que tenían la consistencia de la pasta de papel pintado. También bebió mucha agua. Al cuarto día, sus esfuerzos dieron fruto. Algo viscoso, que parecía piel de serpiente, salió del intestino de Erika. Por fin se había librado de la desagradable mucosidad. Cuando nos reunimos unos días después, le pregunté si ya se sentía mejor.

«¡Estoy aún peor!», respondió decepcionada, lo que no me sorprendió. La biopelícula no es la causa, es el acompañante del síntoma de las dolencias. Simplemente, eliminarlo no es la solución al problema; el microbioma defiende la coexistencia pacífica del «bien» y el «mal», erradicar el «mal» sin asegurar que las toxinas y/o parásitos (hablaremos de ello más adelante) sean eliminados y sin reconstruir la flora intestinal después de la cura, altera completamente el sistema. Los fabricantes del programa de erradicación de biopelículas probablemente no decían eso, lo principal era que lo que se expulsaba del intestino de Erika era dinero a las arcas de la empresa.

He experimentado por mí mismo lo fatales que pueden ser las consecuencias de un programa de eliminación mal realizado. Había escuchado una conferencia del Dr. Dietrich Klinghardt sobre el tema, en la que hablaba, entre otras cosas, de la tintura de cilantro para desintoxicar el cerebro. Me entusiasmé, pedí la tintura y empecé a tomarla. Al cabo de dos días, sentí un dolor de cabeza insoportable y dejé de tomar el concentrado de cilantro. ¿Qué había pasado? Simplemente había elegido un componente básico de un programa de desintoxicación, puse el carro delante del caballo y empecé con la parte del programa de desintoxicación que normalmente solo llega de cuatro a seis meses después de una limpieza ambiental fundamental. El cilantro movilizó los metales pesados en mi cerebro, que estaban obviamente presentes en abundancia. Sin embargo, como no había tomado algas ni zeolita al mismo tiempo, las toxinas volvieron a migrar al cerebro, una reintoxicación que puede provocar graves daños neurológicos. Recuerde: cualquiera que lleve a cabo una desintoxicación con conocimientos a medias y por su cuenta ¡arriesga su salud! Definitivamente, debe estar acompañado por un terapeuta experimentado. Por desgracia, también hay terapeutas que utilizan buenos métodos, pero cuyos honorarios pueden calificarse de poco éticos. A veces ocurre que un experto cobre 500 euros por una primera consulta.

14.4 La alternativa: desintoxicación en cuatro meses

El primer paso hacia la desintoxicación es un programa eficaz de regeneración celular. Las algas y la zeolita son agentes que eliminan eficazmente las toxinas. La zeolita es una piedra volcánica molida. Muchos productos del mercado deben tomarse con precaución y no son adecuados para uso interno porque están contaminados con aluminio, lo que puede provocar una nueva contaminación por toxinas. La naturópata Katja Jones, especializada en desintoxicación, aconseja utilizar solo productos de calidad médica probada. Se puede encontrar bajo el nombre de zeolita clinoptilolita. Las microalgas clorela y espirulina también pueden contribuir de forma excelente a ligar y eliminar las toxinas de forma sencilla, por lo que también forman parte del programa de desintoxicación. Aquí también es importante la calidad comprobada, porque si las microalgas proceden de aguas contaminadas, pueden tener metales pesados y contribuir así a la intoxicación de la que, en realidad, quiere deshacerse.

También es importante comer grasas buenas, porque las grasas son LOS componentes básicos de las membranas celulares. Protegen el interior de la célula, aseguran comunicación entre las células y las mitocondrias, las centrales de energía, de las que hay cientos o miles en cada célula. Si falta grasa en esta capa protectora crucial, la célula deja de funcionar correctamente. Si los pacientes hubieran sabido esto, no se habrían negado a comer alimentos grasos durante décadas. Las grasas buenas son la piedra angular de una alimentación sana. No fueron estudios científicos serios los que condujeron al mito de las grasas malas, sino un ingenioso golpe de la industria azucarera: dos investigadores se dejaron sobornar y llegaron a la conclusión, en nombre de sus clientes, de que la grasa, y no los dulces, era el villano en lo que se refiere al desarrollo de enfermedades cardiovasculares.

Después de muchos años en los que la gente renunció a la grasa y seguía engordando, porque se atiborraba de azúcar, el dogma antigrasa ¡por fin ha quedado expuesto como una mentira![221] Así que lubrique sus células con ácidos grasos poliinsaturados de alta calidad, incluidas las semillas de lino, no solo durante la desintoxicación, y con semillas de chía, que también contienen ácidos grasos omega-3. Las semillas de linaza deben molerse poco antes de consumirlas para que las grasas insaturadas se conserven mejor. Tiene mucho sentido tomar un preparado de omega-3 de alta calidad. Sin embargo, como ya se ha descrito en *¡Come bien o muere!*, aquí también existen muchos productos de calidad inferior en el mercado que hacen más mal que bien.

Al mismo tiempo, es aconsejable tomar antioxidantes como OPC o astaxantina y ácido alfa-lipoico, que tiene la capacidad de eliminar los metales pesados del cerebro. La ingesta de coenzima Q10 también ha demostrado su eficacia. Es igualmente importante tomar vitamina C con regularidad. Puede descubrir cómo dosificarlo de forma óptima en el capítulo 16.2. Nunca se repetirá lo suficiente: la desintoxicación solo funciona según un plan adaptado a su situación individual después de que la contaminación haya sido diagnosticada de antemano; de lo contrario, durante el tratamiento se encontrará con una carga de toxinas aún mayor que antes. Si se somete al tratamiento con la ayuda de un terapeuta experimentado, por lo general se librará del vertedero de residuos tóxicos de su cuerpo en un plazo de cuatro meses. A continuación, la flora intestinal debería reconstruirse en un periodo de seis meses. En el capítulo 15, sobre los inquilinos desagradables, encontrará información sobre cómo ahuyentar a los gérmenes patógenos y parásitos persistentes mediante el cambio ácido-base.

14.5. Desintoxicación mediante terapia de calor. Por qué «el once del nueve» (11S) los bomberos fueron introducidos en la cabina de infrarrojos

Tras la explosión en el World Trade Center de Nueva York el 11 de septiembre de 2001, se creó una mezcla de sustancias tóxicas. Las ruinas en llamas produjeron gases tóxicos como en una fábrica química y entraron en los cuerpos de los ayudantes. También inhalaron mucho mercurio, y la explosión destrozó 500.000 tubos fluorescentes, cada uno de los cuales contenía entre 10 y 30 miligramos de mercurio. Aunque los bomberos llevan máscaras respiratorias durante sus misiones, pueden trabajar durante media hora, pero luego un silbato da la orden de retirada. Es posible que los servicios de emergencia de Nueva York ignoraran esta señal, o fueran incapaces de encontrar el camino de vuelta a través de los escombros. Solo uno de cada cinco llevaba protección respiratoria adecuada, muchos ayudaron espontáneamente y corrieron hacia el edificio sin protección.

Cuando se estaba despejando la Zona Cero, muchos ayudantes no estaban debidamente informados sobre la peligrosa mezcla de contaminantes. La Agencia de Protección Medioambiental (EPA) ocultó las advertencias; un escándalo. También fue un escándalo que no hubiera límites de seguridad para los cientos de sustancias tóxicas diferentes que se liberaron durante el incendio de cuatro meses, incluidos unos 750.000 litros de gasóleo derramados en el sótano del World Trade Center. En 2006, un estudio demostró que la mitad de los 40.000 ayudantes seguía teniendo problemas de salud. Sufrían síntomas de intoxicación como erupciones cutáneas, dolores de cabeza, enfermedades respiratorias o síntomas neurológicos.[222] Una familia de cuatro miembros que sufría graves problemas respiratorios huyó al interior de Manhattan y buscó ayuda en un médico. Este encontró clorometil metil éter (cancerígeno) en su sangre y llegó a la conclusión de que solo podía proceder del plástico ardiendo de los ordenadores y equipos de oficina.[223] Algunos de los afectados fueron ayudados con una forma muy especial de desintoxicación: curas de sudoración en saunas de infrarrojos. Para algunos, los síntomas incluso desaparecieron por completo.

Un programa especial de desintoxicación basado en ejercicio físico, sauna de infrarrojos y ácido nicotínico también ayudó a los soldados que padecían el llamado síndrome de la Guerra del Golfo, causado por pesticidas, pozos petrolíferos en llamas y munición de uranio. ¿Por qué el ácido nicotínico? Porque interviene en muchos procesos del organismo, como el metabolismo energético y la división celular. Tiene un efecto vasodilatador, abre las células grasas, en las que se almacenan la mayoría de las toxinas, y libera las toxinas atrapadas. En caso de intoxicación grave, se recomienda completar un programa de cuatro semanas y aumentar la dosis de ácido nicotínico de 50 a 500 mg diarios. Veinte minutos después de tomar ácido nicotínico, se realiza media hora de ejercicio físico intenso para estimular la circulación sanguínea. El ejercicio físico va seguido de una sesión de 45 minutos de sauna, para sudar las toxinas disueltas, preferiblemente en una sauna de infrarrojos.[224] La ventaja de la sauna de infrarrojos sobre la sauna tradicional es la siguiente: los análisis del sudor han demostrado que en una sauna finlandesa solo se excretan el 3 % de las toxinas, mientras que en una sauna de infrarrojos llega al 20 %, porque el calor no solo actúa superficialmente sobre la piel, sino que también estimula los músculos y órganos más profundos. Apoyado por el ácido nicotínico, se produce la lipólisis, es decir, estallan las células grasas. Esto significa que las células grasas estallan, la grasa liberada se transporta al hígado y se metaboliza. Las sustancias tóxicas almacenadas en la grasa corporal, como los metales pesados (arsénico, plomo, cadmio, aluminio, mercurio), se excretan a continuación. Los autores de un estudio científico llegan a la conclusión de que la desintoxicación a través de la piel en forma de sudor es un método que merece atención.

> En las personas con mayor exposición o carga corporal, la concentración en sudor superaba generalmente a las concentraciones plasmáticas o urinarias, y la excreción dérmica podía igualar o superar la excreción urinaria diaria. La excreción dérmica de arsénico era muchas veces mayor en los individuos expuestos al arsénico que en los sujetos de control no expuestos. El cadmio estaba más concentrado en el sudor que en el plasma sanguíneo. (...) En el informe de un caso, los niveles de mercurio se normalizaron con sesiones repetidas de sauna.[225]

El médico alternativo André Kabat, muy cargado de toxinas debido a lesiones silenciosas en la mandíbula y con mala salud, tomó una sauna hace casi tres años, recogió su sudor durante una sesión en la cabina de infrarrojos y lo envió al renombrado Instituto de Diagnóstico Médico (IMD) de Berlín para que lo analizaran. La extrema exposición al aluminio no puede pasarse por alto en el análisis.

Para el Dr. Dietrich Klinghardt, el aluminio es el metal con los efectos más dramáticos sobre la salud:

Básicamente, inhibe los receptores que tenemos en las paredes celulares, los receptores hormonales, los receptores neurotransmisores, los receptores de insulina. Todos ellos se ven alterados por el aluminio. Tiene un efecto muy, muy fuerte, más fuerte que cualquier otra toxina.[226]

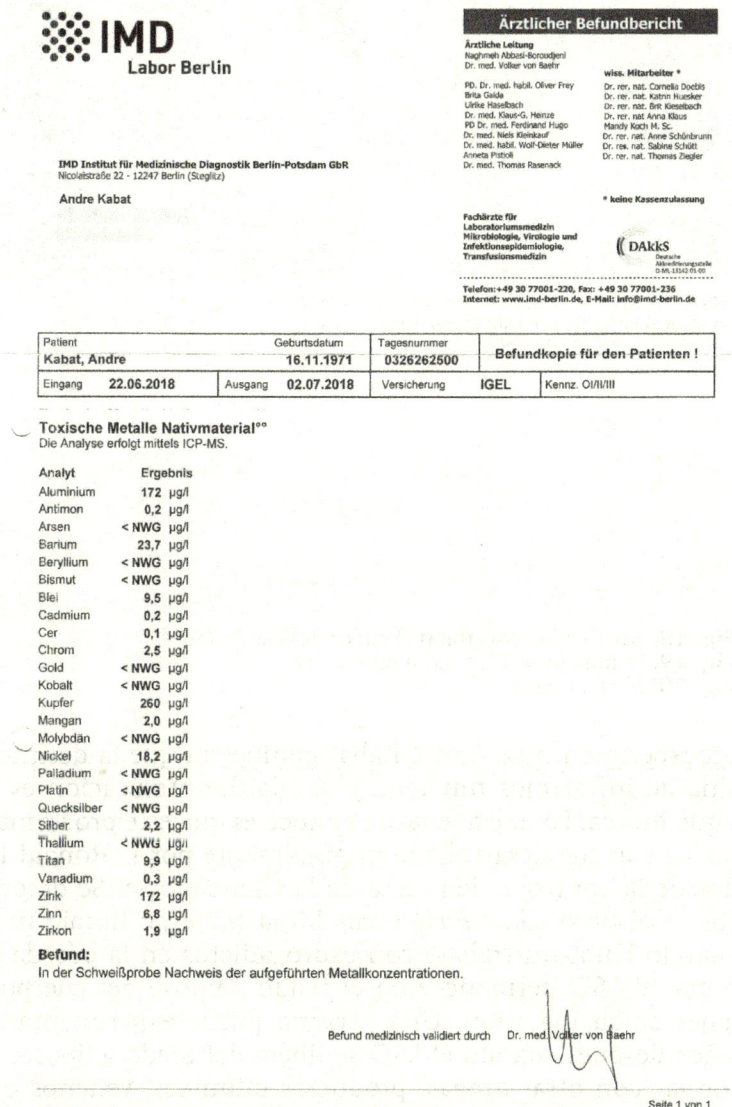

Fig. 47. Aluminio —el más grave de todos los contaminantes metálicos— en el sudor de André Kabat tras una sesión en la sauna de infrarrojos.

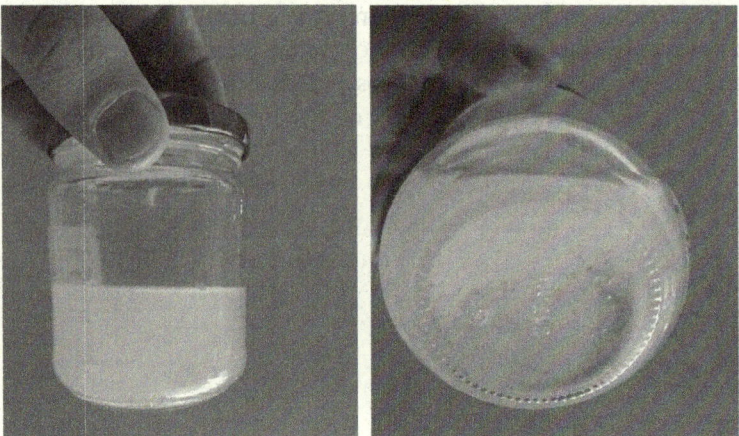

Toxischer Regen in den USA – Bewusste Vergiftung eines Landes.
Weitere stark betroffene Länder: UK, Deutschland

Location	Sample	Aluminium	Barium
Redding, US	Rain	1010	25
California, US	Rain	2190	43
California, US	Rain	3450	
Lincolnshire, UK	Rain	70	<10
Portsmouth, UK	Rain	350	16
Florida, US	Rain	182	
Florida, US	Rain	127	
California, US	Snow	61,100	83
Brisbane, AU	Rain	1900	11
Hawaii, US	Rain	400	39

Normales Aluminiumvorkommen im Regen:
0 - 0.5 µg/l

K↑ Klinghardt Institute

Fig. 48. Las toxinas enturbian el sudor de André Kabat.
Fig. 49. ¡Cuidado con los sedimentos!
Fig. 50. Lluvia tóxica.

El autoexperimento de André Kabat demuestra que la desintoxicación en la cabina de infrarrojos funciona y que la desintoxicación es hoy más necesaria que nunca. Lo que apenas se conoce es que este programa especial de desintoxicación fue desarrollado originalmente por L. Ronald Hubbard, el fundador de la controvertida secta de la Cienciología. Se describe detalladamente en el libro *Clear Body Clear Mind* (Cuerpo limpio mente limpia).[226] Cuando Hubbard trabajó con exdrogadictos en la década de 1970, descubrió que el LSD permanece en el tejido adiposo del cuerpo durante años después de su ingestión. Una persona puede experimentar un viaje meses o años después cuando el LSD se libera del tejido adiposo. La situación es similar con otras drogas, productos químicos, venenos o medicamentos. Con su Purification Rundown, un programa estrictamente basado en ejercicio físico, sauna y vitaminas, especialmente niacina (vitamina B_3), Hubbard también pudo ayudar a soldados estadounidenses que habían sufrido envenenamiento masivo durante años tras el uso del defoliante Agente Naranja, que habían sufrido durante años síntomas masivos de envenenamiento como acné por cloro.[226] Las críticas a la «psicocorporación» Cienciología están justificadas, pero esto no cambia el hecho de que fue L. Ronald Hubbard quien sentó las bases de un protocolo de desintoxicación que desde entonces se ha aplicado con diversas modificaciones en todo el mundo con un éxito asombroso.

Si quieres probarlo, es importante empezar con pequeñas dosis de ácido nicotínico y aumentarlas lentamente. Es importante tomar un preparado de ácido nicotínico que no tenga un efecto retardado, ya que el llamado «*flush de niacina*» es intencionado: como el ácido nicotínico tiene un efecto vasodilatador, la piel se enrojece y pueden aparecer sensaciones de calor y picor, como en una reacción alérgica. Dice André Kabat: «La primera vez fue una experiencia irritante. Durante unos 20 minutos, mi piel brilló roja como un tomate y una ola de calor recorrió mi cuerpo».

Todo esto puede ser desagradable, pero no es nada de qué preocuparse porque va a desaparecer de nuevo. Mientras el enjuague esté activo, vaya a la sauna. También es importante no tomar el ácido nicotínico con el estómago lleno, de lo contrario, el enjuague se retrasará. Para retener las toxinas que no se han eliminado por el sudor, se debe tomar carbón medicinal o zeolita medicinal inmediatamente después de la sesión de sauna.

Conviene saber que si tiene dificultades para sudar, incluso en general, esto es un indicio de una alta carga de toxinas. Esto suele perjudicar a los mecanismos termorreguladores del sistema nervioso autónomo. Asegúrese de beber suficiente agua pura y, además de las sesiones de sauna de infrarrojos, estimule la circulación sanguínea diariamente mediante cepillado en seco.

Niacina

La niacina es una vitamina hidrosoluble del grupo de las vitaminas B, un término colectivo para varios compuestos, a saber: ácido nicotínico y nicotinamida (conocida comercialmente como niacina no *flush*) y compuestos derivados de ellos. La niacina es un componente de coenzimas importantes para las reacciones de todas las células del organismo. La niacina interviene en el metabolismo energético y la descomposición de carbohidratos, aminoácidos y ácidos grasos. Los procesos de división celular y la transmisión de señales en la célula dependen de la niacina. Influye también en la respuesta inmunitaria y posiblemente sobre la secreción de insulina en el páncreas.

El bioquímico Walter Last escribe que la vitamina B$_3$, como el cobre y las vitaminas B$_2$ y B$_6$, desempeña un papel clave como coenzima en la producción oxidativa de energía celular. La nicotinamida produce una mejora de los síntomas del alzhéimer, la artritis, la hiperactividad, trastornos del comportamiento y del aprendizaje en niños, cáncer, dermatitis, diabetes mellitus, fatiga y falta de energía.[227]

15. Inquilinos desagradables.
Gusanos y parásitos

Parece el escenario de una película de ciencia ficción: criaturas extrañas invaden el cuerpo sin que nos demos cuenta, se propagan sin control y evaden todos los intentos de deshacernos de ellas. Por desgracia, no se trata de una fantasía, sino de una amarga realidad. «Creo que los parásitos son el problema de salud más olvidado de la historia de la humanidad. Soy consciente de que es una afirmación atrevida, pero mis 20 años de experiencia y 20.000 pacientes examinados lo confirman», afirma el médico canadiense Dr. Ross Anderson.[228]

El caso de un británico en cuyo cerebro se había propagado una rara tenia que vivió allí varios años saltó a los titulares. Los médicos extirparon la invasora y los científicos descifraron su material genético. Se trataba de *Spirometra erinaceieuropaei*, una tenia que causa inflamación del tejido corporal. Los científicos se asombraron de que un caso así apareciera en el Reino Unido, pero la globalización no se detiene en los parásitos.[229]

El parasitismo es un modo de vida extremadamente exitoso. El 40 % de los organismos viven como no invitados de un huésped. Hay muchos parásitos que pueden infectar al ser humano. Los parásitos son los compañeros constantes de los humanos, no solo en los llamados países en vías de desarrollo, sino también en nuestras latitudes. Los invasores anidan en nuestro cuerpo sin que nos demos cuenta, robándonos nutrientes y, por tanto, energía. Hay gusanos parásitos que pueden crecer hasta 20 metros de largo, como la tenia. Otros, los llamados parásitos intracelulares, como el toxoplasma o la babesia, solo miden unos micrómetros y son capaces de penetrar en las células humanas. Alan E. Baklayan, naturópata e investigador de parásitos, lo expresa así en el Congreso de Parásitos de la Academia del Conocimiento Medumio: «Los parásitos no causan enfermedades, pero son anclas de enfermedades crónicas». Encuentra larvas de **ascárides** en pacientes que padecen asma o neurodermatitis. En las mujeres que sufren dolores menstruales, fibromas o quistes, busca **oxiuros**. El cuerpo intenta atrapar a los intrusos formando un quiste. A menudo revela que la mujer recibió medicación de niña porque le diagnosticaron oxiuros. Eso no surtió efecto porque las astutas bestias se habían retirado al útero y, cuando le viene la regla, experimenta graves molestias. Baklayan habla en la entrevista de muchos pacientes que le escribieron entusiasmados para decirle que se habían librado de todos sus síntomas tras la cura parasitaria. Si no se detecta la oxiurosis infantil, puede dar lugar a problemas de comportamiento. En un niño hiperactivo, Baklayan identificó la oxiurosis pediátrica, lo que significó que el chico se ahorró la «terapia» con Ritalin que ya se había planteado. La colitis ulcerosa puede ser desencadenada por **anquilostomas**, que se alojan literalmente en la mucosa intestinal. Baklayan recomienda un tratamiento antiparasitario regular. «También debemos desparasitar regularmente a nuestro gato o perro».

Los gusanos engordan las piernas

Las mujeres que sufren piernas muy hinchadas sin conocer la causa suelen estar infectadas por filarias. Se trata de gusanos que viven bajo la piel, en el tejido conjuntivo o en los vasos sanguíneos y linfáticos. «En todas las mujeres que sufren hinchazón masiva de pies y piernas, he descubierto filarias al analizarles el pelo», dice la naturópata Katja Jones. La filariasis se transmite a través de las picaduras de mosquitos o tábanos. En cuanto los gusanos se han desarrollado, anidan en los vasos linfáticos humanos y los obstruyen. Esto provoca una inflamación permanente que restringe el drenaje linfático. Como resultado, las extremidades, los senos o los genitales se hinchan. Los síntomas a menudo solo aparecen tres meses después de la infección. Si la congestión linfática es crónica la hinchazón ya no remite. La piel se endurece y deja cicatrices, por lo que la enfermedad tropical ha recibido el nombre de elefantiasis.

Carga tóxica

La carga parasitaria también es un indicador de la carga tóxica de una persona, ya que muchos parásitos, especialmente gusanos y hongos (como *Candida*), pueden absorber muchas veces su propio peso en toxinas. «Todo paciente con enfermedad de Lyme crónica está también lleno de parásitos», afirma el Dr. Dietrich Klinghardt. Las bacterias del género *Borrelia*, bacterias helicoidales conocidas como espiroquetas de Lyme, pueden sobrevivir a una dieta cero durante años, acechando en la hierba y los arbustos en busca de presas y luego aterrizando —normalmente como pasajero de una garrapata— en los humanos. Allí se dan un festín de sangre, a veces durante días. La picadura de garrapata pasa desapercibida porque su saliva contiene un anestésico. Cuando la garrapata se ha llenado de sangre, vomita su contenido intestinal en la herida y transmite las bacterias *Borrelia*. Para los afectados, a menudo comienzan años de sufrimiento con muchos síntomas crónicos, desde dolencias reumáticas migratorias hasta inflamación de tendones y bursitis, parálisis del nervio facial, dolores de cabeza y síntomas cardíacos. Se provocan parálisis, que, a menudo, se confunde con enfermedad discal.[230]

Psicotroyanos

Los parásitos son «psicotroyanos». Existen sofisticados representantes de la especie, que han desarrollado la capacidad de controlar el comportamiento y la psique de sus huéspedes para su propio beneficio. El parásito *Toxoplasma gondii*, que ha infectado a la mitad de la población germanófona, causa la toxoplasmosis y suele transmitirse a través de las heces de los gatos.

Se propaga a través de la sangre a las células nerviosas del cerebro y puede causar extremos cambios de comportamiento, como depresión o esquizofrenia.[231] Cuando estamos «fuera de nosotros», los psicotropos tienen el juego fácil, porque los traumas provocan circuitos neuronales que nos catapultan a un modo de supervivencia permanente. Actualmente, se sospecha que una docena de agentes infecciosos causan enfermedades psiquiátricas. Es probable que el número de casos no declarados sea mucho mayor: traumatismos como consecuencia de una invasión microbiológica. Lo complicado es que los parásitos se disfrazan tan hábilmente que muchos médicos ni siquiera se dan cuenta de que podrían estar ahí y hacen un diagnóstico falso.[232]

Los parásitos como desencadenantes del cáncer

Estimaciones, conjeturas, teorías y más teorías, pero no se sabe nada preciso. No se sabe nada en concreto. Así se pueden resumir las décadas de investigación sobre las causas del cáncer, la primera causa de muerte. El renombrado Centro Alemán de Investigación del Cáncer (DKFZ) indica que:

> Los errores se producen por casualidad durante la división celular, incluso en personas que siempre han llevado una vida sana. Los mecanismos de reparación del propio organismo pueden corregir muchos errores del material genético, pero no todos. Por eso se acumulan cada vez más cambios a lo largo de la vida. Esto explica, entre otras cosas, por qué el riesgo de cáncer aumenta con la edad. La principal causa del crecimiento tumoral son, **presumiblemente**, las llamadas células madre tumorales. Con cada división celular, existe el riesgo de que su inestable información genética siga cambiando. De este modo puede provocar, por ejemplo, que se desarrolle resistencia a los fármacos en un tumor. Además, las metástasis pueden tener propiedades diferentes a las del tumor original. Ya se conocen muchos de los procesos que intervienen en el desarrollo del cáncer, pero **urge seguir investigando intensamente para comprender con detalle el desarrollo del cáncer**.[233]

El dogma de la célula maligna sigue siendo válido hoy en día. Hace unos 150 años, Rudolph Virchow y Julius Cohnheim postularon que las

células cancerosas se desarrollan a partir de «restos latentes de tejido em-
brionario». El papel de las infecciones en el desarrollo del cáncer está in-
fravalorado, critica Harald zur Hausen, antiguo director del Centro Alemán
de Investigación de Oncológica de Heidelberg (DKFZ), quien estima que
uno de cada cinco casos de cáncer está causado por agentes patógenos. Y
no solo los patógenos y los virus desempeñan un papel, sino también los
parásitos.[234]

Esta constatación no es nueva. Hace 50 años, investigadores celulares
del Instituto Max von Pettenkofer descubrieron diminutos protozoos bajo
sus microscopios. En 1970, publicaron un artículo en *Ärztliche Praxis* bajo
el titular: «¡Elementos corpusculares inusuales en la sangre!». Llegaron a la
conclusión de que muchos pacientes tenían estos microbios en la sangre,
pero —lo ha adivinado— la sensacional constatación que habría hecho in-
evitable un replanteamiento de la «terapia del cáncer», fue ignorada por el
establishment oncológico.[235]

El Dr. Alfons Weber llevaba investigando el tema de los microbios en
la sangre desde los años 70, y también descubrió que todo tejido tumoral
contiene microparásitos. Filmó sus experimentos entre los años 60 y 90,
creando pruebas únicas: publicó películas en las que se pueden ver los parásitos en el tejido tumoral.[236]

Weber está convencido de que el cáncer no está causado por células
malignas, sino por la proliferación incontrolada de diminutos microbios
que viven en el interior de las células. Si el tumor se destruye mediante «terapias» agresivas, hordas de parásitos entran en el torrente sanguíneo y se
multiplican por todo el cuerpo, lo que entonces se denomina metástasis.
El *establishment* médico no reconoció ni la teoría de Weber ni sus pruebas.
Weber persistió, y en un experimento quemó sangre humana bajo una
llama a 160 ºC. El resultado: ¡todas las células fueron destruidas! Weber
entonces añadió una solución de glucosa a la materia muerta, y, poco después, los microparásitos corrían por la placa de vidrio. Este experimento
silenció a todos los críticos, pero los espectaculares resultados de la investigación seguían sin ser reconocidos oficialmente, y se mantuvieron en
silencio. Si quiere profundizar en el tema, le recomiendo ver la película *El
boicot contra el cáncer*.[237]

El albacea testamentario de Alfons Weber ha recopilado un documental de su archivo fílmico que demuestra claramente las actividades de los
protozoos en la sangre. Weber no era el único que opinaba que los parásitos
podían desencadenar tumores o incluso ser su única causa.

Enfermedades causadas por microbios
La química, epidemióloga y microbióloga rusa Tamara Lebedeva, que

perdió a casi toda su familia a causa del cáncer a pesar de las terapias médicas convencionales o debido a ellas (?), descubrió que muchas enfermedades de la civilización moderna están causadas por microbios muy extendidos que casi todo el mundo lleva consigo. Y descubrió que las llamadas células cancerosas son en realidad parásitos unicelulares llamados *Trichomonas*. Tienen exactamente las características de las llamadas «células cancerosas», cualquier oncólogo las diagnosticará como «células cancerosas». No todas las personas que tienen *Trichomonas* desarrollan cáncer; los factores desencadenantes que conducen a la proliferación incontrolada de microparásitos incluyen toxinas, medicación y un sistema inmunitario debilitado, por ejemplo, debido a dormir sobre un campo de interferencias. La limpieza del organismo y una cura de parásitos son, por tanto, aparentemente mucho más eficaces contra el cáncer que los citostáticos. *Et voilá*, ahora también entendemos por qué el cáncer tiene cura por una combinación de diferentes remedios antiparasitarios, como informa el Dr. Dietrich Klinghardt en el Congreso de Parásitos de la Academia Medumio. Y entendemos por qué no se reconocen las teorías de Lebedeva. Cita de Wikipedia:

> Los puntos de vista que defiende, en parte son aptos para impedir enfermos graves de una terapia significativa para la que hay pruebas neutrales y documentadas de eficacia. Por ejemplo, los puntos de vista no probados de Lebedeva sobre el desarrollo de cáncer tras intervenciones quirúrgicas o el uso de antibióticos pueden disuadir a los pacientes de someterse a una terapia significativa.[238]

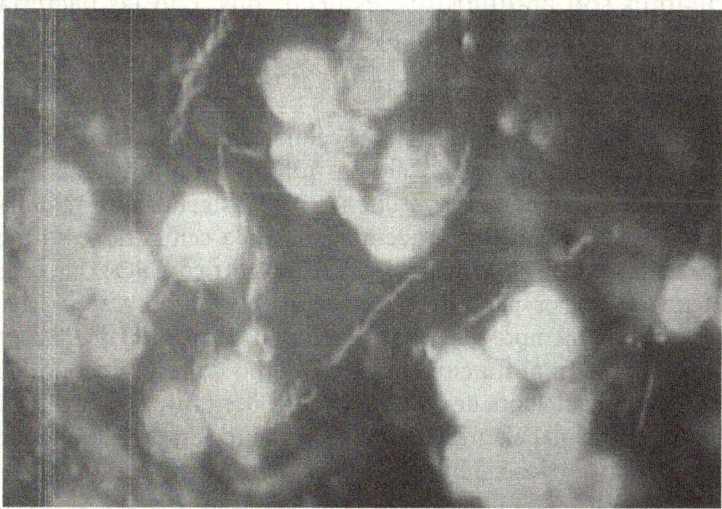

Fig. 51. Ejemplares de *Borrelia* patógena en la articulación de la rodilla.

¡Big Pharma envía sus saludos! Si a partir de ahora el cáncer se tratara de forma barata, con antiparasitarios, en lugar de hacerlo con citostáticos, nuestra economía, probablemente, se hundiría, pues uno de sus principales pilares es la oncología.

15.1. Los diagnósticos y tratamientos médicos convencionales rara vez son fiables

Volviendo a las bacterias *Borrelia*, la detección médica convencional de la borreliosis de Lyme es difícil, porque los síntomas son variados y muchas personas a menudo no pueden recordar si fueron picadas por una garrapata y cuándo; muchas ni siquiera se dan cuenta. Si la enfermedad de Lyme se vuelve crónica, los síntomas reaparecen una y otra vez, a menudo años después de la infección. El diagnóstico naturista de la enfermedad de Lyme también tiene sus trampas. En la medicina alternativa, a menudo se afirma que las bacterias *Borrelia* pueden detectarse con un microscopio de campo oscuro, pero el naturópata Jörg Rinne aconseja precaución, porque apenas pueden propagarse a través del torrente sanguíneo. «Una bonita táctica de venta para la comercialización de medicamentos y terapias». En la enfermedad de Lyme aguda se hacen visibles en la sangre los granulocitos, que intentan combatir al patógeno. En un paciente con enfermedad de Lyme aguda, Jörg Rinne descubrió a los desagradables intrusos bajo el microscopio durante una punción de la articulación de la rodilla. Los objetos blancos de colores brillantes son granulocitos, es decir, pus, con las bacterias en forma de espiral (por ello denominadas espiroquetas) correteando entre ellos. Según Jörg Rinne:

Las bacterias *Borrelia* infectan las células y se multiplican en ellas. A continuación, migran fuera de la célula e intentan invadir las células vecinas. Durante mucho tiempo se creyó que las propias células no tenían capacidad para defenderse de ellas. Hoy sabemos que cada célula tiene su propio sistema inmunitario. Con la ayuda del gas óxido nítrico (NO), las células intentan defenderse de los patógenos intracelulares. Dicho gas es producido por las mitocondrias, siempre que estas funcionen correctamente. Sin embargo, la mitocondriopatía (mal funcionamiento o daño de las mitocondrias) provoca una producción deficiente de óxido nítrico y, por tanto, un sistema inmunitario celular interno deficiente. Además, la producción de óxido nítrico gaseoso está controlada por las células Th1. Estas son subespecies de linfocitos y su población se ve influida por el estado del intestino delgado. Si las condiciones no son las adecuadas, por ejemplo, debido a una disbiosis tras una terapia con antibióticos o a intolerancias alimentarias, el control de la producción de NO gaseoso no es correcto y las bacterias *Borrelia* no pueden ser combatidas de forma óptima por el organismo. Por lo tanto, una reorganización intestinal y de las mitocondrias en la enfermedad de Lyme es siempre un punto central en la terapia.

¿Y qué hace la medicina convencional? Arruina la flora intestinal administrando altas dosis de antibióticos, a menudo en infusión durante muchas semanas, y las bacterias *Borrelia*, artistas de la supervivencia y la metamorfosis, siguen ganando la partida a los médicos una y otra vez. «Las espiroquetas de Lyme simplemente se repliegan en los gusanos, esperan a que se acaben los antibióticos y vuelven a salir del cascarón», dice el Dr. Klinghardt.[239] Un estudiante de doctorado probó el efecto de los cuatro antibióticos más comunes en el laboratorio. El resultado fue aleccionador, pues la doxiciclina, el fármaco contra las bacterias *Borrelia* más común de todos, fue el que peor funcionó, y, al parecer, favorece la formación de biopelículas.[240] Matar a los parásitos sin ligar los legados tóxicos puede provocar una reintoxicación desagradable.

También es extremadamente preocupante que los parásitos no solo se encuentren en el intestino, sino en casi todas las partes del cuerpo: pulmones, hígado, músculos, esófago, sangre, piel, ojos o en el cerebro, como ha demostrado el caso británico de la tenia. Como los parásitos debilitan el sistema inmunitario, el organismo queda indefenso ante las infecciones bacterianas o víricas. Los microbios son responsables del 10 % de todas las enfermedades tumorales. El esquistosoma, originario del Nilo —llamado trematodo de la pareja porque el macho anida en el pliegue abdominal de su hembra—, causa la esquistosomiasis, aumenta el riesgo de cáncer de vejiga y los huevos del gusano se encuentran a menudo en el tejido tumoral. Estos ejemplos demuestran que, en materia de parásitos, no estamos mejor que los países en vías de desarrollo. En materia de diagnóstico estamos mucho peor: para averiguar si el esquistosoma es la causa del cáncer de vejiga, el urólogo tratante en este país ordena un examen de heces. En la mayoría de los casos, el gusano pasa a través de sus dedos. ¿Por qué? Dietrich Klinghardt lo explica en el congreso en línea sobre parásitos de la Academia Medumio:

> Pueden pasar días hasta que una muestra de heces de este tipo acabe en el laboratorio y sea examinada. El propio gusano muere inmediatamente después de ser excretado, su ADN también desaparece sin dejar rastro. Y sus huevos solo son visibles al microscopio si fueron puestos en el momento en que se toma la muestra. No ayuda mucho que los médicos ordenen a sus pacientes que tomen y entreguen muestras de heces en tres momentos diferentes.

El Dr. Klinghardt trabajó varios años para un reputado parasitólogo de la India y aprendió que el intervalo de tiempo entre la muestra de heces y el análisis al microscopio es exactamente de 15 minutos, después de eso el gusano y su ADN ya no pueden verse. Esto plantea la pregunta de cuántos casos de cáncer de vejiga podrían curarse si los médicos modernos hubieran hecho sus deberes. **¡Si esto lo supieran los pacientes!**

Otro problema que el Dr. Klinghardt aborda en este vídeo es el conocimiento a medias de muchos «semidioses de blanco»: si se quiere tratar con éxito los parásitos con antihelmínticos hay que dosificar correctamente. Para un producto en particular, la OMS y los fabricantes especifican una dosis que es demasiado baja. La terapia solo tiene éxito —así lo demuestra la literatura científica—, afirma el Dr. Klinghardt, si el fármaco se administra en una dosis 50 veces superior a la dosis indicada en el prospecto.

Si esta información aún no ha estropeado su buen humor, aquí hay otros datos preocupantes:

- Una acidez estomacal débil es el punto de entrada perfecto para los parásitos.
- Si tienes una infección de lombrices, debes evitar definitivamente la cortisona, la píldora anticonceptiva y las **vacunas**.
- Los campos electromagnéticos y el 5G hacen que los microorganismos se vuelvan parásitos.
- Las biopelículas son bastiones de parásitos, repletos de microorganismos más pequeños y más grandes, que envenenan nuestro organismo.[241]

Lo que nos lleva de nuevo a Erika y su molesta película *El microbio no es nada, el entorno lo es todo*. Según el lema del microbiólogo Louis Pasteur, esto significa que, ya sean parásitos, bacterias, virus o mutantes, no son el problema para nuestra salud, simplemente se sienten como en casa en un entorno determinado. La mejor manera de combatir a estos desagradables intrusos es higienizando el entorno y haciendo que los huéspedes no invitados se sientan lo más incómodos posible y se den a la fuga voluntariamente, dice la naturópata Katja Jones.

Si tiene nervios fuertes, en la web de Sören Schumann, de la Academia de Conocimiento Medumio, encontrará «sabrosas» fotos de parásitos excretados.[242]

15.2. ¿Cómo deshacerse de los huéspedes no invitados?

En primer lugar, me gustaría presentarles a una pionera de la investigación sobre parásitos: la bióloga Hulda Clark (1928-2009). Al igual que el Dr. Weber y la Dra. Lebedeva, identificó muchos virus, bacterias y parásitos como desencadenantes de enfermedades. Para llegar a los parásitos del intestino, recomendó una cura a base de hierbas con tres ingredientes: clavo, ajenjo y nuez. Hulda Clark utilizó la electricidad: desarrolló una especie de «descarga eléctrica» para los parásitos, que hace vibrar la envoltura que los rodea. Esto los irrita, dando al sistema inmunológico una ventaja y la oportunidad de expulsarlos. Hulda Clark dirigió varias clínicas en EE. UU. Sin embargo, científicos y autoridades de la corriente dominante criticaron su tecnología de frecuencias por «extraña» y «potencialmente fraudulenta». La presión de la autoridad «sanitaria» FDA acabó siendo tal que Clark trasladó su centro de curación a México.[243] En la actualidad, innumerables personas utilizan el *zapper* que ella desarrolló, a veces de forma más avanzada, y Alan E. Baklayan, naturópata especializado en parásitos, también lo utiliza. Para deshacerse de los organismos extraños, Hulda Clark también recomendó una limpieza hepática regular DESPUÉS de la cura antiparasitaria. Encontrará las instrucciones en esta fuente.[244]

Si tiene una infección de parásitos intestinales, nunca debe tirar las semillas negras de papaya a la basura, ya que son casi más valiosas que la fruta. Contienen una alta concentración de la enzima papaína, así como aceite de mostaza, carpaína, ácido oleico, ácido palmítico y flavonoides, sustancias que tienen un efecto antibacteriano, favorecen el sistema inmunitario y actúan contra los radicales libres. Las semillas de papaya también son adecuadas para desintoxicar y regenerar el hígado.[245]

El terapeuta de Schüßler, Wolfram Kunz, recomienda para las infestaciones parasitarias el *cuprum arsenicosum* N.º 19, en combinación, muy adecuada, con irradiaciones de alta frecuencia.[246] Las corrientes de alta frecuencia provocan un calentamiento profundo del tejido, ya que muchas reacciones tienen lugar más rápidamente a temperaturas más altas. Desde la Antigüedad se sabe que la fiebre ayuda al cuerpo a recuperarse más rápidamente. Un organismo sano reacciona a los estímulos patógenos elevando su temperatura, hasta alcanzar una fiebre alta, que provoca una especie de «reinicio» de la regulación por parte del sistema inmunitario. Los microbios emprenden el vuelo a temperaturas más altas, explica el experto de Tesla Arthur Tränkle:

> Un patógeno que ha anidado a una temperatura corporal de 36,8 ºC, debilita el sistema inmunitario, se propaga y ocupa más espacio vital. Este

espacio vital puede ser reducido por el cuerpo en forma de fiebre, que es efectivamente la fuerza de intervención. Este es el mecanismo realmente ingenioso para acabar con estos patógenos. Pierden territorios, a veces son empujados hacia atrás completamente o retroceden a su posición para esperar a atacar de nuevo la próxima vez. En el transcurso de una vida, las tensiones se acumulan, y si tiene demasiadas tensiones en su cuerpo, entonces tenemos el gran problema del cáncer. Pero, en realidad, es una superposición de muchas cosas que liberamos paso a paso, haciendo que el metabolismo funcione y permitiéndole hacer su tarea de nuevo. Durante un examen de biorresonancia, se detectó una distensión en mi riñón derecho. La pregunta era: ¿de dónde venía esta cepa?, y resultó ser una cepa de rubeola y una cepa de salmonela que había cogido hacía muchos años. Estaban escondidas, pero tienen una excreción, y esta excreción afectó entonces a mi riñón derecho. Hay que volver atrás y buscar los lugares donde se originaron estas cepas, ese es el gran arte. La mejor manera es la hipertermia localizada como la practicamos. De ese modo, no se estresa todo el cuerpo. La fiebre es extremadamente estresante para el organismo. El calentamiento solo tiene lugar en la zona afectada, que también se vuelve extremadamente caliente y los microbios pierden su base de vida.

El hecho de que los parásitos pueden ser expulsados por un choque térmico queda demostrado por la «sauna de las abejas». Los apicultores llevan años luchando contra los ácaros del género *Varroa*, parásito chupasangre que ha matado a miles de abejas. Un ingeniero y apicultor ha desarrollado una sauna, una unidad de calefacción que se introduce bajo la colmena como un cajón. Regularmente, envía a sus abejas a la sauna. Ellas pueden tolerar temperaturas de hasta 45 ºC, pero los ácaros mueren a menos de 40 ºC. Este es un tratamiento de hipertermia sin productos químicos para las abejas melíferas, las cuales no solo se ven gravemente afectadas por los parásitos, sino también por pesticidas como el glifosato.[247] Otro remedio casero probado contra los parásitos del botiquín de la abuela es la parafina (para saber más sobre esto, ver el capítulo 17.4).

Cura antiparasitaria de la medicina rusa

El curandero ruso Jewgeni Awerbuch recomienda su remedio natural Blulied1 para liberar el intestino grueso de parásitos y pólipos, productos de desecho tóxicos o cálculos fecales.

Ingredientes por cápsula vegetal:

150 mg de hierba de ajenjo.

100 mg de centaura.

45 mg de flores de caléndula.
30 mg de uña de gato.
30 mg de hojas de trébol amargo.
30 mg de clavo.
15 mg de raíz de cálamo.

Ingesta recomendada: 3 veces al día una cápsula media hora antes de las comidas.[248]

Limpieza suave con aceite de ricino

Otro consejo de Jewgeni Awerbuch: el aceite de ricino libera al organismo de parásitos, gusanos, hongos y bacterias. Penetra en todo tipo de tejidos y, por lo tanto, también tiene un efecto intracelular. No daña una flora intestinal sana, solo está contraindicado en caso de enfermedades agudas del corazón, el hígado, el páncreas, el estómago y los intestinos.

Una vez a la semana, media hora antes del desayuno, beba un vaso de zumo de zanahoria —preferiblemente, recién exprimido— mezclado con una cucharada sopera de aceite de ricino. Es aconsejable continuar la cura de aceite de ricino y zanahoria hasta que la capa lingual haya desaparecido por la mañana, antes de cepillarse los dientes.[248]

Sanador por la gracia de Dios. Jewgeni Awerbuch

«Una curación es como un servicio religioso», dice Jewgeni Awerbuch. «Cuando Dios me envía a una persona, tengo que curarla». Tiene 70 años y no piensa jubilarse. No ve su labor como sanador como un trabajo, sino como una vocación. Awerbuch ha trabajado en varios países y tratado a cientos de miles de personas. En 1998, aprobó el examen para convertirse en naturópata, y ahora ejerce en su consulta naturista de Bensheim an der Bergstraße.

De joven, trabajó como ingeniero en varias universidades técnicas de Rusia. Llegó a su vocación de curandero porque los médicos no pudieron ayudarle cuando enfermó a los 33 años. Buscó la ayuda de Ahmad Rasuchadjiew, cuya familia tiene una tradición curativa de 2500 años, que se convirtió en su primer maestro. El camino de Awerbuch le llevó a otros curanderos muy conocidos en Rusia.

Entre sus formadores figuran Boris Bolotov, químico ucraniano y maestro de medicina alternativa, que desarrolló un sistema de purificación celular que, en su opinión, no solo rejuvenece el cuerpo, sino que también puede conferir la inmortalidad. También ha desarrollado un concepto de terapia para pacientes de cáncer, cuyos pilares son la buena nutrición y la desintoxicación.

Mi encuentro con Jewgeni Awerbuch me hizo darme cuenta de que un buen sanador (espiritual) no necesita alta tecnología médica para hacer diagnósticos. Me mira un momento con mirada penetrante y luego enumera varios problemas de salud. Lo que dice es 100 % cierto, me sorprende y me irrita ligeramente. «Comiste azúcar hace dos días», me dice. «Así es, chocolate negro». «Toma solo azúcar de flor de coco o miel para endulzarlo», recomienda Jewgeni Awerbuch, y continúa con un ligero tono de reproche: «También has comido queso..., queso de cabra. No tolero la lactosa —respondo en mi defensa—. Tampoco toleras la caseína —responde—. Tu sistema gastrointestinal está comprometido, has tomado antibióticos a menudo. Definitivamente, deberías evitar el queso y el gluten». Ufff, eso encaja. Su respuesta a mi pregunta sobre los mayores asesinos de la salud: la proteína animal (Awerbuch es vegano), el azúcar y los efectos secundarios de la medicación a nivel físico. El consejo de muchos médicos de mantener los intestinos limpios durante seis meses después de tomar antibióticos durante cinco días es erróneo, dice Awerbuch. Se necesitan dos años para reconstruir la flora intestinal destruida. Asesinos de la salud a nivel mental para Awerbuch, que no posee teléfono móvil, son la búsqueda constante de distracción, la sensación de falta de sentido y los conflictos en las relaciones interpersonales.

15.3 ¡Alimenta tus bacterias *Borrelia* con magnesio!
Consejos para una terapia eficaz con magnesio

Tendría que comer muchos plátanos o chocolate negro para obtener un aporte óptimo de magnesio. A pesar de una alimentación equilibrada, muchas personas sufren actualmente una carencia de magnesio, aunque los «protectores» del consumidor lo ven de forma completamente diferente: «El magnesio está contenido en muchos alimentos. Por tanto, una persona sana puede cubrir fácilmente sus necesidades diarias con una dieta equilibrada», se dice en la información del centro de asesoramiento al consumidor sobre el tema del magnesio.[249] Pero esto no es cierto, porque a) una dieta equilibrada es casi imposible de llevar a cabo, dado que nuestros alimentos se cultivan en suelos agotados, y b) muchas personas padecen actualmente una enfermedad crónica. Su sistema digestivo ya no es capaz de absorber suficiente magnesio, y los enfermos de cáncer y las personas con enfermedades inflamatorias crónicas y/o la enfermedad de Lyme se ven particularmente afectados con frecuencia. Sus necesidades de magnesio son muy superiores a los valores recomendados. Además, las pruebas de laboratorio estándar para detectar deficiencias minerales observan solamente el sodio, el potasio y el calcio, mientras que la carencia de magnesio suele pasar desapercibida.

Si desea que un médico compruebe que su nivel de magnesio, que suele determinarse en el suero sanguíneo, insista en un análisis de sangre completo (= suero + **células sanguíneas**), porque el magnesio se encuentra principalmente en el interior de las células.[250] Una carencia de magnesio no reconocida es perjudicial para la salud. El magnesio interviene en más de 300 procesos elementales del organismo, como digestivos, respiratorios, excretores, linfático e inmunitario, en los músculos y el esqueleto, el metabolismo, el crecimiento y el control del peso, el control del azúcar y el colesterol en sangre, función del hígado, glándulas tiroides y paratiroides, relajación de músculos, nervios y vasos sanguíneos.

Ahora se pueden tomar pastillas de magnesio todos los días, en Internet se pueden encontrar preparados como arena junto al mar; esto hará afluir dinero a las arcas de los fabricantes de complementos alimenticios, pero es más bien inadecuado para remediar eficazmente la carencia de magnesio. Y si, como mucha gente, tiene *Borrelia* en su cuerpo, entonces hacen una fiesta cada vez que toma un suplemento de magnesio, porque les encanta el «mineral milagroso». La buena noticia es que estas bacterias no tienen acceso al cloruro de magnesio administrado por vía transdérmica.[251] Aparte de por dichas bacterias, el óxido de magnesio —que suele presentarse en comprimidos o cápsulas— es mal absorbido por vía oral por el organismo; el carbonato de magnesio y el citrato de magnesio son mejores, pero la solución ideal es el **cloruro de magnesio**, una solución natural saturada que se absorbe por vía transdérmica, es decir, a través de la piel, afirma Katja Jones.

> De todos los compuestos de magnesio, el cloruro de magnesio hexahidratado es el que el cuerpo humano reconoce más rápidamente y asimila con mayor eficacia. Se obtiene vaporizando agua de mar o a partir de salmueras. El cloruro de sodio se elimina y queda el cloruro de magnesio. Cuando el cuerpo recibe suficiente magnesio a través de la piel, muchos síntomas y enfermedades vuelven a desaparecer. En general, el magnesio aumenta el bienestar, la capacidad de relajación, proporciona energía y aumenta la resistencia.

Interesante en tiempos tóxicos: el cloruro de magnesio puede ayudar a eliminar sustancias tóxicas y metales pesados del organismo, lo que es especialmente importante para los enfermos de cáncer y de la enfermedad de Lyme.[251]

Las ventajas de la aplicación transdérmica de un vistazo:
- El 100 % del magnesio se absorbe, por ejemplo, mediante un baño o baño de pies; por vía oral solo el 30 %.
- Se transporta más concentrado y rápidamente a las células, la sangre, la linfa, los tejidos y los huesos.
- Llega con rapidez y precisión a los tejidos, músculos y articulaciones acalambrados.
- También se absorbe en casos de deficiencia de ácido gástrico y enfermedades intestinales crónicas.
- Vitaliza las células y los tejidos.
- Favorece la circulación sanguínea.
- Desintoxica los metales pesados.
- Reduce el dolor y las agujetas causadas por la hiperacidez de los tejidos.
- Las bacterias *Borrelia* no tienen acceso al cloruro de magnesio administrado por vía transdérmica.

Un estudio demostró que el 75 % de los participantes fueron capaces de aumentar sus niveles de magnesio intracelular con baños de pies diarios de aceite de magnesio y masajes en todo el cuerpo para que estuvieran dentro del rango recomendado.[252]

Por cierto, también es mucho más barato comprar o fabricar su propio cloruro de magnesio que unas costosas pastillas.

Terapia transdérmica de magnesio

El método más eficaz para reponer las reservas de magnesio es un baño de pies, preferiblemente por la noche antes de acostarse. Disuelva 6 g (1 cucharadita) de cloruro de magnesio en 4 o 5 litros de agua tibia y bañe los pies durante 20 a 30 minutos. Debido al efecto de ósmosis deseado, la temperatura del agua no debe ser superior a la del cuerpo. También puede verter cloruro de magnesio en un pulverizador y rociar o frotar el cuerpo con unos 10 ml de aceite de magnesio. Una vez subsanada la deficiencia, basta con masajear los brazos y las piernas con aceite de magnesio y darse un baño de pies una o dos veces al mes. Inmediatamente después de frotar, puede producirse una sensación de quemazón durante unos minutos. Si es demasiado fuerte, puede diluir ligeramente el cloruro de magnesio. Tenga cuidado con las heridas diabéticas. Si la dosis es demasiado alta, la piel puede desprenderse.

16. ¡Ojalá lo supieran más médicos!

La vitamina C es, probablemente, la más conocida de todas las vitaminas. Interviene en muchos procesos metabólicos y protege las células de los compuestos agresivos del oxígeno, los radicales libres. Según la Sociedad Alemana de Nutrición (DGE), la ingesta recomendada de vitamina C para adolescentes a partir de 15 años y adultos es de entre 90 y 110 miligramos al día. El médico y premio nobel Linus Pauling dijo: «Si quieres prevenir el cáncer, tienes que tomar 10.000 mg al día», fue tachado por muchos de chiflado. En 1993, el Dr. Joe. D. Wallach dio una conferencia titulada *Los médicos muertos no mienten*: «¿Quiere sonreír? Todos los médicos que discutieron con él (Pauling) sobre esto hace 35 años ya están muertos. Hoy Linus Pauling tiene 92 años, trabaja siete días a la semana, 14 horas al día».[253]

Todo el mundo conoce este valor: 37 ºC. En el siglo XIX, el internista alemán Carl Reinhold August Wunderlich lo definió como la temperatura media del cuerpo humano tras medir la temperatura axilar de 25.000 personas. Si la temperatura sube, es el intento del cuerpo de luchar contra virus y bacterias. Facilita que las células asesinas del sistema inmunitario penetren en los agentes patógenos y los eliminen. Incluso los médicos de la Antigüedad sabían que la fiebre cura: «La fiebre es el esfuerzo del organismo por curar la enfermedad, purifica el cuerpo como el fuego», decía Hipócrates. ¿Y qué hacen actualmente los médicos cuando un paciente tiene fiebre? La bajan, por ejemplo, con paracetamol (las compresas de pantorrilla utilizadas antaño no tenían efectos secundarios). No hay duda de que resulta peligroso cuando la temperatura de un paciente supera los 41 ºC. Pero suprimir inmediatamente un ligero aumento de la temperatura no es una buena idea. Tampoco es buena idea ignorar una temperatura baja constante en un paciente crónicamente enfermo. Pero, ¿a qué médico le interesa saber si su paciente tiene una temperatura corporal demasiado baja? ¿Se lo ha preguntado alguna vez su médico?

16.1 «Quien tiene frío constantemente es un enfermo crónico»

La frase, que sirve de título a este apartado, es del naturópata Uwe Karstädt, el cual añade:

Manos o pies helados que solo se calientan lentamente y a regañadientes, incluso con una bolsa de agua caliente en la cama, los médicos pasan por alto o ignoran este problema. La total indiferencia hacia esta sintomatología solo puede significar que la hipotermia no es reconocida por las profesiones sanitarias y —si acaso— solo se considera un síntoma secundario. Desgraciadamente, la importancia de una temperatura corporal suficiente de 37 °C no es reconocida solamente por la mayoría de las profesiones médicas, sino también por los propios afectados.[254]

En su libro *37°*, Karstädt muestra por qué una temperatura más baja es una de las principales causas de enfermedad. La temperatura natural de funcionamiento para nosotros es 37 °C; en el 70 % de sus pacientes con enfermedades crónicas, descubre subtemperaturas entre 34,5 y 36 °C.

- La hipotermia debilita el sistema inmunitario. Por lo tanto, la hipotermia debe considerarse siempre como causa o cofactor del cáncer. Por cada grado por debajo de la norma de 37 °C, nuestro sistema inmunitario se debilita en torno a un 25 %.
- La hipotermia crea un hogar atractivo para microbios, parásitos, hongos, virus e infecciones crónicas.
- La hipotermia es un signo de degeneración y muerte celular gradual. Cuando la temperatura central del cuerpo desciende, la energía celular total disminuye. En las personas hipotérmicas, el efecto de medicamentos o terapias incluso adecuadas se reduce o incluso se bloquea, una temperatura corporal baja también hace muy difícil vencer al cáncer. Hay oncólogos que saben de esto (más sobre esto en un momento).
- La deficiencia generalizada de yodo es una de las principales causas de hipotermia. (véase el capítulo 17.5.) La mayoría de las personas con hipotiroidismo o síndrome de Hashimoto tienen una temperatura corporal significativamente más baja que las personas sanas.
- El frío provoca enfermedades. Síndrome de agotamiento, fatiga crónica, depresión, alzhéimer y demencia, trastornos del sueño o cáncer son lo que Uwe Karstädt denomina enfermedades relacionadas con el frío.[254]

Según la comprensión de Uwe Karstädt, la curación solo es posible si elevamos de nuevo la temperatura central. Los tratamientos con calor tienen una larga tradición en todas las culturas del mundo que se remonta a miles de años: aguas termales y baños, arena caliente, las cabañas de sudor de los pueblos indígenas americanos para limpiar el cuerpo y el alma, saunas y baños de vapor, masajes con aceites calentados como en Ayurveda, moxibustión, quema de artemisa cerca de la piel en la medicina tradicional china. El objetivo de estos métodos es siempre favorecer la circulación del Qi (energía vital) y la sangre.

Esto condujo al desarrollo de una especialidad en oncología que utiliza el calor para eliminar las células cancerosas. La historia de la hipertermia oncológica comenzó en 1779, cuando un médico observó que la fiebre causada por la malaria había inhibido el crecimiento de un tumor. En 1866 se describió la curación completa de un sarcoma facial. En la década de 1890, William Coley vacunó a pacientes con sarcoma con estreptococos (toxina de Coley) y todavía se le considera el fundador de la inmunología/inmunoterapia tumoral.[255] Manfred von Ardenne es considerado uno de los pioneros de la hipertermia corporal moderna. Trabajó con temperaturas extremas de 42 ºC para dañar térmicamente las células cancerosas. Sin embargo, el médico Arnold Zilly duda de la eficacia de la terapia de hipertermia: «Si hace demasiado calor para las células tumorales, estas desarrollan proteínas de choque térmico; ahora pueden tolerar temperaturas que serían fatales para el tejido sano».[256] El internista Martin Heckel, pionero de la hipertermia corporal moderna, trató tumores con temperaturas en el rango de la fiebre natural para estimular el sistema inmunitario en enfermedades inflamatorias crónicas y dolores musculoesqueléticos para «resetear» el sistema musculoesquelético.[257]

Los pacientes crónicos que tiemblan constantemente deben hacer todo lo posible por aumentar su temperatura corporal. Se recomienda la terapia de infrarrojos. Puede tumbarse regularmente en una esterilla de infrarrojos o sudar regularmente en una sauna de infrarrojos (y desintoxicarse al mismo tiempo, como vimos en el capítulo 14.5). Es aconsejable no comer y beber demasiado frío. Uwe Karstädt está convencido del efecto curativo de las sopas energizantes, que despiertan al cuerpo de su hibernación permanente. La medicina china describe la larga cocción a fuego lento de los ingredientes de un caldo energético —al menos 10 horas— como una transformación de las sustancias en energía: la materia se transforma en Qi (energía vital), que puede suministrarse al cuerpo bebiendo el caldo.

También en este país se solían cocinar «sopas de maternidad» o «sopas de parto» durante días enteros para ayudar a las mujeres a recuperar fuerzas después de dar a luz. Cuando los ingredientes —huesos, cartílagos, tendones y articulaciones de animales— se hierven durante horas, se obtienen sustancias que no están contenidas en ningún otro alimento, o, si lo están, solo en pequeñas cantidades: **grasas, aminoácidos, ácido hialurónico, gelatina**. Los aminoácidos favorecen el metabolismo. El caldo de huesos es la cura intestinal perfecta y, por tanto, también refuerza el sistema inmunitario, ya que casi todo el sistema inmunitario se encuentra en el intestino grueso

(470.000 personas en Alemania padecen enfermedades inflamatorias intestinales). La **L-glutamina** contenida en el caldo de huesos cubre la mucosa intestinal y la mantiene sellada. Para curar una mucosa intestinal lesionada, Uwe Karstädt recomienda prescindir completamente de la fibra en la fase inicial y consumir únicamente caldo de huesos.[258] La sopa energética —elaborada con ingredientes ecológicos y preparada con muse— es una comida nutritiva y un delicioso elixir de salud. Para poder disfrutarla, como persona notoriamente friolera que soy, me he apartado incluso del vegetarianismo, y he aquí que ¡me sienta bien!

16.2 La vitamina C* solo funciona si se toma correctamente

Casi ninguna otra sustancia ha sido más investigada. Si introduce en la base de datos PubMed el término «vitamina C», aparece una lista con 68.493 resultados (a 13 de agosto de 2021). El tratamiento con vitamina C, en realidad debería ser estándar en cada clínica, en cada consulta médica. Pero los médicos y practicantes alternativos que trabajan con terapia de altas dosis de vitamina C son escasos, y la industria farmacéutica torpedea el uso de la vitamina C. La sustancia natural no puede registrarse como patente, ni los preparados de vitamina C son especialmente lucrativos. En Internet se puede comprar un paquete de cinco ampollas inyectables de vitamina C 1000 por poco menos de 6 euros.

Frederick R. Klenner, pionero de la terapia con vitamina C, ha demostrado que esta sustancia haría superfluos miles de medicamentos y vacunas. Y el premio nobel Linus Pauling ha demostrado que la vitamina C debe tomarse en dosis elevadas para que surta efecto. Él mismo tomó 18 gramos de vitamina C al día durante un tiempo, 300 veces la cantidad recomendada por las autoridades sanitarias estadounidenses. Estaba convencido de que podía usarse para tratar casi todas las enfermedades, desde el cáncer y la gripe hasta la esquizofrenia y el resfriado común. Después de publicar esta teoría en un libro en 1970, los preparados vitamínicos se agotaron durante un tiempo en muchas farmacias.[259] Los detractores de su teoría argumentaron que Linus Pauling acabó muriendo de la enfermedad que quería prevenir con sus píldoras vitamínicas: el cáncer. El hecho de que alcanzara la orgullosa edad de 93 años no parece interesar a nadie en este contexto.

---

* **¡El limón, el gran poseedor de vitamina C!** Para mayor información, consulte: *Mis observaciones clínicas sobre el limón, el ajo y la cebolla*, del profesor Nicolás Capo. Publicado en esta editorial.

Sabemos quién está detrás. Vivimos en una época en la que la legislación de la UE prohíbe los suplementos vitamínicos y minerales, en la que la homeopatía está siendo desacreditada, en la que a los médicos alternativos se les hace difícil la vida, el paciente se ha convertido en un asunto menor y la curación no es deseada. Si la vitamina C, el nutriente individual más importante que contribuye a una salud óptima a un precio asequible, se hubiera establecido en la medicina convencional, muchos medicamentos pecaminosamente caros y muchas vacunas se convertirían en calentadores de estanterías. Esto arruinaría el negocio de la industria farmacéutica, y por eso la vitamina C quedaría relegada a una existencia sombría en la medicina convencional. Esto a pesar de que se sabe que los humanos han perdido la capacidad de producir vitamina C en el curso de la evolución.

Hay algunos pocos médicos que ofrecen infusiones de vitamina C. Esto es una buena cosa, una ducha de energía para las células, por ejemplo, en caso de enfermedades graves (incluida la gripe/covid-19), después de una operación o una intervención dental. En el caso de procedimientos largos, como la colocación de implantes, los dentistas biológicos incluso administran a sus pacientes una infusión de vitaminas C, D y otras sustancias anabolizantes durante el tratamiento. Sin embargo, el cuerpo humano no puede almacenar vitamina C, y cualquier exceso se excreta a través de los riñones. Por eso no tiene sentido tomar una píldora de vitamina C en dosis altas una vez al día: sería un desperdicio. Lo mejor es aportar al organismo porciones pequeñas de vitamina C cinco veces al día. No tienen por qué ser comprimidos. Puede obtener vitamina C de los alimentos: el perejil, el pesto de ajo silvestre, los pimientos y el brócoli son buenas fuentes de vitamina C, pero esta reacciona de forma muy sensible a largos periodos de almacenamiento: grandes cantidades de la vitamina en nuestros alimentos se pierde durante el transporte y el almacenamiento, así como durante la cocción. Se puede tomar una cucharadita de polvo de acerola disuelto en un poco de agua tibia. El camu-camu y la rosa mosqueta también son fuentes naturales de vitamina C.

Dosificación: las necesidades diarias recomendadas oficialmente de vitamina C para los adultos sanos es de 95 mg para las mujeres y 110 mg para los hombres.[260] Las recomendaciones oficiales deben tomarse con precaución. En la medicina ortomolecular, en la que las deficiencias de sustancias vitales son investigadas, se asume un requerimiento mucho mayor. La Sociedad Alemana de Medicina Ortomolecular (DGOM) recomienda las siguientes dosis diarias:

- Recién nacidos: 50 mg.
- En el primer año de vida: 30 mg/kg de peso corporal, aumentando a 500 a 1000 mg al final del primer año de vida.

- Desde el segundo año hasta el final de la vida: 50 a 100 mg/kg de peso corporal.
- Madres lactantes: al menos 2000 mg al día.[260]

El FBI asalta una clínica que trataba a pacientes de covid-19 con vitamina C

Ocurrió en la madrugada del 23 de abril de 2020. Doce agentes del FBI irrumpieron con una orden de registro en un hospital de Míchigan que estaba tratando a pacientes con coronavirus y al personal de la clínica con infusiones gratuitas de vitamina C. En el aparcamiento, los agentes levantaron tres tiendas improvisadas, luego se pusieron trajes de control de infecciones y confiscaron archivos, documentos y otro material de la clínica. El director de la clínica fue acusado de «asistencia sanitaria fraudulenta». La acusación afirmaba que la clínica había utilizado la pandemia para facturar fraudulentamente a las compañías de seguros infusiones de vitamina C como tratamiento covid-19 y medidas preventivas. La redada se llevó a cabo en un momento en que las vidas de muchos pacientes con coronavirus en China y el estado de Nueva York se habían salvado gracias a terapias con altas dosis de vitamina C.[261]

16.3 Migraña. Si la estática es correcta, la cabeza está bien

Después de que Jan anunciara nuestro proyecto de libro en uno de sus boletines, un viejo conocido se puso en contacto con él. Hacía tiempo que no se hablaban, pero el título *Si esto lo supieran los pacientes* hizo que Jakob Herzig (nombre ficticio) quisiera hablar de lo que va mal en el sistema tras años de silencio. Jan me pidió que asumiera el «caso» y la conversación aportó interesantes ideas. Jakob Herzig lleva décadas trabajando como terapeuta manual, y a su consulta acuden personas desde muy lejos, desde Alemania y toda Europa. Entre sus pacientes hay también muchos médicos de las más diversas especialidades. A menudo acuden debido a años de dolor musculoesquelético, muchos por migrañas crónicas, casi todos llevan años y, en algunos casos, décadas de odisea médica infructuosa, y ahora esperan un milagro.

Los dolores de cabeza son la enfermedad generalizada número 1 y, junto con el dolor de espalda, son uno de los motivos más comunes por los que la gente va al médico. En Alemania, 54 millones de personas sufren dolores de cabeza temporales o persistentes: ¡el 70 % de la población! Las migrañas representan casi el 40 % de todos los diagnósticos de dolor de cabeza y afectan sobre todo a las mujeres. Las causas son variadas, desde factores genéticos, estrés, tensión, poco ejercicio, una dieta desequilibrada, hasta factores medioambientales.[262] Las migrañas se conocen desde hace mil años, acompaña a muchas personas a lo largo de su vida y se considera incurable. Las grandes farmacéuticas se frotan las manos y venden todo tipo de píldoras de colores para aliviar el sufrimiento de los afectados: ácido acetilsalicílico, ibuprofeno, paracetamol, naproxeno, diclofenaco, sumatriptán, rizatriptán, zolmitriptán, almotriptán, naratriptán, eletriptán, antiepilépticos, antidepresivos, betabloqueantes, antagonistas del calcio, toxina botulínica...[263]

Todos ellos son medicamentos con efectos secundarios a veces muy graves. En clínicas especializadas, se han implantado marcapasos cerebrales en pacientes con migraña durante procedimientos neuroquirúrgicos y electrodos en la parte posterior de la cabeza, y la Clínica del Dolor de Kiel, especializada en este campo, ha informado de éxitos terapéuticos, pero también de numerosas complicaciones: infecciones, roturas de cables, deslizamiento de electrodos que perforaban la piel que dieron lugar a nuevas operaciones, ¡una tortura para los pacientes! Según la Migraine League, la estimulación del nervio occipital para la migraña crónica resistente a la terapia no está autorizada actualmente, y, desde mi punto de vista, los desesperados pacientes que se sometieron a este calvario eran, ante todo, una cosa: conejillos de Indias.[264]

Existe un método completamente libre de riesgos y efectos secundarios para curar las migrañas, afirma Jakob Herzig, y si se hace bien, se puede resumir en esto: «Si la estática está bien, la cabeza también». Herzig utiliza la terapia manual para devolver el equilibrio al cuerpo, desde la articulación sacroilíaca hasta la pelvis, las costillas, la columna torácica, la columna cervical y el atlas. Para ello también utiliza radiografías y TRM. Alrededor de 150 articulaciones están conectadas directa e indirectamente con la columna vertebral, y solo cuando todo esté lo más perfectamente armonizado posible, la persona está bien. Hay terapeutas que se forran con la corrección del atlas, la primera vértebra cervical —yo también lo intenté una vez—, pero al cabo de unos días la primera vértebra cervical volvió a «salirse de su sitio». «No es de extrañar —dice Jakob Herzig— que tengamos que tararnos entre 20 y 25 veces por segundo para poder caminar erguidos y movernos sobre dos piernas. Por eso hay que corregirlo todo, desde el atlas hasta la articulación sacroilíaca, de lo contrario es inútil».[265]

Tras más de cuarenta años de terapia de espalda y migraña y cinco décadas de experiencia médica, Jakob Herzig habla de las rarezas y estafas de nuestro sistema «sanitario». Habla de un profesor, cuyo nombre no puede mencionar, por supuesto, que era considerado el «papa de las migrañas en Alemania» y gozaba de gran popularidad. Herzig le escribió dos veces y le propuso un proyecto conjunto para ayudar eficazmente a más personas con esta enfermedad. La respuesta fue ningún interés. Entonces, un día, un especialista que estaba tumbado en el sofá de Herzig, se puso a hablar con él del papa de las migrañas, y el especialista dijo: «¡Oh, es un antiguo compañero mío! No es de extrañar que deliberadamente trate mal a la gente y no tenga interés en un proyecto conjunto en beneficio de millones de migrañosos que sufren gravemente, ¿o lo haría de otro modo por una suma de casi siete cifras procedentes de la industria farmacéutica cada año?».

Herzig cuenta la historia de un joven que desarrolló migrañas graves a los doce años. Fue tratado por este médico hasta los veinte años continuamente, su historial médico tenía cinco centímetros de grosor y contenía unas doscientas páginas de resultados. No se le permitió obtener el carné de conducir, iniciar una formación profesional ni llevar una vida normal hasta que su madre encontró al terapeuta Jakob Herzig. El tratamiento duró un año. Hoy, el hombre está completamente libre de la migraña, trabaja como funcionario, conduce un coche y practica paracaidismo. Otra mujer consultó a Herzig después de que años de terapias «papales» no hubieran funcionado. Después de cuatro tratamientos estaba completamente libre de síntomas. «¡Podría pegarle un tiro!», dijo en su ira sobre muchos años de terapias inútiles, y escribió al profesor una carta en ese sentido, diciéndole que: «¡No lo olvidará el resto de su vida!».

Por cierto, si la estática es correcta, las ligeras desalineaciones mandibulares no son un problema, dice Herzig. Un cuerpo equilibrado puede compensarlo. Una amiga que padece párkinson pagó 2000 euros a un especialista para que analizara su mandíbula. En palabras: ¡dos mil euros! Desde entonces, no ha vuelto a hablar de ello, me imagino por qué... Busca desesperadamente una cura, cueste lo que cueste. ¿Éxito? Ninguna posibilidad. Si la estática no es correcta, no solo puede ser doloroso, sino que también puede conducir a una variedad de problemas de salud. Jakob Herzig cuenta la historia de un boxeador de peso pesado de treinta años que no pudo respirar correctamente durante dos años. Tras una odisea por varias operaciones médicas, acabó con él. «¿Cuántas colisiones por alcance ha tenido en los últimos años?», preguntó Herzig. Fueron tres. Ni una sola articulación costal seguía en su sitio. Después del primer tratamiento, la capacidad respiratoria había aumentado del 50 % al 80 %, después del segundo era del 100 %. Lo mismo ocurre con muchos problemas cardíacos: una mala alineación de la columna torácica y las articulaciones de las costillas puede restringir el pecho del paciente hasta tal punto que el corazón reacciona con síntomas cardíacos, ¡incluidas arritmias peligrosas y potencialmente mortales![266]

Herzig también critica la mala costumbre de sustituir las articulaciones de cadera o rodilla con demasiada rapidez en casos de desgaste, Alemania es campeón del mundo en estas operaciones. En 2017 se implantaron 309 caderas por cada 100.000 habitantes, en el conjunto de Alemania en 2019 ¡se implantaron 243.477 caderas artificiales! Hay que dejar que eso se derrita en la boca.[256] Hasta 6000 euros por una prótesis de rodilla y hasta 8000 euros por una nueva articulación de cadera. Es probable que la tendencia inflacionista de las prótesis de cadera y rodilla se iniciara con la introducción de tarifas planas por caso en 2003, porque hace tiempo que, para los clínicos, la cuestión ya no es qué necesita un paciente, sino lo que aporta. No se trata de restar importancia a los grandes éxitos de los cirujanos cuando realizan este tipo de procedimientos médicamente indicados y ayudan a las personas que los necesitan.

En muchos casos, sería posible evitar la necesidad de una intervención quirúrgica de sustitución, que a menudo requiere más operaciones, dice Jakob Herzig citando un ejemplo: una persona de 60 años le consulta por problemas en la articulación de la cadera izquierda; tiene una artificial en la derecha. El traumatólogo cree que en la izquierda debe colocarse una nueva lo antes posible. Herzig examina al paciente, compara sus resultados con las radiografías y las imágenes de resonancia magnética disponibles y concluye que, en cuanto la estática vuelva a ser la correcta, la articulación durará fácilmente otros 20 años. Bueno, probablemente el traumatólogo haya perdido a este cliente.

Pasemos a las articulaciones de la rodilla. En el 50 % de todos los problemas de rodilla, la estática también es decisiva, dice Herzig, y nos habla de un paciente —también especialista— que pesaba 120 kilos, que salía a correr todos los días y al que querían implantar una nueva articulación de rodilla. Herzig diagnosticó una oblicuidad pélvica de ¡¡¡12 centímetros!!! «Habría caminado con la pierna más corta por la acera y la otra en la carretera». Tras cinco tratamientos, el hombre volvió a la normalidad y los síntomas no volvieron a aparecer.

Otro mal hábito: los rigidizadores, lucrativos y actualmente en boga, de cuatro a cinco centímetros pueden reportar 5000 euros. Para los pacientes de edad avanzada con huesos porosos, puede tener sentido endurecer las vértebras, pero no en los jóvenes, dice Herzig. Una chica de 17 años, a la que trató por su escoliosis en la zona de la columna cervical y torácica, le contó que, a su amiga, también afectada, le habían colocado tornillos y alineado las vértebras. «Esto significa que los problemas no cesarán nunca para una persona tan joven, y es poco probable que esta chica tenga una espalda despreocupada y sana el resto de su vida», teme Herzig.

También lo practican muchos médicos: el «doble agarre Nelson» para pacientes con obstrucciones y dolor de espalda. Las manos se cruzan detrás de la cabeza, los codos separados, el paciente se inclina ligeramente hacia delante, los antebrazos del médico atraviesan el colgajo resultante, un fuerte tirón, y crac..., se oye cómo se ordenan las vértebras. Puede que esto le resulte familiar. Sin embargo, si el paciente tiene lordosis, es decir, una espalda hueca pronunciada, el doble Nelson no sirve de nada, dice Herzig.

«Todo el mundo se fija solo en un segmento del cuerpo», se queja el terapeuta, e informa sobre la apertura de la consulta de un urólogo, durante la cual habló con varios representantes de esta profesión. Informaron sobre pacientes con fuertes dolores en la ingle y la zona genital, para los que no encontraban explicación. La conjetura de Herzig: una desalineación de la articulación sacroilíaca, que puede provocar que la tensión se extienda a la zona urogenital. Los especialistas con visión de túnel estaban asombrados. Incluso su dentista tenía a veces este problema. Una vez restablecida la estática óptima, las molestias desaparecieron. Uno de los muchos episodios que Herzig me contó fue que, durante décadas, ha visitado una vez al año Medica, en Düsseldorf, la mayor feria médica del mundo, para orientarse y aprender más. En una de sus visitas a la feria, se encontraba con muchos médicos de todo el mundo en torno a un gran escenario en el que se mostraba un nuevo tipo de camilla con arnés. La joven que se había puesto a su disposición para la demostración de cómo se pueden utilizar los arneses y las cuerdas para ayudar a un paciente con problemas de espalda, se marchó cojeando después de la demostración. Tenía un verdadero problema. Herzig ya no podía sostener nada. Saltó al escenario, le preguntó por su problema y la trató en la camilla, pero manualmente, con las manos. Tanto el público internacional como el productor de la camilla milagrosa quedaron completamente perplejos, todo estaba tan silencioso que no se oía ni una mosca, como si todo el mundo estuviera conteniendo la respiración. Tras un instante de amnesia y un breve tratamiento de urgencia, el paciente abandonó la camilla radiante de alegría y libre de dolor. El terapeuta se percató de los aplausos del público y se marchó lo más rápido posible, porque no le interesaba discutir con el productor de esta mesa ortopédica... La ortopedia y sus ayudas pueden ser sencillamente embarazosas, y el paciente sufre...

Por último, una experiencia que arroja luz sobre la miseria del sistema: una vecina, médico especialista, llamó a Herzig desesperada diciendo que tenía los labios casi negros y apenas podía respirar: un infarto. Herzig llevó rápidamente a la señora a la clínica. Al cabo de una hora, la sacaron en una silla de ruedas. «¿Qué habéis hecho? —preguntó Herzig a los cuatro cardiólogos que la rodeaban—. Recomendamos infusiones y betabloqueantes para su colega. ¿Y cuál es el diagnóstico? —preguntó Herzig de nuevo—. No lo sabemos exactamente». La paciente, en silla de ruedas, se desahogó: «Jakob, aquí hay cardiólogos experimentados, me han examinado y nadie tiene ni idea». Herzig le recetó glóbulos de estrofantina y altas dosis de magnesio. Desde entonces, toma ambos con regularidad. Siempre lleva estrofantina en su bolso y lo toma cuando lo necesita; su función cardiaca ha estado perfectamente bien desde entonces. Lo que nos lleva a otro escándalo médico: la conspiración de la estrofantina.

Contacto: jakob.herzig@amadeus-verlag.com.

16.4 La conspiración de la estrofantina

El fármaco sin efectos secundarios que podría salvar la vida de muchos enfermos cardiacos

La estrofantina es una sustancia vegetal muy eficaz que solía salvar la vida de muchas personas con angina de pecho e infartos de miocardio. Debido a su espectacular efecto, se la denominó «cura milagrosa», pero hoy en día la estrofantina está totalmente condenada al ostracismo en la medicina convencional. Solo pocos «marginados» siguen recetando este principio activo para enfermedades cardiovasculares.

Como ocurre a menudo, fue una coincidencia lo que condujo al efecto beneficioso de la estrofantina en las enfermedades cardiológicas. Las semillas de la liana *Strophanthus gratus* eran utilizadas originalmente por los nativos africanos para producir un veneno para flechas. El biólogo Dr. Kirk participó en una expedición de Livingstone a África en 1859 y cayó enfermo con una infección tropical. Tenía dolores opresivos y punzantes en la región del corazón. Cuando se cepilló los dientes, desaparecieron milagrosamente. Kirk llegó a la aguda conclusión de que las semillas de *Strophanthus* que llevaba en su equipaje habían llegado a su cepillo de dientes. Este estudio doble ciego accidental marcó el comienzo de la increíble historia de la estrofantina como remedio para el corazón, que el clínico universitario alemán Jürgensen describió en 1901 como «único» entre los remedios para el corazón, porque podía tomarse durante un largo período de tiempo y no desencadenaba los «graves síntomas de intoxicación» de la *Digitalis*.[267]

La estrofantina se utilizó como medicamento para el corazón durante más de 100 años, con una tasa de éxito de casi del 100 %. Hasta 1960, la estrofantina se administraba para la insuficiencia cardiaca aguda o la insuficiencia cardiaca. Estudios de doble ciego, informes de médicos, clínicas y laboratorios documentaron la eficacia de la estrofantina sin efectos secundarios significativos. De 1977 a 1987, un hospital de Berlín Occidental logró las mejores tasas de supervivencia al infarto. En el 85 % de las personas tratadas con ataque agudo de angina de pecho, el ataque terminó en 5-10 minutos. Y casi el 99 % de los pacientes que fueron tratados con estrofantina como medida preventiva se habían recuperado en un plazo de dos semanas. Resultados similares con la estrofantina se han publicado de una clínica de

Milán y de un hospital de São Paulo. En una mina alemana no se produjeron muertes por infarto durante diez años porque se utilizaron cápsulas de estrofantina en casos de emergencia. El bioquímico W. Schoner demostró que la estrofantina es una hormona circulatoria endógena. Se proporciona siempre que el cuerpo está bajo estrés.[268]

Por lo tanto, es evidente que existe un remedio considerablemente más eficaz que los modernos medicamentos para el corazón que se recetan hoy en día. Pero, ¿por qué la estrofantina desaparece de escena? Por un lado, probablemente por razones económicas. La estrofantina es barata. No genera tantos ingresos como las estatinas, los inhibidores de la ECA, los betabloqueantes y todas las pastillas que el desafortunado paciente cardíaco tiene que tomar para combatir los innumerables efectos secundarios. Cuando todo esto ya no funciona, se coloca un estent o un baipás, para regocijo de las clínicas y las empresas farmacéuticas. Esto no cura a los pacientes cardíacos, que a menudo vuelven a sufrir infartos. Los contribuyentes europeos tienen que pagar cada año unos 200.000 millones de euros por el tratamiento de las enfermedades cardiovasculares. En Estados Unidos, la cifra ronda los 450.000 millones de dólares anuales. Sin embargo, ¡existe un remedio natural barato que ayuda!

No son solo los intereses económicos los que han hecho que la estrofantina apenas se utilice en la medicina tradicional. El principio activo polarizó a la profesión médica. Algunos lo celebraron como la «insulina del corazón», mientras que otros la denigraban como placebo. Sin embargo, la estrofantina también desapareció de los libros de texto debido a una disputa científica sobre las causas de los infartos. En realidad, se trataba de una lucha de poder: médicos ortodoxos e influyentes contra disidentes. A Berthold Kern, un médico rural, criticó radicalmente la doctrina imperante sobre las causas de los infartos. Partía de la base de que el infarto se debe a la hiperacidez del músculo cardíaco. En 1970, presentó estadísticas: había tratado a 15.000 pacientes con estrofantina en su consulta y ninguno había sufrido otro infarto. En la emisora de radio Deutschlandfunk, dio dos conferencias sobre el tema de la «prevención de los infartos». Los cardiólogos «de la escuela» sintieron que les habían pisado los talones y lanzaron una campaña contra la estrofantina. El 19 de noviembre de 1971 pasó a la historia de la medicina como el «Tribunal de Heidelberg». Se trataba de determinar si las terapias cardiológicas se basaban en un error científico. Un tal profesor Gotthard Schettler invitó al Dr. Kern a un debate en Heidelberg. No fue una disputa científica en igualdad de condiciones, sino de una acción punitiva como en los tiempos de la inquisición medieval. Los cardiólogos conservadores, ofendidos en su honor y en deuda con Big Pharma, se defendieron con vehemencia de la acusación de Kern de que trataban a sus pacientes de forma incorrecta. Kern fue difamado como charlatán ante los 150 médicos allí reunidos y representantes de la prensa. A partir de entonces, cada vez menos cardiólogos se atrevieron a utilizar la estrofantina de marca.[269]

Hans Nieper, el médico que trató a John F. Kennedy, escribió en 1985 en su libro *Revolution in Medizin und Gesundheit* (Revolución en medicina y salud):

> Es por la ortodoxia de la doctrina y el método imperante, que impiden que el dinero del pueblo acerque los problemas acuciantes a una solución. Un ejemplo clásico es la publicación de la llamada Lista Greiser, en la que varios profesores universitarios alemanes declaran inutilizables medicamentos vitales e irremplazables para el tratamiento del corazón y la prevención de ataques cardíacos porque no los reconocen. Una intromisión en la libertad de elección constitucionalmente garantizada no podría ser más flagrante y reaccionaria. Por supuesto, el veredicto sobre los medicamentos se pronuncia sin ninguna experiencia práctica de los profesores universitarios implicados.[270]

En un artículo sobre la estrofantina, el autor Friedrich Lautemann describe a estos profesores universitarios como «bocas de alquiler» que, en nombre de sus empleadores de la industria farmacéutica, elogian ciertos medicamentos y descartan otros que no son bienvenidos.[271] Los «científicos» corruptos también han desechado la estrofantina, por lo que los médicos convencionales ya no la mencionan ni la recetan. Al dejar de recetarse, no se renovó la licencia. Millones de pacientes cardíacos fueron y siguen siendo abandonados a su suerte y pagan el precio más alto: sus vidas. Aunque su cardiólogo se lo oculta, como paciente cardíaco, debería saber que existe el antaño milagroso medicamento homeopático en forma de glóbulos, comprimidos o tintura, ¡y que es muy eficaz en esta forma! Todavía hay algunos médicos alemanes que utilizan la estrofantina con éxito. Más información en la asociación Strophanthin rettet Leben.

17. Lo que su médico nunca le recetaría

Hay cosas que no figuran en un certificado médico y que solo unos pocos médicos tienen en su radar, a saber, los que practican la medicina naturista basada en la experiencia curativa, y que son lo suficientemente valientes como para mirar más allá de la evidencia científica dominante. Hay sustancias que en parte han sido utilizadas con éxito en naturopatía durante miles de años: viejos remedios caseros como bórax, bicarbonato de sodio, peróxido de hidrógeno, trementina, petróleo, yodo o —para mí una verdadera cura milagrosa— DMSO.

17.1 El DMSO alivia el dolor y la inflamación

Durante mucho tiempo fue un secreto bien guardado entre los expertos y los profesionales de la medicina alternativa, pero ahora está haciendo su reaparición el DMSO. El dimetilsulfóxido es una sustancia natural que se extrae de la madera. Los expertos en DMSO alaban sus diversos ámbitos de aplicación: es de acción rápida y excelente tolerancia, adecuado para el tratamiento de enfermedades inflamatorias y traumáticas agudas. Los detractores no tienen una buena opinión de este remedio natural e incluso lo consideran peligroso. No existen estudios clínicos, pero sí muchas investigaciones y muchas experiencias positivas. Me gustaría citar a Dr. Hartmut Fischer en sus reflexiones sobre la 4.ª edición del libro *Das DMSO-Handbuch — Verborgenes Heilwissen aus der Natur* (El manual DMSO. Conocimientos curativos ocultos de la naturaleza).[272]

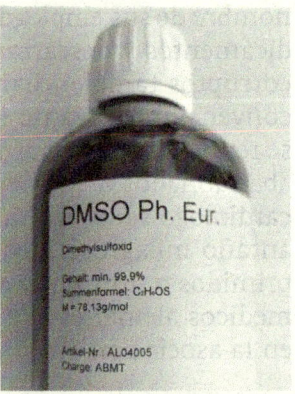

Fig. 52. DMSO: cien por cien natural y amplia gama terapéutica.

He logrado muy buenas mejoras, ¿pero está realmente permitido el uso de DMSO? Esta es una pregunta que parece frecuente. ¿Adónde hemos llegado después de solo tres o cuatro generaciones? A nuestros bisabuelos aún les resultaba completamente extraño ir a una sala de espera en algún sitio a causa de una enfermedad, solo para aprovechar una terapia reconocida oficialmente. Ellos tenían su botiquín natural y sus conocimientos tradicionales. Y hoy nos preguntamos si está permitido utilizar un remedio casero que obviamente es bueno para nosotros. Afortunadamente, la reeducación médica impulsada por los intereses de las últimas décadas no ha cambiado los hechos. Por lo tanto, seamos muy claros al respecto: ¡el autotratamiento autónomo de cada individuo y de sus familiares y mascotas está sujeto, por supuesto, al cien por cien a la ¡libertad de terapia! (...) No debemos seguir trasladando la responsabilidad de nuestros cuerpos a los proveedores de servicios del sistema existente.

Después de mis propias experiencias con esta sustancia única, solo puedo animarles a echar un vistazo más de cerca al DMSO. He aquí solo algunas de las propiedades farmacológicas enumeradas por el científico natural y médico alternativo Hartmut Fischer:

- Membrana-activo, membrana-penetrante.
- Antiinflamatorio.
- Analgésico.
- Bacteriostático.
- Deshidratante.
- Refuerzo de otros medicamentos.
- Aflojamiento del tejido conjuntivo.
- Inmunomodulador.
- Vasodilatador.
- Relajante muscular.
- Favorece la cicatrización de heridas.
- Alisa cicatrices...[272]

El DMSO es un medicamento seguro y bien tolerado que se ha probado y utilizado terapéuticamente desde la década de 1960. El único efecto secundario se presenta cuando el DMSO se aplica sobre la piel como solución diluida, pues puede enrojecer o picar temporalmente. La reacción varía de una persona a otra y remite. Los experimentos con animales han demostrado que el DMSO es mucho más seguro que el ibuprofeno, el AAS o la cafeína. Por supuesto, siempre que se utilice el producto más puro y de mayor calidad posible. Para mayor seguridad, es aconsejable realizar una prueba de tolerancia antes de utilizarlo por primera vez. Incluso puede realizar infusiones de DMSO; Hartmut Fischer da instrucciones detalladas al respecto. Sin embargo, yo lo dejaría en manos de un terapeuta experimentado. He tenido excelentes experiencias con DMSO como analgésico y antiespasmódico: aplicado externamente en combinación con el anestésico local procaína y expuesto al sintonizador celular, se puede lograr un efecto sorprendente. Para saber más, ver Anexo 1.

El DMSO administrado en combinación con el colorante vegetal hematoxilina es, evidentemente, un agente anticancerígeno eficaz, sin los graves efectos secundarios de la quimioterapia clásica.

En los años 1960 y la década de 1970, el Dr. Eli Jordon Tucker describió muchas curas exitosas. Por ejemplo, de un directivo de Exxon Oil que padecía un carcinoma de colon en fase avanzada. Rechazó la quimioterapia y Tucker le administró infusiones de hematoxilina DMSO. Dieciocho meses después, la salud del hombre era tan buena que se le consideraba curado.[272] También en este caso, el DMSO actúa como un taxi: transporta la hematoxilina a las células tumorales y se adhiere a las estructuras celulares. La investigación de Tucker demostró que no todos los tumores respondían igual de bien a la mezcla. A partir de 1968, el Dr. Tucker dejó de publicar los resultados de los tratamientos porque temía consecuencias para su actividad profesional. Fue criticado e, incluso, amenazado por muchos colegas. En su libro *DMSO — nature's healer* (DMSO: el sanador de la naturaleza), el Dr. Morton Walker, colega de Tucker, criticó que la comunidad científica se centrara en los estudios doble ciego:

> Mis colegas en algunos círculos médicos y yo hemos sido criticados, ridiculizados e incluso perseguidos por promover y utilizar el DMSO. (...) A veces, un centenar de historias de pacientes que un médico sensible e inteligente ha escuchado son mejores que un proyecto de investigación doble ciego. Los estudios de doble ciego suelen ser unilaterales. Todos los implicados están ciegos y así permanecen hasta que, muchos años y miles de pacientes, resulta que el medicamento en particular no funciona o es demasiado tóxico para justificar su uso. Buenos ejemplos actuales de fármacos tóxicos para la artritis son: Motrin, Tolectin, Naflons y Naprosyn, todos los cuales han sido objeto de estudios doble ciego. Todos ellos son débiles ácidos orgánicos e inhibidores de prostaglandinas, como la aspirina. Aproximadamente tan eficaces como la aspirina, estos cuatro fármacos tienen dos grandes diferencias: son más tóxicos que la aspirina y cuestan entre 10 y 30 veces más. Demasiado para los estudios doble ciego.[273]

Otras indicaciones del DMSO:
- Cataratas, edema macular o degeneración: 3 % de solución de DMSO en el ojo una o varias veces al día. (Los oftalmólogos no suelen estar familiarizados con esta indicación).
- Neuropatía diabética: (daño nervioso) es menos grave.
- Lesiones cerebrales y de la médula espinal: en caso de derrames cerebrales y lesiones en la espalda, la administración rápida de DMSO es superior a todos los demás métodos, pero el tratamiento solo puede ser llevado a cabo por un médico. El 40 % de DMSO se administra por

vía intravenosa inmediatamente a la aparición de los síntomas. Para problemas discales, el 3 % de DMSO, aplicado directamente, tiene efecto curativo y analgésico.

- Protección contra la radiación radiactiva: los estudios con pacientes de cáncer han demostrado que los que recibieron DMSO sufrieron muchas menos lesiones y ninguna quemadura que el grupo de control.[274]

El hecho es que se han documentado innumerables éxitos curativos con DMSO y que, en sesenta años, se han publicado más de 40.000 artículos especializados sobre esta fascinante sustancia que se extrae de los árboles, pero todo fue barrido bajo la alfombra. Una vez más, solo se puede suponer un motivo: intereses económicos. El DMSO no es diferente de la vitamina C, que es ignorada por la medicina convencional, pues no se puede ganar mucho con ella porque no se puede solicitar una patente sobre ella.

DMSO para aftas o focos de inflamación en la boca

Con DMSO, las aftas o zonas de inflamación en la boca se curan considerablemente más rápido y son menos dolorosas. Añada 15 gotas de DMSO al 3 % y 15 gotas de peróxido de hidrógeno al 3 % a un poco de agua y haga enjuagues con la mezcla, durante un minuto como máximo. Cuando, tras otro desafortunado tratamiento dental tuve una lesión muy dolorosa de la mucosa con hinchazón en la boca, me enjuagué varias veces al día y también dos veces al día con la antena de Tesla. La herida y el dolor desaparecieron al cabo de un solo día. En casos anteriores, en los que el dentista me había dado los ungüentos habituales, tardó mucho más tiempo. También puede mezclar la solución de DMSO y peróxido de hidrógeno, que siempre debe estar recién preparada, en una huevera y aplicarla directamente sobre la zona afectada con un bastoncillo de algodón. En casos muy rebeldes, también puede mezclar DMSO con MMS, lo que nos lleva al siguiente ingrediente activo que ningún médico del mundo le recetará jamás.

17.2 MMS. ¿Cura mágica milagrosa o corrosivo asesino de la salud?

El MMS tiene una reputación miserable en la medicina clásica. En varias publicaciones, las llamadas «verificadores de hechos», pagados por la Big Pharma, que escriben en nombre de sus clientes y de sus intereses claramente definidos, advierten de las desastrosas consecuencias de tomar MMS: lo llaman «blanqueador con cloro». Las afirmaciones sobre un efecto curativo son rumores sin fundamento, no hay pruebas de que el producto pueda utilizarse contra el autismo, la malaria, el cáncer, el sida o la hepatitis, ni que sea eficaz contra la infección por el coronavirus (covid-19). Diversas autoridades, entre ellas la FDA estadounidense advierten contra el «producto químico corrosivo», «peligroso para el medio ambiente» y «oxidante», «debido a los importantes riesgos para la salud».[275] Parece que podría utilizarse para fabricar explosivos.

Jim Humble, que descubrió hace más de 20 años que el dióxido de cloro puede matar bacterias, virus, parásitos y otros microorganismos patógenos, está convencido de que puede utilizarse para vencer muchas de las principales enfermedades de la humanidad: sida, cáncer, malaria, el mayor azote de la humanidad, y hay pruebas de ello, por ejemplo: estudios clínicos realizados en Malawi (África Oriental), donde no hubo un solo caso en el que el MMS no matara al patógeno de la malaria. Gracias a ello, 75.000 enfermos de malaria pueden ahora trabajar y volver a llevar una vida normal gracias al MMS.[276] El hecho de que muchas personas se hayan curado con MMS, y por unos pocos céntimos por dosis, es naturalmente una espina clavada en el costado de la industria de las píldoras, y, probablemente, una buena razón por la que este remedio tiene tan mala prensa. Una y otra vez el mismo juego, una y otra vez, casi llega a aburrir.

¿Qué es el MMS? Una solución acuosa que contiene un 28 % de clorito sódico. Si se le añade un ácido como activador, se libera dióxido de cloro, la sustancia que ha demostrado tener efectos positivos en el tratamiento de diversas enfermedades. El periodista médico, médico alternativo e investigador del dióxido de cloro Rainer Taufertshöfer ha desarrollado la aplicación, que fue presentada al mundo por Jim Humble. Él mismo la utiliza con éxito desde hace años. «El verdadero potencial del dióxido de cloro aún no se ha realizado», dijo Taufertshöfer en una entrevista.[277]

Incluso los microbiólogos, que llevan 30 años investigando el microbioma, recomendarían a sus familiares y amigos la solución de CDS muy diluida, ya que no ataca al intestino según el método que utiliza. En el tratado *Die Wahrheit über CDS/Chlordioxid als Heilmittel* (La verdad sobre el CDS/dióxido de cloro como remedio), Taufertshöfer explica que, en realidad, el MMS puede provocar efectos secundarios como diarrea, dolor abdominal, náuseas, dolores de cabeza o irritación de la piel y las mucosas si la dosis es incorrecta. El MMS está en el rango de pH ácido, y el CDS es mucho mejor tolerado porque es casi neutro. Taufertshöfer escribe:

En mi autoexperimento durante cinco meses, apliqué 50-100 ml de CDS (3000 ppm) en 1000-2000 ml de agua a lo largo del día, ¡MUY, MUY bien tolerado! Para comparar: un mililitro de CDS corresponde, aproximadamente, a un contenido de dióxido de cloro de 1-3 gotas de MMS activado. Por consiguiente, 100 ml de CDS corresponderían a un contenido de dióxido de cloro de 100-300 gotas de MMS activado. Obviamente, me he infundido varias veces con 10 ml de CDS estéril en 500 ml de solución de infusión sin ningún efecto secundario: todavía estoy vivo y en las mejores condiciones de salud, y, como resultado, me he curado de una infección aguda potencialmente mortal. Los resultados fueron controlados por un médico. He visto personalmente lo mismo y cosas similares en numerosas personas.

Además, «un estudio de la OMS sobre la ingesta oral de dióxido de cloro de 1982 mostró que no se podían medir efectos secundarios significativos en varias dosis de una solución acuosa de dióxido de cloro durante 12 semanas».[278]

Con sus publicaciones sobre la eficacia del dióxido de cloro, Taufertshöfer no se hace necesariamente popular entre los periodistas de la corriente dominante. En mayo del año pasado, el proveedor de Internet Ionos 1&1 canceló sin previo aviso la conexión del periodista médico crítico, cerrando así todos sus canales con el mundo exterior. Taufertshöfer valoró el asunto en una entrevista con *Die Unbestechlichen* como un intento descarado de amordazar a un periodista incómodo:

> Tengo experiencia cuando se trata de ataques desde el exterior; siempre hay grabaciones de cámaras ocultas, los equipos de redacción regularmente se plantan delante de mi casa, incluidos los del programa *Kontraste* de la ARD. También como informo regularmente sobre sustancias que no están autorizadas como medicamentos, pero que son muy eficaces, he sido objeto de ataques en repetidas ocasiones. Para poder llevar a cabo mi trabajo de relaciones públicas más o menos sin ser molestado, publico como periodista médico a través de mi canal en **Telegram** y en mi página web.[279]

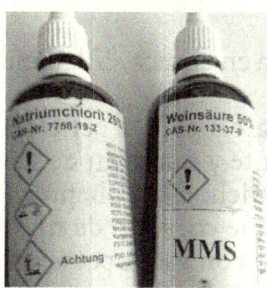

Fig. 53. ¿MMS tóxico o terapéuticamente valioso?

A pesar de los considerables éxitos curativos, el dióxido de cloro sigue estando desacreditado como «tóxico blanqueador de cloro». No se les advierte sobre las píldoras sintéticas, aunque muchos prospectos contienen los mismos efectos secundarios que se han descrito con dosis excesivas de MMS. Si los efectos secundarios que se producen con una sobredosis de MMS fueran tan malos, entonces los envases de los quimioterapéuticos y citostáticos estarían adornados con una calavera gigante y huesos cruzados. Cada año, 25.000 personas mueren por los efectos secundarios de los fármacos «modernos» y 300.000 sufren efectos secundarios graves; con algunas excepciones, como la talidomida, Vioxx o Lipobay, nadie tiene la idea de advertir contra los medicamentos peligrosos ni de prohibirlos.

17.3 «La solución de cloro me salvó la vida». Entrevista con Vanessa Halen, autora de *Vorsicht Arzt!* (¡Cuidado, doctor!)

En tiempos de «pandemia», de la que apenas muere nadie, en los llamados principales medios de comunicación, siempre se puede leer que peligrosos curanderos y pseudoterapeutas están en auge. También les gusta hablar del MMS, una «mezcla corrosiva de ácido clorhídrico y cloruro sódico», bajo el lema de que el efecto de esta supuesta cura milagrosa no se ha demostrado científicamente y que los charlatanes están haciendo un buen negocio con esta cosa tóxica del diablo.[280] Vanessa Halen dice que el MMS le salvó la vida después de que casi muriera tras un error médico.

Pregunta: Señora Halen, fue víctima de una negligencia médica en 1985. En 2012, publicó el libro *Vorsicht Arzt!* (¡Cuidado, doctor!),[280] en el que cuenta su increíble historia de una forma muy emotiva, décadas después. ¿Por qué esperó tanto tiempo para hacer pública esta historia?

Respuesta: De hecho, el proceso judicial no terminó hasta 2006. Yo quería dar un paso atrás de esta tragedia después de 21 años de «drama» y recuperarme de ello.

P.: ¿Qué ocurrió entonces —era una mujer joven y sana— en la consulta del ginecólogo?

R.: El médico dañó gravemente mi intestino durante un procedimiento completamente innecesario. Una inflamación severa se convirtió en septicemia.

P.: Pasó una odisea, de médico en médico, de clínica en clínica. ¿Alguien pudo ayudarla?

R.: Escribí a varias clínicas. En Múnich me ayudaron con la petición de que se pusieran en contacto conmigo inmediatamente y hablaran de mi situación por teléfono. Luego viajé directamente a Múnich, a la Policlínica de Múnich, donde un equipo de médicos de alto nivel me cosieron de nuevo en una operación extremadamente complicada. Solo con esta operación cerró el «intestino abierto» y se puso fin a la sepsis.

P.: En aquel momento, temía morir, escribió una carta de despedida a sus padres...

R.: Sí, la sepsis se mantuvo medio bajo control con quimioterapia fuerte. Pero, aun así, me debilité visiblemente. Podía sentir literalmente el «final», así que escribí una carta de despedida a mis padres para prepararlos.

P.: El punto de inflexión llegó a través de la solución de cloro, ¿cómo lo descubrió?

R.: Mi padre era un «auténtico curandero milagroso». Junto a él, recolectaba todo tipo de hierbas y raíces. También conocía muchas «curas milagrosas» y tenía «elixires mágicos» en su armario. Entre ellos había remedios como el peróxido de hidrógeno o la solución de cloro para fines muy especiales (por ejemplo, para curar heridas). También los utilizaba internamente haciendo muchas «curas milagrosas». No conocí el MMS hasta muchos años después, lo que confirmó el maravilloso conocimiento sobre esta medicina (natural) única.

P.: ¿Por qué no mencionó esto en el libro?

R.: Después de la mala praxis todavía no tenía el valor de decir la verdad a la «humanidad crítica» cuando publiqué en 2012 mi libro-guía *Vorsicht Arzt!* (¡Cuidado, doctor!). En 2014, en mi siguiente libro-guía, *Die Oxy Wunder Medizin* (El medicamento milagroso de la oxicodona), escribí precisamente sobre estos métodos especiales de curación: además de la terapia de alta frecuencia de Nikola Tesla. Estos remedios también incluyen agua ozonizada, peróxido de hidrógeno o solución de cloro, hoy de nuevo tópica (CDL: solución de dióxido de cloro).

P.: Los principales medios de comunicación escriben sobre quienes utilizan MMS como si bebieran litros de desatascador corrosivo y arruinaran así su salud. El Instituto Federal de Evaluación de Riesgos desaconseja su consumo. Sin embargo, sabemos que la dosis hace el veneno. Uno puede hacerse daño con una sobredosis de somníferos como o con una de MMS. Por otra parte, también sería justo advertir contra muchos medicamentos, algunos de los cuales tienen efectos secundarios fatales o incluso mortales..., y también contra la vacuna de coronavirus, donde la trombosis es uno de los efectos secundarios (previamente conocidos y publicitados) que pueden ser mortales. Sra. Halen, qué cree que es más peligroso, ¿las drogas de los laboratorios de Big Pharma o el MMS?

R.: Mi padre siempre decía: el que cura tiene razón. Y las píldoras «malignas» de Big Pharma no te hacen sano, solo te hacen dependiente de ellas, porque Big Pharma solo puede obtener beneficios de la gente enferma. Por lo tanto: ¡mira en quién confías! No deposites tu confianza en nadie a la ligera. Y menos si solo quieren «lo mejor para ti». Lo sé —por experiencia propia—:

los malos efectos secundarios de las pastillas de química de Big Pharma. Hay algunas excepciones, pero confío en mi propia medicina. Usada sabia y cuidadosamente, realmente puede hacer maravillas...

Muchas gracias por la entrevista.

17.4 La trementina y el petróleo ya se utilizaban como medicamentos en la Antigüedad

Austria, 1969: la tirolesa Paula Ganner, de 31 años y madre de tres hijos, yace en la cama, mortalmente enferma y retorciéndose de dolor. Ha perdido 12 kilos en las últimas tres semanas.

Le han dado el alta y la han mandado a casa para morir. El diagnóstico: cáncer por todas partes. Se le extirparon 75 cm de intestino. El resultado: parálisis y obstrucción intestinal. En su desesperanza, la mujer condenada recuerda la historia de su madre en la época anterior a la Primera Guerra Mundial, cuando las tropas austriacas ocuparon Bosnia-Herzegovina en Yugoslavia. La población rural tomaba petróleo para diversas enfermedades. Paula Ganner toma una cucharada de petróleo purificado en ayunas. Al cabo de una hora, le redujo la parálisis y remitió el dolor.

Tres días después, para sorpresa de todos, Paula Ganner se levanta. Puede volver a comer sin vomitar. Seis semanas después, tiene «un hambre de lobo» y ha recuperado su peso normal de 56 kg. Once meses después, da a luz un hijo sano. A los tres años, enferma de poliomielitis. El médico quiere ingresarlo en el hospital universitario, pero Paula Ganner pide una semana de retraso. Le da al niño una cucharadita de petróleo al día durante ocho días. La hospitalización es innecesaria, el niño vuelve a estar sano y juega al fútbol al aire libre con los demás niños.

Este es uno de los muchos casos publicado en forma de informes de pacientes en la revista semanal alemana *7 Tage*.[281] Otro caso: a una mujer de 60 años le amputan el pecho derecho debido a un tumor. Se forman metástasis en la mama izquierda. La mujer toma regularmente una cucharadita de petróleo tres veces al día y luego deja de tomarla durante 10 días. Escribe: «Desde entonces no he vuelto a tener molestias y se acabó el miedo constante al cáncer».[281] Y otro caso: una mujer de 35 años es enviada a casa para morir, aquejada de un cáncer de páncreas que ya se ha extendido a las glándulas suprarrenales. Cuando la mujer despierta brevemente de su inconsciencia al cuarto día, le dan la primera cucharada de petróleo. Horas después, aparecen los primeros signos de mejoría. Tras diez días de tratamiento con petróleo, la mujer fue examinada de nuevo en una clínica y dada de alta como curada. También informan de éxitos curativos pacientes con diabetes, problemas digestivos o gastrointestinales, con cáncer de huesos, osteoporosis, reumatismo y ciática.[281]

En 1964, la *Revista de la Sociedad Médica Internacional de Enfermedades de la Sangre y Tumores* informaba de lo siguiente en su número 5:

> Los pacientes recuperaron el apetito después de tomar petróleo. Aumentaron de peso. También fueron capaces de comer comidas pesadas y tolerarlas bien de nuevo. La actividad digestiva se normalizó. La velocidad de eritrosedimentación mejoró y los eritrocitos (glóbulos rojos) empezaron a aumentar. Es posible que los hidrocarburos provoquen una reorganización de las funciones celulares y, por tanto, del metabolismo. Por lo tanto, es evidente que el petróleo debe tener un efecto favorable en todo el metabolismo del paciente y no solo en los propios tumores en sí. [282]

El petróleo y la trementina se utilizan en medicina desde la Antigüedad. En los países menos prósperos, como Rusia, Europa del Este y África, la trementina y el petróleo siguen formando parte hoy en día de todos los botiquines bien surtidos. En la Era de los Descubrimientos, la trementina, que se obtenía extraída de la resina del pino negro y luego se destilaba, era muy popular entre los marinos, por ejemplo, para las infestaciones de tenia. Una cucharada de trementina se mezclaba con la misma cantidad de aceite de ricino y se aplicaba a la leche. El tratamiento se repetía hasta que las primeras partículas de lombriz se excretaban en las heces. Por cierto, el padre del «rey del petróleo» John D. Rockefeller era un curandero que utilizaba aceite de roca o gasolina, como se conocía en la época, como cura para el cáncer y otras consultas en la puerta de casa. Como es bien sabido, el hijo vio su futuro en el petróleo, y la Standard Oil Trust, fundada por John D. Rockefeller, se convirtió en la mayor empresa refinadora del mundo en la época y consolidó la riqueza del influyente clan Rockefeller.[283]

En el artículo «El petróleo y la trementina como remedios», Walter Last concluye que:

> Los productos derivados del petróleo se encuentran probablemente entre los medios más eficaces para la eliminación de microbios patógenos y parásitos de la sangre y los intestinos... El éxito del tratamiento con productos derivados del petróleo parece deberse al hecho de que tienen un efecto perjudicial sobre los hongos y microbios, dando así al sistema inmunitario la oportunidad de eliminar otros agentes patógenos y células degeneradas en tumores y órganos afectados por la enfermedad. (...) Combaten la cándida, los virus y las bacterias sin pared celular sin atacar nuestra flora intestinal normal.[284]

Los esclavos americanos tenían una receta secreta para el tratamiento de la cándida: tomaban una cucharadita de azúcar blanco con trementina varias veces al año. Eso era inteligente, porque el azúcar industrial actúa como un caballo de Troya: los parásitos se abalanzan sobre él con avidez, son destruidos por la trementina y excretados a través de los intestinos. Para que los parásitos abandonen el cuerpo lo más rápidamente posible y no pasen al torrente sanguíneo, debe asegurarse de evacuar tres veces al día; el aceite de ricino puede ayudar en este proceso.[284] Actualmente hay muchos informes de éxitos con esta cura, por ejemplo, del atleta de competición y bloguero de nutrición Richard Mautz:

- Poco sueño, pero efectivo.
- Efecto euforizante.
- Mejor forma física.
- Síntomas de desintoxicación por secreción acuosa por la nariz.
- Mirada aguda.
- Agudización de los sentidos.[285]

Me cuido de mencionar más recetas o incluso fuentes de suministro, de lo contrario, podría pensarse en beber un vaso de gasolina todos los días, como hizo un chino durante 42 años. Al principio bebía petróleo para aliviar el dolor, luego se pasó a la gasolina. Cuando en 2011 apareció un informe sobre él, este hombre de 71 años parecía gozar de buena salud.[284] Ahora, probablemente, se pregunten por qué —aparte de unas pocas excepciones— a ningún médico se le ocurriría recetar trementina o petróleo purificados. Lo ha adivinado. Paula Ganner, que se curó a sí misma de un cáncer terminal con petróleo, difundió la buena nueva por todo el país y a lo largo de los años recibió 20.000 cartas de agradecimiento de usuarios entusiastas, que la revista *7 Tage* publicó. El redactor jefe tuvo que dimitir, la entrada en la farmacopea alemana, en cuya primera edición de 1899 aún se decía que las terapias con trementina eran eficaces contra muchas enfermedades, fue cancelada. Ahora solo se habla de las consecuencias del envenenamiento por trementina que destruye los riñones y los pulmones. Sin embargo, no se aportan pruebas ni estudios de casos.[284]

17.5 Yodo: el remedio olvidado (¿o suprimido?)

Ojalá supieran esto los millones de pacientes que padecen hashimoto (una inflamación crónica de la glándula tiroides) y están sufriendo las consecuencias de enfermedades prevenibles; en este caso, debida a la desinformación sobre el yodo. Mientras que un japonés consume cien veces más yodo al día que un centroeuropeo, las enfermedades tiroideas son raras en ese país. En Alemania, donde hay carencia de yodo, el hashimoto ha alcanzado proporciones epidémicas. La carencia de yodo es una de las causas de las enfermedades y disfunciones tiroideas.

Hace unas décadas, se introdujo de forma generalizada la sal yodada para evitar la formación de bocio en los seres humanos, es decir, el agrandamiento de la glándula tiroides. Los casos de trastornos tiroideos relacionados con la carencia de yodo, como el cretinismo (daño cerebral irreversible y retraso mental), el bocio, la disfunción tiroidea y los nódulos tiroideos, han disminuido considerablemente. Sin embargo, el número de personas que padecen la enfermedad de Hashimoto ha aumentado de manera alarmante en los últimos años. ¿Cómo es posible? «El yodo de la sal yodada comienza a volatilizarse en cuanto se abre el envase y desaparece por completo con el tiempo, por lo que la dosis diaria recomendada oficialmente es poco realista», escribe Lynne Farrow en su libro *The Iodine crisis* (La crisis del yodo).[286]

El naturópata Peter v. L. K. escribe en su blog sobre las «tonterías de la sal de mesa fluorada»:

> El yodo es un halógeno y se encuentra en el mismo grupo principal de la tabla periódica de elementos que sus hermanos químicos flúor, cloro, bromo y astato. Como hemos descrito anteriormente, el yodo necesita un simportador sodio-yodo en funcionamiento para entrar en la célula. En presencia de fluoruro (y también de bromuro), el simportador (una proteína que media el transporte de membrana de, al menos, dos moléculas en la misma dirección, puede ser bloqueado por estos halógenos y el yodo no entra en la célula.[287]

Lynne Farrow pregunta:

> ¿Quién robó el yodo? ¿Quién es el responsable de la estafa de la sal yodada? ¿Quién afirmó que el yodo era venenoso? Fueron ellos. ¿Quiénes son «ellos»?: el Gobierno, expertos en salud mal informados, la industria alimentaria, los fabricantes de electrodomésticos, los fabricantes de productos de cuidado personal, los fabricantes de pesticidas, por nombrar solo algunos. Han robado el oligoelemento yodo. La crisis del yodo comenzó cuando el uso de bromo alcanzó niveles sin precedentes en los últimos 30 años. Los compuestos de bromo privan al organismo del vital yodo. ¿Dónde acechan los compuestos de bromo? Están por todas partes: en los retardantes de llama, los pesticidas, los medicamentos, los productos de cuidado personal y —en algunos países— incluso en los refrescos, la harina y otros alimentos.[286]

Pero nadie habla de ello. Así, los futuros médicos aprenden en sus estudios: «No des yodo para el hashimoto, estás echando leña al fuego». ¿Pero ellos aprenden eso también? ¡Si el yodo solo se toma en dosis altas, puede desencadenar hashimoto![288] El cuerpo necesita una cantidad suficiente de yodo para poder producir hormonas en la glándula tiroides. Se requieren otros oligoelementos para este proceso, especialmente el selenio, que favorece la producción de hormonas tiroideas y protege la glándula tiroides de los «residuos» tóxicos que se producen durante este proceso.[288]

En la actualidad, uno de cada tres alemanes padece una enfermedad tiroidea, y cada año se realizan en Alemania alrededor de 90.000 operaciones de tiroides, y solo 3.500 de los pacientes afectados tienen un carcinoma. Esto significa que ni siquiera cuatro de cada cien pacientes operados presentan un tumor maligno en la glándula tiroides.[289] La glándula tiroides depende de la industria farmacéutica: mil millones de dosis diarias de hormona tiroidea se ingieren cada año en Alemania.[290] Escribe el Dr. Berthold Musselmann en la página web de su consulta:

> En medicina, muy a menudo se cometen errores al evaluar el equilibrio tiroideo. Muchos factores no se tienen en cuenta. Se trata de un campo muy complejo y es necesaria una evaluación minuciosa de la historia clínica del paciente para establecer un tratamiento correcto. En la mayoría de los casos, las preguntas no se formulan con la suficiente profundidad.[291]

Lo que se siente cuando la dosis o la preparación no encaja, lo experimenté dolorosamente de primera mano hace unos años. En una revisión me diagnosticaron hipotiroidismo, me administraron hormonas tiroideas y me descarrilé por completo. Por la noche me sentaba erguida en la cama y solo podía soñar con un sueño reparador y durante el día estaba agotada. Consulté a otro médico, me hizo otro análisis de sangre y descubrió que la medicación era una sobredosis y mi cuerpo estaba desbocado. Dejé de tomar la medicación inmediatamente y el médico me dijo que pasarían unos tres meses hasta que el cuerpo se calmara de nuevo. Por desgracia, tuvo razón, y recuerdo esos tres meses con horror. Ahora recurro al yodo, pero no a la sal yodada, sino a su forma natural, la solución de Lugol (véase figura 54) y a la espirulina.

Durante muchos años se creyó que el yodo solo desempeñaba su función en la glándula tiroides. En los años 50, sin embargo, científicos polacos descubrieron yodo en la glándula mamaria femenina, y, desde entonces, investigadores de todo el mundo estudian el yodo y la salud de las mamas. El yodo también es esencial para las células de las glándulas mamarias. Y, más que ningún otro micronutriente, el yodo puede proteger contra el cáncer de mama. Esto explica por qué en muchos países del sudeste asiático, donde el yodo proveniente de algas marinas y kelp forma parte de la dieta diaria, la tasa de cáncer de mama es mucho menor que en los países occidentales.[292]

Puede encontrar un resumen de los estudios en la página web del naturópata Peter von Liechtenstein.[293]

Aparentemente, no se aprecia que estos hallazgos estén saliendo de la torre de marfil de la ciencia a los pacientes. Una terapeuta que había accedido a concederme una entrevista sobre el yodo como remedio para este libro no quiso comentar el tema del yodo y el cáncer alegando que deseaba trabajar unos años más. El miedo se come el alma...

Los vegetarianos y veganos a menudo sufren de deficiencia de yodo, porque la sal de mesa yodada no es adecuada para suministrar yodo, e incluso el consumo regular de pescado como única fuente de yodo no es suficiente. Por tanto, no es de extrañar que la ingesta de yodo de un tercio de la población sea inferior de las necesidades estimadas, como muestra el seguimiento del yodo a partir de 2020.[294] El organismo absorbe y almacena mejor el yodo natural procedente de las algas que el yoduro de la sal de mesa.[295]

La prueba de saturación de yodo según Brownstein[296] es la mejor forma de estimar las necesidades de yodo de todo el organismo (tiroides, mamas, ovarios, etc.). Consiste en analizar la recogida de orina durante 24 horas tras la administración de yodo. Alternativamente, el yodo puede determinarse en la primera orina de la mañana. Con una concentración de yodo de 25-50 µg/g de creatinina existe una deficiencia moderada de yodo y, por tanto,

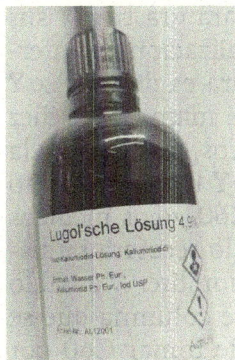

Fig. 54. Solución de Lugol.

un riesgo significativamente mayor de hipotiroidismo. Los valores inferiores a 25 µg/g de creatinina indican una deficiencia grave de yodo. La Sociedad Alemana de Defensa Contra el Cáncer ha publicado en línea una breve información sobre el yodo y el cáncer de mama.[297]

Aquí también se menciona la solución de Lugol. «Es uno de los medicamentos más importantes y económicos de nuestro tiempo», escribe el Dr. Douwes en el blog *Douwes on the St George's Clinic*.[298] La solución de Lugol debe su nombre al médico francés Jean Guillaume Lugol (1786-1851), que la inventó en 1835. Es una solución de yodo y dióxido de potasio o una solución de yodo en agua.

Dosificación de la solución de Lugol
Las recomendaciones oficiales para una ingesta óptima de yodo son demasiado bajas; también en vista del constante aumento de la exposición

a toxinas, radiaciones, etc. La Sociedad Alemana de Nutrición (DGE) solo recomienda una ingesta diaria de yodo de 180 a 200 microgramos para adultos (algo más para las mujeres embarazadas y lactantes).[299]

Según el Dr. Jarvis, reconocido especialista en yodo, deben tomarse 1-2 gotas de solución de Lugol (aprox. 6,5-13 mg de yodo) a la semana en función del peso corporal. Las personas que pesan un máximo de 70 kg necesitan una gota dos veces por semana. Las que pesan más deben tomar dos gotas cada vez. En épocas de mucho estrés el Dr. Jarvis recomienda incluso 1-2 gotas tres veces por semana; para el cáncer, especialmente el de mama, 1-2 gotas de solución de Lugol al día.[300]

El Dr. Brownstein prescribe a los pacientes con cáncer de próstata y de mama 200-300 mg diarios. Los pacientes con metástasis deben tomar dosis altas y varias pequeñas cantidades a lo largo del día.[301]

17.6 C60: la molécula maestra que promete la longevidad

En el transcurso de mi investigación, hablé con un hombre sobre sus experiencias con el método ruso para neutralizar los campos de interferencia. Me contó que utilizaba una aplicación especial para «rastrear» sus fases de sueño profundo. El resultado: antes de la neutralización de interferencias no tenía ninguna fase de sueño profundo, ahora es del 50 %. Y me habló de su mujer, a la que diagnosticaron cáncer de mama hace diez años. Gracias a la desacidificación y otros métodos holísticos, sobrevivió a la enfermedad sin bisturí, radiación ni productos químicos. Y luego me habló de una molécula de la que nunca había oído hablar: el C60. «Los médicos saben que es un antioxidante muy eficaz, pero si alguien lo recetara se dispararía». Entenderán por qué no puedo nombrar a este hombre. Me habló de la milagrosa recuperación de una mujer con cáncer de columna que se consumía bombeada de morfina. Una semana después de tomar C60 por primera vez, ya no necesitaba morfina, unas semanas después se levantó de su silla de ruedas y ahora lleva una vida completamente normal. Mi interés se despertó.

¿Qué es el C60? Hace unos años, unos investigadores descubrieron moléculas coloreadas de átomos de carbono en el hollín y el carbón de shungita, dispuestas de tal manera que parecen un balón de fútbol: 60 átomos de carbono dispuestos en 12 anillos pentagonales y 20 anillos hexagonales. También se conocen como *buckyballs* o fullerenos (en honor a Richard

Buckminster Fuller, su descubridor). Es una sustancia que podría hacer realidad el sueño de la humanidad del fin no de todas, pero sí, quizá, de muchas enfermedades. Para la industria farmacéutica, eso sería probablemente más bien una pesadilla. La molécula maestra tiene el potencial de aliviar o prevenir enfermedades incurables como alzhéimer y párkinson, la grave enfermedad nerviosa ELA y el cáncer. Gracias a su estructura molecular única, es capaz de destruir los radicales libres que, de otro modo, causarían oxidación y envejecimiento.[302]

La carrera estelar del C60 comenzó en Francia en 2012 con un estudio en ratas. Para averiguar la dosis letal de C60, los científicos dividieron a los animales en dos grupos: uno recibió C60 en forma liposomal (el C60 no es hidrosoluble, sino liposoluble), mientras que el otro solo recibió agua y comida. El resultado fue que la esperanza de vida de las ratas con C60 se prolongó en un 90 %, es decir, casi el doble. Las ratas de prueba podrían haber vivido aún más, pero al finalizar el estudio fueron sacrificadas. Los animales del grupo de prueba no habían desarrollado tumores, mientras que sí los había en el grupo de control. Las ratas con C60 sobrevivieron incluso al envenenamiento con triclorometano, un precursor del gas nervioso fosgeno, que es altamente cancerígeno y daña gravemente el hígado. Ninguno de estos síntomas se observó en las ratas tratadas con C60.[303]

Fatih Moussa, el científico principal del estudio, explicó el sorprendente efecto por el hecho de que el C60 penetra profundamente en la célula: «El C60 es una molécula muy lipofílica, y llega a algunos lugares del organismo donde otros antioxidantes naturales no pueden penetrar. Consigue acceder a estructuras celulares o subcelulares a las que otros antioxidantes no pueden acceder».[304]

Médicos estadounidenses trataron ratones con la enfermedad ELA, una enfermedad nerviosa que conduce a la muerte en humanos una media de dos a cinco años después del diagnóstico, con fullerenos. Su esperanza de vida se alargó al menos un 15 %.[302]

La investigación demuestra que la supermolécula impide que los telómeros se acorten, por lo que podría contribuir a la longevidad. A medida que el C60 puede penetrar la barrera hematoencefálica, une toxinas y metales pesados y los elimina del organismo, refuerza el sistema inmunitario, previene inflamaciones, mata bacterias y virus, protege los nervios y previene la artritis. Incluso hay pruebas de que el C60 podría ayudar contra el cáncer. Se dice que mejora la claridad mental y la calidad del sueño, levanta el estado de ánimo y, debido a su fuerte efecto antioxidante, podría, incluso, ofrecer cierta protección contra los niveles cada vez mayores de radiación de microondas.[305] Así que tiene lo que hace falta para ser una verdadera cura milagrosa, pero aún no se ha desarrollado un fármaco a partir de la molécula, por lo que no hay recomendaciones para su uso o ingesta. Es como tantas otras sustancias: se puede comprar como suplemento dietético y guiarse simplemente por la experiencia de las personas que toman C60 liposomal.[306] Si quiere probar las «moléculas curativas del fútbol», puede encontrar información en esta web.[307]

18. El agua: un cristal líquido

«El agua es la materia y la matriz de la vida. (...) Puesto que la estructura molecular del agua es la esencia de toda vida, la persona que pueda hacer que esta estructura esté disponible en sistemas celulares cambiará el mundo».[308]

Albert Szent-Györgyi, bioquímico y premio nobel

El agua es el elixir de la vida. Dependiendo de nuestra edad, estamos compuestos por un 90 % del agua, por eso es importante que consumamos agua energéticamente pura. Desde las fascinantes imágenes de cristales de hielo del artista japonés Masaru Emoto lo sabemos: cada gota de agua es única, el agua tiene memoria y reacciona a su entorno. El agua que bebemos ya no suele proceder de manantiales o pozos, se bombea a presión hacia arriba y se hace pasar por estrechas tuberías. Está libre de toxinas primarias, pero no de todas. Cada molécula de agua tiene su propia historia y es portadora de información, ritmos, frecuencias y vibraciones. Desde hace décadas, a las frecuencias naturales se han unido las frecuencias provocadas por nuestro modo de vida moderno: transmisores de onda larga, emisores de radar, canales de radio y televisión, transmisores de telefonía móvil, una «ensalada de ondas» que repercute en la calidad del agua.[309] Y se forman cúmulos desfavorables que hacen que el agua pierda su energía curativa universal.

«Hay agua *dadora* y agua con propiedades *tomadoras*», escribe el sanador ruso Jewgeni Awerbuch en su *Guía de autocuración, rejuvenecimiento y regeneración*.[310] El agua con propiedades dadoras, que procede de manantiales curativos naturales, contiene muchos minerales y oligoelementos; solo debe beberse como cura. El agua con propiedades tomadoras es mucho más importante para la salud porque limpia el organismo, diluye la sangre y la linfa y garantiza que nuestras células se mantengan sanas. El médico estadounidense Dr. Norman W. Walker (1886-1985) solo bebía agua destilada, es decir, «tomadora»; sus colegas le tacharon de chiflado y predijeron que el «agua de batería», que era pobre en minerales, le costaría la vida. Walker vivió hasta casi los cien años en perfecto estado de salud. Sin embargo, también comió una muy saludable dieta sana a base de verduras crudas, fruta y zumos de verduras.[309]

Nuestras células viven en la linfa, es el alimento y transporta los productos de degradación del metabolismo celular. El premio nobel Alexis

Carrel comenta: «La célula es inmortal. Es solo el fluido en el que flota que degenera. Si este fluido se renueva a intervalos y se proporciona a las células el alimento necesario, el pulso de la vida latirá eternamente, según todo lo que sabemos hasta ahora».[309]

El Dr. Alexis Carrel recibió el Premio Nobel de Fisiología o Medicina en 1912 por demostrar que la célula es inmortal si el agua que la rodea se regenera constantemente. En sus experimentos, Carrel extrajo corazones de embriones de pollo, los colocó en portaobjetos de microscopio e incubó las partes de tejido a una temperatura y en un medio determinado. A diferencia de un corazón de pollo normal y mortal, el tejido cardiaco extraído latió durante 34 años. A partir de esto, Carrel desarrolló la hipótesis de que la edad y la muerte no están determinadas por un mecanismo interno, sino por influencias externas. Sin deficiencias, las células, es decir, la vida humana, podría prolongarse indefinidamente.[311]

Cien años después, lo sabemos: cuando bebemos agua con una estructura caótica, se producen residuos ácidos, y las células ya no son capaces de eliminar los productos de desecho. Un entorno ácido es la base de dolencias como el dolor y la inflamación, es el caldo de cultivo de bacterias, virus, hongos, tumores y la causa de muchas otras enfermedades.[309]

18.1 Agua hexagonal: la fórmula de la vida

El agua de manantiales puros siempre forma bellas estructuras y se dispone hexagonalmente. Por primera vez, los principales científicos naturales, bajo la dirección de Gerald Pollack, de la Universidad de Washington, han demostrado que el agua estructurada según principios organizadores universales es como un «cristal líquido». El equipo descubrió que el agua curativa se caracteriza menos por determinados minerales u otros ingredientes, como se creyó durante mucho tiempo, sino por su estructura interna, la estructura hexagonal que tiene toda agua altamente energizada.[312] Escribe Ronald Fischer en su libro *Hidroxipatía*:

> Para mí, la «fórmula de la vida» es la disposición del agua en la expansión hexagonal. (...) La disposición hexagonal es muy favorable para el almacenamiento y transporte de oxígeno y minerales y la eliminación de sustancias nocivas del cuerpo y, por tanto, tiene una especial relevancia fisiológica. La radiación ionizante tiene una influencia destructiva sobre la formación hexagonal (radiactividad o fuertes campos electromagnéticos causados por fotones de muy alta energía). (...) En un organismo sano... todas las células están rodeadas de agua hexagonal. Esta estructura es prácticamente un indicador

del estado funcional de las células, tejidos y órganos. Al mismo tiempo, sin embargo, también es un componente de un metabolismo intacto. Las células degeneradas, como las cancerosas, están rodeadas de una estructura de agua «defectuosa», irregular. Si no se restablece el orden, el cáncer puede seguir extendiéndose».[313]

El 98 % de todas las funciones metabólicas del cuerpo humano dependen de dos factores: la cantidad y la calidad del agua. En el libro *Wassermatrix* (Matriz del agua), escribe lo siguiente el experto en Tesla Arthur Tränkle:

El agua es la autopista que proporciona la corriente electromagnética que impulsa nuestras reacciones celulares. Es el campo de resonancia a través del cual se comunican nuestras células. El agua participa en la transferencia de datos del ADN y transmite información vibracional. (...) Consumir agua hexagonal aumenta la cantidad de energía eléctrica disponible en el cuerpo, lo que atestigua el aumento de la vitalidad de quienes la beben.[308]

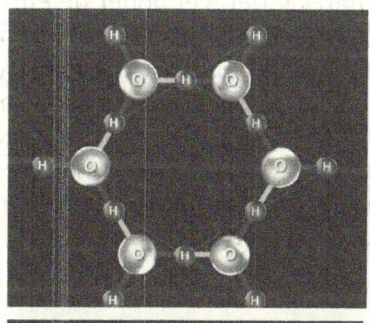
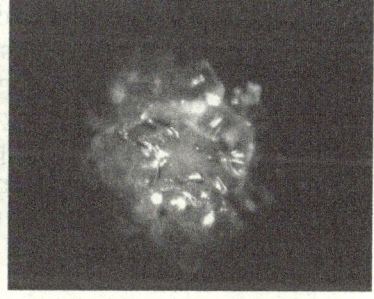
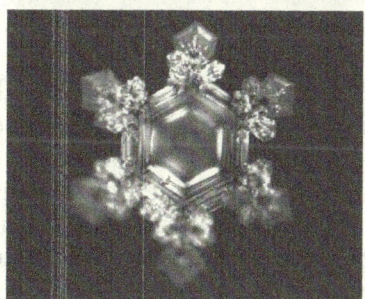

Fig. 55. (arriba a la izda.). La estructura hexagonal del agua.
Fig. 56. (arriba a la dcha.). El agua del grifo no forma cristales con estructura hexagonal.
Fig. 57. (abajo). El agua de manantial, de pozos profundos y de arroyos limpios forma cristales similares a los copos de nieve.

El agua energizada —hexagonal— puede prevenir muchos problemas de salud y favorecer la curación. Armoniza los procesos biológicos, no solo en el cuerpo humano, sino también en animales y plantas. El agua hexagonal se mueve con mayor facilidad en los organismos biológicos, sobre todo donde es especialmente importante: dentro y alrededor de la célula. El Dr. Mu

Shik Jhon, investigador coreano del agua, describe el agua hexagonal como la clave más importante para la salud.

Los estudios nos dicen que nuestro ADN y otras macromoléculas están directamente rodeados de agua hexagonal estructurada. Estas unidades hexagonales, formadas por seis moléculas de agua, parecen ser existencialmente importantes para la salud. Las células sanas siempre están rodeadas de agua estructurada hexagonalmente, mientras que las células cancerosas o diabéticas, por ejemplo, están rodeadas de agua con una estructura destruida.[314]

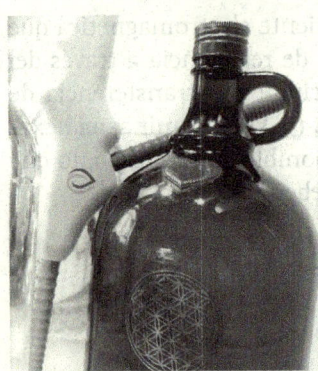

Fig. 58. El agua del grifo se convierte en agua con una estructura hexagonal óptima en diez minutos.

Si bebemos regularmente agua con estructura hexagonal y disponible para las células, adquirimos más vitalidad, prevenimos enfermedades y ralentizamos el proceso de envejecimiento, porque nuestras células se inundan de agua de gran pureza. Esto crea energía eléctrica que repone las reservas celulares y tiene el poder de eliminar los productos de desecho. Con el sintonizador celular Tesla, usted mismo puede producir agua hexagonal. El agua sabe agradablemente pura y suave como el agua de manantial, y sabe más, lo que es bueno, porque cuanta más agua energizante bebemos, más profundamente pueden «respirar» de nuevo nuestras células.

18.2 El «agua ligera» frena el crecimiento tumoral

Hoy en día sigue siendo un consejo de iniciados, aunque en los años 90 se publicó en Rusia un estudio sobre la relación entre el deuterio y la longevidad. Aunque las propiedades biológicas del agua pobre en deuterio y rica en deuterio se han estudiado durante décadas en diferentes países, la investigación sobre la interacción entre el deuterio y el metabolismo está aún en sus inicios. Se ha demostrado que el deuterio se acumula en nuestro cuerpo con el aumento de la edad y que causa daños en las células del organismo. El agua normal contiene, aproximadamente, un 0,0035 % de deuterio; el agua de los glaciares casi no contiene deuterio. Entre otros factores, esto puede explicar por qué las personas que solo beben agua de glaciar a menudo viven más de cien años en perfecto estado de salud y nunca desarrollan cáncer. Los cultivos de células tumorales crecen mucho más lentamente en agua sin deuterio que en agua normal. Si se bebe entre un litro y un litro y medio al día, se puede ralentizar el crecimiento de las células tumorales entre un 5 y un 10 %.[315]

Se han realizado estudios con mujeres que padecían un cáncer de mama avanzado. Un grupo recibió el tratamiento oncológico estándar y el otro, además, agua reducida en deuterio. Mientras que el tiempo medio de supervivencia de una paciente con cáncer de mama en estadio IV con la «terapia» convencional actual es de 12 a 31 meses, el tiempo de supervivencia de las mismas pacientes solo con agua pobre en deuterio llega a 52 meses. Las mujeres con cáncer de mama en estadio inicial sobreviven entre 15 y 16 años con el tratamiento convencional, si reciben «agua ligera» adicional durante seis meses, el pronóstico se amplía a 18,1 años. Si se les administra «agua ligera» dos veces durante seis meses en los primeros cinco años, de supervivencia aumenta a 24,4 años. Los estudios con pacientes de cáncer de próstata han mostrado resultados similares. En un estudio con pacientes con cáncer de pulmón, los tumores de cuatro pacientes cuyo cáncer ya estaba muy avanzado desaparecieron únicamente porque bebieron agua con bajo contenido en deuterio. Se trata de hallazgos notables que se han publicado en la literatura médica convencional, pero a la investigación financiada por el *establishment* oncológico no le importa un comino. Thomas Cowan cree que ya es hora de averiguar el mecanismo del agua reducida en deuterio para comprenderlo, porque el «agua ligera» obviamente aumenta significativamente las posibilidades de recuperación de los pacientes con tumores.[316] Se puede comprar agua sin deuterio, pero es muy cara debido al complejo método de producción, por lo que es aconsejable fabricarla uno mismo.

«Agua ligera» como agente citostático

Congele el agua potable en un recipiente de cerámica a una temperatura de menos 20 °C. Cuando se haya congelado aproximadamente la mitad del contenido de la botella se puede suponer que el agua que ha permanecido líquida ya no contiene deuterio. Deje que el agua «pesada» se descongele y viértala. El curandero ruso Jewgeni Awerbuch describe la preparación del agua «ligera», a la que llama «agua Protievaya», de forma similar y recomienda beber el agua sin deuterio beneficiosa para la salud solo tibia y consumirla en un plazo de tres días.[310]

Deuterio

Alrededor de una novena parte del agua de la Tierra está compuesta por hidrógeno (incluido el deuterio), contiene un 0,0035 % de deuterio. El agua pesada es un potente veneno biológico; ralentiza o impide muchos procesos metabólicos, por lo que la mayoría de los organismos vivos solo son viables de forma limitada si el agua tiene un alto contenido en deuterio. En dosis elevadas, es tóxica para prácticamente todas las formas de vida. En comparación con el agua normal, el agua pesada tiene una solubilidad reducida. En los sistemas biológicos, los deuterones dificultan el mantenimiento de las membranas mitocondriales, cruciales para la síntesis de ATP. En términos sencillos, se trata de procesos metabólicos que sirven para generar energía para las células. Dado que los deuterones son más lentos debido a su mayor masa, las proteínas solo pueden cumplir sus tareas de forma deficiente o no cumplirlas en absoluto.[317]

18.3 Agua de mar especialmente tratada: curación desde el océano

Mare curat malis («El mar cura las dolencias»).
Proverbio latino

El investigador francés René Quinton (1866-1925) fue la primera persona en investigar las propiedades curativas del agua de mar y se convenció de que es la base de toda la vida, y llevó a cabo muchos experimentos con ello a principios del siglo XIX. Descubrió que la composición química del agua de mar es muy similar a la sangre de los vertebrados. Desarrolló un agua de mar especialmente preparada, a la que llamó «plasma de Quinton». La obtuvo de las nubes de remolino del plancton marino de la bahía de Arcachon en Francia, y Quinton llamó a la zona «la zona de empapamiento de la luz solar». Allí hay el llamado «plasma marino» a una profundidad de 10 a 30 metros, agua de mar en su estado original. Quinton la purificó mediante microfiltración en frío y la mezcló con agua de manantial natural. Su plasma isotónico tenía la misma presión osmótica que el plasma sanguíneo humano; posiblemente, el ejemplo de agua perfectamente estructurada con un alto contenido en nutrientes y minerales.[318] Los primeros seres vivos de la Tierra evolucionaron en el mar y, gracias a la conductividad eléctrica del agua salada, desarrollaron más tarde estructuras multicelulares de mayor tamaño. «Se ha observado que los glóbulos blancos sobreviven en suero de agua de mar isotónica, lo que no ocurre con la solución salina estéril utilizada en los hospitales, ya que se compone de agua y sal refinada».[318]

Para demostrar que su agua de mar purificada, rica en oligoelementos, puede curar a las personas, Quinton llevó a cabo experimentos con animales en su laboratorio. Extrajo casi toda la sangre de un perro enfermo. Poco antes de que el animal muriera, le infundió el plasma isotónico, el perro sobrevivió e incluso se curó de numerosas enfermedades que había padecido. En espectaculares demostraciones, Quinton y sus colegas demostraron su descubrimiento ante un público atónito en el centro de París. Muchos testigos presenciales informaron de que los perros tenían mejor aspecto tras el drástico procedimiento, y parecían más jóvenes.[316]

El plasma de Quinton salvó la vida de muchas personas, especialmente niños que enfermaron peligrosamente de cólera en las ciudades francesas a principios del siglo XX. Los enfermos de cólera pueden perder hasta 25 litros de líquido al día, y esta pérdida masiva de líquido desarrolla rápidamente un estado de *shock* que puede conducir a la muerte. En la Primera Guerra Mundial, la solución de rehidratación fue utilizada por los militares franceses para reanimar a los soldados gravemente heridos. El Gobierno francés creó centros Quinton por todo el país, donde se reanimaba a personas con diversas enfermedades. Pero llegó la hora de las vacunas y los antibióticos, muy promocionados por los fabricantes. Los médicos, que habían tratado con éxito a personas con agua de mar, optaron por los nuevos remedios, sin darse cuenta (todavía) del daño que podían causar los efectos secundarios y la creciente resistencia a largo plazo.

El Dr. Thomas Cowan, autor de *Cancer and the new biology of water* (El cáncer y la biología del agua), califica el plasma Quinton como «el suplemento mineral más eficaz del planeta que ha demostrado mejorar el entorno celular de todos los usuarios».[316] Se ha observado que tras una cura de dos semanas con plasma Quinton las terapias de frecuencia funcionan mejor porque la comunicación entre las células individuales mejora.[318] Diversos estudios han demostrado que la terapia Quinton es eficaz para enfermedades como la gripe, hipertensión arterial, enfermedad de Alzheimer, disfunción inmunológica, diabetes, etc. Hasta la fecha, no existen informes de que el plasma Quinton sea eficaz en el cáncer. En opinión de Cowan, esto se debe a que la oncología moderna considera el cáncer como un defecto genético, lo que Cowan cree que es un concepto erróneo. Según Cowan, una terapia prometedora sería aquella que intentara sanar el **cuerpo de agua**, ya que

> el lugar para encontrar esta cura es el citoplasma, no el núcleo. Estoy convencido de que hemos estado buscando en el lugar equivocado. Hemos estado buscando desesperadamente en el núcleo, en el ADN, en los oncogenes, y mientras tanto el citoplasma solo está esperando a que nos demos cuenta de que lo reconozcamos: solo porque el núcleo de la célula brille más no significa que debamos buscar allí la clave.

Y por esta razón, también considera el plasma isotónico del agua de mar un componente importante en la terapia del cáncer. «Estoy (...) firmemente convencido de que (el plasma de Quinton) no debería faltar en ningún tratado sobre el papel del agua estructurada o citoplasmática en la salud y la enfermedad porque, en mi opinión, es el eje de nuestra comprensión del cáncer».[316]

Por cierto, las soluciones electrolíticas intravenosas u orales que hoy se utilizan en todo el mundo para tratar la deshidratación causada por la diarrea se desarrollaron tomando como modelo el plasma de Quinton. Cowan las describe como «solo una débil imitación en calidad de las soluciones originalmente desarrolladas por Quinton». Solo se trata de cloruro sódico envasado en bolsas de plástico en agua estéril.[316] En su libro *Gesundheit verboten. Unheilbar war gestern* (Salud prohibida. No curable era ayer), Andreas Ludwig Kalcker escribe:

Se ha observado que los glóbulos blancos sobreviven en suero de agua de mar isotónica, lo que no ocurre con la solución salina estéril utilizada en los hospitales, ya que se compone de agua y sal refinada.[319]

Kalcker recomienda agua de mar isotónica en combinación con dióxido de cloro: diluir una ampolla de agua de mar en un vaso de agua y mezclar con dióxido de cloro. Kalcker informa sobre las posibles aplicaciones:

- Uso externo (aplicación tópica sobre la piel, las mucosas nasales, en baños de pies).
- Inhalación (para asmáticos y pacientes con bronquitis crónica).
- Colirios (para la conjuntivitis y el glaucoma).
- Gotas para los oídos (para la inflamación del oído externo y las alergias en el oído).
- Gárgaras (para amigdalitis y faringitis).
- Enjuagues bucales (cuidado bucal, gingivitis, enfermedades dentales).
- Enemas (rectales).[319]

El Dr. Ángel Gracia, científico español, ha investigado los efectos del agua de mar sobre la salud humana y animal y ha llegado a la conclusión de que es una sustancia perfectamente equilibrada.

Una empresa francesa extrae «plasma marino» en la zona denominada por Quinton «zona de penetración de la luz» y produce plasma isotónico según la receta original.[320]

19. Remedios curativos de la farmacia de Dios (una selección)

19.1 Flor Essence: la «poción sagrada de los indios»

La historia de esta mezcla de hierbas parece un cuento de hadas. En 1922, la enfermera canadiense Renée Caisse conoce a una anciana en Haileyburg (Canadá). Le cuenta que hace 20 años se curó de un cáncer que amenazaba su vida gracias a la poción sagrada de los curanderos ojibwa. Los indios ojibwa estaban convencidos de que se trataba de una bebida sagrada que limpia el cuerpo y devuelve a todos el equilibrio con el «Gran Espíritu». Renée Caisse pide al paciente que le dé la receta, y tiene muy buenas experiencias con la mezcla de hierbas. A veces, Renée Caisse trata a más de cien pacientes al día y recibe cartas de todo el mundo, dirigidas «A la enfermera oncológica de Canadá». A partir de 1933, trata a enfermos terminales de cáncer junto con un médico en un hotel vacío de Ontario. Las autoridades trataron repetidamente de obstaculizar su labor, y algunos médicos también intentaron ponerles trabas. Pero también hay destacados partidarios, entre ellos el Dr. Charles Armao Brusch, médico personal y confidente de John F. Kennedy, que está convencido de los efectos de la tisana y convence a la ya septuagenaria Renée Caisse para que la acompañe a Cambridge (EE. UU.), donde continuaron investigando la tisana de hierbas en su instituto médico. Al principio, los ingredientes se administraban mediante jeringuilla, y no fue hasta más tarde que la receta —complementada con algunas hierbas— se administró en forma de tisana. Los ingredientes son hierbas y partes de plantas: raíz de bardana, acedera, corteza de olmo, berro, hierba benedictina, algas pardas, flores de trébol rojo y raíz de ruibarbo. Desde 1995, el fabricante canadiense Flora (FMD) produce la receta original. Renée Caisse fallece en 1978, a la edad de 90 años, a consecuencia de las secuelas de una operación de cadera.

En 1984, el Dr. Brusch enferma de cáncer de intestino y se trata a sí mismo con la poción sagrada de los indios. En una entrevista radiofónica dice:

> Esta tisana cura el cáncer. He experimentado cómo el cáncer va en remisión permanente. Ningún otro método ofrecido por la ciencia médica puede

igualarlo. Yo mismo no lo creería si no lo hubiera experimentado en mí mismo. Estoy firmemente convencido de que esta tisana india es el método de tratamiento contra el cáncer más eficaz de que disponemos en la actualidad.[321]

En su libro *Ganzheitlich entgiften und entschlacken* (Desintoxicación y purificación holísticas), la periodista especializada en salud Bettina Lindner escribe:

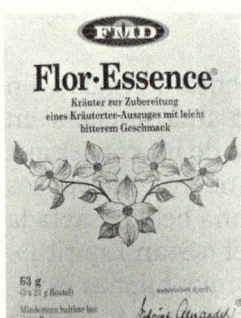

Fig. 59. Flor Essence.

Es evidente que Flor Essence actúa hasta el nivel celular. La esencia de hierbas identifica todo tipo de materia celular extraña y ayuda al sistema de defensa a deshacerse de ellas. La mayoría de las ocho hierbas tienen efectos antibacterianos, antivirales y antifúngicos. Sin duda, la tisana mejora el entorno del organismo. La limpieza del líquido extracelular desencadena el proceso de curación.[322]

Miles de personas han tenido experiencias positivas con la esencia de hierbas en las últimas décadas. El efecto más importante del elixir chamánico de hierbas en nuestra era tóxica es que el cuerpo se desintoxica a fondo. Como también vivimos en la era de las «inflamaciones silenciosas», el efecto antiinflamatorio también es de gran importancia. Muchos ingredientes tienen un efecto antioxidante, el metabolismo se optimiza, las células reciben mejor el oxígeno y el sistema inmunitario se ve fortalecido.[323] Los pacientes que bebieron la tisana junto con la quimioterapia o la radioterapia informaron de una rápida recuperación.[324]

19.2. Jiaogulan: la hierba de la inmortalidad

¿Por qué se llama a una planta «hierba de la inmortalidad»? Porque es poseedora de un fuerte efecto curativo. En la provincia meridional china de Guizhou, donde se bebe mucha tisana de jiaogulan (*Gynostemma pentaphyllum*), un número de personas superior a la media vive más de 100 años. La ciencia moderna descubrió el jiaogulan en 1976, después de que unos investigadores japoneses estudiaran los efectos de la hierba de la inmortalidad. Apenas existe otra planta medicinal en el mundo de la que se diga que tiene tal riqueza de efectos favorables sobre el organismo humano, aunque los mecanismos exactos de acción acaben de empezar a investigarse. Los ingredientes incluyen flavonoides, vitaminas, minerales, polisacáridos y gipenósidos, término este utilizado para resumir diversas saponinas químicamente muy similares. Estas sustancias son de especial interés médico porque tienen propiedades antiinflamatorias, inmunoestimulantes, antibacterianas, hipolipemiantes y, posiblemente, incluso anticancerígenas.[325] El jiaogulan también ayuda con el asma, la bronquitis crónica, el insomnio y estimula la producción de glóbulos blancos, lo que alivia los efectos secundarios de la quimioterapia y la radioterapia.[326] En 1991, el jiaogulan fue reconocido en Pekín en una conferencia sobre medicina tradicional china (MTC) como una de las 10 hierbas fortalecedoras más importantes.[326]

En Asia, el jiaogulan se utiliza tradicionalmente para prevenir el cáncer. Considerando el cáncer de forma holística, es posiblemente el efecto inmunoestimulante lo que hace que el jiaogulan sea interesante para los enfermos de cáncer. El efecto anticancerígeno se ha investigado en numerosos estudios *in vitro* y clínicos.[327] Los gipenósidos inhiben la formación de metástasis y la invasión de células tumorales en otros tejidos. En 1993, por ejemplo, se realizó un estudio clínico con 59 pacientes con tumores malignos avanzados para investigar el efecto del GpM (*Gynostemma pentaphyllum*). Los resultados mostraron que los pacientes tratados con una formulación de GpM tenían tasas de recaída del cáncer y de metástasis del 11,9 % y el 8,5 %, respectivamente, frente al 72,4 % y el 55,2 % del grupo de control.[327] En ensayos con ratones con carcinoma de células escamosas de la mucosa oral, el GpM redujo el tamaño de los tumores.[328]

Las hojas de jiaogulan pueden tomarse como tisana o añadirse a batidos o masa de pan. Debido a la normativa sobre nuevos alimentos, el jiaogulan no puede venderse como alimento. «Nuevos alimentos» se refiere a aquellos alimentos que no se utilizaron para consumo humano, de manera significativa, en la Unión Europea antes del 15 de mayo de 1997. Aún puede encargar las hojas secas o plantar usted el jiaogulan en el jardín o cultivarlo en una maceta. Puede encontrar la hierba de la inmortalidad en cualquier mercado ecológico bien surtido.

19.3.1 Artemisinina: explosivo tumoral

Según el Dr. Thomas Efferth, biólogo molecular del Centro Alemán de Investigación Oncológica (DKFZ) de Heidelberg, que investiga con su grupo de trabajo las plantas medicinales de la MTC,

la eficacia de la quimioterapia para tumores malignos está limitada por la frecuente aparición de resistencias a los fármacos y por los considerables efectos secundarios en los tejidos sanos. Por tanto, existe una necesidad urgente de nuevos fármacos con un mejor efecto sobre el tumor y una menor toxicidad.

Las sustancias naturales procedentes de plantas son una fuente prometedora de nuevos fármacos tumorales.

El equipo encontró una serie de sustancias naturales muy eficaces que matan eficazmente las líneas celulares tumorales, entre ellas la artemisinina.[329] En palabras del Dr. Efferth: «El artesunato, procedente de la *Artemisia annua*, actúa como dinamita en las células enfermas». Explica su efecto de la siguiente manera:

> El artesunato contiene complicados puentes de oxígeno, «puentes endoperóxidos». Estos puentes son inestables y se rompen cuando las moléculas se acoplan a una célula. Las reacciones que se producen son deseables porque son saludables. En primer lugar, se liberan partículas de oxígeno extremadamente agresivas, que atacan lo que encuentran: las células cancerosas. En segundo lugar, la molécula residual de artesunato queda con estructuras listas para unirse; buscan proteínas como nuevos socios. Se crean así los llamados aductos proteicos, que descomponen el tumor desde el interior.[330]

En pocas palabras: el principio activo de origen vegetal interfiere en el material genético y la membrana celular de las células tumorales y las conduce a la muerte celular programada. El organismo necesita hierro para esta reacción. Cuando la artemisinina entra en contacto con el hierro, se produce la reacción química descrita anteriormente. Se generan radicales libres que atacan la membrana celular y destruyen el agente patógeno. Las células tumorales suelen contener más hierro que las células sanas.[331]

Actualmente, existen muchos datos procedentes de experimentos en laboratorio y con animales, así como de las experiencias de pacientes con tumores a los que ha ayudado la artemisinina. Por ejemplo, la tomografía computerizada de una paciente con cáncer de mama mostró una reducción del tumor tras el tratamiento con artemisinina. Un paciente con cáncer de hígado en fase avanzada estaba todavía vivo dos años y medio después de tomar artemisinina, lo que roza el milagro en este tipo de tumor. Aún no está claro cuál es la dosis óptima y en qué momento los efectos secundarios anulan el efecto curativo. En general, la artemisinina se tolera bien, pero si se combina con otros fármacos puede ser peligrosa: en pacientes con tumores cerebrales que habían recibido quimioterapia y hierbas chinas al mismo tiempo, se produjeron interacciones fatales. **Recuerde**: incluso con sustancias naturales, mucho no siempre ayuda mucho, y demasiado puede provocar complicaciones potencialmente mortales.[331]

Según la experiencia de los terapeutas hasta la fecha, la artemisinina es especialmente eficaz para los cánceres de abdomen, ovarios, útero y próstata. Las infusiones parecen funcionar mejor que la administración oral. El farmacéutico Hans-Martin Hirt, que trabaja casi exclusivamente con *Artemisia annua* desde hace 20 años, recomienda no centrarse en un único principio activo extraído, la artemisinina. La planta contiene un total de 20 principios activos con efecto antitumoral. Hirt supone un efecto sinérgico. El Dr. Györgyi Irmey, de la Sociedad de Defensa Biológica Contra el Cáncer, recomienda tomarla en forma de tisana o en polvo elaborado con hojas secas de cultivo ecológico. La hierba puede contener tallos ineficaces. Desaconseja encargar cápsulas de artemisinina por internet, porque el contenido suele ser de mala calidad, estar enmohecido o contaminado.

Es bueno saber que la *Artemisia annua* también es eficaz contra los parásitos y, por tanto, también puede ser útil para la enfermedad de Lyme, que, con sus numerosos síntomas, sigue siendo subestimada por muchos médicos y tratada de forma unilateral e ineficaz con antibióticos. El Dr. Armin Schwarzbach, del Centro de la Enfermedad de Lyme de Augsburgo, calcula que, solo en Alemania, se producen al año un millón doscientos mil de nuevos casos.[332]

19.3.2. Excurso. *Artemisia annua*: un *thriller* farmacéutico

No fueron las armas las que decidieron la guerra de Vietnam, sino la artemisa anual (*Artemisia annua*). A finales de los años sesenta, en la jungla vietnamita, cada vez más soldados estadounidenses enfermaban de malaria, la peligrosa enfermedad tropical cuyas víctimas se debilitaban con ataques de fiebre, escalofríos y náuseas hasta el agotamiento total y, a menudo, la muerte. Las armas de los químicos y los médicos se han vuelto romas, las tabletas profilácticas contra la malaria y los insecticidas en aerosol apenas funcionan ya porque los mosquitos y los patógenos son ahora resistentes. [321] El jefe de control de enfermedades de las tropas estadounidenses en Vietnam lo describe así: «La malaria es rampante donde está el Viet Cong. Si queremos atrapar al Viet Cong, la malaria nos atrapa a nosotros».[322]

Los soldados del Viet Cong tienen una ventaja, mastican hojas de *Artemisia annua* como profilaxis de la malaria. Mao Zedong había ordenado investigarlo. El joven científico Youyou Tu fue enviado al sur de China, y encontró una planta llamada *Artemisia annua* (qinghao en chino). En un libro de alquimia de más de 1600 años de antigüedad, encontró la siguiente receta: remojar un puñado de qinghao en 4 dl de agua, exprimir el zumo y beberlo, es decir, una extracción en frío.[322] Los soldados estadounidenses, que solo disponen de píldoras y aerosoles inútiles, languidecen en los hospitales militares, y un año después, en 1975, Nixon empieza a retirar las tropas y capitula ante los comunistas. Así pues, un remedio chino inclinó la balanza en el desenlace de la Guerra de Vietnam. Hoy en día, la *Artemisia annua* es un tema político.

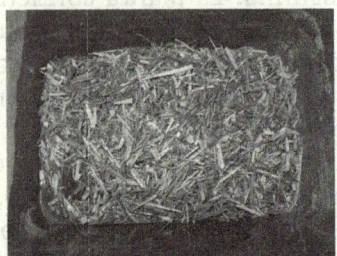 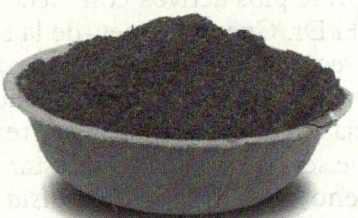

Fig. 60. La *Artemisia annua* puede cultivarse en cualquier lugar cálido y seco.

Fig. 61. Producto comercial (izda.). Calidad *teemana* (dcha.).

El farmacéutico Hans-Martin Hirt llama a la artemisa «un regalo de Dios» y lucha para que la población mundial tenga acceso a esta planta medicinal a un precio asequible, ya que contiene sustancias muy eficaces contra la malaria y los retrovirus que desencadenan tumores o el VIH. La artemisinina es objeto de debate desde 2005(!) como principio activo contra el Síndrome Respiratorio Agudo Severo (SARS) y, en opinión de Hans-Martin Hirt, resulta muy adecuada para combatir y prevenir la covid-19. Cuando se utiliza inmediatamente, el virus no llega a los pulmones y se refuerzan las defensas del organismo. Debido a sustancias antivirales, el virus es inactivado y la tormenta de citoquinas se previene. No obstante, la OMS no cree que la *Artemisia annua* deba utilizarse en la lucha y profilaxis de la covid-19. Razón oficial —según Hans-Martin Hirt— es que la concentración de artemisinina fluctúa, y que su uso en una enfermedad como la malaria, que puede provocar la muerte en 24 horas, lo hace inseguro y, por tanto, irresponsable. Pero la organización Anamed Internacional ha logrado acceder a una variedad especial, no modificada genéticamente, con un alto contenido constante de principio activo. Hirt llama a esta planta *Artemisia annua* anamed, o A-3. El contenido de artemisinina en las hojas de A-3 es de 10 a 20 veces superior al de las formas silvestres. Pero la OMS no estaba convencida y, en 2002, introdujo el artesunato, un fármaco semisintético derivado de la *Artemisia annua*, en la lista de medicamentos esenciales de la OMS.

Durante años, la asociación Anamed International cultivaba A-3 en la región de Stuttgart y enviaba la cosecha y las semillas a países afectados por la malaria. El estado de Baden-Württemberg donó 50.000 euros para esta ejemplar ayuda al desarrollo. Pero cuando la demanda de hojas secas de A-3 aumentó en Alemania, la diversión llegó a su fin. Debido a que un colega de profesión denunció a la asociación por vender medicamentos ilegales, Hirt delegó la distribución en la empresa Teemana. Sin éxito, siguieron otras denuncias. En 2019, Teemana entregó a la oficina del distrito de Rems-Murr dos paquetes de hojas de A-3. La Oficina de Investigación Química y Veterinaria de Karlsruhe criticó que el nombre Teemana podía dar a entender que el producto es un té. El té es un producto alimenticio, y desde la entrada en vigor del Nuevo Reglamento Alimentario se aplican otros requisitos. *Artemisia annua* no se utilizaba «en grado significativo para el consumo humano» en la UE antes del 15 de mayo de 1997 y debe superar una prueba de seguridad; de lo contrario, la infusión no puede venderse. Tal procedimiento es elaborado y cuesta cientos de miles de euros, de los que Teemana no dispone. Y por eso las hojas se etiquetan actualmente como «materia prima» con la nota «no apta para el consumo».[323]

Pero los opositores de la artemisa en el distrito continúan (¿en nombre de quién?) su batalla legal contra Teemana, designado la etiqueta como un engaño, y ahora afirman que, dado que cada vez más personas se ponen sanas gracias al té, este, incluso, debe registrarse como producto medicinal, lo que supondría unos costes de hasta mil millones de euros. Y esto por una planta que cualquiera puede cultivar por sí mismo y que se ha utilizado como especia en Asia desde hace 2000 años. Avido para los consumidores: en tiempos de locura reguladora sin sentido, ¡hace falta creatividad! La gran organización mundial OMS, que lleva la palabra salud en su nombre, está, obviamente, menos preocupada por la salud que por el dinero, y el caso de la *Artemisia annua* es otro ejemplo de ello.

Hans-Martin Hirt, que trabajó varios años como cooperante para el desarrollo y desearía que los conocimientos autóctonos se examinaran, protegieran y fueran utilizados en beneficio de la población, escribe en su monografía sobre la «planta del premio nobel» *Artemisia annua*:

> Desde Alma Ata, la OMS reclama la inclusión de la «medicina tradicional» en la «salud comunitaria». Por supuesto, el departamento de medicina tradicional de la OMS (¡solo un puesto a media jornada!) lleva una existencia sombría». Y más adelante: «Incluso ahora, el 70 % de la población del Tercer Mundo no tiene acceso suficiente a la «medicina moderna». Ahora, para millones de enfermos, el uso sensato de sus propias plantas medicinales es un lujo inasequible, pues las licencias están en manos extranjeras. **Los conocimientos de un curandero pueden ser patentados como «método desconocido hasta ahora» por las empresas farmacéuticas occidentales...** En ninguna parte se describe por qué, de repente, hoy este té ya no debe utilizarse. ¿Es porque un té —actualmente, todavía— no se puede patentar, es decir, no genera ningún beneficio? De hecho, hay algunos problemas para convertirlo en un

medicamento: el principal principio activo, la artemisinina, solo es gravemente soluble en aceite o agua. Industrialmente, las hojas se extraen con hexano (petróleo), el hexano se destila de nuevo o contamina el medio ambiente, y el extracto obtenido se purifica cromatográficamente y luego se prensa, por ejemplo, en comprimidos.[324]

Una sola planta de A-3 produce hojas suficientes para tratar hasta 10 pacientes. El precio del tratamiento es inferior al 1 % del precio anterior de los medicamentos importados, y las clínicas que cultivan A-3 pueden abastecerse de *Artemisia annua* en tiempos de guerra o crisis. Seis gramos de té —dosis recomendada contra el cáncer— cuestan dos euros al día; una sola inyección con la misma cantidad de principio activo cuesta 235 euros. La primera está prohibida por la UE, ¡la segunda está permitida!

El abanico terapéutico de la *Artemisia annua* es asombroso debido a la variedad de sus ingredientes. Es eficaz contra los parásitos de la malaria y el paludismo, el dolor, los cólicos, la diarrea, los vómitos y los calambres (por lo que es adecuada para las personas con enfermedad de Crohn). También tiene un efecto inmunoestimulante, antitrombótico (¡vacuna covid-19!) y calmante.[333] Si desea probar, este es el enlace para pedir hojas de artemisa o té: www.teemana.com.

P. D.: El aroma de A-3 es único e irresistible, especiado, dulce con una nota ligeramente amarga. Desde que empecé con el incienso en casa, siempre tengo una bolsita en mi escritorio.

19.4 El incienso en la terapia de tumores

En 1991, a Marina Weigel le diagnosticaron un cáncer a la edad de 35 años. Como es habitual en estos casos, los médicos la asustaron. La amenazaron: «Si no empiezas el tratamiento enseguida, morirás», y le recomendaron los métodos de la oncología tradicional: quimioterapia, cirugía, citostáticos. El hermano de Marina estaba convencido de que ese no era el enfoque adecuado, y buscó alternativas. Encontró la resina del incienso. Cuando sugirió a su hermana que probara el incienso, la familia reaccionó horrorizada: «¿Estás intentando matarla?». Quizá Marina hubiera estado dispuesta a participar en el experimento del incienso si el remedio hubiera sido un nombre conocido en la medicina occidental de la época. Sin embargo, los primeros resultados de la investigación sobre los efectos curativos del incienso no se publicaron hasta el año en que cayó enferma (1991) por el farmacólogo Hermann Ammon en una revista médica, y al principio no fueron tomados en serio por la comunidad médica. En el caso de Marina

Weigel, ni la amputación del pecho ni la quimioterapia pudieron detener la propagación del cáncer. Murió pocos meses después del diagnóstico.

El olíbano, la resina del árbol del incienso, se utiliza como remedio desde hace milenios. Hasta mediados del siglo XX, el incienso formaba parte de la farmacopea alemana y era recetado por los médicos para la ronquera, la gota, el reumatismo y los problemas de vejiga y riñón, entre otros. Con el rápido desarrollo de los principios activos de síntesis química, el incienso cayó en el olvido como remedio. Desde hace años, el incienso ha experimentado un renacimiento, y la compleja mezcla de principios activos ha sido objeto de numerosos estudios científicos. En la actualidad, existen innumerables estudios sobre los efectos del incienso. Se ha demostrado que varios principios activos del incienso inhiben enzimas responsables de los procesos inflamatorios del organismo. Existen informes sobre su eficacia en la artritis reumatoide, la artrosis de las articulaciones de la rodilla, las enfermedades inflamatorias intestinales (colitis ulcerosa o colitis crónica y enfermedad de Crohn), asma bronquial y esclerosis múltiple. El incienso también se utiliza como coadyuvante en la terapia de tumores. Se ha demostrado científicamente que previene la proliferación de tejido en diversas líneas celulares tumorales (incluidos tumores cerebrales agresivos y tumores del hígado). Los estudios más importantes pueden consultarse en la página web del profesor Hermann Ammon, el pionero de la investigación sobre el incienso, del que muchos colegas se rieron tras la primera publicación de los resultados de su investigación en 1991: www.boswellia.org.

En el libro publicado por el profesor Ammon sobre el uso del incienso en la medicina occidental,[334] encontré una referencia interesante: los experimentos *in vitro* sobre el cáncer de mama demostraron que un extracto alcohólico de hojas de *Boswellia ovalifoliolata* tiene un efecto citotóxico (destructor de células) y apoptótico (inductor de la muerte celular). Un extracto alcohólico de la resina de *Boswellia thurifera* demostró ser citotóxica en células de carcinoma de mama humano en el tubo de ensayo.[334] En este libro, el Dr. Rainer Etzel informa sobre un caso de su consulta: una paciente de 27 años con un tumor cerebral, embarazada de cinco meses, que acude a la consulta por primera vez. El Hospital Universitario de Kassel había dado el alta a la joven para que regresara a su casa una vez finalizado el tratamiento. Tras varias operaciones, quimioterapia y radioterapia, el tumor cerebral (astrocitoma) ha reaparecido. La paciente espera sobrevivir al menos hasta el nacimiento de su hijo. El Dr. Etzel le receta 3 cápsulas H15 Ayurmedia de 400 mg tres veces al día. Tres meses después de iniciar la terapia, el estado de la paciente mejora. Incluso 10 años después, la paciente está completamente libre de síntomas y es madre de un hijo sano. Varios exámenes de seguimiento revelaron un único quiste en el que no había células tumorales. Siete años después del inicio de la terapia, se pudo interrumpir el tratamiento con cápsulas de incienso. A día de hoy no se ha formado ninguna recidiva.

Mi antiguo médico de cabecera, el Dr. Benno Wölfel, también utiliza el incienso como complemento en el tratamiento de tumores cerebrales agresivos. Un paciente con glioblastoma, un tumor cerebral agresivo, sobrevivió 12 años a su pronóstico. «El incienso no es una cura milagrosa, pero se ha demostrado que es un remedio eficaz», afirma el médico y bioquímico Arnold Zilly.

Siempre trata a los pacientes con tumores que optan por la terapia biológica con incienso y dopamina. La dopamina, el neurotransmisor también llamado «hormona de la felicidad», inhibe la regeneración vascular en los tumores; en algunos tumores, la dopamina mata directamente las células tumorales.

La mirra, segundo regalo de los Reyes Magos al Niño Jesús, ya desempeñaba un papel médico en tiempos bíblicos, pero ha encontrado favor en la oncología moderna, aunque sus propiedades anticancerígenas se conocen por pruebas de laboratorio. En 2001, médicos estadounidenses informaron en *Journal of Natural Products* que un extracto de mirra parecía especialmente prometedor para el tratamiento del cáncer de mama y próstata. En un tubo de ensayo, el agente de la mirra bloqueó una proteína que acelera el crecimiento de las células cancerosas, lo cual las destruía. Los científicos esperaban poder desarrollar un medicamento contra el cáncer a partir del extracto de mirra en los próximos cinco a diez años.[335] Que yo sepa, ninguna empresa farmacéutica ha sacado al mercado un medicamento a base de mirra. Evidentemente, es como el incienso: no merece la pena.

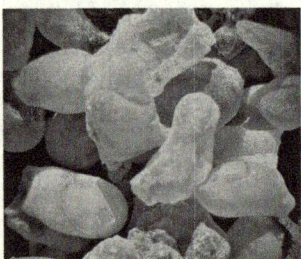
Fig. 62. Incienso

Personalmente, he tenido buenas experiencias durante años con cápsulas caseras que contienen una pequeña cantidad de mirra además de incienso como ingrediente principal. La fiebre del heno que he padecido desde la infancia ha desaparecido, y las molestias gastrointestinales se han aliviado. Encontrará más información en mi libro *Weihrauch — das Elixier der Heilung* (Incienso. El elixir de la curación).[336]

19.5 Cuidado con las «curas milagrosas»

Sería ciertamente ingenuo creer que basta con tomar hierbas medicinales para que el cáncer desaparezca como por arte de magia. Sería la misma monomanía de la que acusan los terapeutas alternativos a los oncólogos clásicos. Una hierba por sí sola no curará el cáncer más que la cirugía, la quimioterapia o la radioterapia. El maestro de MTC Martin Georg Kiechle observa con inquietud que en Internet se anuncian constantemente nuevas curas milagrosas.

> En algún lugar de algún país, algo cae de un árbol, un empresario ingenioso lo recoge y lo comercializa de forma rentable con promesas aparentemente milagrosas de curación. Se crea un *hype* artificial. Y no es ningún problema encontrar a un bioquímico en paro que escriba un libro sobre alguna sustancia mágica y ponga su doctorado debajo. ¿Qué doctorado tiene en primer lugar?, a nadie le importa. Lo principal es que dé la impresión de ser científico.

Las «curas milagrosas» van y vienen. Hubo mucho bombo sobre el zumo de una fruta que en Australia se conoce como «*Rotten cheese fruit*» («fruta del queso podrido»), porque la fruta del noni huele a queso rancio. Su zumo se comercializa como una panacea y se dice que también protege contra el cáncer. Últimamente, sin embargo, las cosas se han vuelto bastante tranquilas en torno al zumo milagroso... Aparentemente no hace mucho bien, pero tampoco hace ningún daño.

Las plantas medicinales son auxiliares y pueden tener un efecto diferente en su país de origen que aquí, porque las condiciones de vida de la gente son diferentes allí que aquí. Por eso Martin Kiechle recomienda escuchar y sentir dentro de uno mismo y darse cuenta de que todo lo que tiene un efecto también tiene efectos secundarios, y eso se aplica no solo para los medicamentos sintéticos, sino también para las sustancias naturales. Incluso la mejor planta medicinal puede, si se usa incorrectamente o con demasiada frecuencia perjudicar la salud, esa es la ley de la polaridad: lo romo solo puede existir si hay punta, sin calor no hay frío, sin oscuridad no hay luz. Una persona solo puede curarse si reconoce lo que ha provocado su enfermedad. Y cuando reconoce que no se trata de «luchar» contra algo. Un tumor no significa ningún daño, al contrario, es una reacción curativa y un grito de ayuda. Señala que algo está desequilibrado. Síntomas como ganglios linfáticos inflamados, quistes o metástasis son el intento del cuerpo de resolver el problema. Los dones de la farmacia de Dios pueden apoyar el proceso de recuperación como componentes de un concepto de terapia holística, pero no existe una ÚNICA cura milagrosa para el cáncer. El milagro de la curación solo puede ocurrir si una persona no considera el cáncer como un enemigo, sino como un amigo. Integración en lugar de lucha para permitir la regulación a todos los niveles: cuerpo, mente y alma. El especialista en etnomedicina Dr. Ingfried Hobert lo expresa así:

El cáncer realiza físicamente lo que sería necesario mentalmente en el área correspondiente de la conciencia. La degeneración de las células es una lucha desesperada por la supervivencia de la célula, que se irrita hasta morir, comparable a los impulsos desesperados de árboles moribundos.

La curación se hace posible cuando el paciente entiende el cáncer como una iniciación: «Vivir con valentía las posibilidades de las experiencias límite, perseguir los impulsos vitales, abrirse a las propias ideas insólitas y fantasías audaces y dejar que crezcan y se expandan con valentía y audacia».[335] El proceso de recuperación holístico incluye también la resolución de falsas programaciones, traumas y conflictos, para así permitir que el cuerpo se cure a sí mismo.

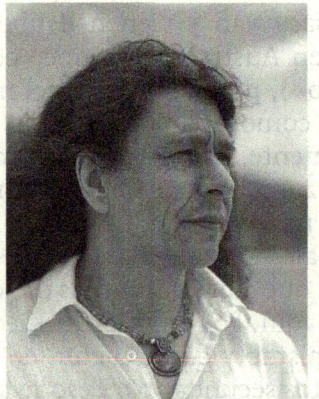

Fig. 63. Martin Kiechle

20. ¿De quimio? ¡No, gracias!

20.1 Humildad. El *youtuber* Philipp Mickenbecker puso su destino en manos de Dios

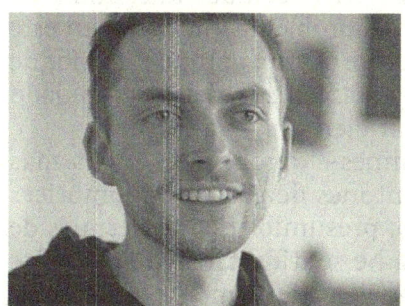

Fig. 64. Philipp Mickenbecker (1997-2021)

Philipp Mickenbecker era probablemente el paciente con tumores más conocido de Alemania. Junto con su hermano Johannes, informaba en su canal de YouTube *The Real Life Guys* (1,34 millones de suscripciones en mayo de 2021) sobre proyectos locos: un submarino de construcción propia, una silla de ruedas todoterreno, una bañera voladora. Con sus vídeos, los hermanos de Hessian Bergstrasse alcanzaban a menudo varios millones de espectadores. Pero Philipp tenía una enfermedad terminal: le habían diagnosticado un cáncer de glándulas linfáticas. Se sometió a quimioterapia y parecía curado, pero el cáncer reapareció. Esta vez, Philipp prescindió de la quimio debido a los terribles efectos secundarios. «Estaba tumbado en la cama, ni siquiera era capaz de subir las persianas» y desafió a Dios: «Si quieres que me recupere, entonces haz que llueva fuego del cielo», dijo un día, y he aquí que llovió fuego. Un extraño había hecho estallar fuegos artificiales frente a su ventana y Philipp no podía averiguar de quién se trataba. Lo que había empezado como un reto para él se convirtió en la firme creencia de que Dios existe. En agosto de 2020 se publicó su libro: *Meine Real Life Story — und die Sache mit Gott* (La historia de mi vida real y lo que pasa con Dios). «Si piensas que Dios no existe o que es aburrido o de alguna manera una locura creer en él, mejor deberías no coger este libro. O incluso más».[337]

Philipp se recuperó milagrosamente y empezó a grabar vídeos con su hermano y sus amigos. Entonces llegó el siguiente golpe del destino: Elli, la querida hermana de Philipp, murió a los 18 años en el accidente de un avión ultraligero que él mismo había construido, Philipp debería haber subido primero al avión... El *shock* es profundo, el cáncer vuelve, en fase terminal. Los médicos dicen que a Philipp le quedan, como mucho, dos meses de vida, pero aún no pierden la esperanza de un segundo milagro. «El médico me dice: "Ya te mandé a casa a morir una vez, y entonces también mejoraste". Tiene la misma esperanza en que yo volveré a mejorar». Philipp documenta su historial médico elocuentemente y con una sonrisa radiante para sus seguidores en YouTube. Lo que le da la energía para seguir adelante son los comentarios que recibe de muchos espectadores alentados por su increíble historia sobre el poder de la fe.

Entonces, en abril del año 2021, muestra unas imágenes impactantes: una herida abierta en su pecho. A través del agujero en su pecho se puede ver el pericardio y el tejido pulmonar circundante. El TAC muestra claramente que el tumor se ha hecho enorme. «El principal problema que tengo en este momento es que, últimamente, me falta bastante el aire, porque el tumor de aquí abajo está desplazando el corazón, y el corazón está siendo empujado hacia los pulmones. Por eso no puedo respirar bien ni hablar bien».

En mayo —esto no es apto para pusilánimes— «probablemente la más repugnante actualización hasta ahora», montones de gusanos y lombrices se arrastran por la herida abierta de Philipp, presumiblemente después de que una mosca pusiera huevos allí. «Nunca he sentido tanto dolor», dice Philipp, que se ve pálido y agotado, pero sonríe valientemente a la cámara. El médico ha sacado cientos de pequeños gusanos de la herida y luego aplicó una sustancia que ha eliminado a los gusanos que quedaban en la herida. «Lo raro fue que yo estaba sentado en la sala de espera, no tenía nada puesto arriba, solo un enorme vendaje sobre ella, y entonces todos los gusanos salían de la venda a diestro y siniestro, porque la medicación los sacó». Incluso después de su visita al médico, Philipp, en casa, tuvo que eliminar de la herida más gusanos muertos por la medicación. «Fue una experiencia muy, muy interesante», dice mientras sacude la cabeza con una sonrisa. Se está pudriendo vivo y, sin embargo, no tiene nada en contra de Dios. Se siente inspirado por el Libro de Job: «El cuerpo de Job también estaba plagado de úlceras y gusanos, pero no perdió la fe en Dios, porque hiere y golpea, pero sus manos también curan». Como Job, él cree en la vida después de la muerte. «Dios hará que todo sea bueno al final, aunque no sea aquí en la tierra».[338]

Philipp murió el 9 de junio, unos días antes de cumplir 24 años. Un día después de su muerte, su hermano y sus amigos publicaron un vídeo en YouTube en memoria del valiente joven que dejó su destino en manos de Dios. E incrustaron su último mensaje a sus amigos. «El cuidador me preguntó si estabais ahí para mí y se

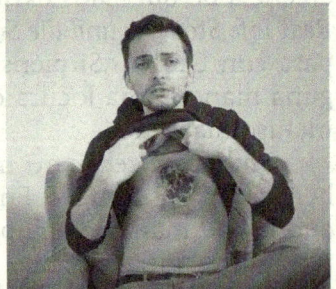

Fig. 65. Philipp Mickenbecker con la herida abierta.

emocionó mucho. No paraba de decir lo bonito que era y lo fuerte y especial que era para vosotros». Philipp celebró públicamente su vida y su muerte y puso su destino en manos de Dios. No creía que las terapias alternativas contra el cáncer pudieran curarle.

20.2. Coraje. Marina Kramer vence al cáncer de mama con un concepto holístico

Marina Kramer las vio en la clínica: las mujeres que creían que podían vencer su cáncer de mama con una única «cura milagrosa» y fracasaron. Y ha visto a mujeres que renunciaron a la quimioterapia, pero les amputaron los pechos. Exactamente en el mismo lugar se formaron nuevos tumores. Conocí a Marina durante la investigación para este libro, en el trigésimo año de la muerte de la hermana de mi compañero Mika. Estaba dispuesta a contarme su historia, y tuve el impulso de darle el nombre de la hermana de Mika —así parte de ella sigue viva—, porque «Marina» no puede dar su nombre real, pues trabaja en la industria farmacéutica. «No tengo miedo al cáncer, solo a la quimio», dice.

El 1 de marzo del año 2021, le diagnosticaron a Marina cáncer de mama durante una mamografía. Tres días después, se sometió a una biopsia con aguja en el centro de mama de un hospital universitario. Marina esperó nueve días a que la llamaran de la clínica: mientras tanto, la pandemia había paralizado la vida cotidiana del hospital. La clínica, por fin, se pone en contacto con ella. El diagnóstico es un *shock*: no es solo la fase preliminar de un tumor, se ha encontrado un carcinoma. El tratamiento recomendado es la mastectomía, es decir, la amputación de la mama y un ciclo de quimioterapia. La consulta dura apenas tres o cuatro minutos. Marina sabe inmediatamente que no se someterá a quimioterapia. Conoce a varias mujeres que han pasado por este calvario, todas ellas están mental y físicamente indispuestas. Dolor de huesos, pelo fino, crecimiento deficiente de las uñas, tendencia al edema. La mayoría han muerto entretanto. «Cuanto más joven eres, más posibilidades tienes de sobrevivir a la quimio. A medida que envejeces se hace más y más difícil», dice Marina, que tiene 51 años. Cancela todas las citas en el hospital universitario y se pasa a una clínica especializada en defensa biológica contra el cáncer. Allí le extirpan quirúrgicamente el carcinoma.

Marina da un vuelco a su vida: mientras que antes era omnívora, ahora renuncia por completo al azúcar, la carne, los productos lácteos y el café, y sigue una dieta vegana con muchos alimentos crudos y batidos verdes, todo orgánico y de calidad Demeter. Bebe agua de Shungit. Come a diario ajo y cebollas. Empieza a desacidificar su cuerpo con un concentrado alcalino de alta calidad y expulsa los parásitos con el balance ácido-base y cardencha silvestre. Para eliminar toxinas, toma zeolita medicinal, así como altas dosis diarias de vitamina D_3 más K2, cúrcuma, hierro y *Artemisia annua*, glutatión liposomal, Q10, ácido alfa-lipoico, el hongo medicinal *Cordyceps*, incienso y DMSO, y, ocasionalmente, extracto de ortiga, aceite medicinal de CBD, espirulina, acerola en polvo, aceite rico en omega-3, extracto de hoja de olivo, C60, B17 en forma de dos o tres huesos de albaricoque al día e indol-3-carbinol. El aceite de mostaza se convierte durante el proceso digestivo en una sustancia, el diindolmetano (DIM), que inhibe la actividad de dos proteínas implicadas en el cáncer. El DIM puede reducir la propagación de las células cancerosas en un 80 %. El indol-3-carbinol protege en particular contra el cáncer de mama y de próstata. Marina no toma todas las sustancias todo el tiempo, sino que alterna entre ellas, una especie de terapia de balanceo.

Marina toma baños de pies con cloruro de magnesio, hace meditación con frecuencias curativas, trabajo traumatológico, deporte y paseos por el bosque. Los campos de interferencia de la casa se han neutralizado con tecnología de torsión rusa. Marina cuida la herida quirúrgica con aloe vera y la trata con alta frecuencia. Su naturópata le realiza una termografía, que no revela más cambios patológicos. Nota del naturópata: si se forman microcalcificaciones en un tumor, esto puede verse en la mamografía. Si no se forman microcalcificaciones, no se puede detectar un tumor en la mamografía. La única forma médica convencional de diagnosticar el cáncer con certeza es la biopsia, que, como se describe en el capítulo 4, puede detectar metástasis. La mamografía es actualmente el único sistema que puede detectar microcalcificaciones sospechosas, un posible indicio de cáncer de conducto galactóforo muy incipiente. No obstante, siempre hay resultados falsos negativos y falsos positivos, y los tumores de crecimiento rápido pueden haberse extendido a otras partes del cuerpo antes de ser detectados por la mamografía. Hasta aquí, el tema de la mamografía voluntaria para todas las mujeres mayores de 50 años. Marina también se somete regularmente a galvanoterapia, en la que las células tumorales se eliminan electrolíticamente con corriente continua sin intervención quirúrgica (ver fig. 66-67).

Seis semanas después del diagnóstico, seis semanas después de que Marina —apoyada por su familia— ha cambiado completamente su vida, el siguiente examen en la clínica vuelve a medir la tasa de proliferación, es decir, cuántas células tumorales se dividen. La tasa de proliferación ha bajado del 80 al 20 %. Espectacular. Marina está en vías de una recuperación completa después de un tiempo asombrosamente corto. La conferencia de tumores de la clínica hace una recomendación: terapia antihormonal combinada con

Grund der Einweisung:
51-jährige mit der ED eines Mammakarzinoms rechts ED 03/2021 zur BET am 23.04.2021

Tumorklassifikation:
pT3 L0 V0 pNx G2 R1 (nach lateral, ventral und kranial)

Immunhistochemie:
ER: positiv; 8/8
PR: positiv; 7/8
Her-2 neu: negativ; 1+
Ki-67: 20%
Besiedlung durch multiresistente Erreger unbekannt

Diagnose(n):	Datum	Diagnose
	03/2021	ED Mamma- Ca

Stadium:
Lokalisation:
Metastasierung:
Histologie: 26.04.2019 / Stanzbiopsie rechts / Pathologie Uniklinik Köln:
                   Stanzbiopsien der Mamma rechts oben innen mit Anteilen eines papillären Tumors.
                   Kein Nachweis eines invasiv wachsenden Tumors.

                   Immunhistochemie:
                   p63: regelrechte Expression basal; fokal keine Expression

Fig. 66. Hallazgos tras la biopsia el 1.3.21: proliferación = Tasa de proliferación de las células tumorales («Ki-67») = 80 %.

Fig. 67. Hallazgos seis semanas después de la extirpación quirúrgica del tumor y concepto de terapia holística: tasa de proliferación solo 20 %.

Prätherapeutische Vorstellung bei Rezidiv Mamma-Ca rechts
51 Jahre, perimenopausal, familiärer Risikoscore 1
NST + DCIS G2 Her2neu neg ER 95% PR 60% Ki67 80%
rcT2 rcN0

aktuell
01.03.2021 Mammographie rechts unten innen 42 mm (Kategorie 5), Mikrokalk
03.03.2021 Vakuumbiopsie sonographisch (handheld) rechts unten innen.
Befund: Invasives duktales Karzinom/Invasives Karzinom NST mit In-Situ Anteil G3
Her2neu (1) ER 95% PR 60% Ki67 80% Ki67 80%

radioterapia. Marina la rechaza agradecida, y continúa por la vía biológica holística. A finales de octubre, sus valores sanguíneos fueron controlados de nuevo: todos los parámetros están en el rango normal, ¡una razón para descorchar el champán! Sin embargo, Marina advierte encarecidamente que no se debe utilizar su protocolo de curación como plantilla y adoptarlo tal cual, pues «cada persona es única y reacciona de forma diferente. No hay UNA terapia que ayude a todo el mundo. Cada uno debe escuchar a su médico interior. (...) Es más importante que nunca que las personas estén dispuestas a descubrir en sí mismas otra institución además de la mente», afirma György Irmey, de la Sociedad de Defensa Biológica contra el Cáncer (GfBK) de Heidelberg. La GfBK viene ofreciendo información y asesoramiento gratuito e independiente sobre las posibilidades de las terapias biológicas contra el cáncer. Al fin y al cabo, casi nadie tiene los conocimientos que Marina ha adquirido en sus años como representante de ventas farmacéuticas. Por eso recomienda a las mujeres que no quieran seguir el camino convencional que pidan consejo a terapeutas especializados en defensa biológica contra el cáncer.

Curar el cáncer con corriente continua: la terapia Galvano

El dermatólogo parisino F. J. Darier (1856-1938) informó sobre el tratamiento de pacientes con tumores mediante electrodos de aguja percutáneos y electricidad. La terapia se fue perfeccionando, se desarrollaron nuevos dispositivos y, hoy en día, la galvanoterapia podría describirse como una forma humana de tratamiento de tumores. En esta terapia, también conocida como electro-cancer therapy (TEC), se aplican electrodos cargados positiva y negativamente a ambos lados del tumor. A continuación, se hace pasar corriente continua a través de él. En comparación con las células sanas, las tumorales tienen una mayor conductividad eléctrica. Como la corriente toma el camino de menor resistencia, actúa en el tejido enfermo y protege el sano.

Durante el tratamiento, se produce una inversión de la polaridad eléctrica, lo que provoca un cambio en el valor del pH. Se produce ácido clorhídrico dentro de la célula cancerosa, que destruye las membranas celulares, el tejido tumoral muere y es rechazado por el organismo en las semanas siguientes al tratamiento o eliminado por determinados fagocitos del sistema inmunitario. No hay efectos secundarios. Según la localización y el tamaño del tumor, la frecuencia del tratamiento varía.

La TEC está especialmente indicada para el tratamiento de tumores accesibles desde el exterior que probablemente no respondan de todos modos a la quimioterapia o la radioterapia: tumores de mama, piel (carcinoma basocelular, espinoma, melanoma), hígado, estómago, pulmón, linfáticos, próstata y metástasis. La TEC puede bien combinarse con terapias convencionales, hipertermia, así como terapias inmunológicas y biológicas. En China y Rusia, donde la electromedicina es muy valorada, la TEC se utiliza en miles de clínicas como terapia tumoral convencional. En China más de 11.000 enfermos de cáncer han sido tratados con corriente continua desde 1987. En Dinamarca, Suecia e Italia, el tratamiento del cáncer con corriente también forma parte de la norma. La experiencia clínica demuestra la eficacia de la terapia electroconvulsiva, incluso en un estadio avanzado.

Aproximadamente, el 78 % de los pacientes responden al tratamiento a corto plazo, con una tasa de supervivencia a cinco años del 59 % en 2.400 pacientes sometidos a seguimiento. ¡Los médicos especializados en oncología tradicional solo pueden soñar con estas cifras![339]

Con solo unos cientos de euros por tratamiento, los costes de la TEC son favorables en comparación con las terapias convencionales, pero la TEC no está cubierta por el seguro de enfermedad obligatorio. Como tantas terapias sensatas, el paciente responsable tiene que pagarla de su propio bolsillo. El médico alternativo de Bochum, Dietmar Köhler, trató a pacientes junto con el profesor Jiří Petera, de la Universidad Carolina de Praga. Trató a una paciente de 84 años con carcinoma vulvar, a la que se le aplicaron tres sesiones de TEC a intervalos de tres semanas. Incluso después del primer tratamiento, el tumor empezó a reducirse, y después de la tercera el tejido se necrosó. Después de la primera sesión, la paciente ya no sentía dolor.[340] [341]

El profesor Petera quiso dar una conferencia sobre este tema en el Congreso Alemán sobre el Cáncer, pero no fue invitado, presumiblemente porque quería hablar sobre la TEC.

El Centro Alemán de Investigación del Cáncer había puesto como condición un nuevo estudio para una nueva evaluación de la TEC. Tres años después de haberla presentado, Köhler y sus colegas recibieron la visita de dos médicos que presentaron los resultados de su revisión bajo obligación de confidencialidad. Confirmaron la eficacia de la TEC y señalaron que esto no debía publicarse. ¿Por qué? ¿Porque a Big Pharma no le entusiasmaría? El naturópata Köhler sospecha, que la TEC también tiene mala reputación en este país porque hay practicantes que no están muy familiarizados con ella y dañan a sus pacientes. Incluso la mejor terapia solo tiene éxito si el terapeuta la domina perfectamente. Dietmar Köhler dice que: «Tenemos riesgos y oportunidades en el lado alternativo y en el clínico. Necesitamos una organización de protección del paciente para la medicina alternativa».

20.3. Un nuevo comienzo: conceptos holísticosen la terapia tumoral

> «Los caminos nuevos se crean andándolos».
> Franz Kafka

Hay médicos que ofrecen terapias biológicas contra el cáncer como complemento o alternativa a la oncología convencional. Está, por ejemplo, el médico y bioquímico Dr. Arnold Zilly, a quien acuden pacientes con tumores de toda Alemania. Durante la consulta, corre repetidamente de la sala de tratamiento a su laboratorio con la bata ondeando al viento. En su laboratorio, al que solo él tiene acceso, crea elixires curativos a partir de sustancias naturales, personalizados para cada paciente, que administra con jeringuilla y poción. No hace comentarios sobre los ingredientes, pero una vez me reveló un secreto: extracto de raíz de remolacha. Para Arnold Zilly, la confianza es el requisito previo para la curación; para mí, es un alquimista moderno.

El 85 % de todos los productos farmacéuticos del mercado son superfluos, afirma el experto en etnomedicina Dr. Ingfried Hobert. Y cada año
30.000 toneladas de medicamentos acaban en la basura y contaminan las
aguas subterráneas. Esta no puede seguir así con la medicina convencional, afirma Hobert. Ha recorrido el mundo entero en busca de las plantas
medicinales más valiosas de todas las culturas. Junto con un bioquímico,
ha analizado las plantas del «cofre del tesoro natural de nuestro planeta»,
como él las llama, utilizando métodos científicos modernos y ha utilizado
las mejores hierbas y recetas para crear remedios eficaces.[342] En su práctica sanitaria, combina la medicina convencional, la medicina tradicional
china y tibetana, el ayurveda y la etnomedicina, y actúa según el principio
de que la enfermedad se expresa de forma diferente en cada persona. «La
curación requiere cada vez más una medicina individualizada y prevención», afirma Hobert. También concede una gran importancia a las inflamaciones silenciosas, es decir, al intestino permeable o a la colonización
incorrecta del intestino por hongos, parásitos o trastornos del metabolismo de las hormonas del estrés. El objetivo de cada terapia es restablecer la
capacidad del organismo para autorregularse y crear las condiciones para
una transformación que haga posible la curación.[343]

Todo tratamiento comienza con un diagnóstico individualizado, en el
que el etnomédico combina la medicina convencional con otros métodos
de exploración tradicionales, como el diagnóstico ayurvédico del pulso. El
concepto holístico incluye la reorganización del microbioma, cambios dietéticos, desintoxicación, curas reconstituyentes y técnicas de relajación. En
el caso de enfermedades como el agotamiento, el reumatismo o el cáncer,
Ingfried Hobert trabaja con infusiones de altas dosis de micronutrientes y
sustancias eficaces: curcumina, incienso, jengibre (6-shogaol), resveratrol,
ácido lipoico, vitamina C, DMSO, aminoácidos y vitaminas. Después de
una o dos semanas de tratamiento intensivo *in situ*, el paciente puede continuar la terapia en casa con fórmulas personalizadas.[343]

Un enfoque curativo del cáncer también significa reconocer que la curación solo puede producirse en los tres niveles: cuerpo, mente y espíritu.
Eso significa ver la enfermedad como una oportunidad de transformación,
y, por eso, no creo que sea una buena idea decir sí a una operación, a la
radioterapia o a la cirugía en estado de *shock*. Hay que intentar no dejarse
llevar por el pánico ante un diagnóstico impactante. En lugar de ello, trate de mantener la calma y busque, al menos, una segunda opinión, si no
más, e infórmese sobre médicos que también ofrezcan terapias alternativas
o trabajen con médicos alternativos.

El diagnóstico del cáncer es una oportunidad para volver a seguir la voz
de su corazón y desarrollar una nueva visión de la vida con autoconfianza

y autodeterminación. La espiritualidad mejora el pronóstico. Los científicos Helm Stierlin y Grossarth-Maticek llegaron a esta conclusión en un estudio científico sobre los riesgos del cáncer y las posibilidades de supervivencia. Además del ejercicio, la dieta, una actitud positiva ante la vida y otros parámetros, las personas con una «relación percibida con Dios» tenían más posibilidades de sobrevivir.[344]

20.4 Cambio en la terapia tumoral. Entrevista a Lothar Hirneise

«Ningún avance es tan difícil como el retorno a la razón».
Bertolt Brecht

La terapia oncológica moderna está sacando la artillería pesada en la lucha contra las células degeneradas y los tumores malignos. Hay que matar a las células cancerosas para que el hombre pueda sobrevivir, pero el éxito de las terapias tumorales dejan mucho que desear, y el paciente paga un alto precio por los tratamientos agresivos. En su éxito de ventas *La quimioterapia cura el cáncer y la tierra es plana. Enciclopedia de terapias no convencionales contra el cáncer*,[345] Lothar Hirneise polarizó la opinión y se ganó muchos enemigos por criticar el dogma de la medicina moderna, a saber, que la cirugía, la radioterapia y la quimioterapia son las formas correctas de curar el cáncer. Lothar Hirneise aboga por un giro hacia terapias alternativas realmente eficaces.

Pregunta: Sr. Hirneise, usted ha viajado por todo el mundo en busca de las terapias más exitosas contra el cáncer, y ha analizado los historiales médicos de miles de personas que han sobrevivido al cáncer en una fase muy avanzada. ¿Por qué lo ha hecho?

Respuesta: Llegué al tema del cáncer a través de la muerte de un amigo personal que falleció de cáncer. En aquel momento, investigué terapias disponibles fuera del tratamiento convencional. Tuve la suerte de conocer personalmente en Londres a Lynne McTaggart —autora de *What doctors don't tell you (Lo que los médicos no nos dicen)*—. Ella me presentó a Frank Wiewel, presidente de People Against Cancer en América, y él se convirtió entonces en mi maestro, por así decirlo, el profesor de terapias contra el cáncer no universitario. El tema del cáncer me fascinó increíblemente ya entonces, porque muy pronto descubrí que la oncología era un campo donde se actuaba de manera muy poco científica; esto despertó en mí el impulso de investigar, por así decirlo. Quizás debería mencionar brevemente que había vendido mis empresas en 1997 y planeado no trabajar durante unos años. Así que me fue posible, con tiempo y dinero, poder viajar a muchos países y entrevistar a médicos y pacientes sobre cómo vencían su cáncer. Mi objetivo, desde el principio, fue averiguar cómo la gente que había sido enviada a casa para morir se recuperó a pesar del pronóstico negativo.

P.: ¿Cuál fue su conclusión más importante tras analizar los datos recopilados?

R.: La más importante fue, sin duda, cuando descubrí, al cabo de unos pocos años, que los denominados «supervivientes de la fase final» siempre hacían lo mismo para sobrevivir: en primer lugar, terapia nutricional, en segundo lugar, diversas terapias de desintoxicación y, en tercer lugar, terapias espirituales/mentales. A partir de esta constatación, desarrollé más tarde el actual programa 3E.

P.: ¿Qué debe ocurrir para que un paciente con tumor se cure?

R.: Un proceso de curación es, por supuesto, siempre un proceso individual. En general, sin embargo, se puede decir que nadie se cura sin pasar por procesos energéticos. Básicamente, estos siempre implican cambios de vida o descubrir la causa de una enfermedad. Al mismo tiempo, sin embargo, es muy útil incorporar terapias nutricionales y de desintoxicación.

P.: Según estos resultados, ¿qué papel desempeña la psique en el desarrollo de tumores?

R.: El cáncer siempre está causado por una situación de estrés en la célula. Por supuesto, las toxinas o la radiación pueden estresar nuestras células hasta tal punto de que se conviertan en células cancerosas. Sin embargo, lo que hoy en día se considera una regla general en la oncología, a saber, que las toxinas o los virus provocan mutaciones, en realidad hace tiempo que se descartó científicamente. Ahora sabemos que es posible sustituir el núcleo de una célula cancerosa por un núcleo sano sin que la célula pierda su malignidad. A la inversa, también es posible sustituir el núcleo de una célula sana por un núcleo maligno sin que la célula se vuelva maligna. Esta prueba definitiva, a saber, que las mutaciones no pueden ser la causa del cáncer, sino que surgen durante el desarrollo del cáncer, por desgracia, casi todas las universidades siguen ignorándola en contra de su buen juicio. Sin embargo, lo que sí sabemos en el siglo XXI es que la mayoría del estrés que llega a una célula se activa a través de la psique. Y dos tipos de estrés desempeñan un papel decisivo en la oncología. El primer tipo de estrés es el trauma clásico, que estresa rápida y extremadamente una célula. El segundo y, según mi experiencia, más común, es un tipo de estrés de larga duración, que suele durar años. Esto conduce a una reducción significativa de los niveles de adrenalina, que también puede medirse en pacientes con cáncer.

Esto da lugar a un llamado metabolismo de fermentación y más tarde las primeras células cancerosas. Puede leer más sobre esto en mi libro electrónico gratuito: www.3e-programm.de/3E-Protokoll-2.pdf.

P.: ¿Y qué papel desempeñan la nutrición y la desintoxicación?

R.: En mis entrevistas con «supervivientes de la fase final», la nutrición y la desintoxicación desempeñaron un papel primordial. En lo que respecta a la desintoxicación, el equilibrio ácido-base, pero también el intestino y nuestros dientes, juega un papel muy importante. En cuanto a las terapias nutricionales, la adherencia constante a una terapia nutricional desempeñó un papel importante, así como los alimentos 100 % orgánicos. También puedo decir que hay dos terapias nutricionales que han demostrado su eficacia en pacientes con cáncer: la dieta oleoproteica de la Dra. Johanna Budwig y la terapia Gerson del Dr. Max Gerson.

P.: En la medicina convencional, cuando un paciente experimenta una curación en una fase aparentemente desesperada, esto se denomina «remisión espontánea», que puede traducirse como: «El paciente ha tenido suerte»; me permito ser cínico y decir que alguien ha utilizado una terapia tumoral, que en sí misma tiene un efecto cancerígeno demostrado. Es bien sabido que se utilizan sustancias altamente tóxicas para intentar erradicar el «malvado» tumor, por lo que se acepta que, en primer lugar, enferman a las personas. La oncología demuestra el éxito de su oncología con estudios científicos. Dicen que no hay estudios aleatorios doble ciego. ¿Pueden probar esta atrevida tesis?

R.: El patrón oro de todos los estudios médicos son los llamados estudios doble ciego aleatorizados. Sin embargo, lo que la mayoría de pacientes y médicos no se dan cuenta es que, precisamente este estándar, no se aplica en la oncología. Supuestamente, porque sería éticamente inaceptable dar placebos a un paciente con cáncer. Sin embargo, por qué esto es justificable para otras enfermedades graves; probablemente, sigue siendo el secreto del Consejo de Ética. Al parecer, tampoco está justificado comparar terapias universitarias con terapias no universitarias. Sí, según el Consejo de Ética, ni siquiera es justificable comparar terapias que tienen mucho éxito en otros países como India o China con terapias en Europa y América. Por desgracia, esto se basa en un sistema controlado por las empresas farmacéuticas que solo compara entre sí las terapias convencionales. Y esto lleva a la desafortunada situación en oncología de que, durante más de 50 años, no ha habido ni estudios controlados con placebo ni estudios doble ciego con quimioterapias. Todos pudimos experimentar a qué puede llevar esto en 2017, cuando un farmacéutico de Bottrop falsificó miles de medicamentos contra el cáncer y ni los pacientes ni médicos se dieron cuenta. Hay que imaginárselo: los pacientes reciben medicamentos que a veces cuestan más de 100.000 euros, y nadie se da cuenta de si al paciente le han dado un costoso medicamento contra el cáncer o simplemente agua. Esto solo es posible porque los datos sobre medicamentos contra el cáncer son catastróficos y los médicos no tienen ni idea de lo que realmente están dando a sus pacientes. Y el punto de partida de esto es que no tenemos estudios reales en oncología.

P.: La comparación con la situación actual del coronavirus es obvia: la única manera eficaz de contrarrestar la «pandemia» es vacunar a la población, según la narrativa que nos están contando día tras día a través de todos los principales medios de comunicación como un mantra. Los estudios científicos serios sobre la eficacia de las vacunas que han sido aprobadas a toda prisa para «proteger» a la población no están disponibles. Sin embargo, hay serios indicios de que esta vacunación —incluso más que muchas otras— es perjudicial para la salud. ¿Qué opina usted al respecto? ¿Hay todavía una salida a la dictadura de la vacunación?

R.: No, no hay salida a la dictadura de la vacunación. Ello requeriría, en primer lugar, que los investigadores nombrados por el Gobierno pensaran científicamente y, en segundo lugar, que los políticos no fueran sobornables. Sin embargo, el coronavirus ha demostrado con toda claridad que no es así. Existe otro paralelismo con la oncología actual: de lo que no funciona (quimioterapia/bloqueos/mascarillas) se hace más. En vez de replantearse hacer algo de otra manera —si no funciona—, se vuelve a hacer lo mismo o, incluso, se hace más de lo que no funcionó.

P.: En el «Centro 3E» para terapias alternativas contra el cáncer que usted cofundó —3E significa: nutrición, desintoxicación, producción de energía—, las personas son tratadas según un concepto que surgió de los resultados de su amplia investigación sobre terapias alternativas. ¿Cuáles son los principales pilares de esta terapia?

R.: En nuestro Centro 3E, utilizamos como base la forma estricta de la dieta oleoproteica según la Dra. Johanna Budwig y diversas terapias de desintoxicación. Sin embargo, a lo largo de los años, hemos visto que la búsqueda de la causa y enseñar a la gente cómo casi dejar de consumir adrenalina son las dos terapias contra el cáncer más importantes de todas. Por esta razón, este es ahora también el centro de nuestro trabajo.

P.: ¿Cuál es la tasa de curación en su centro, por ejemplo, para pacientes que la medicina convencional consideraba «fuera de terapia»?

R.: La mejor forma de averiguarlo es consultar nuestro estudio: http://hirneise.de/3e-studie/.

Sin embargo, me gustaría añadir que los números no son muy importantes para la mayoría de los pacientes. En pocas palabras, solo hay vida o muerte, es decir, 100 % o 0 %.

P.: Si uno no se deja llevar por la corriente y sigue teniendo éxito, a menudo se hace impopular. Usted es ferozmente contestado en los principales medios de comunicación, se le ha tachado de «curandero peligroso», «teórico de la conspiración de la industria farmacéutica», incluso de «cienciólogo». ¿Por qué cree que algunas personas reaccionan de forma tan agresiva ante sus críticas al sistema y su llamamiento a una revolución pacífica en la terapia de los tumores?

R.: La profesión médica es la más valorada del mundo. El *numerus clausus* y el largo periodo de estudios son obstáculos importantes. Lamentablemente, la sociedad, pero también muchos médicos, no se da cuenta en absoluto de lo lucrativo que resulta mentir a los estudiantes de medicina y a los médicos. Y así ocurre que buenos médicos con un corazón humanista y muy buena formación, o con muchos conocimientos, aplican terapias dudosas e ineficaces. Y que los portadores de malas noticias —en este caso yo— ya desempeñaron un papel desafortunado en la antigua Roma; es algo que acepté hace muchos años. Por supuesto, no siempre es fácil saber que uno tiene

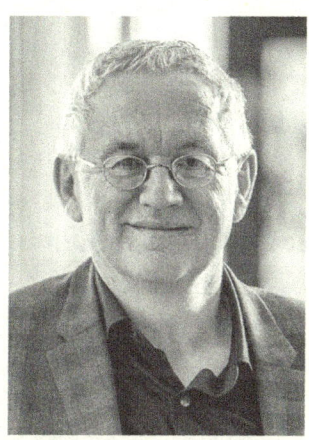

Fig. 68. Lothar Hirneise

razón y ser criticado por ello. Pero no cabe duda de que el coronavirus ha sido de gran ayuda para que muchas personas comprendan mejor esta cuestión, una cuestión a la que me enfrento desde hace ya más de dos décadas.

P.: ¿Ha asistido algún oncólogo convencional a alguna de sus conferencias? ¿Hay algún médico convencional que reconozca que las anteojeras han llevado a un callejón sin salida y están dispuestos a quitárselas?

R.: Hay muchos más médicos convencionales que piensan de forma holística de lo que algunos creen. Sobre todo, a menudo he encontrado médicos de más de 60 años que tienen una mentalidad abierta. Esto se debe, sin duda, al hecho de que a un médico que lleva más de 35 años ejerciendo su profesión no se le puede decir lo que funciona y lo que no en la oncología. Estos son también los médicos que acuden a mis conferencias o me escriben por correo electrónico. Sin embargo, gracias a las muchas conversaciones que he mantenido con ellos, también sé el rígido sistema en el que tienen que trabajar hoy en día, y puedo entender mucho mejor por qué la mayoría permanecen en el sistema, aunque, realmente, no quieren por razones humanitarias.

Muchas gracias por la entrevista, señor Hirneise.

Más información sobre Lothar Hirneise:
www.3e-zentrum.de/krebstherapie.

21. El cártel
(4.ª parte)

21.1. Big Pharma: manipulación con método

«Pecunia non olet» («El dinero no huele»)

Las palabras mágicas del sistema sanitario moderno son: «Medicina basada en la evidencia» o MBE, para abreviar. Esto es lo que dice la página web de la Fundación para el Conocimiento Sanitario: [346]

> Hoy en día, las medidas médicas, es decir, los métodos de examen y tratamiento, se prueban previamente en estudios clínicos. Lo ideal es que los médicos utilicen las mejores pruebas científicas disponibles en la actualidad para decidir qué medidas médicas —desde la prevención hasta el diagnóstico y terapia— son adecuadas para el individuo. (...) La MBE se basa en pruebas científicas y no solo en teorías u opiniones de expertos.

Suena fiable y reputado, ¿verdad? Pero, ¿cómo se realizan los tan citados estudios clínicos? Los llevan a cabo las propias empresas farmacéuticas, y la industria aprovecha cualquier oportunidad para manipular sus propios ensayos clínicos, escribe Peter C. Gøtzsche, especialista en medicina interna que ha pasado muchos años realizando ensayos clínicos para empresas farmacéuticas y ocupándose de la autorización de medicamentos. Él llama a los ensayos clínicos: «Contrato social roto con los pacientes», y, en su mencionado libro *Deadly Medicine and Organised Crime (Medicamentos que matan y crimen organizado)*, cita a Jonathan Quick, director del Departamento de Medicamentos Esenciales y Política Farmacéutica de la OMS: «Cuando los ensayos clínicos se convierten en proyectos comerciales que priorizan el interés propio y la codicia antes que el interés público y la ciencia, se rompe el contrato social que prohíbe los ensayos humanos en aras del progreso médico».[347] El Pharma-Insider muestra con detalle cómo los científicos falsifican datos para defender sus opiniones. Según Gøtzsche, las empresas farmacéuticas de ninguna manera son inferiores a la mafia, «son incluso peores, y tienen más vidas humanas en su conciencia».

Las manipulaciones son tan frecuentes y tan graves que uno de mis colegas dijo que solo deberíamos utilizar los informes publicados sobre estudios por la industria farmacéutica como mera publicidad de sus medicamentos. A lo que yo, simplemente, respondí que los estudios de las compañías farmacéuticas ni siquiera cumplían las normas de la UE sobre publicidad.[347]

Marketing en lugar de ciencia, y los médicos no como socios al servicio de la ciencia, sino como proveedores de cobayas. Por cada paciente que reclutan para un ensayo farmacológico, los médicos especialistas de EE. UU. reciben hasta 42.000 dólares; eso tienes que dejar que se derrita en la boca...[347]

Una empresa farmacéutica corrupta, autoridades reguladoras adormecidas y médicos desprevenidos han provocado el «crimen del siglo» en EE. UU., la llamada crisis de los opiáceos: innumerables pacientes adictos al analgésico Oxycontin y más de medio millón de muertes. Este es el resultado de lo que, probablemente, sea el caso más flagrante de fraude y engaño en la industria farmacéutica.

La empresa Purdue Pharma comercializó su analgésico Oxycontin por pura codicia utilizando métodos agresivos. Afirmaba que solo el 1 % de los pacientes se volverían adictos, a sabiendas de que era mentira. Alex Gibney, que realizó un documental sobre este escándalo farmacéutico titulado *El crimen del siglo*, declaró en una entrevista:

Hicieron sus propios estudios demostrando que se puede abusar de estos medicamentos. En el envase pone «no triturar» o —no puedo recordar la redacción exacta, pero dice— «no triturar, no esnifar», y así sucesivamente, y es básicamente un manual de instrucciones sobre cómo abusar de estas drogas. En lugar de tragarlas como se supone, las trituras y la esnifas, o la pones en una cuchara, la mezclas con agua y te la inyectas. Y la gente que buscaba un colocón muy fuerte descubrió esto muy rápidamente. Y los ejecutivos de Purdue sabían todo al respecto. Tenemos correos electrónicos que muestran que lo sabían.

Los médicos creyeron a Purdue durante mucho tiempo y las autoridades no hicieron nada.[348] Los estudios han demostrado que entre el 8 y el 12 % de las personas que toman un opioide para el dolor crónico desarrollan un trastorno por consumo de opioides, y casi el 30 % de los pacientes abusan de ellos. «Quieren ganar tanto dinero como sea posible para dar a sus accionistas un retorno de su inversión». Esta vez, las cuentas no salieron. Purdue Pharma, Johnson & Johnson, mayoristas y cadenas de farmacias fueron llevados a juicio, 22 acusados en total. Purdue Pharma es ahora insolvente y llegó a un acuerdo con el Gobierno estadounidense hace un año: siete mil millones de dólares de indemnización, y la familia propietaria deberá aportar tres millones de dólares de su patrimonio privado, que se estima en 13.000 millones de dólares. «Esto podría no ser más que un anticipo», dijo el fiscal general William Tong, mientras que los demandantes exigen penas e indemnizaciones más elevadas. La justicia interpreta la insolvencia como una maniobra para eludir responsabilidades y para preservar el patrimonio familiar, una especie de pago indulgente.[349]

Declararse en quiebra para minimizar las indemnizaciones: este juego de manos jurídico es, al parecer, popular en la industria. La empresa farmacéutica Johnson & Johnson está floreciendo gracias, en parte, a las vacunas covid. En los primeros meses de 2021, facturó 8000 millones de dólares más que el año anterior y obtuvo unos beneficios un 30 % superiores. Sin embargo, Johnson & Johnson se declaró en quiebra en el estado de Carolina del Norte a principios de noviembre. La razón es que llevaba décadas vendiendo talco para bebés cancerígeno, a sabiendas de que, a veces, estaba contaminado con amianto. El gigante farmacéutico se ha visto afectado por una oleada de demandas desde una sentencia judicial de 2015. Las mujeres que utilizaban el polvo para su higiene diaria tenían un mayor riesgo de cáncer de ovarios, y muchas enfermaron y murieron como consecuencia. Un total de 38.000 víctimas han demandado a Johnson & Johnson, y, seguramente, habrá más en los próximos años, ya que los tumores no se desarrollan de la noche a la mañana. Por eso, Johnson & Johnson echó el freno de emergencia, y el truco se llama «Texas Two-Step». En el estado sureño, la empresa se dividió en muchas pequeñas empresas, la mayoría de las cuales se reunieron como Johnson & Johnson, y se formó una nueva empresa a partir de algunas pocas de ellas, LTL Management. Su único campo de actividad son los procedimientos judiciales en curso, que están en números rojos, por lo que se declaró la insolvencia en Carolina del Norte, uno de los estados que reconocen el Texas Two-Step, después de que la empresa matriz transfiriera dos mil millones de dólares a la cuenta LTL. Es la mitad de lo que la empresa había ofrecido a las víctimas antes de este truco legal —una forma elegante de librarse de la soga—, y muchos perjudicados se van con las manos vacías.[350]

Todos estos escándalos son la prueba de que a Big Pharma no le preocupa ni la ética ni la curación, sino solo el gran negocio. Medicina sin moralidad. Teniendo esto en cuenta, siempre hay que sopesar si realmente se quiere tomar un medicamento que recomienda el médico. Peter C. Gøtzsche explica que:

> Los médicos solo tienen acceso a información seleccionada y manipulada, por lo que consideran que los medicamentos son mucho más eficaces y seguros de lo que en realidad son. Por tanto, tanto los métodos de comercialización

legales como los ilegales conducen a un sobretratamiento masivo de la población y causan muchos daños que podrían haberse evitado.

El prospecto también informa solo parcialmente de los riesgos y efectos secundarios. Las muertes durante los ensayos clínicos se disimulan mediante fórmulas hábiles, como han demostrado muchos escándalos farmacéuticos.[351] A menudo, los medicamentos solo se retiran del mercado una vez que han dañado gravemente (talidomida) o matado a muchas personas. Y solo cuando ya es demasiado tarde se descubre que los científicos encargados de los estudios conocían perfectamente los efectos potencialmente mortales de estos fármacos. Un escándalo. ¿Cómo podemos confiar en una empresa farmacéutica que se hizo grande entre las dos guerras mundiales vendiendo heroína y persuadió a los Gobiernos en 2009 para que acumularan existencias ridículas de un fármaco que hasta entonces había estado acumulando polvo en los estantes y que —según Gøtzsche— reduce la duración de la gripe en veintiuna horas en el mejor de los casos? Lo ha adivinado, estamos hablando de la empresa Roche y su antigripal Tamiflu, que gozó de una carrera estelar durante la epidemia de gripe porcina y reportó al gigante farmacéutico unos beneficios fenomenales. La comparación con la situación actual, en la que vacunas cuestionables han provocado los precios de las acciones de los fabricantes, está más que claro.

¿En qué podemos confiar realmente? Salvo contadas excepciones, lo más probable es que podamos confiar en la medicina empírica, una forma de medicina en la que no se utilizan seres humanos como cobayas ni animales como ratas de laboratorio. Herbolarios, chamanes y curanderos han acumulado experiencia durante miles de años. La medicina convencional los mira con arrogancia desde lo alto de su torre de marfil científica. El Dr. Ingfried Hobert, que ha investigado las milenarias artes curativas de otras culturas y las ha hecho aplicables según criterios occidentales, lo considera lamentable. Escribe sobre la monomanía de muchos colegas en su libro *Körperbewusstsein und Zellintelligenz* (Conciencia corporal e inteligencia celular), publicado en 2011: «¿Cómo puede la medicina convencional, después de setenta años, tener la audacia y seguir rechazando todo lo que la riqueza de la experiencia de la humanidad ha acumulado durante miles de años?».[352]

21.2 Ciencia. Los denunciantes sacan a la luz los abusos

En 1997, uno de los mayores escándalos de la investigación sobre el cáncer sacudió la ciencia alemana: los investigadores oncológicos de Friburgo Friedhelm Herrmann y Marion Brach habían manipulado un total de 94 publicaciones a lo largo de varios años, falsificando sistemáticamente estudios o inventado datos por completo. El profesor Eberhardt Hildt, que por aquel entonces trabajaba en el Hospital Universitario de Ulm, había proporcionado las pistas decisivas. Hildt habló con sus superiores sobre las inconsistencias, y fue sometido a una gran presión. Un año después, la Fundación Alemana de Investigación (DFG) creó un comité de cuatro miembros denominado Defensor de la Ciencia, un punto de contacto al que los investigadores pueden dirigirse si sospechan de manipulaciones y trampas para que no tengan que dirigirse directamente a sus colegas o superiores. Los denunciantes están sometidos a una enorme presión y son vistos como informantes y saboteadores. En 2020, el comité recibió 196 denuncias de posible mala conducta científica.[352]

¿Por qué hay tantas trampas y regateos? Si se quiere hacer carrera se debe publicar, «publicar o perecer» es el lema. Es de suponer que la bióloga marina sueca Oona Lönnstedt también quiso dar un impulso a su carrera cuando presentó un estudio a la renombrada revista *Science*. Supuestamente, había descubierto que los peces prefieren el plástico al plancton, esto dio la vuelta al mundo en 2016. Dos colegas descubrieron incoherencias e informaron a la Universidad de Upsala, donde Lönnstedt «investigaba». La investigación se interrumpió al poco tiempo.[353] Los denunciantes que desenmascaran a sus colegas arriesgan su propia reputación y su carrera. Martin Spüler, que demostró que un investigador del cerebro de fama mundial había manipulado datos, se sintió intimidado por él cuando se lo planteó y se vio sometido a una enorme presión por parte de su superior: ya no conseguiría afianzarse en la ciencia si continuaba. Por aquel entonces, Spüler trabajaba como informático en la Universidad de Tubinga, al igual que el reputado investigador del cerebro Niels Birbaumer, a quien había conocido haciendo trampas. Birbaumer se centraba en la investigación de interfaces cerebro-ordenador que permitieran transferir información entre el cerebro y las máquinas sin utilizar las extremidades. Estas interfaces deberían permitir a los pacientes en las fases finales de la esclerosis lateral amiotrófica (ELA) comunicarse con su entorno a pesar de la completa parálisis corporal. Birbaumer afirmó que él y un colega habían demostrado en un experimento que esto era posible. Un comité de investigación confirmó en 2019 que se habían manipulado datos y acusó al investigador de mala conducta científica. El dúo tramposo recibió una reprimenda, tuvo que devolver parte de la financiación de su investigación y se le prohibió investigar durante cinco años. No fueron procesados, ya que, al parecer, el fraude científico se considera un delito trivial en ciertos ámbitos.[354]

Hay muchos ejemplos de mala conducta científica. Por ejemplo, el científico biomédico Jon Sunbo, que «demostró» que los antiinflamatorios protegen contra el cáncer de boca. La base de datos citada no tenía nada que ver con la publicación, los participantes en el estudio eran ficticios. El veterinario surcoreano Woo Suk Hwang afirmó que había clonado células embrionarias humanas y las había utilizado para cultivar células madre a partir de ellas. Los datos eran falsos, los óvulos utilizados procedían de empleados de laboratorio.[354] Es probable que el número de casos no denunciados sea elevado, ya que muchos guardan silencio por miedo a las consecuencias. En *duzMAGAZIN* se informa del caso de una profesora a la que avisaron de que el texto de un colega contenía, al parecer, material plagiado de sus publicaciones. Encargó un informe pericial que confirmó sus sospechas. No obstante, la profesora no se puso en contacto ni con el colega ni con el defensor de la ciencia.[354]

¿Cuál es la moraleja de la historia? Muchos estudios «científicos» publicados en revistas de prestigio no valen ni el papel en el que están impresos.

22. Dos mundos

En nuestro sistema sanitario existen dos mundos paralelos. En el «primer mundo», los médicos actúan de acuerdo con unas directrices, financiadas por las compañías de seguros sanitarios con una medicina basada en la evidencia. En el otro mundo, los que tienen la curiosidad y el valor de salir de caminos trillados y zonas seguras. En algún momento, llega el día en que todo médico tiene que decidir en qué mundo quiere vivir. El muro que separa los dos mundos se ha resquebrajado y ahora se produce un intercambio en la frontera. Cada vez con más frecuencia, los médicos no envían a casa a morir a los pacientes que, según las directrices médicas convencionales, se considera que ya no necesitan terapia, sino a terapeutas que trabajan en el mundo paralelo más allá del estamento médico. A menudo los supuestos enfermos terminales en este mundo experimentan el milagro de la curación.

22.1 Un médico trata a pacientes que se han rendido con una terapia ignorada por la corriente dominante: hidrógeno

Este es también el caso del Dr. Andreas F. (nombre ficticio). Ha tenido una carrera insólita: de empleado muy bien remunerado en una de las principales empresas farmacéuticas del mundo a médico. Ahora es un viajero entre mundos, que trabaja con un naturópata en su consulta y combina con creatividad y mucho éxito métodos de medicina alternativa y convencional. Entre otras cosas, también trabaja con una terapia que aún no ha sido ennoblecida con publicaciones en revistas especializadas de renombre, pero que, sin embargo, es muy prometedora: el «gas de Brown». Se trata de hidrógeno que, en combinación con el oxígeno, se convierte en un agente terapéutico muy eficaz.

El hidrógeno y el oxígeno probablemente le recuerden al oxihidrógeno de las clases de química. El inventor del gas combustible fue el ingeniero eléctrico Dr. Ilya Velbov, alias Yull Brown. Denunciado como comunista por su esposa, sobrevivió seis años en un campo de concentración y emigró a Estados Unidos en 1957. Bajo el lema «Fuego a partir de agua», experimentó con gas producido a partir de agua descompuesta por electrólisis. Se utilizó principalmente como mezcla gaseosa para sopletes de soldadura y como combustible para automóviles.[355] El canadiense George Wiseman, uno de los principales investigadores del gas de Brown, un día también se interesó por sus beneficios para la salud. «A partir de 1996, mis clientes empezaron a contarme historias fantásticas sobre la curación del cáncer (melanoma) y otras enfermedades. Desde entonces, he podido corroborar muchos de estos casos».[356]

Wiseman empezó a inhalar el gas de Brown durante varias horas al día. Informó de efectos rejuvenecedores, pérdida de grasa y aumento de masa muscular, mejora de la vista, mejor crecimiento del cabello, mejora del sistema inmunológico y mucho más, e investigó cuáles eran los efectos medicinales del gas de Brown. Se trata del «agua expandida eléctricamente». Utilizando un cromatógrafo de gases y análisis espectrales, Wiseman detectó un tercer componente gaseoso además del oxígeno y el hidrógeno, y lo denominó cuarto estado agregado del agua, que existe además de los tres estados agregados conocidos: una «forma plasmática del agua». En particular, el agua de los glaciares contiene una proporción especialmente alta de este gas, que explica el efecto beneficioso para la salud de la llamada agua de Hunza.[356] Y probablemente también el efecto del agua curativa de Nordenau en el Hochsauerland (Alemania). Cada año, miles de personas peregrinan al pueblo para beber el agua del manantial local. Experimentan alivio del dolor, de problemas oculares, enfermedades de la piel, hipertensión, trastornos estomacales e incluso cáncer. Los científicos llegaron al fondo del fenómeno de Nordenau y lo descubrieron: al parecer, los minerales y las propiedades magnéticas del suelo del manantial reestructuran el agua de tal manera que se forman átomos de hidrógeno no ligados, que tienen un efecto altamente antioxidante. Los antioxidantes son los cazadores de los radicales libres, los cuales, a su vez, son la causa de muchas enfermedades.[357]

La terapia con hidrógeno actúa como una ducha de energía para las células. «El hidrógeno puede atravesar la barrera hematoencefálica, entrar en la célula y llegar a nuestras mitocondrias (= generación de energía) e incluso tiene la capacidad de migrar al núcleo celular en determinadas condiciones», afirma el Dr. Brandon J. Dixon, del Centro de Investigación de Gases Medicinales.[358] Las propiedades curativas de la terapia con hidrógeno han sido demostradas por numerosos estudios. [359] Y muchas personas experimentan los efectos curativos del hidrógeno medicinal. Markus Kodura es diabético y sufrió dolores óseos durante años. El dolor ha desaparecido desde que inhala hidrógeno medicinal durante una hora al día, y ya no se siente agotado tan rápidamente como antes. Y se siente bien protegido contra la covid-19 gracias a esta terapia; la vacuna está descartada para él. Su médico también se muestra crítico con la vacunación. Ha anunciado que devolverá su licencia si se ve obligada a vacunar a pacientes diabéticos con ARNm. «Cuando los diabéticos reciben esta vacuna contra el SARS-CoV-2, se produce una tormenta de citoquinas». Esto significa que una especie de programa de autodestrucción se pone en marcha en el cuerpo: se produce una reacción inmune mortal, un *shock* séptico que conduce a un fallo orgánico. La inmunóloga y bióloga molecular Dra. Dolores Cahill, del University College de Dublín, considera que las vacunas de ARNm, en general, son una bomba de relojería:

> El ARNm de la vacuna penetra en las células del propio organismo y produce la proteína espiga del coronavirus. Cuando las personas entran en contacto con coronavirus naturales unos meses después de la vacunación, su sistema inmunitario podría reaccionar con una tormenta mortal de citoquinas en muchos casos. Esto se debe a que los virus del SARS se multiplican muy rápidamente. Cuando circula un coronavirus natural meses después de la vacunación, activa el sistema inmunitario, que reconoce las proteínas de espiga autoproducidas como un peligro.[360]

Además:

> La experiencia con lactantes que han recibido una vacuna inactiva contra el VRS (virus respiratorio sincitial) y que luego entraron en contacto con el VRS natural también mostraron las mismas reacciones. La mayoría de estos niños desarrollaron una enfermedad grave, y dos de treinta y cinco murieron a causa de la infección. La conclusión de esta experiencia fue clara: la enfermedad pulmonar por VRS se vio exacerbada por la vacunación previa.[360]

Volviendo al gas de Brown, el efecto del hidrógeno medicinal en la terapia de tumores también se ha demostrado científicamente. Un estudio con ratones demostró que en el caso del glioblastoma, un tumor cerebral agresivo, la inhalación de hidrógeno podía suprimir eficazmente el crecimiento tumoral.[361] Sin embargo, la terapia con hidrógeno aún no ha sido aceptada por la medicina convencional, al menos oficialmente. Lo que nos lleva de nuevo al Dr. Andreas F. Hace dos años, un paciente le recetó gas de Brown, y, desde entonces, lo utiliza con éxito para tratar sobre todo a pacientes con tumores. Mientras tanto, los colegas de la clase médica le envían sus casos desesperados. Ejemplos de la práctica:

- Una paciente enfermó de carcinoma bronquial de células pequeñas. En abril de 2020 le dieron seis semanas de vida. La mujer inhalaba gas de Brown a diario en casa. El tumor primario ha desaparecido completamente, se han formado tres metástasis que han sido tratadas con radioterapia. La mujer ha superado su pronóstico ahora en un año.
- Una doctora de Nueva York vuela regularmente a Alemania para tratar a su hijo, que padece un glioblastoma, con el gas de Brown.

- A un paciente se le diagnosticó un carcinoma de vías biliares en noviembre de 2020 y se le envió a una residencia para que muriera. La terapia de hidrógeno redujo el tumor en un 60-70 %, el hombre está actualmente pasando sus vacaciones en España.
- Uno de los efectos secundarios de la quimioterapia son las cataratas. Rociando los ojos con gas de Brown, la opacidad del cristalino mejora significativamente.
- En una paciente con un carcinoma de mama en fase avanzada, el tratamiento con gas de Brown produjo una mejoría, y la mujer ya puede someterse a una intervención quirúrgica.
- Dane estaba casi completamente ciega del ojo izquierdo debido a la enfermedad de Lyme. Gracias al gas de Brown y a la terapia antibiótica inducida por insulina, ha recuperado la vista.
- Un paciente quedó ciego al 90 % de un ojo tras un accidente hace 25 años. Después de cuatro sesiones de terapia con gas de Brown, le dijo a Andreas F.: «Puedo ver tu mano en la rodilla». Al parecer, un edema había estado presionando el nervio óptico todos esos años. El tratamiento hizo que retrocediera y el nervio óptico se activó de nuevo.

Incluso con la EPOC (enfermedad pulmonar obstructiva crónica, en la cual las vías respiratorias están inflamadas y constreñidas, lo que provoca disnea), el gas de Brown también es muy eficaz, «pero hay que tener cuidado», advierte el Dr. Andreas F., «de lo contrario, los pacientes se confían demasiado».

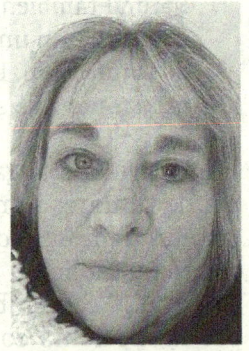

Por cierto, según las directrices estadounidenses, el gas de Brown se utiliza recomendado para tumores pulmonares terminales, me dice Andreas F. con un guiño. ¿Por qué solo en la fase terminal? Me enseña una foto de un brazo tatuado: «Gracias al Dr. F. por mi segunda vida». Ahora también acuden a él pacientes desde el extranjero. A veces recibe llamadas de la BKA (Policía Criminal de Alemania). Nadar a contracorriente... El Dr.

Fig. 69. Dane, casi ciega debido a la enfermedad de Lyme.

F sueña de una clínica flotante, en algún lugar del mar: las aguas internacionales son un vacío legal. También ha pensado en un tratamiento en un jet privado; por encima de las nubes, la libertad no tiene límites. Para el Dr. F., el gas de Brown es un componente importante de la terapia tumoral, que combina con otros tratamientos. Para los glioblastomas también prescribe incienso, que reduce el edema. A menudo, combina la terapia de hidrógeno con la electroterapia contra el cáncer (TEC; para más detalles, véase las páginas 173-173 y 279-281).

«Vamos a hacernos los tontos»

El profesor de química Justus explica cómo se produce el hidrógeno utilizando un modelo construido por él mismo (para todos aquellos que, como la autora, no se interesaron por la química en la escuela).

«Esto es ahora una especie de experimento de laboratorio, pero se ve claramente cómo funciona. Como base, tenemos una fuente de corriente continua, básicamente como una batería, se utiliza un voltaje de 5-6 voltios, pero no es útil. Aquí tenemos el instrumento de medición».

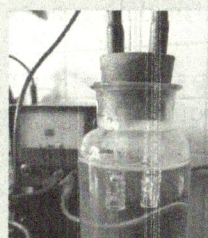

«El conjunto es un circuito. Aquí tenemos un polo positivo, que entra en el amperímetro y sale al electrodo. Aquí es donde la electrólisis real se lleva a cabo».

«Estos son dos electrodos de platino. Ya podemos ver burbujas formándose en el lado izquierdo, y el doble de burbujas se están formando en el lado derecho».

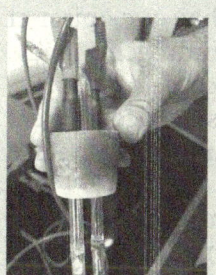

«Podríamos utilizar agua pura del grifo, pero sería muy lento, así que añadimos unos copos de hidróxido de potasio —¡cuidado, es corrosivo!—. (También se podría utilizar sal, NaCl, pero esto produciría cloro, que no se recomienda para fines terapéuticos). El hidróxido de potasio solo se utiliza para aumentar la conductividad del agua, es decir, esto se traduce en un mayor flujo de corriente. Se puede observar que en ambos electrodos se forman burbujas de gas, y la formación de burbujas es diferente. En el lado derecho el doble de burbujas de gas que en el lado izquierdo. A la derecha tenemos el polo negativo y a la izquierda el polo positivo. Todo el mundo sabe que H_2O es la fórmula del agua, lo que significa que el agua está formada por dos partes de hidrógeno y una parte de oxígeno. La distribución del volumen es exactamente la misma aquí: se forma el doble de hidrógeno que de oxígeno. Este no se separa, el hidrógeno y el oxígeno fluyen juntos para formar el gas oxihidrógeno, y este gas oxihidrógeno —cuidado, es realmente explosivo— es combustible para cohetes. En el experimento de la escuela, se puede poner esta mezcla en un globo, mis alumnos siempre lo esperan con impaciencia. Cuando este globo se llena de oxihidrógeno, es más ligero que el aire y sube hasta el techo. Con un largo trozo de madera ardiendo en el extremo delantero se enciende el globo, y se produce una gran detonación. Puede hacer esto en una habitación oscura, y entonces tendrá una gran bola de fuego. Se puede ver y oír exactamente lo que sucede con cada lanzamiento de cohetes. La lana de acero en el tubo de vidrio tiene la siguiente función: por aquí sale la mezcla de gas inflamable. Podría encenderlo ahora, entonces habría una llama, y esta llama no debe volver al reactor. En el reactor tiene lugar la hidrólisis o electrólisis del agua, es decir, la descomposición del agua en sus componentes».

«Se necesitan de una a dos horas en este minirreactor antes de poder realizar la prueba de oxihidrógeno. A continuación, coloque un tubo de ensayo sobre el tubo de vidrio, espere unos cinco minutos hasta que haya entrado suficiente gas en el tubo, sujételo con la abertura hacia abajo y encienda un mechero. Si oye un suave chasquido y se forma una ligera condensación en el vaso, esto es prueba de la formación de hidrógeno. La reacción exotérmica ha producido calor y liberado energía».

Consejos para tratar el gas de Brown

Se recomienda encarecidamente buscar consejo terapéutico, porque la dosis adecuada es crucial. Con el cáncer, literalmente hay que «pisar el gas», como dice Jürgen Jansen, experto en el campo del hidrógeno médico. El gas de Brown puede ser peligroso si ignora ciertas cosas.

- Al inhalar gas de Brown, evite los materiales sintéticos (ropa, incluso alfombras de fibras sintéticas), porque pueden cargarse estáticamente.
- Mantenga una ventana abierta durante el tratamiento.
- Varias horas de inhalación, tal y como ha realizado Georg Wiseman, no es recomendable. Dado que el gas se convierte en agua en el organismo, un uso excesivo puede provocar problemas renales. El Dr. F. recomienda un máximo de media hora a una hora al día. Es mejor empezar con unos minutos e ir aumentando gradualmente la duración.
- Los tratamientos nocturnos pueden provocar trastornos del sueño.
- Según George Wiseman, lo más eficaz es una combinación de inhalación y consumo de agua tratada con gas de Brown.
- Las heridas de la piel, infecciones, inflamaciones y cáncer de piel pueden tratarse bien con agua tratada con gas de Brown.

- Se puede tomar un baño o un pediluvio con el agua activada. El agua ionizada tiene una larga tradición en Japón, y los balnearios utilizan agua tratada con gas de Brown.

Si tiene alguna pregunta, póngase en contacto con Jürgen Jansen: Jansen@recure.gmbh. Puede comentar sus experiencias con Markus Kodura: markus-kodura@gmx.de. Encontrará información detallada en el portal de información de la asociación H2 Naturmedizin Wasserstoff Browns Gas en: www.naturmedizin-wasserstoff-browns-gas.de.

¿Por qué no hay hidrógeno medicinal para covid-19?

Alrededor de la mitad de todos los pacientes de cuidados intensivos con covid-19 han estado y están siendo ventilados artificialmente en Alemania. El neumólogo Thomas Voshaar ha criticado repetidamente la ventilación artificial temprana como el «mayor error en la lucha contra el coronavirus». Intubar a los pacientes aumenta drásticamente su tasa de mortalidad. «El 50 % de los pacientes con covid-19 ventilados de forma invasiva mueren. Esto es una clara señal de que tenemos que tomar un camino diferente en medicina», es el llamamiento de Voshaar a sus colegas. «Las vías ya inflamadas por la enfermedad pueden dañarse aún más rápidamente por la presión y las fuerzas de cizallamiento, así como por las altas concentraciones de oxígeno. (...) Es un círculo vicioso. Después de solo tres días, el riesgo de complicaciones aumenta exponencialmente». A esto se añade el hecho de que los pacientes intubados tienen que entrar en coma inducido, lo que supone riesgo adicional de complicaciones. Incluso durante la primera «oleada» los médicos de varios países ya habían informado de un aumento de las tasas de mortalidad entre los pacientes ventilados.[362] No obstante, los pacientes covid-19 siguen siendo ventilados en las unidades de cuidados intensivos. ¿No saben lo que hacen? ¿O quizá sí?

Al principio de la pandemia, el 13 de marzo de 2020, la revista médica alemana *Deutsches Ärzteblatt* informó sobre las recomendaciones de los médicos de cuidados intensivos sobre el tratamiento de los pacientes con covid-19. Un comentario sobre el artículo es interesante: «La ventilación con HHO (gas de Brown) también debería utilizarse para los pacientes en este caso».[363] La empresa Recure, fabricante de generadores médicos de hidrógeno, se dirigió al Ministerio de Sanidad con una propuesta para utilizar la terapia en la «lucha contra la covid-19». Todavía está esperando una respuesta.

22.2 Dr. Andreas F.: el vagabundo entre mundos

Me gustaría conocer personalmente al médico que combina de forma creativa métodos terapéuticos convencionales y alternativos, e ir a su consulta con Marina Kramer, a quien conocen del capítulo 20.2. Con Marina hubo complicaciones durante la rehabilitación después de semanas de volar alto: trastornos de cicatrización en las cicatrices quirúrgicas, zonas endurecidas en el pecho y en la axila.

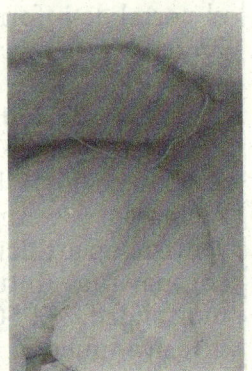

El ginecólogo rehabilitador le aconsejó que le amputaran la mama y le hicieran otra biopsia (¡!), y le recetó altas dosis de antibióticos para la herida; ella no los tomó, siguió tratándose con alta frecuencia y, finalmente, se arrancó un largo hilo de la mama que debería haberse disuelto por sí solo hacía tiempo.

Viajó a una clínica para que le trataran la herida profesionalmente. En mi opinión, la clínica de rehabilitación es culpable de falta de asistencia. Después de todas estas complicaciones, debilitada por la comida institucional pobre en nutrientes, Marina vuelve de rehabilitación y ahora espera que el Dr. F. la apoye en la fase final de su recuperación. Cuando entramos en la consulta inundada de luz, nos adentramos en un mundo diferente al de todas las consultas médicas, donde

Fig. 74. «Hilo reabsorbible» semanas después de la operación en el pecho de Marina.

las mascarillas obligatorias, el aire desinfectado y una tendencia a la histeria en la aplicación de medidas higiénicas dejan sin aliento a los pacientes. Con el Dr. F. ningún empleado ni ningún paciente lleva mascarilla, a menos que esté tan enfermo que tenga que protegerse de cualquier infección. En

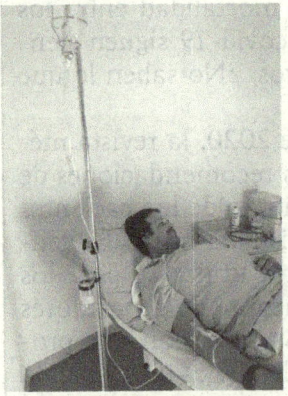

Fig. 75. Reumatismo causado por *Borrelia*.

cambio, el personal y los pacientes que viajan de todos los países lucen una sonrisa relajada en su cara. El Dr. F. ya ha salvado la vida de varios pacientes señalados por la muerte. Algunas de las personas con las que hablo estos dos días me dicen con ojos brillantes lo agradecidos que están, a menudo tras una larga odisea, de haber encontrado por fin un médico para quien el bienestar del paciente es la máxima prioridad.

Este paciente ha desarrollado reumatismo causado por bacterias del género *Borrelia*. Tenía las articulaciones de los dedos rígidas, hinchadas y torcidas. Su médico de cabecera le administró antibióticos y cortisona, pero los síntomas no mejoraron, tras dos semanas de terapia psiquiátrica y tomar antidepresivos, le tacharon de hipocondríaco y solo se sentía miserable. Ahora, con el Dr. F., recibe inhalaciones con gas de Brown. Las fotos muestran que la hinchazón de las articulaciones de los dedos desaparece tras media hora de inhalación. Recibe una combinación de tres antibióticos diferentes por vía intravenosa, así como insulina para romper la membrana celular y matar las persistentes bacterias, algo que las terapias tradicionales normalmente no consiguen. He informado mucho sobre un grupo de apoyo de la enfermedad de Lyme, cuya fundadora recibió infusiones de doxiciclina durante semanas, pero esto no la curó.

Jürgen Nägele está radiante cuando entra en la sala de tratamiento, pero se nota que ha sufrido mucho en los últimos meses. Le diagnosticaron cáncer de páncreas el 25 de febrero. Para ocho de cada diez pacientes, se trata de una sentencia de muerte, explica el Dr. F. El tumor se extirpó en una operación de doce horas, seguida de tres ciclos de quimioterapia. Estaban previstos doce en total, pero Jürgen Nägele la canceló. «Ya no era humano». Había perdido once kilos, era una sombra de sí mismo, con náuseas constantes, caída del cabello, debilidad, neuropatía, ya no podía sostener un vaso ni atarse los zapatos. Su médico de cabecera lo envió al Dr. F. Allí le dieron el gas de Brown y la primera quimioterapia con insulina. ¿Quimioterapia? ¡Shock! Las luces de alarma se encienden en rojo delante de mi ojo interno, se vuelven a apagar cuando el Dr. F. me explica esta forma suave de quimioterapia.

A diferencia de sus colegas de la oncología clásica, Andreas F. trabaja con **quimioterapia de dosis bajas potenciada con insulina**. Mediante la administración adicional de insulina, la membrana de la célula tumoral se rompe. Como la insulina es el abrepuertas de todas las células, a través de la hormona, los fármacos citostáticos entran selectivamente, mientras que las células sanas se salvan en gran medida. Efectos secundarios: ninguno. «Los pacientes vuelven al trabajo al día siguiente». Dosis: una fracción de la cantidad que se administra según las directrices para la quimioterapia clásica. Coste: de 200 a 400 euros por tratamiento. Coste de la quimioterapia clásica: hasta 10.000 euros. Valor material: menos de 100 euros. Las nuevas terapias con anticuerpos, que supuestamente están revolucionando el tratamiento de los tumores, son escandalosamente caras: hasta 100.000 euros por tratamiento. Con las esperanzas de pacientes y familiares, se puede ganar mucho dinero, a pesar de que muchos fármacos con precios horrendos solo

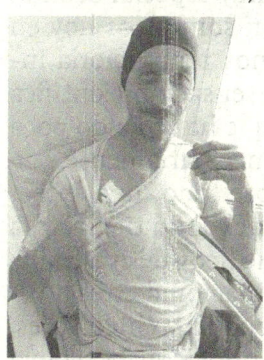

Fig. 76. Jürgen Nägele, paciente con tumor, en la consulta de Andreas F.

prolongan la vida unas semanas o meses, efectos secundarios incluidos. «La terapia tumoral tradicional se basa en el dinero», dice el Dr. F., que ganó mucho en la industria farmacéutica del «primer mundo». Hoy en día, esto ya no parece importarle; considera que la misión de su corazón es apoyar y acompañar a las personas en su curación, y hacerlo a un precio justo.

Si no hubiera conocido a Jürgen Nägele, no sé si alguna vez habría imaginado que cualquier quimioterapia podía curar. Me viene a la mente el famoso dicho de Paracelso: «la dosis hace el veneno». Marina, que tras su diagnóstico de cáncer de mama rechazó vehementemente la radioterapia y la quimioterapia, también se vuelve pensativa. Jürgen Nägele, que actualmente se está sometiendo a su segunda miniquimioterapia y también inhala gas de Brown todos los días en casa, nos sonríe y nos dice que diez días después de la primera infusión tomó su bici y recorrió casi 100 kilómetros. Y confirma que no tiene ningún efecto secundario. «No puedo decir cuánto tiempo más le dará esta terapia», dice Dr. F. En cualquier caso, podrá disfrutar de su vida y no hervir a fuego lento hacia la muerte lleno de veneno. Hay casos de pacientes con tumores que han sido maltratados con **95 ciclos de quimioterapia convencional**, dice el Dr. F. Está claro quién se beneficia de ello; desde luego, no es el paciente torturado.

El Dr. F. abre el expediente de un paciente: carcinoma bronquial de células pequeñas, inoperable, la mayoría de los pacientes mueren al cabo de unos seis meses. Después de la odisea médica convencional —cuatro ciclos de quimioterapia dura más cortisona— la paciente acudió a él. La terapia: miniquimioterapia con insulina, inhalación diaria con gas de Brown, terapia con altas dosis de vitamina C. La paciente ha superado su pronóstico en 13 meses y el tumor ya no es detectable.

Una visita a la consulta es como una excursión a otro mundo: el Dr. F. nos dedica tanto tiempo como a sus pacientes; algo muy especial cuando uno se da cuenta de la presión de tiempo a la que están sometidos hoy en día quienes trabajan en el sistema. De paso, el Dr. F. nos proporciona información privilegiada muy interesante. Menciona una sensación científica comunicada por investigadores israelíes en 2009, pero que ha recibido poca atención hasta la fecha: la enfermedad de Crohn no es necesariamente una enfermedad inmunológica crónica incurable, sino, sobre todo, una infección por *Mycobacterium avium paratuberculosis*. Provoca el daño tisular y la inflamación típicos de la enfermedad de Crohn. Los médicos de Australia, Reino Unido y Estados Unidos recetan ahora una combinación de tres antibióticos, que se administran por vía intravenosa entre cuatro y cinco veces. Un paciente, que había sido tratado sin éxito durante años con la terapia convencional, recibió rifabutina y levofloxacino. Su estado mejoró considerablemente en pocas semanas. Al cabo de unos meses, las micobacterias habían desaparecido y el paciente se consideró curado. Según el Dr. F., que también se dedica a la investigación, el 80 % de los pacientes con enfermedad de Crohn pueden curarse. Entonces, ¿por qué se sigue tratándoles como enfermos crónicos con una medicación que haría sonreír a cualquier farmacéutico? Un colega, cuyo hijo padece la enfermedad de Crohn, me contó que tres infusiones del medicamento Humira (adalimumab) cuestan a la Caja de Enfermedad 5000 euros. Humira se describe como un fármaco para la «enfermedad inmunitaria crónica de Crohn» y es un éxito de ventas: en 2018 fue el medicamento más vendido en todo el mundo.[364] El medicamento no está exento de inconvenientes, como muestra un vistazo a las advertencias:

> Los pacientes tratados con bloqueadores del TNF-α son más susceptibles a infecciones graves. **El deterioro de la función pulmonar puede aumentar el riesgo de desarrollar infecciones.** Por lo tanto, debe vigilarse a los pacientes para detectar infecciones, incluida la tuberculosis, antes, durante y después del tratamiento con adalimumab. Dado que la eliminación del adalimumab puede tardar hasta cinco meses, el seguimiento debe continuar durante este período. Con niños, adolescentes y adultos jóvenes (hasta 22 años de edad) tratados con bloqueadores del TNF-α, **se han notificado neoplasias malignas, algunas de ellas mortales.** Casi la mitad de los casos eran linfomas (tumores malignos). Los demás casos representaban una variedad de neoplasias malignas diferentes e incluían neoplasias malignas raras que suelen asociarse a la inmunosupresión. En niños y adolescentes, el tratamiento con bloqueados del TNF-α el riesgo de desarrollar enfermedades malignas no puede descartarse.[365]

¡Ojalá lo supieran los pacientes! El fármaco debilita la función pulmonar y puede provocar cáncer. Y hay otros numerosos efectos secundarios enumerados en el prospecto, que es tan grande que se podría empapelar una pared con él. Muy frecuentes (pueden afectar a más de 1 de cada 10 personas): infecciones de las vías respiratorias —incluido el resfriado común—, infecciones sinusales, neumonía; frecuentes (pueden afectar hasta a 1 de cada 10 personas): infecciones graves —incluida la septicemia—, gripe vírica (!), infecciones intestinales, infecciones cutáneas —incluido el herpes zóster—, infecciones del oído, infecciones de la boca —incluidos los dientes—, infecciones de los órganos reproductores, infecciones del tracto urinario y fúngicas, cáncer de piel, reacciones alérgicas, deshidratación, depresión, ansiedad, trastornos del sueño, alteraciones sensoriales, migrañas, alteraciones visuales, inflamación ocular, palpitaciones, hematomas, tos, asma, dificultad respiratoria, hemorragia gastrointestinal, hematomas, caída del cabello, sangre en la orina, problemas renales, dolor torácico, edema, fiebre, retraso en la cicatrización de heridas, puede provocar mareos..., oh sí, los mareos también son un efecto secundario frecuente.

Según estimaciones y proyecciones, la enfermedad de Crohn ocasiona costes por un total de 1.300 millones de euros cada año en Alemania, aunque estos costes están aumentando a la vista de los nuevos anticuerpos contra las proteínas proinflamatorias (TNF-α) es probable que aumenten en un futuro próximo. Los pacientes de Crohn declaran gastos mensuales de más de 10.000 euros.[366] Para la industria farmacéutica, la terapia convencional de la enfermedad de Crohn es, obviamente, una licencia para imprimir dinero. Tom, el hijo de un colega, también recibe inmunosupresores, ¡y un médico le recomendó urgentemente vacunarse contra la covid-19 y la gripe tras su diagnóstico! «Ya hemos tenido muchos pacientes jóvenes que se nos han caído encima». ¿Por culpa de Humira o por la vacunación? ¡Gran concepto! El médico también opina que los productos lácteos y el gluten no son un problema para Tom, a pesar de que no puede soportarlo, aunque se ha demostrado que ambos favorecen la inflamación. A Tom se le da la oportunidad de curarse y se convierte en paciente del Dr. F. Tras cinco infusiones de antibióticos especiales, síntomas como calambres y debilidad casi han desaparecido. El Dr. F está encantado de que la terapia haya funcionado, ¡debido a una enfermedad autoinmune crónica! Ahora el intestino de Tom necesita ser colonizado de nuevo con bacterias buenas, y los hongos y las toxinas, especialmente los metales pesados, se eliminan. Tom sería ahora un candidato para una donación fecal, que ahora es posible en forma de cápsulas. Las bacterias intestinales de un donante ya no es necesario trasplantarlas al tracto gastrointestinal. El

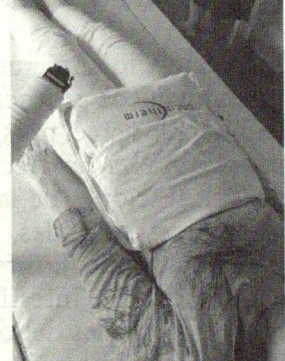

Dr. F. menciona que, si Tom se hubiera sometido a la costosa terapia convencional de la enfermedad de Crohn, lo más probable es que se hubiera convertido en un paciente tumoral a la edad de 30 años.

Lo que nos lleva de nuevo al tema del cáncer. Dr. F. combina diversas terapias médicas convencionales según el tipo y el estadio del tumor. La **miniquimioterapia asistida por insulina** con **gas de Brown** y la **hipertermia profunda localizada**. Mientras que antes se calentaba todo el cuerpo, aquí solamente la zona alrededor del tumor se calienta con una almohadilla especial, que es mucho más suave para el paciente y mucho más eficaz para combatir los tumores.

Fig. 77. La hipertermia local profunda hace sudar a los tumores.

Con la **quimioterapia inducida por insulina**, solo necesito una quinta parte de la dosis utilizada habitualmente. En nuestra consulta, esta quimioterapia mínimamente dosificada cuesta entre 200 y 400 euros. En las directrices, especialmente en las de EE. UU., se dice: «Añada metformina (medicación para la diabetes de tipo 2) para bajar el azúcar durante la quimioterapia». Cuando bajo el azúcar, los canales de la membrana se abren. Le quito la fuente de energía al tejido, que tiene una alta tasa de división. Entonces la célula intenta facilitar la ósmosis abriendo los canales celulares. Los antiguos escritos de los monasterios describen el ayuno terapéutico. Es exactamente lo mismo: **la dieta cetoacidosis**.* Para ello necesitas algunas semanas. Si le doy insulina ahora y durante este tiempo, de 45 a 60 minutos, le bajo el azúcar a 25, justo antes del umbral de los calambres, entonces las células se abrirán de par en par. Puede verlo por el hecho de que tiene gotas de sudor por todas partes. Durante este tiempo, introduzco la quimioterapia a dosis bajas y la dirijo al lugar adecuado con el calor. Después de 45 minutos, doy glucosa y lo cierro de nuevo. Y ya está. No hay pérdida de cabello, no hay neuropatía (daño a los nervios), no hay vómitos, sí algo de fatiga. Al día siguiente, los pacientes están en forma de nuevo y pueden ir a trabajar. Sacar el azúcar es comparable a correr una media maratón.

---

* Cetoacidosis: Su causa más común es una diabetes descarrilada. Es una condición metabólica peligrosa causada por una deficiencia prolongada de insulina. Las células no pueden absorber la glucosa de la sangre. La adrenalina, la noradrenalina y otros antagonistas de la insulina se liberan. Esto provoca una mayor liberación de grasa del tejido adiposo y la formación incontrolada de cuerpos cetónicos.

Mientras hacen creer a toda la humanidad que los virus son asesinos peligrosos, el Dr. F. trabaja con virus modificados que pueden destruir específicamente las células cancerosas, los **virus oncolíticos**, por ejemplo, los virus del sarampión. Fue un hallazgo casual que abrió una nueva era en la terapia del cáncer. En pacientes con cáncer que contraen accidentalmente una infección vírica, los tumores a veces desaparecen por completo, como se sabe desde hace tiempo. Ahora los científicos aprovechan este fenómeno. Los virus se modifican de tal manera que atacan específicamente a las células cancerosas. El virus penetra en la célula tumoral, la infecta, se multiplica en masa y lleva a la célula al suicidio. A diferencia de las células sanas, las células cancerosas solo pueden combatir los virus con dificultad. Se produce la lisis de la célula tumoral infectada, que se disuelve. La terapia es segura y relativamente bien tolerada. Los virus oncolíticos son especialmente eficaces en pacientes en las primeras fases del cáncer. Actualmente se están realizando varios estudios y tres fármacos basados en virus oncológicos.[366] No existe una terapia única que cure mágicamente el cáncer, por eso, el concepto de tratamiento del Dr. F., al que recurren principalmente los pacientes tumorales, se basa en varios pilares.

Este dispositivo también se utiliza en el tratamiento de pacientes tumorales.

Le dispara 300 **ondas de impulsos** de alta frecuencia. Esto provoca una reacción en el tejido, una especie de estímulo inflamatorio, los microvasos se forman de nuevo. Mientras entra la miniquimio, bombardeamos el tumor y desestabilizamos la pared celular. Hay la misma máquina mucho más grande, del tamaño de una mesa de billar, controlada por ECG. Funciona a través de una onda de alta energía. También se puede utilizar para tratar los espolones calcáneos. Esto duele mucho, pero esta onda de energía fuerte hace que se desmorone. La parte superior contiene agua, que ralentiza la energía y se libera con toda su fuerza a la piel. Incluso se puede saber por el sonido si es tejido blando o hueso. Con los huesos es

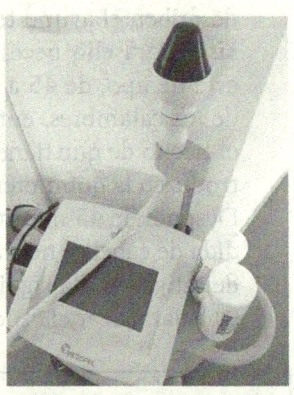

Fig. 78. Terapia de alta tecnología con ondas de impulso.

un sonido brillante, el tejido blando más bien sordo. En Alemania, se encuentra en la Universidad de Göttingen, costó medio millón de euros, pero nunca se desembaló. Hubo un cambio de jefe, uno había encargado uno, el otro no creía en él. Tal como está aquí con nosotros, cuesta 30.000 €. También hay una máquina como esta en el Hospital Universitario de Friburgo, pero solo se puede obtener si estás en fase terminal. Se encuentra en biología tumoral, y la biología tumoral y la oncología no pueden trabajar juntas. No asignan sus pacientes entre sí, a pesar de que este dispositivo funciona brillantemente. Cobramos 200 euros por un tratamiento con esta máquina; en el hospital universitario pueden cobrar 1.700 euros por un ciclo de quimioterapia. Entonces se sienta con 15 o 20 personas en una sala. También la usamos para pacientes post-covid que están a punto de someterse a diálisis y bombardeamos el riñón con ella. Esto conduce a una ligera reacción inflamatoria en el tejido renal, se forman nuevos vasos pequeños y el nivel de creatinina baja, la tasa de filtración glomerular (TFG) aumenta.

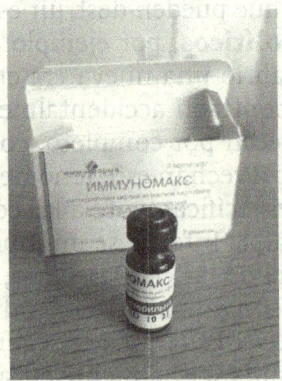

Fig. 79. Immunovax: un inmunoestimulante tradicional de Rusia.

(La TFG es el parámetro más importante para evaluar la función renal, que se mide por la capacidad de los riñones para limpiar la sangre).

A Marina y a mí nos entusiasman las infinitas posibilidades de tratar eficazmente el cáncer y otras enfermedades, y nos entristece que los que tenían más posibilidades de recuperarse eran los que tienen acceso a la información y los terapeutas pertinentes. Ojalá este libro contribuya a que cada vez más personas se informen. Por último, pero no por ello menos importante, el Dr. F. nos muestra un pequeño paquete azul con letras en ruso:

> Se elabora a partir de los brotes verdes de la patata, utilizada originalmente para el tratamiento de carcinomas de cuello de útero causados por el VPH (virus del papiloma humano). Ahora sabemos que esto también se aplica al carcinoma de próstata, pero también funciona para otros tumores. Hasta ahora, tres ampollas cuestan entre 15 y 20 euros. Una empresa norteamericana se ha hecho con los derechos y ahora están en fase I, con el objetivo de vender estas tres ampollas por 12.000 dólares cuando hayan terminado con la autorización.

El Dr. F. es lo contrario de todos esos especialistas médicos que no están dispuestos a pensar fuera de la caja. También trabaja con un médico alternativo que utiliza un método que puede detectar y tratar de forma fiable las metástasis, la Terapia Eléctrica contra el Cáncer (TEC). Pocos días después de nuestro primer encuentro con el Dr. F., Marina volvió a la consulta a 400 kilómetros para una cita con el terapeuta de la TEC, que le descubrió una metástasis en la axila. Dicho endurecimiento no era, como se suponía en un principio, una sutura quirúrgica que no se había disuelto. Marina es tratada inmediatamente con TEC y gas de Brown, y a continuación, el Dr. F. le inyecta la droga rusa, de la que ha conseguido algunos envases originales, antes de que sea inasequible para los pacientes mortales ordinarios. Marina me llama por la noche. «Siento como si hormigas se arrastraran por mi cuerpo, el sistema inmunológico está trabajando a toda velocidad». A pesar de la metástasis —presumiblemente resultado de la biopsia—, Marina se muestra confiada y animada. No tiene miedo, porque sabe que está en el buen camino y por fin en buenas manos.

Contacto: andreasf@amadeus-verlag.com.

22.3 ¡Traidores! Los que no cooperen serán desechados

> «Los que quieren avisar son castigados con el desprecio. La estupidez se ha convertido en una epidemia. Nunca ha sido mayor el momento. Una nación se hunde en la enajenación mental».
>
> Erich Kästner, *Grandes tiempos*, 1931

En tiempos de pandemia, se pone de manifiesto lo rígido que es en realidad el sistema mencionado por Lothar Hirneise. Los médicos que no se dejan instrumentalizar políticamente y no se convierten en agentes indirectos de una política errónea contra el coronavirus, los médicos que contradicen públicamente el código de conducta, se ven amenazados con la censura y la ruina económica. El médico y psicoterapeuta Dr. Peer Eifler fue uno de los primeros que se atrevió a criticar públicamente el alarmismo, y (no solo) proporcionó a sus pacientes certificados para eximirles del requisito de la mascarilla. Esta valentía le costó la vida como médico en Austria y, obviamente, fue puesto como ejemplo: se abrieron varios procedimientos disciplinarios y penales contra él, y durante un registro domiciliario se le confiscaron todos los datos, incluidos los de sus pacientes. Se bloquearon las cuentas bancarias, se anuló el contrato de alquiler de la consulta y del edificio de viviendas y se presentó una orden de desahucio, y también se le impuso una prohibición profesional. ¿De qué «delito» era culpable este médico? Al eximir a la gente de la obligación de llevar mascarilla, contradijo la narrativa general.

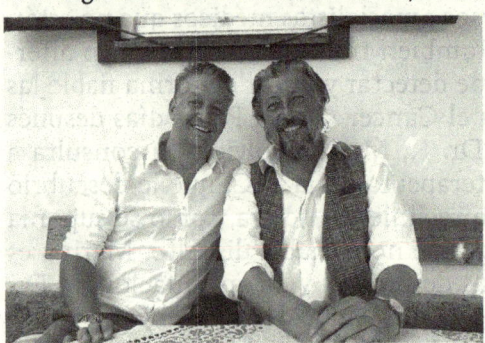

Fig. 80. Dos contemporáneos muy peligrosos: Jan van Helsing y el Dr. Peer Eifler.

El Dr. Eifler emigró con su familia a Tanzania, el país cuyo presidente tuvo el valor de oponerse a la política global del coronavirus, y que, con papayas que han resultado positivas, ha cuestionado las pruebas PCR que hizo la OMS.[367] El presidente Magufuli y su secretario privado murieron en marzo de 2021 en circunstancias misteriosas. El nuevo presidente, Suluhu Hassan, anunció un cambio de rumbo en la política sobre coronavirus... Sin embargo, solo algo menos del 0,2 % de la población de Tanzania han recibido la inyección. Tanzania es también actualmente el hogar de otro prominente crítico del coronavirus, el otorrinolaringólogo de Sinsheim, el Dr. Bodo Schiffmann, que también vive actualmente en Tanzania. Después de sufrir amenazas de muerte, se había vuelto demasiado peligroso para el denostado «inconformista» vivir en su país de origen; le gustaría regresar tan pronto como Alemania vuelva a ser un Estado de derecho otra vez, dijo Schiffmann.[368]

El 15 de abril de 2021, el médico publicó un vídeo en el que mostraba que la gente vivía con normalidad en Tanzania, el país en el que se dice que el virus asesino está haciendo estragos en múltiples mutaciones.[369] El 21 de mayo, *t-online* escribió bajo el titular «Bodo Schiffmann lleva ahora de vacaciones a los inconformistas a Tanzania» lleno de malicia: «El médico del vértigo Bodo Schiffmann se está labrando una nueva existencia con vacaciones de safari para «inconformistas». Solo las mascarillas y las pruebas son condición para unas vacaciones con él en Tanzania. Algunos seguidores aún sueñan con una colonia».[370] Después de recoger donativos en línea para las víctimas de la catástrofe de las inundaciones en Renania-Palatinado y Renania del Norte-Westfalia (el 26 de julio había 700.000 euros en la cuenta de Paypal), la Fiscalía de Heidelberg recibió varias denuncias de presunta malversación. Hasta la fecha, la Fiscalía no ha encontrado indicios de delito. Según Bodo Schiffmann, Paypal ha bloqueado la cuenta de donaciones por el momento (a partir del 4 de agosto de 2021).

Un «inconformista» que ha criticado el terror de las medidas es también el Dr. Friedrich Pürner, antiguo jefe de la Autoridad Sanitaria de Aichach (Baviera). Pürner ha concedido repetidas entrevistas, incluso en la televisión privada austriaca, y se ha solidarizado con la campaña #allesdichtmachen. Bajo las etiquetas: #allesdichtmachen, #niewiederaufmachen y #lockdownfürimmer, cincuenta actores de habla alemana —entre ellos, Jan Josef Liefers, Heike Makatsch y Ulrich Tukur— y dos directores comentaron, a finales de abril de 2021, las políticas gubernamentales sobre el coronavirus y la cobertura mediática que las acompañaba con videoclips satíricos. Una ola de indignación se apoderó de los disidentes, y los representantes de los principales medios de comunicación emitieron explicaciones y justificaciones de forma periodística extremadamente cuestionable cortaron de raíz el sitio, que en ocasiones dejó de ser accesible. El Dr. Pürner, que tuvo que dejar su puesto en la Autoridad Sanitaria de Aichach a principios de noviembre de 2020, sigue comentando diligentemente la actualidad del coronavirus en su cuenta de Twitter, condensada en 240 caracteres.[371] En su libro *Diagnose Pan(ic)demie. Das kranke Gesundheitssystem* (Diagnosis Pan(ic)demia. El sistema sanitario enfermo), el responsable de salud pública lamenta el fracaso de la política y de los «expertos en búsqueda de atención», disecciona con lengua afilada los procesos en la sanidad pública y pone el dedo en la llaga de un sistema enfermo.[372]

El Dr. Gunter Frank es médico generalista en Heidelberg desde hace 20 años y ha escrito varios libros en los que aboga por una medicina mejor y más autodeterminación de los pacientes. También como cronista de la locura del coronavirus se vio atrapado en los molinos de la censura: su vídeo *Staatsvirus* (Virus de Estado), un reportaje con cifras, datos y hechos sobre la situación actual, fue borrado de YouTube y otras plataformas ¡antes incluso de que hubiera sido lanzado al público! Por ello, Frank ha puesto accesible los hechos en blanco y negro en su libro *Der Staats-Virus — ein Arzt erklärt, wie die Vernunft im Lockdown starb* (El virus de Estado. Un médico explica cómo murió la razón en el «Lockdown»).[373]

La situación es grave. La capacidad de resistencia de nuestra sociedad está menguando, el miedo y la irracionalidad siguen extendiéndose como una pandemia y sepultan el sentido bajo ellos. Instrumentalizada por la política, el coronavirus ha pasado de ser de un problema biológico a un problema sistémico: el virus del Estado. Ya es hora de un análisis despiadado y del desarrollo de una terapia eficaz.

El Dr. Frank también ha publicado numerosos artículos en el blog de internet *Die Achse des Guten* (www.achgut.com).

El inmunólogo, toxicólogo y profesor Stefan Hockertz, un valiente crítico de la puesta en escena de la pandemia del coronavirus, huyó de Alemania el 17 de agosto de 2021 para escapar de la arbitrariedad estatal. Bajo sospecha de evasión fiscal, había recibido una visita a las 7 de la mañana del 17 de junio de 2021, una brigada antidisturbios, de doce hombres, ocho funcionarios civiles y cuatro de uniforme y armados; obviamente, tanto investigadores fiscales como gente de la Oficina de Protección de la Constitución. Investigaron durante horas locales comerciales y residenciales, y se encontraron troyanos estatales en sus dispositivos electrónicos. Sus cuentas fueron bloqueadas: se dictó una orden de embargo por valor de 820.000 euros. Después de este ataque, Hockertz estaba en estado de *shock* y ya no podía trabajar. Ahora está tratando, de alguna manera, de mantener la cabeza fuera del agua en el extranjero.[374]

He oído hablar de consultorios médicos que fueron literalmente asaltados y cerrados por grupos de trabajo policiales. Aquellos que no cooperan son desechados; así es como, aparentemente, van las cosas en todo el mundo en este momento. En su número de abril-mayo de 2021, la revista *Nexus* publicó la declaración de un médico australiano al que se le prohibió ejercer su profesión. Para protegerle, el texto se publicó bajo el seudónimo de Dr. Albert Louis, he aquí algunos extractos:

> Es una situación muy extraña cuando, siendo médico desde hace más de 30 años, me encuentro de repente completamente aislado de la gente que conozco y de la humanidad. En esta situación, parece que no hay manera de ayudar a curar o cuidar o tratar, porque soy expulsado como un sacerdote excomulgado de la Iglesia. He sido cancelado. Esto fue porque no me conformé con la religión de la medicina. Dije cosas que iban en contra del *modus vivendi*. Me suspendieron inmediatamente y me expulsaron del todo, como si fuera una persona peligrosa y malvada...

El Dr. Louis había publicado críticas al sistema en Facebook. En este texto repite sus críticas al sistema sanitario enfermo:

Lo único que les importa a los dueños de los consultorios es un flujo de pacientes para obtener un beneficio indecente. Así que los médicos se convierten, de hecho, en parte de un mercado de ganado que acoge al mayor número posible de pacientes para tratarlos con una vía predeterminada de exámenes, medicamentos y derivaciones para luego ser dados de alta rápidamente. Además, los médicos también necesitan tener buenas notas en los medios sociales para asegurarse de que los pacientes son remitidos de nuevo. Este mercado de ganado médico carece de la antigua voluntad de los médicos para tratar o cuidar a los pacientes con dedicación. Parece que todo el sistema se ha informatizado y automatizado tanto que se ha convertido en la moderna «comida rápida» de la medicina. Aparentemente, ya no existe algo así como acción médica en sentido absoluto. El cuidado ha desaparecido. Hoy en día, un paciente llega, entra y sale en cinco minutos, y todo lo que el paciente recibe es un medicamento; a menudo, un antidepresivo.

Y continúa:

La gente se está comiendo hasta morir a causa de los alimentos tóxicos que consigue en las tiendas. (...) En esta situación de epidemia de covid-19, los simples suplementos que podrían prevenir la covid-19, como la vitamina C, la vitamina D, el zinc, el magnesio y los aerosoles de peróxido de hidrógeno, son considerados inútiles por el estamento médico y prohibidos. Esto también ocurre en las redes sociales, que recurren a «verificadores de hechos» que no están formados en nutrición. (...) La mayoría de los médicos y, especialmente, los medios de comunicación —o deberíamos decir la «industria de la propaganda»— no saben nada sobre los determinantes sociales de la salud: educación, bajo estrés mental, una buena higiene, una nutrición excelente. Simplemente creen que la vacuna es una cura mágica, que permite ignorar otras soluciones. Esto, probablemente, continuará mientras los medios de comunicación supriman la información pertinente y los profesionales médicos no se informen sobre nutrición. Esto es una absoluta estupidez e hipocresía.[375]

Más probable la hipocresía que la estupidez. Si pueden implantarse microchips en una persona con un apretón de manos, entonces probablemente funcione con la prueba PCR o con la vacunación. ¿Otra de esas teorías de conspiración de nuevo? No lo creo. Bajo el título *Gechipte Welt* (Mundo con chip), la cadena austriaca ORF2 emitió un programa sobre el uso y los riesgos de la RFID (identificación por radiofrecuencia). Según un experto:

Desde el punto de vista de las posibilidades técnicas, la vigilancia 24 horas al día 7 días a la semana —ya se trate de niños o adultos, realmente no importa— ya es posible. (...) Lo bueno es que cada vez hay más gente que lo hace voluntariamente. (...) Pero (la vigilancia) también puede llevarnos a caer en una catarsis social. En otras palabras, solo obtenemos lo que los demás creen que queremos. Entonces, el desarrollo individual ya no es realmente posible. Y así es como te di los chips (con un apretón de manos), (...) para que te sigan el resto de tu vida.[376]

La entrevista data de 2014 y ha circulado por las redes sociales durante la pandemia. Conmocionó a muchos. Los «verificadores de hechos» afirman que lo descrito aquí es un sueño del futuro y aún no es técnicamente factible. Nadie pretende construir un muro. Nadie pretende imponer la vacunación obligatoria. Nadie tiene la intención de convertir a la gente en zombis sin alma.

La oscuridad intentará todo para evitar que vayas a casa con Dios. ¡Todo! Si ha tenido éxito y te ha separado de la verdadera fe y ha tomado tu alma, entonces estarás mejor a partir de ahora. Todo será más fácil para ti porque Satanás ya no tiene ninguna razón para luchar contra ti. Entonces le pertenecerás.

Sananda, sanador espiritual, *A través de la oscuridad de vuelta a la luz*

23. El ser humano como almacén de piezas de repuesto. La donación de órganos como un «acto de caridad»

23.1 Momia, asesino, grasa humana. Medicina a partir de cadáveres

La cabeza salta por encima de la cuchilla. Una fuente de sangre brota del muñón del cuello. La gente la recoge en copas y la bebe con avidez. El escenario hace que la sangre se nos cuaje en las venas; hace solo 200 años era la vida cotidiana. Como demonios devoradores de carne, la gente solía abalanzarse sobre el cadáver aún tibio de un ahorcado y se llevaba todo lo que pillaba: dientes, pulgares, huesos de los dedos o incluso la mano entera, vello púbico, ropa, la soga de la horca. Los verdugos ganaban una buena suma con las medicinas elaboradas a partir de los cadáveres.

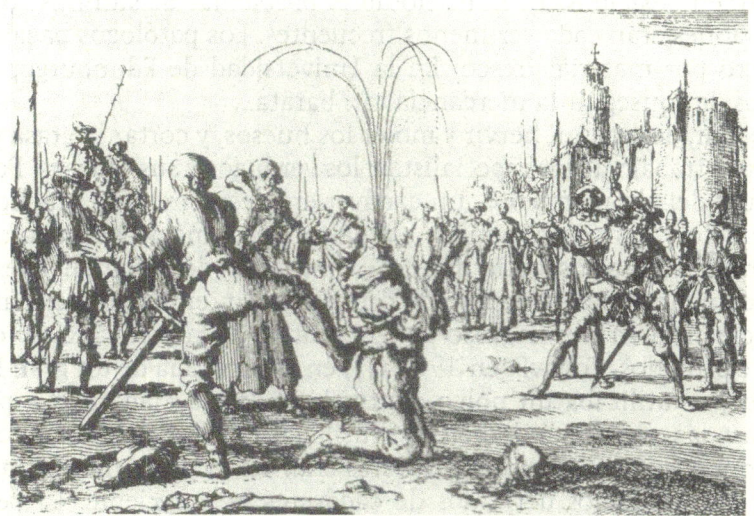

Fig. 81. ¡Sangre! La muchedumbre la recoge con avidez en tazas.

Se utilizaba casi todo: huesos, sesos, piel, grasa humana... La llamada «grasa de brazo» se describe en casi todas las farmacopeas desde el siglo XVI hasta finales del siglo XVIII. Valía, literalmente, su peso en oro y se consideraba la mejor de todas las grasas. Se utilizaban trozos de piel humana para los partos difíciles o como emplastos para las heridas. El musgo de cráneo, raspado de los cerebros en descomposición de personas ejecutadas, supuestamente ayudaba con la fiebre y el dolor. Y fiel al lema «la carne es un trozo de fuerza vital», también se consumía carne humana. Muchas momias fueron importadas de Egipto, enteras o en partes. El aceite utilizado para embalsamar se consideraba especialmente curativo cuando entraba en contacto con los cadáveres. La demanda era tan grande a veces que los cadáveres eran momificados en un proceso acelerado para obtener la codiciada sustancia.

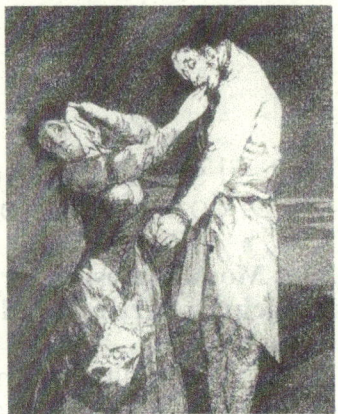

Fig. 82. La magia de las partes del cuerpo. Una mujer arranca un diente a un ahorcado.

El método de asesinato por asfixia pasó a la historia de la medicina forense con el nombre de «*burking*». Su «inventor» fue un tal William Burke, de Edimburgo. Junto con su amante y un cómplice, mató a varias personas en la década de 1820 con el fin de vender sus cuerpos al departamento de anatomía. Normalmente, los cuerpos de los ejecutados yacían en las mesas de disección, pero en el siglo XVIII hubo notables problemas de suministro, ya que las ejecuciones eran cada vez menos frecuentes. Los patólogos pagaban mucho dinero por material fresco. En la Universidad de Edimburgo, estaban contentos de conseguir la mercancía tan barata...

Desollar, deshuesar, hervir y moler los huesos, y cortar la grasa y los órganos era el trabajo de los especialistas: los verdugos y sus esposas. Pocas horas después del ahorcamiento, un cadáver era desmembrado prácticamente por completo y los componentes, supuestamente mágicos, habían llegado a las farmacias y a los botiquines. Se emitieron decretos oficiales en un intento de poner fin al secuestro de cadáveres. Sin embargo, permaneció la (súper) creencia en el milagroso poder curativo de la medicina de los cadáveres de ejecutados. Todavía en 1912 (!), en la farmacia de un gran hospital de Dresde, se utilizaba un polvo contra la epilepsia elaborado a partir de urracas asadas que debían haber sido fusiladas en doce noches concretas.[377]

Entonces como ahora, los cadáveres eran una valiosa materia prima. El negocio con productos derivados de cadáveres es floreciente. La periodista científica y escritora Martina Keller escribe en su libro *Ausgeschlachtet — die Leiche als menschlicher Rohstoff* (Descuartizado. El cadáver como materia prima humana)[378] que los beneficios de todas las partes del cuerpo que se pueden obtener de un cadáver pueden ascender a 250.000 dólares. El cadáver como reserva de piezas de recambio: se calcula que una persona fallecida proporciona material hasta para 60 pacientes con sustituciones de tejidos. Se trasplantan, entre otras cosas, tendones, ligamentos, huesos, tejido cartilaginoso, vainas musculares, huesecillos, córneas, globos oculares, válvulas cardíacas, tejido pericárdico, arterias, venas y células hepáticas. Y la piel de cadáver se utiliza para operaciones abdominales o en cirugía estética. En China, donde la extracción de órganos está a la orden del día, un pulmón cuesta entre 150.000 y 170.000 dólares, un corazón entre 130.000 y 160.000, un hígado o un riñón entre 60.000 y 180.000, una córnea 30.000 dólares (en 2006).[378] Hoy en día, los cadáveres de ejecutados y pobres no se utilizan (por regla general) con fines médicos como a principios de la Edad Moderna, pero, incluso en la actualidad, se prefieren hombres jóvenes y sanos con ingredientes frescos. En el caso de las válvulas cardíacas, los médicos de trasplantes prefieren el material sudafricano a los trasplantes donados en Europa. Martina Keller cita a un cardiocirujano alemán: «Sudáfrica tiene una reserva de donantes grande, joven y sana en comparación con la envejecida sociedad europea». Lo que probablemente también tiene que ver con el hecho de que los hombres jóvenes y negros de Sudáfrica suelen ser víctimas de la delincuencia.[378]

Sin embargo, los donantes de edad avanzada también son rentables comercialmente. Sus huesos pueden utilizarse para producir un material de relleno que se ofrece en diversas formas. Algunas empresas operan en la zona gris de la legalidad, como en los tiempos del verdugo. Por ejemplo, los cadáveres se deshuesaban en Letonia y el material congelado se exportaban a Alemania. Buscando un nuevo negocio lucrativo, un antiguo dentista y cirujano bucal de Nueva York, que había perdido su licencia por posesión de drogas, se topó con el comercio de cadáveres. Como especialista en implantes dentales, tenía buenos contactos con los compradores. Empleó a varios deshuesadores y trabajó con funerarias de Nueva York y Pensilvania. En total, sus ayudantes descuartizaron más de mil cadáveres. El doctor vendió unos 25.000 trasplantes de tejidos de los difuntos, que no siempre estaban frescos, hasta que uno de sus clientes sospechó y el ladrón de cadáveres fue detenido en 2006.[378]

En la mente, aparece el escenario de horror de los médicos de hospital sentados en el lecho de muerte con un bisturí y utilizando un sistema informatizado para intentar registrar todo lo que se podrá utilizar del fallecido. La demanda aumenta, la disposición a donar ha disminuido tras el escándalo de la manipulación de datos de pacientes para la asignación de donación de órganos. Desencadenada por un médico de Gotinga, la Ley de Trasplantes se endureció en 2012 tras conocerse los casos de fraude, y los controles son ahora más amplios. Por cierto, fue el comercio delictivo de cadáveres lo que llevó a la aprobación de la Ley de Anatomía en Gran Bretaña en 1832.

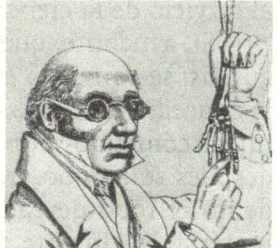

Fig. 83. Robert Knox

En Inglaterra y Escocia había problemas de abastecimiento en esa época, las pocas ejecuciones que aún se llevaban a cabo en las décadas de 1820 y 1930 ya no satisfacían la demanda de cadáveres frescos durante mucho tiempo. Mientras que en los Estados alemanes, los médicos reclutaban su material de las prisiones y los hospicios, sus colegas de Escocia e Inglaterra tuvieron que idear algo ellos mismos. Por lo tanto, los estudiantes iban a robar tumbas por la noche, y los cirujanos reconocidos trabajaban en estrecha colaboración con bandas de saqueadores de tumbas. Los llamados «hombres de la resurrección» saqueaban los cementerios y hacían una fortuna con los cadáveres. Los cuerpos se utilizaban para anatomía, vendían el pelo a los fabricantes de pelucas y los dientes a los dentistas. Los burgueses intentaban protegerse de los ladrones de cuerpos enterrándose en ataúdes de hierro. Los anatomistas buscaban productos frescos, lo más baratos posible. Uno de ellos era el Dr. Robert Knox (ver fig. 83), respetado anatomista del Edinburgh Medical College.

Obtuvo lo que quería de este trío (ver fig. 84). Sus bienes eran sospechosamente frescos, pues los tres no cavaban en tumbas, sino que mataban a mendigos, prostitutas y vagabundos para vendérselos al Dr. Knox. Catorce asesinatos en pocos meses. En la noche de Halloween de 1828, la noche de los malos espíritus, asesinaron a la decimoquinta víctima: la mendiga Mary Docherty. Y como una visitante del trío asesino al día siguiente metió la mano en un montón de paja y cogió un brazo frío la espantosa serie de asesinatos

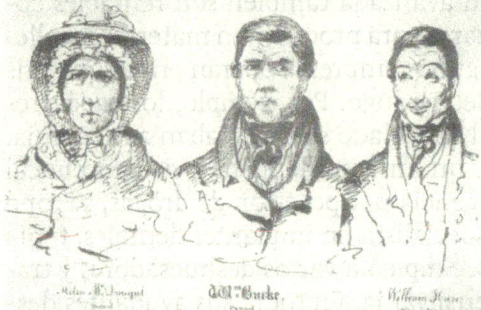

Fig. 84. El anatomista asesino William Burke

llegó a su fin. El cómplice de Burke, William Hare, actuó como testigo y escapó con vida, Helen MacDougal fue puesta en libertad por falta de pruebas. El asesino de la anatomía, William Burke, fue ahorcado el 28 de enero de 1829. A la ejecución asistieron 25.000 espectadores. El Dr. Knox, en cuya mesa de disección quince víctimas de asesinato habían sido desmembradas al servicio de la ciencia, no fue investigado.

Su ayudante, que se había procurado el material y no había hecho preguntas, se convirtió en profesor y médico personal de la reina Victoria, que le concedió un título de nobleza. Tras la confesión de tres asesinatos anatómicos cometidos por proveedores de cadáveres en Londres en 1831, un año después se aprobó en el Parlamento la Ley de Anatomía. Se tipificó como delito el robo de cadáveres. A partir de entonces, la anatomía obtuvo su material legalmente de hospitales y casas de beneficencia y siguió siendo el espectro de los pobres hasta el siglo XX.[379]

23.2 Descuartizados. Condenados a muerte como almacén de piezas de recambio

Hoy en día, se nos anima a donar nuestros órganos a título póstumo como acto de caridad. De hecho, nuestros propios cuerpos pueden ser descuartizados sin piedad en busca de piezas de recambio. En 1993, un joven médico pronunció un discurso en un simposio en el Parlamento Europeo, en Estrasburgo:

> Como ayudante en un hospital universitario, varias veces fui virtualmente condenado a participar en la extracción de órganos. Una vez que has hecho eso, entonces cuestionas toda la cirugía de trasplantes, porque lo que presencié allí rozaba lo macabro. Con unos pacientes era así: se daba el consentimiento para extirpar un riñón. Pero, de repente, venía el internista y decía: «Necesito un trozo de páncreas para mi investigación». Llegaba el cirujano ortopédico y decía: «Sigo necesitando un trozo de la rodilla y un trozo de la pantorrilla». El oftalmólogo llegaba y decía: «Necesito las dos córneas». Me sentí como en un cementerio de coches humanos.[380]

Aunque ya no haya una turba esperando para atrapar la sangre de un ejecutado, el escenario sigue pareciendo horripilante. El procedimiento comienza en cuanto el donante presenta muerte cerebral. ¿Qué significa eso? El cerebro ha muerto y, por tanto, su función general ha cesado definitivamente, mientras que el corazón y las funciones circulatorias del resto del cuerpo se mantienen con métodos de cuidados intensivos. La gran pregunta es si esta persona, mantenida artificialmente en un estado entre la vida y la muerte, sigue sintiendo algo. Cuando rodaron cabezas en masa durante la Revolución Francesa, la gente pensó en esto. La ejecución de la asesina de Marat —Charlotte Corday—, el 17 de julio de 1793, provocó un debate sobre si una cabeza cortada puede seguir pensando y sintiendo y, en caso afirmativo, durante cuánto tiempo. En muchas fuentes describen la ejecución de la asesina: Charlotte Corday, vestida de rojo, entra en el cadalso ensangrentado, saluda amistosamente a la gente, apoya la cabeza en la guillotina, el verdugo da la señal y la cuchilla cae. Entonces, el verdugo tiene la audacia de abofetear la cabeza cortada delante de la multitud. La cabeza se sonroja. No solo la mejilla, no, ¡toda la cabeza! Por vergüenza, según la interpretación general. La gente está confusa y conmovida. En 1795, el anatomista alemán Samuel Thomas von Sömmerring toma una posición pública sobre la muerte por guillotina. Llegó a la conclusión de que el cerebro aún tenía sentimientos y conciencia tras la decapitación; la persona ejecutada siente su existencia. Por eso la aplicación de la guillotina es particularmente brutal.

En la cabeza, que es separada del cuerpo por la ejecución, permanecen la sensación, la personalidad, el ego, permanecen vivos durante algún tiempo, y él siente el dolor posterior que afecta al cuello. (...) Todos los fenómenos sorprendentes, que son atestiguados por un gran número de observadores creíbles demuestran que la cabeza conserva su vitalidad durante mucho tiempo... Otros me han asegurado que habían visto que la cabeza crujía los dientes cuando ya estaba separada del cuerpo.

De hecho, hay muchas observaciones que podrían corroborar esta teoría: las mejillas rojas de Charlotte Corday; María Antonieta, cuyos párpados pestañeaban cuando el verdugo levantó su cabeza; María Estuardo, de la que se dice que movió los labios durante un cuarto de hora después de la decapitación; la cabeza de un asesino ladrón ejecutado en Coblenza en marzo de 1824: cuando le gritaron al oído la palabra «asesino», sus ojos se abrieron, y cuando los párpados volvieron a cerrarse, las lágrimas corrieron por sus mejillas.[377]

Hoy en día, a los donantes de órganos se les administran analgésicos y anestesia general. Recuerdo perfectamente lo impresionado que se quedó mi padrastro cuando presenció los preparativos para una extracción de órganos en los años 90. Por aquel entonces, trabajaba como intérprete. Un joven sufría muerte cerebral tras un accidente. Cuando los médicos del hospital hablaron de la posibilidad de la donación de órganos con la esposa de la víctima, mi padrastro tradujo. La mujer accedió a la extracción. El joven fue fijado en la mesa de operaciones y anestesiado como cualquier paciente que se despierta tras la operación. Mi padrastro y yo nos preguntamos qué puede percibir todavía una persona en muerte cerebral cuando está cortada desde la barbilla hasta el pubis, separadas las mitades del cuerpo, llena de solución de perfusión helada y empiezan a «extraérsele» los órganos. «To harvest» («Para cosechar»), como se dice en el mundo anglosajón muy acertadamente, creo yo.

23.3. Con el corazón se trasplanta la sede del alma

«Y ahora la ciencia natural nos enseña que un corazón humano, solo a primera vista, da la impresión de ser un órgano sin inteligencia y sabiduría, hasta que lo observamos más de cerca».

Gary E. R. Schwartz y Linda G. S. Russek en
Curar desde el corazón

¿Qué ocurre en la «sede del alma» durante un trasplante de corazón? Las investigaciones demuestran que la conciencia no es solo una función del cerebro, sino también del corazón. Nuestro corazón no solo es una «bomba» extraordinariamente potente, sino también un órgano sensible que reacciona a nuestra experiencia emocional. El corazón está formado solo por un 35 % de células musculares y un 65 % de células nerviosas. El Dr. Andrew Armour, neurólogo canadiense, lo descubrió en 1991, e introdujo el término «cerebro cardíaco» en ese momento. Al igual que el cerebro real, este cerebro cardíaco cuenta con una compleja red de neuronas, neurotransmisores, proteínas y células auxiliares. El cerebro cardíaco puede actuar independientemente del cerebro craneal y posee capacidades sensoriales distintas.

Por lo tanto, el corazón no solo transporta sangre y nutrientes, sino también energía e información mensurables a todas las partes del cuerpo.[381] Muchas personas parecen ser intuitivamente conscientes de ello. Según una encuesta realizada en el Centro Médico Universitario de Hannover, uno de cada tres pacientes de trasplantes se sentiría incómodo si le implantaran el órgano de un suicida o de un criminal. Los resultados muestran hasta qué punto los trasplantes de órganos se perciben también como una operación que afecta a la personalidad. Los estudios centrados en la vida de los pacientes tras la operación han demostrado que muchos receptores del corazón tienen la sensación de que ya no son ellos mismos. En ocasiones, incluso desarrollan la fantasía de un cuerpo dividido. En su ensayo *El intruso*, el filósofo Jean-Luc Nancy (fallecido en Estrasburgo en 2021), receptor de un trasplante de corazón, escribe:

> El Otro no tarda en darse a conocer como un extraño que se caracteriza por su inmunidad diferente. El resultado es el rechazo. El Otro es reconocido por mi sistema inmunitario como algo extraño, como un intruso. (…) Yo soy la enfermedad y la medicina, yo soy la célula cancerosa y el corazón trasplantado, soy la fuerza que debilita el sistema inmunitario. Soy los extremos de los hilos de hierro que sujetan mi pecho, la caja torácica y vía que se colocará bajo mi clavícula para el resto de mi vida, al igual que estaban los tornillos en mi cadera y la placa en mi ano.[382]

En 1988, a los 48 años, a la estadounidense Claire Sylvia le trasplantaron el corazón y los pulmones de un motorista que había sufrido un accidente. En aquel momento, ella no sabía de dónde habían salido los órganos. En una conferencia de prensa, le preguntaron: «¿Qué es lo que más desea ahora que ha sobrevivido a esta operación?». «En este momento, nada me gustaría más que una cerveza fría», respondió Claire espontáneamente, e hizo una pausa de asombro. Nunca había bebido cerveza en su vida. ¿Su donante de órganos bebía cerveza? En las semanas siguientes, notó más cambios de personalidad: ansia por la comida rápida y un andar diferente, masculino. Investigó un poco, se puso en contacto con los padres del donante —esto es posible en EE. UU.— y se reunió con ellos. Durante las conversaciones, surgió que, junto con el corazón de Tim, de 18 años, también se habían transferido a Claire algunos rasgos de su personalidad.[383]

Entonces, ¿no solo se implanta un órgano con el corazón, sino también la energía vital sutil del donante? Hay muchos indicios de que es así. El cardiólogo estadounidense y experto en psiconeuroinmunología Dr. Paul Pearsall (1942-2007) hizo un descubrimiento sensacional: el corazón siente y piensa. Lo documentó con innumerables ejemplos prácticos.[384] En su libro *Heilung aus dem Herzen* (Curación desde el corazón), describe cómo un psiquiatra tomó el micrófono en una conferencia y, con voz entrecortada por las lágrimas, habló de un paciente cuyas experiencias confirmaron la teoría de Pearsall sobre el corazón pensante.

> Tengo una paciente, una niña de ocho años, a la que le han dado el corazón de una niña de diez años que fue asesinada. La madre me trajo a la niña cuando empezó a gritar por la noche mientras dormía porque soñaba con el hombre que había matado a su donante de órganos. La madre estaba convencida de que su hija conocía al asesino. Después de varias sesiones, también llegué a la conclusión de que tenía que haber algo. Su madre y yo decidimos llamar a la policía y, basándonos en la descripción de la niña, el asesino fue capturado. Las pruebas que mi paciente proporcionó fueron tan sólidas que el hombre fue fácilmente condenado y sentenciado. La hora del crimen, el arma del crimen, la escena del crimen, la ropa que llevaba, lo que su víctima dijo, (...) toda la información proporcionada por la joven receptora de un trasplante de corazón resultó ser cien por cien exacta.[384]

El propio Pearsall relata casos sorprendentes. El rapero que de repente desarrolla afición por la música clásica y se entera de que el donante murió con un estuche de violín en el brazo. El ganadero que recibe el corazón de un vegetariano de 16 años y, de repente, ya no puede comer carne. La mujer de 35 años cuyo pecho contiene el corazón de una prostituta de 24 años. «Creo que su deseo sexual se transfirió a mí junto con su corazón, y mi marido también lo cree».[384] ¿Solo son imaginaciones? Los biólogos celulares han descubierto que nuestros pensamientos y sentimientos, incluida nuestra alma, tienen un efecto en cada una de nuestras células. Con un órgano ajeno, no solo recibes un trozo de carne ajena, sino también un trozo de alma ajena, así como pensamientos, capacidades y recuerdos ajenos. Cuanto más diferentes sean el donante y el receptor, mayores dificultades tendrá el receptor con el «regalo». Porque ahora hay literalmente dos corazones latiendo en su pecho: el corazón físico del extraño y el suyo propio, que aún puede sentirse etéreamente en el sentido de sensaciones almacenadas. Un enredo kármico que tiene consecuencias. Tras la intervención, muchos pacientes sufren alucinaciones o miedo por haber perdido su propio yo. Tienen que llorar por la muerte de la persona a la que deben su vida, y lloran también por el hecho de haber perdido un trozo de su personalidad junto con su propio corazón.

«¡La donación de órganos salva vidas!». Sí, pero ¿qué precio paga el donante por ello? ¿Y el receptor, qué precio paga el receptor?

23.4 Un fin sin dignidad: el entierro neutro en CO_2

Disolver en lejía y por el desagüe. El método de enterramiento o, mejor, el método de eliminación recuerda a los mafiosos o dictadores que disuelven a sus víctimas de asesinato en lejía para cubrir todas las huellas. Desde mediados de los 90, los cadáveres de animales y, en los institutos de investigación estadounidenses, a veces incluso partes del cuerpo humano, se disuelven en un baño de sustancias químicas. Mientras tanto, este truculento método de eliminación ha llegado a la industria funeraria. La propuesta de ley, que debe permitir la hidrólisis de mortales normales recibió en el estado de Nueva York el nombre de «Hannibal Lecter's Bill» (Proyecto de ley de Hannibal Lecter), en alusión al asesino en serie de *El silencio de los corderos*.

Los fabricantes de los tanques de hidrólisis comercializan el llamado entierro en agua —¡qué eufemismo más engañoso!— bajo la etiqueta «ecológicamente valioso»: más ecológico que la cremación tradicional porque no hay emisiones de CO_2 —hoy en día se puede justificar cualquier cosa con eso— y el método también es más barato porque, supuestamente, ahorra un 85 % de energía. Esto complace a todos los que tienen una mentalidad ecológica.[385] Y así es como funciona: el cadáver se envuelve en una especie de ataúd de seda y se coloca en un recipiente de acero inoxidable presurizado lleno de solución de hidróxido de potasio. Se calienta a unos 150 grados y descompone el cuerpo en unas tres horas. Lo que suele quedar es un caldo marrón y restos óseos reblandecidos, que se muelen en polvo y se entregan a los familiares como «cenizas».

Según estudios de la industria química (ya sabemos qué pensar de estos estudios), el líquido es estéril, no contiene ni tejido ni ADN y, en algunos casos, ¡ya se utiliza como abono! ¿Hasta qué punto es creíble la afirmación de que no queda ADN? Una pregunta apasionante ¡en tiempos de vacunas que alteran el ADN humano! ¿Hasta qué punto podemos estar seguros de que el licor mortuorio no contiene residuos de vacunas de ARNm o agentes quimioterapéuticos? ¿Y hasta qué punto es ético verter el caldo elaborado con limpiadores de desagües y restos mortales al alcantarillado y en los campos? Cuando la ley en Wisconsin fue aprobada sin debate, los obispos católicos se lanzaron a las barricadas. Kim Vercauteren, director ejecutivo de la Conferencia Católica de Wisconsin, escribió al Comité de Salud del Senado:

> El corazón, la mente, la carne y los huesos de una persona son todos elementos de una creación única, hasta el ADN, que debe ser honrado incluso después de la muerte. Nos preocupa que la hidrólisis alcalina arroje los restos a un sistema de alcantarillado, como si el cuerpo creado por Dios nunca hubiera existido.

Clérigos de otros estados de EE. UU. también se han pronunciado en contra de la eliminación de los difuntos en una solución química.[386] No obstante, la llamada cremación en agua está permitida en varios estados de EE. UU., en Canadá, Australia y el Reino Unido. En muchos otros países se está examinando actualmente la autorización del procedimiento; probablemente sea cuestión de tiempo que los cadáveres también se disuelvan en lejía en Alemania.[387]

Perspectivas

Estimados lectores:

Se acerca el final. No, no con su vida, sino con este libro. Queremos preservar su vida el mayor tiempo posible. Pero, en algún momento, tuvimos que decidir dar por teminado el día, porque tenemos un montón de material y entrevistados interesantes, y cada día sale a la luz un nuevo escándalo médico. El hecho es que la mayoría de la gente está tan ocupada en su vida cotidiana con la familia, el trabajo y las actividades de ocio que no se plantea leer un libro de nutrición o utilizar Internet para averiguar qué curas están disponibles junto con la medicina convencional. E incluso la propia medicina convencional tiene mucho más que ofrecer para el cáncer, por ejemplo, que la quimioterapia o la radioterapia. Varios médicos lo han demostrado en este libro. Pero, ¿cómo encontrarlos? La mayoría de personas solo se preocupan por el tema de la «salud» cuando les afecta, y a menudo es tan agudo que se les hospitaliza de inmediato y entonces se toma una decisión por ellos. Muchas personas son inmaduras cuando se trata de temas de salud. Son inexpertas y, simplemente, ingenuas, lo que estamos experimentando especialmente ahora en la era del coronavirus: el Estado dice lo que hay que hacer y los buenos ciudadanos lo hacen, aunque haya muchas contradicciones, avances en vacunación y muchas, muchas mentiras. Pues bien, esa no es, probablemente, la parte de la sociedad que leerá este libro, ya lo sabemos...

En cualquier caso, ¡nos damos cuenta de que la gente está desesperada por una cura! Durante la investigación para este libro, hemos conocido a muchas personas que han invertido mucho tiempo y dinero en la búsqueda de la raíz de todos los males y no fueron recompensados con salud, al contrario: si la medicina convencional no puede encontrar una causa para síntomas aparentemente inexplicables, entonces la causa es simplemente «psicológica», según el lema de que el paciente es el culpable de su estado. ¡No es así! Muchos enfermos crónicos son víctimas de un modelo de negocio en el que los médicos se han alejado cada vez más de la cabecera del paciente, y los médicos prefieren «empujar a sus pacientes al tubo» para escanearlos en lugar de estar con ellos con todos sus sentidos, tocarlos, percibirlos de forma holística, investigar las causas de forma holística y tratarlos de forma holística. ¿Dónde se han metido los médicos que atienden a sus pacientes con empatía, creatividad y experiencia y los hacen sonreír con solo estar ahí, como muchos de los médicos que recordamos de nuestra infancia, cuando la vida aún no era tan agitada y la industria farmacéutica aún no era tan poderosa? Han sido víctimas de una codicia insaciable.

El tiempo es dinero. La medicina moderna consiste en mantener a los pacientes en un estado de limbo entre enfermo y sano (= enfermo crónico), por lo que nuestro sistema sanitario «moderno» es un sistema que enferma a mucha gente. No hay que negar aquí los logros médicos de los últimos años, pero los enfermos crónicos son los perdedores de este sistema: cada vez son más y, a menudo, no se les toma en serio. ¿Hasta qué punto es eso enfermizo? ¿Y cómo de enfermizo es cuando los médicos traicionan su juramento hipocrático convirtiéndose en conductores de pandemias y voluntariamente inyectan, por una jugosa tarifa, sustancias en los cuerpos de niños, mujeres embarazadas, madres lactantes, enfermos graves, ancianos y débiles, de cuyos efectos fatales y efectos secundarios no saben nada?

La buena noticia es que la investigación para este libro nos ha llevado —a menudo como por arte de magia— a médicos y terapeutas que trabajan no solo por ganar dinero, sino ante todo por el bienestar de sus pacientes, y que no han —perdón por la expresión— perdido de vista el panorama general, como tantos «especialistas». Hemos conocido a curanderos en el sentido original de la palabra, terapeutas que reconocen correlaciones que a la mayoría de los médicos convencionales ni se les pasaría por la cabeza y jamás soñarían con reconocer, porque, en su infinita arrogancia, ignoran por completo la medicina empírica siempre con el mismo argumento: «no está científicamente probado». No tienen ni idea de las interacciones entre los campos de interferencia geopatógenos y el cáncer, los campos de interferencia dentales y el cáncer, los parásitos como desencadenantes del cáncer, por citar solo tres ejemplos de este libro. Muchos métodos holísticos de curación han sido probados durante siglos, o incluso milenios, y, sin embargo, no son reconocidos por el estamento médico. Un número infinito de enfoques terapéuticos prometedores han sido y siguen siendo bloqueados porque no se gana tanto dinero con la verdadera curación como con un ejército de enfermos dependientes de terapias y medicamentos caros. Así que estas personas ya debilitadas tienen que salir y buscar en la escena alternativa al terapeuta o terapeutas adecuados. Y deben tener cuidado de no dejarse engañar por charlatanes y estafadores, porque estas personas están en ambos mundos de la medicina, el primero y el segundo.

Independientemente de esto, nos gustaría explicar brevemente aquí cómo procederíamos los autores si nosotros mismos nos enfrentáramos con una enfermedad grave como el cáncer. Es muy importante comprender que siempre hay dos componentes que intervienen en el curso de una enfermedad: el físico y el mental (físico y psicológico). Casi todas las enfermedades se basan en circunstancias vitales difíciles, posiblemente incluso una experiencia de choque, que debilita el sistema inmunitario y la vitalidad general. Después de una pérdida económica, un divorcio, una muerte en la familia, la pérdida del trabajo o algo similar, uno se siente de todo menos bien. Si aparece un virus gripal o está en una vena de agua o en un vórtice de cáncer, entonces el cuerpo, a menudo, tiene poco que contrarrestar. Por eso, médicos como el mencionado Dr. Gansauge trabajan con pacientes de cáncer no solo a nivel físico, sino también incorporando la oncología psicológica, y así ayudan al paciente a descubrir en qué parte de su vida algo va mal y cómo retomar el camino para encontrar una curación real: volver a estar «entero» de nuevo. Además de la medicina convencional «normal», hay médicos que también trabajan con naturopatía, así como médicos alternativos y terapeutas independientes que demuestran que el espectro de remedios es mucho más amplio de lo que algunos creen. Aquí hay que mencionar la homeopatía, que siempre busca la causa, pero se trata de terapias que no tienen un efecto inmediato: el tratamiento es a largo plazo y, sobre todo, sostenible. Conozco muy bien el tratamiento con cannabis en países fuera de la UE —desde neurodermatitis hasta cáncer—, como China, el cáncer se trata con hongos medicinales, y el ayuno terapéutico en particular tiene un efecto curativo extremadamente rápido en casi todas las enfermedades. Aquí es importante que se informe usted mismo.

En cualquier caso, los autores seguiríamos los siguientes principios en nuestra vida diaria, que nosotros mismos llevamos haciendo y practicando desde hace años:

1. Asegúrese de llevar una dieta sana y equilibrada, y actúe con moderación al comer y beba con moderación; evite la carne de cerdo, favorezca los alimentos alcalinos y tome suplementos nutricionales (mida su equilibrio de minerales y vitaminas de antemano).

2. Hacer ejercicio regularmente (carrera, bicicleta, gimnasio...). Si no lleva auriculares en los oídos cuando corre y lo hace solo, también puede aprovechar este tiempo para la higiene mental y, sobre todo, ¡para reducir el estrés y la ira!

3. Medir geománticamente la zona donde duerme o toda la casa (por favor, no compre dispositivos de apantallamiento, sino reorganice la cama).

4. Revisión de los dientes: los implantes mal colocados, los centros de pus o las amalgamas casi siempre causan problemas en el cuerpo.

5. Evite el electroesmog: no ponga aparatos eléctricos en el dormitorio, nada de camas metálicas ni espejos en el dormitorio.

6. Sométase una vez a una revisión completa como medida profiláctica.

(Albert Ruch, Jürgen Lueger o similar). La electroacupuntura puede detectar trastornos que se remontan a décadas atrás y pueden ser eliminados.
7.   ¡Y beba mucha agua!

Esta lista podría extenderse indefinidamente, pero estos fueron los puntos más importantes para nosotros, que todo el mundo puede poner en práctica inmediatamente, que cuestan poco dinero y mejorarán masivamente la calidad de vida.

Esperamos sinceramente que este libro le muestre el camino a la curación sostenible y a su sanador interior, porque incluso los mejores terapeutas solo pueden acompañarle en su viaje de la oscuridad a la luz.

Vera y Jan le desean la curación a todos los niveles.

Anexo 1
¡Todo Tesla! Mis experiencias con la terapia de alta frecuencia

La primera vez

6 de febrero de 2021, 16 horas. Ha llegado el momento, la tensión aumenta: estoy listo para la primera vez, la primera sesión en la que yo mismo me trataré con vibraciones de alta frecuencia. Después de haber trabajado las zonas reflejas y el centro motor, empiezo por el lado derecho de la mandíbula. La zona se calienta, una ligera pulsación, lo mismo en la parte delantera de la mandíbula. Una y otra vez, suaves oleadas de dolor fluyen por la mandíbula y vuelven a remitir. En el ojo de mi mente, los hombrecillos de las células aparecen ocupados barriendo diligentemente con sus cepillos de alta frecuencia, profundamente en los capilares más finos, que ningún instrumento quirúrgico, por sofisticado que sea, y ningún antibiótico pueden alcanzar jamás.

Cuando empiezo a trabajar en el lado izquierdo de la mandíbula, algo cambia: la zona se calienta mucho, después de un rato, ondas de choque pulsan a través de la mandíbula. Se siente como si se hubiera desplegado un equipo extra para limpiar las células con un aparato especialmente potente. Hace quince días, se extrajo un diente de la mandíbula inferior. La herida aún está relativamente fresca, lo que puede explicar la fuerte reacción. Termino la sesión en el sofá. Mi gato Frieder, que estaba tumbado a mis pies al principio, me mira con sus pupilas grandes y se acomoda en mi regazo, ronroneando cómodamente. Al parecer, se siente atraído mágicamente por las vibraciones de alta frecuencia. Frieder tiene un fino instinto cuando se trata de curar. Participa regularmente en meditaciones curativas o asanas de yoga y ayuda.

La fuerte pulsación en la mandíbula inferior izquierda disminuye lentamente. Envío pensamientos positivos a mi seno maxilar y ahora trato el último síntoma por hoy: una cicatriz que desde hace años es un campo de interferencia con efectos desagradables. En este punto hace tanto calor que tengo que levantar ligeramente la antena varias veces porque, de lo contrario, no podría soportar el calor. Es evidente que los hombrecillos de las células están trabajando a toda máquina con sus cepillos de frecuencias.

He preparado un poco de agua hexagonal extra y la bebo una y otra vez. Sigo bebiéndola, porque el tratamiento me da mucha sed. Más tarde, conversando con la asesora, me entero de que es muy recomendable beber mucha agua energizada antes, durante y después del tratamiento. Bueno, ¡mi intuición funciona bien! Después de haber completado la eliminación por vía linfática, termino la primera sesión de terapia con zeolita para favorecer la desintoxicación. Me siento agradablemente relajada, mi cara tiene un brillo rosado, parece bien provista de sangre. Vamos a ver cómo reacciona mi cuerpo en las próximas horas.

Crisis curativa, miseria aullante, primer rayo de esperanza

Ooohhh, ¡a la mañana siguiente! Dolor agudo que se irradia desde la mandíbula inferior derecha hasta el ojo. Durante unos segundos —pausa—, luego, de nuevo, durante unos segundos. Lo que parece una neuralgia del trigémino es aparentemente una agravación inicial, como en homeopatía.

Después de una irritación inicial, estoy encantada con esta reacción, porque demuestra que algo está pasando en mi cuerpo. Miro la foto que Arthur Tränkle me ha enviado: los nervios de nuestros dientes tienen una conexión energética no solo con nuestros órganos, sino también directamente con el cerebro.

¡Ya es hora de que los hombrecillos de las células, con sus cepillos de frecuencias, vuelvan a trabajar! Mismo procedimiento, sensaciones similares, pero, en general, me siento débil hoy, la cicatriz está enviando ondas de interferencia al tejido circundante y sigue causando calambres. Es frustrante; estoy inundada de emociones negativas. Se siente como si las toxinas que se han almacenado en el cuerpo también están sacando a la superficie emociones tóxicas enquistadas. Al tercer día, vuelvo a sentirme mejor. Noto que un diente que había reaccionado de forma extremadamente sensible a una presión mínima en las últimas semanas se ha calmado. Con esta observación la paz vuelve a mi alma y me entusiasma ver cómo evolucionan las cosas. Al cuarto día, decido darle a la cicatriz, que todavía me molesta, un tratamiento extra en la cama por la noche. Noto claramente que el tejido recibe por fin un mejor riego sanguíneo, es como si el puño que estaba cerrado en la fascia se estuviera aflojando. Inspirado por este éxito, doy a los hombrecillos de las células ocupadas horas extras y trato la cicatriz con un tratamiento adicional a la mañana siguiente antes de completar el tratamiento normal por la tarde.

Efectos y efectos secundarios

Si se toca un tubo fluorescente con la antena del activador celular, se ilumina: ¡energía libre! La oscilación de alta frecuencia también tiene efectos en otros aparatos electrónicos de nuestro hogar. Yo ilumino y escucho un CD relajante. Cada vez que yo cambio la posición de la antena, el CD tropieza o incluso se para un momento. En otra ocasión, mi pareja pesa varios ingredientes en una báscula digital en la cocina mientras yo termino mi sesión de terapia. Poco después, se queda en el marco de la puerta con un signo de interrogación en la frente: «Casi todas las emisoras de radio están interferidas, la báscula está en huelga, el segundo juego de básculas también está en huelga, no puede ser que se estropeen todas al mismo tiempo, ¡es imposible!». Y, mirando la antena en mi mano, dice: «¿Será eso?». Desconecto el activador de célula, y las básculas vuelven a funcionar perfectamente, al igual que las emisoras de radio.

Tras unos días de terapia, noto que la herida dental reciente en mi mandíbula ya no late. Dos semanas y media después de la extracción, la herida está completamente cicatrizada y la mucosa tiene un color sano. Antes, esto solía llevarme más tiempo. Sin embargo, las cosas no van (todavía) tan bien. La cicatriz me ocasiona una molestia enorme, que causa incluso calambres y molestias después de unos días de terapia. Es bastante difícil de soportar y pone a prueba mi paciencia. Al menos tengo la impresión de que algo está cambiando, aunque, inicialmente, no para mejor, sino para peor.

Para la medicina convencional, las cicatrices no causan molestias; los terapeutas alternativos, en cambio, saben que el tejido cicatricial suele estar tan profundamente dañado que el cuerpo ha sido capaz de reparar la zona, pero es incapaz de curar. Cuando se forman cicatrices, las capas de tejido cortadas se pegan entre sí. El resultado: menor riego sanguíneo, peor flujo linfático, congestión energética. Los efectos sobre el organismo pueden ser enormes: trastornos respiratorios, problemas de estómago o vejiga, síndrome del intestino irritable, calambres... Estas molestias, para las que aparentemente no tienen causa, a menudo se tachan de «psicosomáticas» porque no se tiene en cuenta que las cicatrices pueden provocar muchos síntomas desagradables. Lesiones y traumas emocionales también actúan como cicatrices y se almacenan en la memoria celular de nuestro cuerpo. No solo nuestra alma, sino también nuestras células pueden desencadenar un *shock*, y si el suceso ocurrió hace mucho tiempo, sin duda hace falta paciencia para liberar la zona afectada de su estado de *shock*. No perderé la esperanza y seguiré intentando que mis células heridas vuelvan a estar en resonancia, con vibraciones de alta frecuencia.

Los gatos comprarían Tesla. Frieder y las frecuencias

El efecto placebo, es decir, el hecho de que un placebo funcione a pesar de todo, se utiliza a menudo para demostrar que los glóbulos homeopáticos solo funcionan porque la persona que los toma se lo está imaginando. Para mí, el placebo —que en latín significa «agradaré»— no es algo negativo, porque sin la creencia en un medicamento o una terapia no puede producirse ninguna curación. El efecto placebo desempeña incluso un papel importante en una operación. Si confío en el médico, el resultado será mejor que si permito que la operación siga adelante lleno de miedo y preocupación. También existe el efecto placebo con los animales. Si una persona da a su mascota un medicamento con la expectativa de que funcionará, esta actitud se transfiere al animal. Así que podría explicar pragmáticamente por qué mi gato Frieder tiene debilidad por la terapia de alta frecuencia. La primera vez que me traté con ella, saltó al sofá, se tumbó sobre mi estómago y me ayudó con el tratamiento de forma profundamente relajada. Varias veces no pude realizar la descarga final a través de los meridianos porque no quería interrumpir el tratamiento de bienestar de mi gato y tuve que hacerlo más tarde.

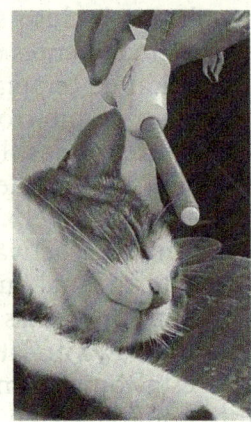

Fig. 85. Frieder en el reino de las frecuencias.

¡Lo que se hace por el gato! Al cabo de unos minutos, el flujo de leche se hizo tan intenso que a veces me arañaba los muslos. Frieder es un gato muy cariñoso al que le gusta que le acaricien, pero, normalmente, no salta sobre el regazo de los amigos que nos visitan. Cuando entra en juego el sintonizador celular, las cosas parecen diferentes. Cuando mi amiga Uta vino para un tratamiento de prueba, Frieder saltó inmediatamente sobre ella en el sofá y acompañó la terapia con un sonoro ronroneo. Me picó la curiosidad, quería saber cómo Frieder reaccionaría cuando yo le trataba. Sostuve la antena directamente sobre su cabeza durante unos minutos. Lo disfrutó visiblemente, cerró los ojos y emitió arrullos de bienestar.

Con algunos terapeutas animales la antena ya está en uso. Las fotos del manual *Introducción a la energía de alta frecuencia* hablan por sí solas. Muestran gatos, perros, caballos, pájaros e incluso un búho que entran literalmente en trance durante la terapia. Una imagen muestra a un gato

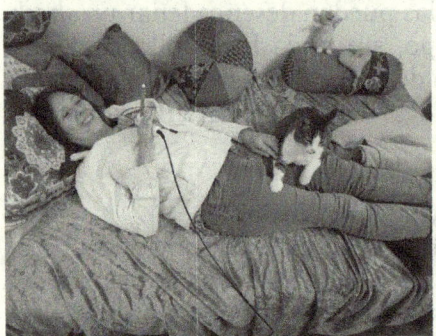

Fig. 86. Alta frecuencia con una atracción mágica.

bebiendo de un vaso de agua energizada con el «vitalizador de agua». Desde luego, no se trata de un efecto placebo, sino de instinto saludable. Frieder no es uno de esos gatos que beben mucha agua, pero desde la instalación del sistema Grander bebe un poco más. Ahora le doy agua hexagonal en su bebedero y observo encantada cómo disfruta bebiendo, obviamente sabe mucho mejor que el agua normal del grifo.

Experimento. El Dr. Tesla se pasa al DMSO

La alegría de experimentar crece con el paso de los días. En el libro de Hartmut P. A. Fischer sobre la sustancia natural terapéuticamente versátil DMSO, encontré una interesante receta para el tratamiento de cicatrices: mezcla de DMSO y procaína (cioanestésico local). La solución de procaína al 1 % es de venta libre y, a unos 8 euros los 100 ml, un agente terapéutico realmente barato, y maravillosamente eficaz. La procaína tiene un efecto vasodilatador, antirreumático, analgésico, antioxidante y antiinflamatorio. Activa el sistema simpático y equilibra el sistema nervioso autónomo. Para el dolor de espalda, mi médico me trata a veces con terapia neural aplicando pequeñas gotas de procaína directamente debajo de la espalda. Esto es mucho más eficaz que un analgésico y no tiene efectos secundarios. Solo en casos muy raros se producen reacciones alérgicas, por lo que es aconsejable colocar primero una pequeña paleta de prueba y esperar unos 20 minutos. He probado el DMSO sobre la piel, al principio quema un poco, lo cual es normal, pero no se producen ninguna reacción alérgica. Mezclado con el anestésico el DMSO actúa como un taxi, transportando la procaína a las capas más profundas de la piel y los tejidos.

Preparo la tintura para cicatrices recomendada por Hartmut Fischer: mezclo 2 ml de solución de procaína al 1 % con 2 ml de DMSO y masajeo con ella el tejido cicatricial. Después de que la piel haya absorbido el líquido, aplico también el afinador celular en la zona durante un cuarto de hora. El efecto es asombroso: el calor inunda el tejido y se produce una relajación a todos los niveles. Durante años, el tejido cicatricial me molestaba enormemente, las molestias empeoraban cada vez más y la fisioterapia solo aportaba alivio a corto plazo. Me sentía impotente ante el dolor. Por qué esta cicatriz es tan sensible, solo puedo especular. En el manual del DMSO Hartmut Fischer escribe que las partículas de polvo de los guantes quirúrgicos penetran en la herida y pueden provocar trastornos cicatriciales a largo plazo. Ahora puedo producir y utilizar mi propio remedio (barato): la mezcla DMSO-procaína en combinación con el afinador celular. El puño cerrado de mi fascia se está abriendo poco a poco. Ahora quiero averiguar más y convencer a mi médico naturópata de que pruebe la terapia neural DMSO-procaína para la tensión de mi cuello. Está de acuerdo con el experimento, extrae cantidades iguales de ambas sustancias en una jeringa y coloca ronchas en la base del cuello y en la zona de la columna cervical tensa. El efecto es absolutamente convincente: tras pocos minutos, el DMSO ha arrastrado la procaína hasta lo más profundo de la fascia; el resultado es un calor acogedor que inunda toda la zona tratada y una notable relajación de los músculos. El efecto dura varias horas y tiene potencial adictivo debido al alivio del dolor sin efectos secundarios.

Ampollas y puño cerrado

La ley de la resonancia es asombrosa. Desde el momento en que empecé a experimentar con el sintonizador celular de Tesla, enseguida recibí muchos objetos de estudio. El primero fue un conocido, químico de profesión, cuya mano izquierda resultó gravemente herida en una deflagración años atrás. Hubo que amputarle parcialmente los dedos y trasplantarle piel en el «lugar del impacto». Después de cinco operaciones, los nervios y fascias estaban tan maltratados que se desarrolló la enfermedad de Sudeck. La enfermedad debe su nombre al cirujano hamburgués Paul Sudeck, que la describió e investigó en 1900. Sin embargo, ya se había descrito anteriormente en soldados con heridas de bala. Se trata de inflamación, hinchazón y dolor que se producen tras traumatismos, operaciones o inflamaciones. Paul Sudeck describió tres fases: la primera fase, aguda, en la que los huesos y los músculos retroceden; la segunda fase, en la que se produce una pérdida ósea grave y una «cianosis fría» de la piel (coloración azulada debida a trastornos circulatorios); y la tercera fase, en la que hay atrofia (desgaste) de los huesos, los músculos y la piel. Es importante que los pacientes afectados reciban inmediatamente el tratamiento adecuado.[388]

Sin embargo, la cirugía de la mano no reconoció en Justus la enfermedad de Sudeck. Esto es un escándalo, ya que se desarrolla en entre el 2 y el 5 % de todos los pacientes con lesiones en las extremidades, y las manos y los pies se ven afectados con especial frecuencia.

El diagnóstico de la clínica fue «síndrome del túnel carpiano» (un nervio de la muñeca se irrita o daña por la presión), y la mano, muy sensible y muy hinchada, fue operada de nuevo. Un error fatal que aún hoy tiene importantes repercusiones en la vida de mi amigo. Morfina y varios bloqueos simpáticos en el terapeuta del dolor —se inyecta un anestésico que paraliza el brazo afectado durante varias horas— apenas supusieron alivio. En 2013, un estudio demostró que el bloqueo simpático era poco eficaz. La acupuntura, la fisioterapia y la terapia neural también aportaron poco alivio. Trece años después del accidente, el «señor Sudeck» es un doloroso y constante compañero de mi amigo. «Siento como si mi mano izquierda estuviera siempre cerrada en un puño y sujeta en una prensa», dice. Los síntomas empeoran, es evidente que los nervios están desbocados. Ahora Justus se despierta por la noche a causa del dolor, no puede volver a dormirse y a la mañana siguiente está agotado. «¿Quizás este señor Sudeck sería un caso para el señor Tesla?», me dije, e invité a Justus a un tratamiento de prueba con el sintonizador celular. Aceptó encantado la oferta.

Normalmente, la antena se calienta relativamente pronto después de ser instalada, y en las zonas inflamadas o dañadas va bastante caliente. En el caso de Justus, incluso doblamos el tiempo de tratamiento a media hora, pero él no notó nada en absoluto la primera vez. Ni hormigueo, ni desarrollo de calor, muerto, todo muerto, y la pobre mano estaba tan fría como siempre. Tres días después, Justus se presentó para la segunda cita, y, después de unos minutos, dijo: «Siento algo, se está calentando». Y en la tercera cita, otra vez media hora, aún más sensación en el tejido congelado, la vida llegó a la mano, se sentía «como si estuviera en un baño de agua caliente». Teniendo en cuenta que ninguna terapia había funcionado antes, se trataba de un éxito notable.

Pocos días más tarde, llegó el siguiente caso: el marido de una amiga se escaldó la mano con agua hirviendo. Yo creé mi propia mezcla: DMSO diluido con unas gotas de aceite esencial de lavanda 100 % natural y un poco de aloe vera. Me la traje. Necesitó un poco de valor, porque las quemaduras tenían mal aspecto. La víctima de las quemaduras siguió mis consejos, empapó el líquido en compresas de gasa estériles y las colocó sobre la herida y se colocó un vendaje encima. ¿Por qué DMSO? Porque se ha demostrado que funciona en heridas, incluidas las quemaduras, porque es eficaz contra las bacterias, y el riesgo de septicemia es alto en las quemaduras tan graves. ¿Por qué aceite de lavanda? René Gattefossé (1881-1950), el padre de la aromaterapia moderna, sufrió heridas masivas tras una explosión en el laboratorio. Se aplicó aceite puro de lavanda y las heridas se curaron con sorprendente rapidez. Su alumno Jean Valnet (1920-1995) utilizó aceites esenciales en la guerra de Indochina con gran éxito tras intervenciones quirúrgicas.[389]

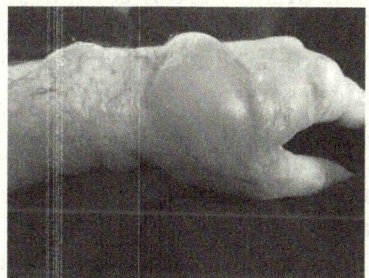
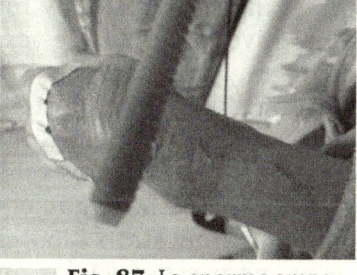
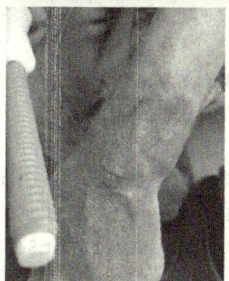
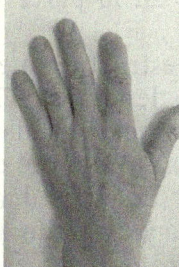

Fig. 87. La enorme ampolla de la quemadura.
Fig. 88. La mano tiene mucho mejor aspecto después de unos días.
Fig. 89. Dos días después.
Fig. 90. Después de cuatro semanas en la parte superior de la mano casi no queda nada que ver.

Johann acudía a mí para el cambio diario de apósitos, después dejaba que la herida se «secara al aire» durante media hora y la trataba cuidadosamente con el dispositivo Tesla durante uno o dos minutos cada vez para devolver la vida a las células traumatizadas. Al cabo de cuatro días, la primera revisión con un dermatólogo: diagnosticó una quemadura grave, de grado 2b, la curación transcurrió sin complicaciones.

El paciente continuó siendo irradiado una vez al día antes de aplicar un nuevo apósito, ahora con una pomada especial para quemaduras que contenía plata, aderezada con el probado DMSO y aceite de lavanda. Johann prefirió no decírselo a su médico. Algunas cosas es mejor guardárselas para uno mismo como paciente.

Ambos ejemplos demuestran que siempre merece la pena probar la terapia de alta frecuencia en caso de lesiones graves. Quién sabe, tal vez el Sr. Sudeck no habría golpeado tan despiadadamente si hubiera sido tratado con el Sr. Tesla en el momento en que aparecieron los primeros síntomas.

Si esto lo supieran los pacientes...

Dr. Tesla meets Dr. Schüssler (El Dr. Tesla conoce al Dr. Schüssler)

En el libro del mismo título, el terapeuta Schüssler, farmacéutico y médico alternativo Wolfram Kunz, describe cómo se producen los llamados dientes de cristal.[389] Esto me recuerda al dentista que, durante una de mis largas extracciones dentales dice: «Señora Wagner, tiene usted los dientes como cristal». No tenía ninguna explicación de por qué. Lo encontré en el libro de Wolfram Kunz. Los dientes están compuestos en un 95 % de hidroxiapatita (calcio y fosfato) y sustancias orgánicas, además de agua. Si el nivel de minerales es bueno, los dientes parecen blancos y llenos, pero si hay una carencia crónica, son tan transparentes como el cristal. Wolfram Kunz anima a sus lectores a mirarse los dientes en el espejo. El aporte de calcio suele reconocerse mejor en los incisivos inferiores, porque los huesos y los dientes están atravesados por una red de túbulos de calcio, y la gravedad hace que el calcio se acumule en la parte inferior. Las fotos del libro muestran dientes que aún están llenos de calcio en la parte inferior, pero están vacíos en la parte superior y tienen un brillo transparente.

«Los dientes semivacíos son estructuralmente similares al estado corporal de una ruina». ¡Existe riesgo de colapso! Como consecuencia de la deficiencia, los cuellos de los dientes suelen quedar al descubierto y la persona camina literalmente sobre sus encías. Para mí, este texto proporciona la explicación que llevo años buscando desesperadamente: ¿Por qué mis dientes están tan mal a pesar de una dieta y un estilo de vida saludables? ¿Es el resultado de años de envenenamiento por amalgamas y empastes radiculares?

No, eso es lo que causó los silenciosos focos en la mandíbula. Por fin se ha resuelto el misterio de los dientes de cristal. Porque padezco el trastorno metabólico HPU, que desgraciadamente, no ha descubierto un médico, sino un médico alternativo que lo diagnosticó hace poco. He sufrido carencia crónica de minerales durante la mayor parte de mi vida, que no solo ha arruinado mi salud, sino también la estructura de mis dientes. Si falta calcio durante un largo periodo de tiempo, la desoladora condición física también afecta al alma —un círculo vicioso—, porque el estrés constante también agota las reservas de calcio.[389]

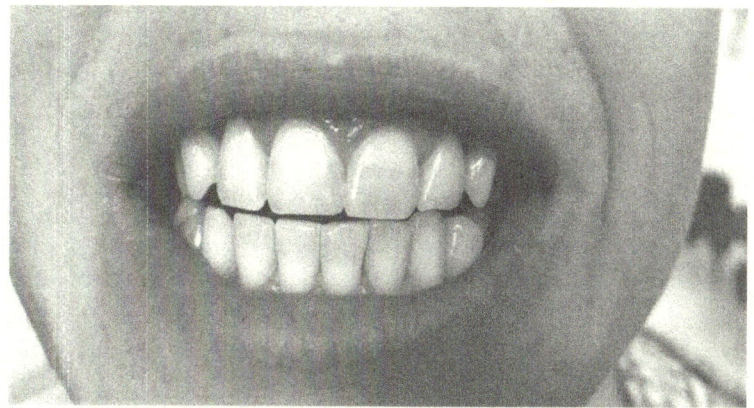

Fig. 91. Dientes de cristal por deficiencia de minerales.

Según la bioquímica del Dr. Schüssler, la desmineralización indica la necesidad del N.º 2, el calcio fosfórico. Kunz informa de que la terapia con N.º 2 alivia la tensión del cuello y el rechinar de dientes nocturno, así como los calambres de pantorrilla y menstruales. Tras un tratamiento de 100 días, los pacientes informaron de que habían desaparecido los tropiezos cardíacos y la arritmia cardíaca, así como el hormigueo y el entumecimiento. Eufórica por este conocimiento, ahora tomo agua con unas gotas de N.º 2, calcio fosfórico, y N.º 7, magnesio fosfórico, cada vez que me trato la mandíbula con el sintonizador celular. Y he aquí que, después de que hace unas semanas tuviera la sensación de que no progresaba demasiado, ahora estoy haciendo algunos progresos de nuevo. Tres meses después de comenzar mi autoexperimento de Tesla, mi mandíbula se ha calmado un poco, pero nada más. Todavía puedo sentir los focos silenciosos como una ligera pulsación dolorosa. Cuatro meses después de comenzar el tratamiento, capitulaba, y dejé de usar campos en la mandíbula.

Mi conclusión personal: el afinador celular tiene un efecto energizante y armonizante, es adecuado para tratar heridas (dentales), cicatrices y traumatismos fasciales. Aunque se ha documentado el éxito de la terapia de alta frecuencia para los campos de interferencia dentales, personalmente no he notado este efecto. La búsqueda continúa... En este momento no tengo ni idea de que estoy a punto de resolver el enigma.

Anexo 2
¿Todo Tervica? Mis experiencias con el método ruso para neutralizar los campos de interferencia. Otra visita al dentista

Los días previos a la instalación del sistema, que puedo probar gratuitamente durante cuatro semanas, estoy energizada, no porque me trate regularmente con altas frecuencias, sino porque mi pareja piensa que neutralizar los campos de interferencia es superfluo. Él opina que todos los cristales de roca y amatistas que tenemos esparcidos por el piso y el incienso diario son suficientes. Pero tengo la sensación de que no es suficiente. La calidad de mi sueño deja mucho que desear y no me siento demasiado a gusto en mi cama. Nuestra prueba con la varilla mostró que hay una zona de interferencia que atraviesa el centro, no sé exactamente qué es. No lo sé, pero se siente como una vena de agua.

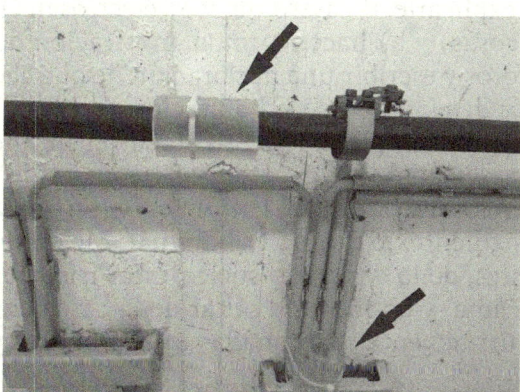

Fig. 92. El dispositivo parece discreto y en este caso estaba conectado a la tubería principal de agua y al tendido eléctrico. También se puede conectar a ordenadores u otros dispositivos eléctricos, pero en menor tamaño.

En la habitación donde se encuentran las conexiones de electricidad y agua de la casa, realizamos una prueba inicial. Toco la tubería de agua con la mano derecha. Mika intenta empujar mi brazo izquierdo hacia abajo contra mi resistencia. No tiene que empujar mucho, el brazo se hunde sin fuerza. Esta es la prueba muscular kinesiológica. Ahora Mika fija la primera parte a una tubería de agua. Parece que hemos sacado el fondo de un tarro de yogur, lo cortamos longitudinalmente y lo unimos a la tubería.

Ahora que el «vaso de plástico» está unido, repetimos la prueba de nuevo: esta vez el brazo es fuerte, muy fuerte. Una imagen vale más que mil palabras. Podríamos habernos ahorrado las discusiones de los días anteriores. Mika me sonríe. «Vale, ahora puedo ver que funciona, aunque antes no podía ni imaginarlo».

Es el mismo juego con la toma de tierra del tendido eléctrico y el contador de la luz: brazo débil antes, brazo fuerte después. Continúa en el piso. Los portátiles, los *smartphones*, las pantallas, la cama (!) y la silla de mi despacho están etiquetados con pegatinas que hay que pegar según un principio (de orden) concreto.

Cada vez la prueba muscular, cada vez el brazo está débil antes y fuerte después. Lo mismo ocurre con la colocación del llamado menhir, dos discos de plástico entrelazados que tienen que estar alineados al milímetro. Aquí también ayuda la prueba muscular kinesiológica. Una vez que todo está en su sitio, respiro aliviada, me siento más ligera y luminosa, y mi estado de ánimo también se anima.

Después de tanta emoción y tensión, estoy deseando que llegue la noche. Tuve que: a) explicarle al casero que soy electrosensible (él es médico y no cree en esas cosas) y b) hacerle una demostración del sistema, documentándola con fotos y escribir una declaración de que acepto la responsabilidad si los «vasos de plástico» de la habitación se incendian. Por la noche me tumbo en la cama completamente agotada. El incendio que temía el casero no se había declarado en el sótano, sino en mi irritable estómago, y tardo un rato en dormirme. Pero entonces —¡oh maravilla!— duermo hasta la mañana siguiente, lo que no es habitual. Me despierto descansada, con los pies calientes, de lo contrario suelen estar fríos por la mañana. Me siento bien en la cama, y en lugar de saltar de la cama enseguida como de costumbre, me acurruco en las almohadas unos minutos y saboreo la acogedora sensación.

Tres días después de la instalación, me doy cuenta: después de estar mucho tiempo sentada en mi escritorio, ya no estoy tan agotada como antes (supresión de interferencias de la silla de oficina, el portátil y el rúter wifi que tengo al lado). Si algo no sale como quiero, puedo olvidarlo más rápidamente sin darle vueltas. Una cierta ligereza. Los escépticos dirán: «El que cree será bendecido, ¡es el efecto placebo!». Para mí, lo único que me importa es que desde la instalación, en nuestra casa y en nuestra relación hay más Armonía. Y puedo imaginar muy bien que la tensión permanente, la liberación constante de adrenalina que nos pone en un modo constante de lucha o huida, ha desaparecido una vez que las interferencias patógenas han desaparecido. No, no solo puedo imaginarlo, puedo sentirlo claramente.

Me han dicho que se han salvado matrimonios gracias al sistema ruso de supresión de interferencias. Una pareja se separó debido a las constantes discusiones. Luego se acercaron de nuevo e hicieron un segundo intento, volvieron a su antiguo hogar. Incluso durante las obras de renovación, volvieron a discutir como caldereros y la siguiente separación fue inminente. Un conocido recomendó el método ruso y, tras cuatro semanas de prueba, ambos dijeron: «No entendemos cómo funciona, pero funciona». Y así vivirán probablemente felices y contentos en su casa hasta que la muerte los separe...

> Un informe sobre mi suegro en Leeds. Situación básica: edad 86, primera operación de baipás a los 40, cáncer de pulmón a los 82, extirpación de parte del pulmón, a los 84 hubo que colocar una salida artificial. Inmediatamente después, se encontró un nuevo tumor en el otro pulmón.
> Situación geológica de la vivienda: toda la zona residencial se encuentra sobre una veta de carbón. (...) No hay una casa en toda la calle en la que al menos una persona no haya muerto de cáncer. En enero de 2015, instalé por primera vez generadores Tervica. Jack todavía tenía que ir a una revisión de cáncer cada tres meses. En julio, el resto de su pulmón había mejorado tanto que solo tenía que revisarse cada seis meses. El tumor ha dejado de crecer. La mejoría le pareció extraña al médico, pero le dijo literalmente a Jack: «No quiero saber lo que has hecho, pero sigue así». Hasta ahora, su estado es acorde con su edad y el tumor sigue tranquilo.

Marina Kramer, que padecía cáncer de mama, también se dio cuenta muy pronto del efecto positivo de la desintoxicación casera. No obstante, aún seguía teniendo la impresión de que no todo estaba en orden en su habitación e hizo que un radiestesista comprobara el sistema. La buena noticia: las radiaciones electromagnéticas se neutralizan. La menos buena noticia: el radiestesista detectó un fallo en la toma de tierra de la zona de dormitorio de Marina Kramer. ¿Y ahora adivina dónde? Exactamente a la altura de su pecho. Marina movió la cama, ahora puede dormir tranquila. Lo que nos lleva de vuelta al principio del libro.

Otra visita al dentista
La terapia de alta frecuencia y la desintoxicación eficaz me han estabilizado, me siento más fuerte y llena de energía. El hecho de que mi mandíbula todavía no esté del todo en orden puedo sentirlo claramente cuando, durante la recta final del proyecto del libro, ocurren cosas extrañas. Un mueble

alto de cocina de tres años, instalado profesionalmente en la pared de la cocina, se cae al suelo —el cartón prensado desmenuzado— dejando tras de sí una capa pegajosa de astillas de vidrio, miel y aceite. Una semana después, mientras trabajo en el manuscrito, de repente solo veo jeroglíficos, parece como si todo el texto se hubiera perdido. El pánico me paraliza. Jan mantiene los nervios, y juntos descubrimos que solo se ha estropeado Windows. ¡Ufff! Eso ha sido intenso. Mi mandíbula inferior derecha se agita de nuevo con tranquilas oleadas de dolor.

La coincidencia quiso que un buen amigo en ese mismo momento estuviera recibiendo tratamiento en el dentista donde André Kabat se hizo reparar la mandíbula. Como ahora tengo fama de experta entre mis amigos, Rudolf me envía sus conclusiones y su propuesta de tratamiento con una solicitud de evaluación. Sobre el tema de la dentadura postiza, me llama la atención una frase: «La terapia de rebaño y de campo de interferencia es básicamente incompatible con los implantes». Esto es lo que sé desde hace mucho tiempo: aunque a varios dentistas les habría encantado colocarme implantes en mi mandíbula, desde luego, no me habría gustado. En realidad, nunca quise poner un pie en una consulta en la que los campos de interferencia se repararan con un bisturí, pero la investigación para este libro me enseñó que nunca debes decir «nunca». Así que me pongo en contacto y pocos días después estoy dialogando con el médico y dentista Dr. Wilhelm Schüler.

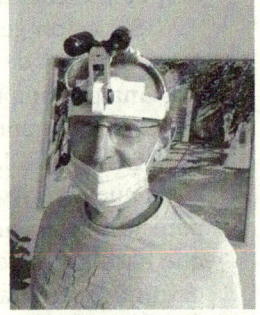

Fig. 93. Dr. Wilhelm Schüler, especializado en restauración de foco.

Mi amigo, operado hacía dos días, participa en la consulta con una mejilla hinchada y un ligero hematoma. Aunque en realidad debería estar en cama, parece bastante en forma y sonríe: «Aquí estoy en buenas manos». Hablo primero con el Dr. Schüler sobre el tema que me ocupa: los implantes. Se acuerda: tras una extensa restauración maxilar una clínica quería ponerme, incluido el fresado de los focos, ¡once! implantes en mis fangosos huesos. «Estoy en guerra con los implantes», explica el Dr. Schüler. Él ya no coloca ningún implante, ni titanio ni cerámica, ni siquiera en pacientes que tienen buena calidad ósea (y sin campos de interferencia) determinada por rayos X. Hace muchas décadas, cuando aún trabajaba con implantes dentales, hizo algunas observaciones preocupantes:

- Muertes inexplicables en un tercio de los pacientes, uno o dos años después de la intervención.
- Claras reacciones de salud en un tercio de los pacientes: enfermedades crónicas, aumento de la electrosensibilidad, enfermedades del corazón, trastornos circulatorios.

- Solo un tercio parecía tolerar los implantes desde el punto de vista de la salud general.

«Hace unos días, retiré este implante cerámico», me informa y me lo muestra. «Pero se considera que la cerámica se tolera bien», interrumpo. El Dr. Schüler me muestra la radiografía de una mandíbula. La paciente, por cierto, una colega, le había consultado por un aumento de peso inexplicable.

En el extremo inferior del implante, donde toca el seno maxilar, había un poco de hueso poroso, que probablemente procedía del diente muerto. Y se había formado un quiste en el seno maxilar por encima de este implante, se puede ver en la radiografía. Campos de interferencia como el legado de toxinas putrefactivas depositadas en la médula ósea, que el diente muerto había dejado en esta zona de la mandíbula antes de colocar el implante, no puede verse. En este caso, sin embargo, estas habían provocado la formación del quiste y los presuntos trastornos hormonales. Durante la operación se hizo evidente que, aunque el implante cerámico había cicatrizado perfectamente en el hueso, había un campo de interferencia en el hueso esponjoso de la mandíbula (el sistema esponjoso dentro del hueso) debajo del implante y en el lateral del mismo, la zona del hueso del paladar, en la que se pueden detectar las toxinas del diente muerto anterior y extraído hace mucho tiempo. Me alegro de haber podido extraer completamente el quiste del tamaño de una cereza a través del estrecho canal por encima del pequeño diente canino —era el quinto diente en la parte superior— sin que se rompiera.

Le hablo de mi encuentro con el «destornillador» que insertó cuatro implantes en una mandíbula pétrea y pudo verlos en la tomografía de volumen digital (TVP); no reconoció ningún campo de interferencia. La palabra TVP hace estremecerse al Dr. Schüler.

Una TVP es una radiografía y representa una exposición a la radiación nada desdeñable para el paciente. Después de realizar una TVP para diagnóstico de campo focal y de interferencia, me sentí como si me hubieran disparado durante días. A continuación, solo se utilizó la radiografía OPG para la operación de campo de interferencia. No tuve la impresión de que la TVP se mirara siquiera para el diagnóstico de las tensiones focales y de campo de interferencia, sino que solo se tomaba por razones legales (forenses). De todos modos, no se pueden visualizar los campos de interferencia con métodos de diagnóstico por imagen como la CBCT. La verdadera extensión de un campo de interferencia solo puede reconocerse con procedimientos de prueba de reflejo vegetativo, porque solo estos pueden detectar el estrés que el campo de interferencia envía al sistema

regulador y nervioso; o solo se revela durante la apertura quirúrgica y la limpieza de la mandíbula por, entre otras cosas, el hedor que expulsa el enjuague con
agua ozonizada de los rincones del hueso en los que las toxinas putrefactivas de
las bolsas periodontales, los dientes muertos, etc., han migrado a los espacios
óseos esponjosos de la médula ósea de la mandíbula. Las toxinas putrefactivas y
el estrés no pueden verse, solo pueden reconocerse indirectamente por los efectos que desencadenan en el organismo, principalmente con pruebas vegetativas
y, de forma limitada, a través de algunos valores sanguíneos inmunológicos.
Pero estos últimos tienen altas falsos negativos. El cirujano debe estar familiarizado con las pruebas vegetativas y tener muchos años de experiencia con estos
procedimientos, para que pueda comparar sus pruebas preoperatorias con los
hallazgos intraoperatorios, como la intensidad de los olores encontrados en la
médula ósea. Estos muchos años de formación con procedimientos vegetativos
de prueba y también el hecho de que al propio cirujano se le hayan limpiado
quirúrgicamente a fondo las zonas mandibulares de campos de interferencia y
depósitos de toxinas le permiten desarrollar la alta sensibilidad necesaria para
encontrar los campos de interferencia con precisión.

En los brillantes folletos de los dentistas holísticos, las CBCT se presentan como el método de diagnóstico definitivo. Sin embargo, según la
experiencia del Dr. Schüler, las radiografías solo proporcionan pistas vagas.
Él identifica literalmente los campos de interferencia con todos sus sentidos;
experimento durante la conversación lo fina que es su percepción; Rudolf,
mi amigo recién operado, está tan asombrado como yo. Golpeo con mi dedo
índice izquierdo en la pantalla de mi móvil para activar la cámara. «Acaba
de irradiar hacia el lado derecho de su maxilar inferior», comenta el Dr.
Schüler. En realidad, esta es mi zona más problemática, pero el Dr. Schüler
no lo sabía. Todavía no ha visto una radiografía y no conoce mi historial.
Me examina la cavidad bucal.

Como un perro rastreador de drogas, olfatea mi dentadura postiza.
«Estás haciendo enjuagues», palpa mi mandíbula con un dedo, presiona,
da golpecitos, a los que reaccionan sensiblemente dos dientes. Lo que a él
no le gusta nada es que tengo mucho metal en la boca. Yo sabía que eso no
era bueno, pero lo había ignorado porque quería deshacerme primero de los
campos de interferencia. ¿Y si el metal actúa como un campo de interferencia? ¿Qué dentadura recomienda el Dr. Schüler? Me muestra una dentadura
parcial sin metal y dice: «Yo mastico zanahorias con esto. ¿Tú?». Él abre la
boca un poco más y puedo ver algunos dientes en la mandíbula. «Acaba de
ir al laboratorio para mantenimiento». Introduce la pieza y murmura: «Aún
no está bien asentada, tendré que repasarla». Al Dr. Schüler le operaron de
la mandíbula hace años, y me sorprende lo relajado que se muestra ante

esta situación; aún puedo aprender algo de él. Para este médico y dentista la salud es realmente más importante que poder morder una manzana. Él ha vivido todo menos momentos relajados.

Como los médicos convencionales solo ven las enfermedades focales y de campo de interferencia como eventos inflamatorios agudos, y como los campos de interferencia en particular no son visibles en las imágenes en la mayoría de los casos, no existen para ellos. Muchos colegas que trabajan de forma convencional han hecho pasar un mal rato al Dr. Schüler a lo largo de sus 35 años de trabajo, y han presentado quejas ante el Colegio de Médicos: su consulta fue registrada y se tomaron muestras de sustancias sospechosas en el retrete. Después de que un perito diera fe de la sensibilidad del Dr. Schüler, un juez convirtió este hecho en «una actitud hostil y negativa hacia los métodos médicos convencionales», y, por este motivo, desestimó el caso del Dr. Schüler. El Dr. Schüler no ve con buenos ojos a los señores de la toga oscura. Acudió varias veces al Tribunal Constitucional Federal para hacer valer el derecho de los pacientes a la terapia de campo de interferencia y cayó de bruces.

Increíble si se tiene en cuenta a cuántos enfermos ha ayudado el Dr. Schüler a lo largo de sus 35 años de trabajo. «El Dr. Schüler me salvó la vida», dice Fabian Klempel, de Recklinghausen. «Yo estaba al borde de la sepsis». Hace dos años, su padre llevó de urgencia a este hombre de 37 años a la consulta porque ya no podía conducir él mismo. Cuando era estudiante, sufrió un accidente deportivo, dos dientes delanteros dañados que se intentaron conservar mediante resección del ápice radicular, pero, al final, hubo que extraerlos. Hace cinco años le colocaron dos implantes de titanio, tras lo cual la salud de Fabián fue cuesta abajo: procesos inflamatorios crónicos en su cuerpo y tuvo que seguir tomando antibióticos. Fabian se sentía agotado, cansado y ya no era capaz de rendir. Desarrolló lo que se conoce como periimplantitis. El lecho dental alrededor de los implantes se inflamó, se formó pus, los implantes se aflojaron y el cuerpo de Fabian quiso deshacerse de los intrusos. Fabian los había percibido como cuerpos extraños desde el principio, pues su mal aliento había cambiado. Sin embargo, su dentista no se había tomado en serio su preocupación. «Cuando el Dr. Schüler retiró los dos implantes, aquello parecía un desguace: dos tornillos oxidados», recuerda Fabian. Los implantes se habían oxidado en la mandíbula en ¡cinco años! «¡Van a durar toda la vida!», le había prometido su dentista cuando atornilló las piezas «Made in Germany».

El Dr. Schüler tuvo que extraer material óseo extraño del tejido gravemente inflamado. Se había extendido por el cuerpo y la inflamación crónica era una reacción típica a un cuerpo extraño. Durante la operación, la zona de la herida fue enjuagada intensamente con agua ozonizada para eliminar las toxinas almacenadas en la médula ósea de la mandíbula. El Dr. Schüler envió una muestra de tejido al laboratorio para su examen patológico. Se trataba de material extraño que se había curado purulentamente en el maxilar superior. Fabián tardó un año en recuperarse tras la reparación del campo de interferencia; ahora se siente en forma y disfruta de una vida activa. «No hay nadie que trabaje como el Dr. Schüler. Hace todo lo posible para que sus pacientes estén bien», dice Fabian. El Dr. Schüler concede gran importancia a los cuidados posteriores a una operación grave: los pacientes inhalan periódicamente peróxido de hidrógeno, reciben lavados de sangre con ozono, infusiones de nutrientes y medicación individualizada, incluido el incienso.

El Dr. Schüler rehabilita las mandíbulas, con dos ayudantes a su lado que son tan sensibles como él: un equipo de depuración perfectamente armonizado. «No pueden trabajar en ninguna otra consulta». Sin embargo, si las cosas siguen así con la vacunación contra el coronavirus, el dentista cree que los métodos de tratamiento naturistas corren un riesgo fundamental. Durante el tratamiento de un paciente que acababa de vacunarse contra el coronavirus, su veterana asistente parecía estar «completamente fuera de sí». El Dr. Schüler nunca había experimentado algo así con ella. Durante el tratamiento, él mismo sintió presión en el pecho, en la zona bronquial, y estrés, más concretamente, inquietud interior. El Dr. Schüler está familiarizado con esta inquietud interior desde de la exposición al mercurio de los pacientes de la época en que aún realizaba restauraciones con amalgama.

Ah, sí, el Dr. Schüler no cree en la alta frecuencia para los campos de interferencia dentales: «Los pacientes de campos de interferencia no toleran las terapias de corriente de estimulación y, a menudo, tampoco las terapias de frecuencia, porque esto les saca de la compensación límite y les lleva a la descompensación».

Aunque no puedo juzgar si esta valoración escéptica está justificada, el carrusel de pensamientos vuelve a girar: ¿cuál es la mejor solución para mí? Después de años de odiseas con los dentistas, me siento bien sabiendo en qué terapeuta puedo confiar en caso de que me decida por el bisturí, aunque la propia idea me vuelve a poner muy nerviosa, no me parece del todo bien. En este momento, una amiga me envía este mensaje:

Último mensaje
Suena a ciencia ficción, pero será posible, dentro de unos años, volver a hacer crecer tus propios dientes. Un grupo de investigación berlinés ha conseguido hacer crecer dientes a partir de células madre. «El recrecimiento de dientes se está convirtiendo en una realidad», afirma el profesor Jürgen Hescheler, investigador con células madre, en una entrevista concedida a la

revista en línea *Zahnärztliche Mitteilungen*.[390] Si el tratamiento se convierte en rutina, el coste por diente oscila entre 100 y 500 euros. Es barato comparado con los horrendos costes de los implantes, que, probablemente, no gustarán a muchos especialistas. La Dra. Jennifer Rosowski, que investiga dientes recrecidos en el Instituto de Biotecnología Médica de la Universidad Técnica de Berlín investiga los dientes recrecidos, habla de las ventajas frente a las prótesis dentales convencionales:

> Un diente natural está incrustado en el hueso maxilar con el llamado periodonto. Está formado, entre otras cosas, por un tejido resistente a la presión, que actúa como amortiguador y protege el hueso maxilar y el diente. Además, está irrigado con sangre y por él discurren numerosas vías nerviosas. Por tanto, está dotado de un sistema inmunitario y, a través del estímulo del dolor, también de un sistema de alerta precoz de estrés o infección. El diente regenerado tiene exactamente estas propiedades, es un órgano dental completo. Un implante convencional, por el contrario, se perfora en el hueso maxilar con un tornillo de titanio y no puede proporcionar activamente al portador ninguna retroalimentación. De hecho, también existen contraindicaciones para la inserción de tornillos.[391]

Los estudios llevan tiempo demostrando que los implantes pueden poner en peligro la salud. Entre otras cosas, pueden aumentar el riesgo de sufrir enfermedades cardíacas, enfermedades hepáticas y renales y causar o exacerbar enfermedades autoinmunes, que es exactamente lo que el delicado Dr. Schüler observó en sus pacientes hace mucho tiempo. Recuerdo a uno de mis dentistas, uno de los pocos que no me han hecho daño, el Dr. Christian Foitzik, de Darmstadt, que se dedicaba a la investigación sobre implantes y había conocido mis dientes desvencijados. Siempre dijo que los implantes no eran una buena idea para mí, y nunca lo olvidé.

A pesar de los riesgos conocidos, hoy en día los dentistas siguen utilizando implantes sin realizar pruebas de compatibilidad, es decir, no comprueban si el paciente tolera o no los materiales. El «destornillador» tampoco tuvo en cuenta mis preocupaciones y quiso hundir titanio en mi mandíbula, que ya tenía mucho metal. Por eso salté de su silla y sigo preguntándome cómo está la chica a la que le han «vuelto a poner» un implante varias veces. ¡Eso es daño corporal! Los pacientes que no lo saben se convierten en víctimas, tanto económica como físicamente. Los implantes se insertan en zonas infectadas o inflamadas de la mandíbula. Siempre me inquietaba cuando las personas me cuentan que un implante había «explotado» en su boca. La explicación es que el organismo ha rechazado este cuerpo extraño, una reacción inteligente que puede incluso salvar la vida. El galvanismo oral se produce tanto con los implantes metálicos (¡titanio!) como con la combinación de amalgama y otros materiales, y los provoca el nocivo efecto batería. Nuestro cuerpo depende de las señales eléctricas, una señal eléctrica extraña es una irritación constante y puede alterar muchos procesos importantes, es decir, enfermarnos.[390]

Para mí, una cosa es segura: el metal tiene que estar fuera de mi boca, y la dentadura 100 % libre de metal. Y mientras sigo pensando si, después de todo, el sensible Dr. Schüler debería abrirme la mandíbula y fresármela, Marina viene a visitarme, mi hermana de corazón y de mente, y aunque nos conocemos desde hace poco tiempo, hay una profunda conexión espiritual. Ella sabe lo difícil que, a veces, es tomar la decisión correcta. Repasamos mi historial dental de nuevo en paz y llegamos a la conclusión que el metal de mi boca podría ser ahora el principal campo de interferencia, porque me he sentido mucho mejor desde la desintoxicación. Hacemos la prueba kinesiológica: si acerco una cuchara de metal a un diente, mi brazo se debilita, con una cuchara de plástico o de bambú se mantiene fuerte. Quizá el Dr. Schüler haya notado este efecto de antena cuando toqué mi teléfono móvil con mi dedo índice. Que el metal de mi cuerpo actúe como una especie de antena para microondas y otros campos electromagnéticos es un pensamiento extremadamente preocupante en un momento en que el 5G se está intensificando sin descanso. Ahora quiero saber exactamente y pedirle al médico alternativo André Kabat que me haga una foto infrarroja de mi

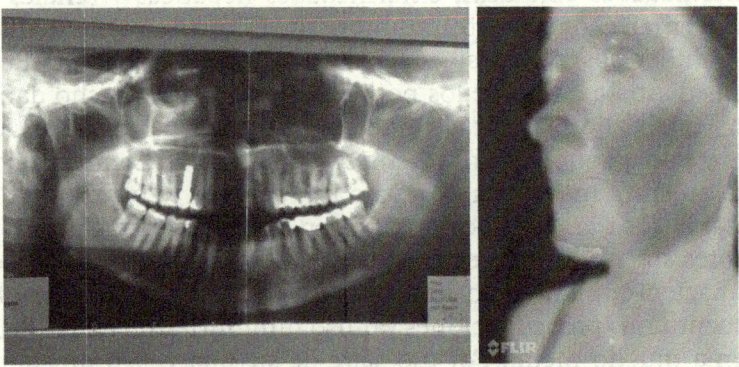

Fig. 94. Quiste sobre implante cerámico.
Fig. 95. Imagen infrarroja Vera Wagner. En la imagen infrarroja
no se aprecian elevaciones térmicas ¡visible!

mandíbula. Y he aquí que no hay calentamiento, no hay indicios de procesos inflamatorios agudos en mi mandíbula.

Una técnica de diagnóstico impresionante y mucho más informativa que el «método de diagnóstico definitivo» de la tomografía de volumen digital (TVP), que expone a los pacientes a la radiación y supone una carga para el bolsillo. Por fin tengo un plan: prótesis nuevas y biocompatibles. Lo que no había considerado era el hecho de que la imagen infrarroja muestra los procesos agudos, pero, obviamente, no todos los focos silenciosos. Por este motivo, el Dr. Schüler combina diferentes métodos a la hora de diagnosticar, especialmente su percepción entrenada. Lo ha adivinado: aún no hay final feliz. Pero quizá, dentro de unos años, pueda ver crecer de nuevo mis propios dientes, lo que por fin sería un motivo de celebración. Comentario del Dr. Schüler sobre el tema del crecimiento de los dientes: «Pero, ¿quién quiere eso? Entonces los problemas volverán a empezar».

Anexo 3
«¡Todo el mundo es bienvenido!». Entrevista con un médico de cabecera cerca de Fráncfort

Se persigue implacablemente la división y el *apartheid* de la vacunación. El 11 de noviembre de 2021, la Asociación de Médicos del Seguro de Enfermedad Obligatorio de Baden-Württemberg (KV) propuso a sus miembros establecer un horario de consulta para los pacientes vacunados de 8 a 18 horas, para los no vacunados de 7.00 a las 7.10 horas, es decir, 10 minutos al día para un tercio de la población. ¡Burla! Cinco días después, la KV escribió: «Esta carta ha causado irritación y duras reacciones, sobre todo casi exclusivamente en el sector no médico, incluso hasta el punto de múltiples amenazas y llamamientos a la violencia física contra nosotros...». La KV remachó que no estaba permitido supeditar el tratamiento a la condición de 3G/2G.* [392]

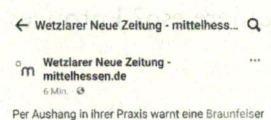

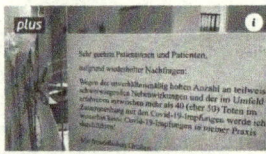

Fig. 96. Supuestas 50 muertes en el barrio: el médico de cabecera advierte contra la vacunación.

No obstante, cada vez es más difícil que las personas no vacunadas reciban tratamiento o atención médica. Pero también hay cada vez más médicos que dan ejemplo: una médica de Braunfels, en el centro de Hesse, ha colocado un cartel en su consulta en el que advierte contra la vacunación contra el coronavirus,[393] hecho calificado como «difusión de noticias falsas» por el periódico *Wetzlarer Zeitung*.

El médico de cabecera Dr. Georg Schacht (nombre ficticio) escribe en su página web:

> ¡Todo el mundo es bienvenido! No participamos en la división de la sociedad y, por tanto, no hacemos distinciones entre vacunados y no vacunados. Con nosotros, no necesitas ninguna vacuna (no importa cuáles), no tienes que aceptar tratamientos que no quieras y no tienes que creer en nada que no quieras... No nos importa de dónde vengas, porque aquí eres bienvenido. Todos.

---

* Ver página 136.

Pregunta: Dr. Schacht, publicar esta información en la web de su consulta es una medida audaz, y es probable que no solo la gente esté de acuerdo con usted.

Respuesta: Sí, desgraciadamente es cierto. También he tenido problemas porque mi página web fue denunciada al Colegio de Médicos de Hesse. Allí, aparentemente, había una señora que es completamente desconocida para mí y que se molesta por el hecho de que no recomiendo las vacunas para la mediana edad y jóvenes sin reservas. Hasta ahora no hay resultados, pero sigo esperando una respuesta del departamento jurídico de la asociación médica estatal...

P.: ¿Es este anuncio anónimo la razón por la que solo nos concede esta entrevista si no se menciona su nombre real?

R.: La presión sobre los médicos que expresan una opinión que difiere de la opinión oficial se ha vuelto, desgraciadamente, muy grande. Si yo quiero seguir estando ahí para mis pacientes, no sirve de nada si no se me permita seguir trabajando por el motivo que sea. Aparte de eso, también me gano la vida con la consulta...

P.: El hecho de que un médico que nada contracorriente sea denunciado anónimamente demuestra una vez más que nuestro Estado democrático de derecho está ahora gravemente viciado...

R.: Estoy de acuerdo. Desgraciadamente, me he desilusionado completamente a este respecto. Evidentemente, la voluntad de desacreditar a conciudadanos con características u opiniones en cierto modo diferentes es muy grande. Probablemente se trata de una especie de síndrome de Estocolmo, en el que, cuando te conviertes en víctima de una situación, te unes internamente a ella y a los responsables de la misma para ser uno de los vencedores; esto es generalmente humano, pero muy lamentable. Sin embargo, no hay otra forma de explicar este cambio de carácter.

P.: Trabajar en el campo de la medicina sin estar vacunado parece ahora casi imposible. Tiene un colega que no está vacunado y trabaja en una consulta colectiva, ¿sigue teniendo su trabajo?

R.: No, tenía un contrato de trabajo temporal, que luego no se prorrogó porque ya no encajaba en el equipo. En vista de la escasez de personal, podría haber supuesto que el contrato se le prorrogaría, sobre todo porque, obviamente, era muy popular entre los pacientes.

P.: Nos dirigimos a toda velocidad hacia la vacunación obligatoria, lo que invalidaría la Declaración de Helsinki (Declaración de Principios Éticos para las Investigaciones Médicas en Seres Humanos, incluidas las investigaciones en las que se utilicen materiales y datos humanos identificables), que establece que la participación en un experimento médico solo puede tener lugar de forma voluntaria.

R.: De hecho, ya tenemos vacunación obligatoria, porque la normativa hessiana 3G-plus, una persona no vacunada muy raramente puede comprar el acceso a un evento por mucho dinero. También hay que vacunarse si se estudia, etc. Personalmente, estoy en contra de cualquier coacción en medicina. Semejante traición a la ética médica me resulta totalmente incomprensible, sobre todo teniendo en cuenta nuestra historia.

P.: En el otoño de 2021, muchos médicos difundieron la narrativa de la «pandemia de los no vacunados». Supuestamente, los no vacunados están bloqueando las camas de hospital. En otras palabras: los no vacunados tienen a los vacunados en su conciencia. Una enfermera le dijo a un familiar de un paciente que a los médicos les pagaban por tales declaraciones. ¿Se imagina que esto sea así?

R.: No creo que a mis colegas les paguen por esas declaraciones, pero, por supuesto, tendrían problemas con la dirección médica o la dirección y pondrían en peligro sus puestos de trabajo. En este sentido, se trata prácticamente de otra forma de chantaje.

P.: Un conocido que trabaja en el sector de la asistencia me contó que las residencias de ancianos reciben primas por las vacunaciones contra el coronavirus. Eso, por sí solo, podría —y ahora exagero deliberadamente— ser un incentivo para «vacunar de nuevo» hasta que ya no haga falta un médico, solo un enterrador.

R.: No creo que las residencias de ancianos se beneficien económicamente de ninguna manera de «vacunar de nuevo». En vista del número realmente alto de muertes en residencias de ancianos, que yo he conocido, estas residencias tienen un interés comprensible en no poner en peligro innecesariamente a sus residentes. Del mismo modo que es un error asumir que la vacunación siempre aporta beneficios, independientemente del grupo de pacientes y del riesgo, también es erróneo suponer que la vacunación solo hace daño. No obstante, sería deseable una vacuna más adecuada para los grupos de pacientes realmente vulnerables con una tasa de mortalidad mucho menor, y, por fin, dejar de exigir que se vacune a grupos de pacientes que no lo necesitan.

P.: Muestra sus cartas y escribe críticamente en su blog sobre la vacunación y sus efectos secundarios. En su opinión, ¿cuál es el mayor problema?

R.: La confianza totalmente infundada y exagerada de la mayoría de la población en nuestros medios de comunicación. Todo lo que se cuenta allí se cree incondicionalmente, y las opiniones discrepantes, por supuesto, solo pueden ser «erróneas», «conspiranoicas» o «de extrema derecha». Si la gente estuviera más abierta a declaraciones alternativas, o si, en algún momento, se dijera claramente que no existe la verdad en medicina, ayudaría mucho.

P.: ¿Qué daños vacunales ha observado en sus pacientes?

R.: Varios, la mayoría leves, pero, desgraciadamente, accidentes cerebrovasculares. Un trastorno nervioso con daños presumiblemente permanentes y una muerte sospechosa.

P.: La gran presión ejercida sobre la gente tiene consecuencias fatales. ¿Qué puede decir del estado mental de los pacientes de su consulta que se niegan a vacunarse?

R.: La gente está totalmente desesperada y, a menudo, ya no sabe qué hacer. Algunos intentan encontrar soluciones ilegales. Por desgracia, no puedo ayudarles, porque me expondría a ser procesado y perdería mi trabajo. Solo puedo escuchar a mis pacientes y decirles que no están locos, sino que son muy sensatos. Puedo aconsejarles que esperen vacunas mejores, o que la mayoría de la población se dé cuenta de ello. O, como último recurso, vacunarse, aunque me resulte muy difícil con los más jóvenes. Pero si no lo hago yo, lo hará otro, y, al menos, lo hago con empatía.

Muchas gracias por la entrevista, Dr. Schacht.

Anexo 4
Críticas a la vacunación: «¡política y médicamente incorrectas!», por el Dr. Johann Georg Schnitzer

La gripe y los resfriados son enfermedades en las que intervienen virus. Afectan a algunas personas con frecuencia, pero a otras nunca o solo raramente; los virus existen, lo cual sigue siendo controvertido... Algunos enferman gravemente, sufren durante semanas y se recuperan lentamente. Otros superan la enfermedad aguda en una sola noche con fiebre y sudoración profusa. Los síntomas de las oleadas de gripe son tan variados como grande es la mutabilidad de la gripe (virus). A veces se trata de una «gripe estomacal» con una miserable sensación de debilidad y diarrea, otras veces duele todo el cuerpo «hasta la punta del pelo». La gripe y los resfriados pueden manifestarse como catarro, dolor de garganta, inflamación de las amígdalas o tos, y, a veces, se convierten en neumonía.

Las vacunas y la medicación contra la gripe son problemáticas por la rapidez con que cambian los virus (?) y por los «efectos secundarios», a veces preocupantes. No tiene mucho sentido intentar combatir un «virus de la gripe» con la vacuna del año pasado. Incluso las vacunas actuales necesitan tiempo de desarrollo. Para cuando están disponibles, el «virus» ya habrá vuelto a cambiar. También existe la sospecha fundada de que las vacunas contra la gripe pueden tener un efecto nocivo y agravante. Los tratamientos con antipiréticos y antiinflamatorios, antibióticos o antihistamínicos son de poca utilidad y pueden causar efectos secundarios y daños consecuentes inesperados. Entonces, ¿qué se puede hacer para protegerse? ¿Y si la enfermedad ya está en pleno desarrollo? ¿Cómo se pueden evitar los daños derivados? Todas estas preguntas se discuten a continuación

¿Infección, contagio? ¿Existen siquiera los virus?
Cualquiera que haya contraído el «virus de la gripe» no tiene por qué desarrollar la gripe. Si su sistema de defensa está en forma, los intrusos son destruidos antes de que puedan multiplicarse. Solo cuando el sistema de defensa es demasiado débil y el organismo proporciona además un caldo de cultivo adecuado para la multiplicación de los «virus», estos pueden multiplicarse en masa y provocar enfermedades.

¿Se trata acaso de secuencias genéticas procedentes de aves de corral o carne de cerdo consumidas que penetran en las células humanas, las alteran y las utilizan para su propia reproducción? ¿O son solo los ácidos hialurónicos específicos de cada especie procedentes de los animales consumidos (ácidos hialurónicos: material de construcción del tejido conjuntivo) los que provocan las reacciones de defensa del sistema inmunitario? A favor de esto último está el hecho de que, durante el curso de la gripe, que no se ve alterada por intervenciones iatrogénicas (médicas) tóxicas, hay una abundante producción de hialuronidasa en el tejido conjuntivo, que licua el tejido rico en azufre, blando y «esponjoso», y hace que se excrete por casi todos los orificios corporales. Después, una vez pasada la gripe, el tejido conjuntivo tiene una textura más firme y tensa.

El hecho de que los animales incorporen los ácidos hialurónicos al tejido conjuntivo humano también se desprende de la observación de que en las personas (sobre todo los deportistas, que someten a sus tejidos a una mayor tensión) que comen carne de cerdo son considerablemente más propensas a sufrir roturas de ligamentos y tendones. Esto se debe a que el tejido conjuntivo de los cerdos es muy similar al tejido humano, solo que más blando (más rico en azufre). Pero incluso el «ciudadano normal» también sufre una hernia más fácilmente debido a que el tejido conjuntivo es débil, por ejemplo. La instalación es —dependiendo de la parte del cuerpo del cerdo que se consuma— tan específica que las personas a las que les gusta comer cabeza de cerdo tienen más probabilidades de tenerla en la cabeza, el cuello y la nuca, mientras que los amantes del tocino de panceta de cerdo son más propensos a incorporar parte de lo que comen en la región abdominal. En realidad, sin embargo, no es tan importante qué es lo que desencadena la enfermedad transmisible. «*Le germe n'est rien, le terrain est tout*» (El germen no es nada, el caldo de cultivo lo es todo), un postulado del investigador, médico y fisiólogo francés Claude Bernard (1813-1878) que sigue siendo válido hoy en día, y cuya importancia aún no se reconoce plenamente. Significa que **una infección solo puede iniciarse en un organismo que ofrezca el caldo de cultivo adecuado para ello** (incluido el funcionamiento inadecuado de las grandes defensas y del sistema inmunitario en su conjunto). Esto es especialmente cierto en el caso de infecciones banales como la gripe y los resfriados.

Epidemia de gripe en el invierno de 1917-1918, millones de muertes. ¡Pero no en Dinamarca!

La importancia del terreno (caldo de cultivo) para la resistencia quedó demostrada de forma especialmente impresionante durante la gran epidemia de gripe de 1917-1918. Debido al bloqueo británico, los alimentos empezaron a escasear tanto en Alemania como en Dinamarca. Los dos países intentaron diferentes estrategias para asegurar el suministro de alimentos a la población. En Dinamarca, el médico Dr. Mikkel Hindhede aconsejó utilizar para el consumo humano el grano y las patatas que antes se utilizaban como pienso para cerdos. La población porcina se redujo a una quinta parte. Como resultado, la tasa de mortalidad de la población descendió un 17 % (!). La población danesa de la época era de unos 3 millones de personas. En este año de la epidemia mundial de gripe, que provocó un aumento de la mortalidad y que costó la vida a 30 millones de personas, en Dinamarca murieron 6.300 personas menos que en 1913, el año en que se había dado la menor mortalidad en Dinamarca.

Típicamente, esta experiencia masivamente positiva no fue seguida ni por la «ciencia» ni por la «política sanitaria» han sacado conclusiones de esta, hasta hoy. En su lugar, la industria farmacéutica desarrolló la «vacuna contra la gripe», un esfuerzo bastante desesperado para la población en vista de la mutabilidad de los virus, que además tiene unos preocupantes «efectos secundarios».

En Alemania, durante el bloqueo de 1917-1918, se favoreció la carne de cerdo y se sustituyeron las patatas, que no estaban disponibles para el consumo humano por utilizarse como alimento para cerdos, por remolachas. Su contenido en azúcar provoca una reducción del valor nutritivo cuando se cocinan, debido a la reacción de Maillard con componentes esenciales de las proteínas, como la lisina, de modo que la falta de componentes proteicos importantes puede debilitar el organismo, lo que no ocurre con las patatas, que no contienen azúcar. Frédéric Stahl señala esta conexión en su libro *Die Erde hat Eiweiss für alle* (La tierra tiene proteínas para todos). Hoy sabemos también que el virus de la gripe se acumula en exceso en los cerdos (y en las aves de corral) y que en el cerdo actúa como un «crisol vírico» porque tiene receptores en las células de sus vías respiratorias tanto para los virus de la gripe aviar como para los virus que causan la gripe en humanos. En caso de infección simultánea con ambos tipos de virus, es solo cuestión de tiempo hasta que intercambien su material genético y muten en «virus asesinos». La población alemana consumió así el «caldo de cultivo de cerdo» junto con el particularmente peligroso virus de la gripe. Al mismo tiempo, sus defensas estaban debilitadas por la malnutrición y además debilitadas por las medidas de vacunación. Millones enfermaron y, alrededor de 300.000 alemanes (¡la mayoría de ellos vacunados!), murieron a causa de esta epidemia de gripe, que causó cerca de 30 millones de muertos en todo el mundo.

¡Puede volver a ocurrir!

En noviembre de 1999, los expertos advirtieron de una nueva y agresiva epidemia de gripe. Debido al tráfico aéreo actual, se temía una rápida propagación por todo el mundo. Los virus de la gripe que antes solo afectaban a las aves de corral habían mutado de tal manera que también estaban infectando a los humanos. Una de cada tres personas infectadas murió a consecuencia de ello. En octubre de 2005 se produjo una nueva epidemia de gripe aviar, cuya propagación desde el sudeste asiático —según afirman a través de las aves migratorias— fue imparable, a pesar del sacrificio de millones de pollos, patos y otras aves de corral e imponiendo un «toque de queda» a todas las aves de corral. Después de solo 3 semanas, también se detectaron los primeros casos en Turquía, con el virus H5N1, que, supuestamente, también es peligroso para los humanos. Las autoridades se alarmaron y recomendaron amplias medidas de protección. Sin embargo, es difícil saber hasta qué punto era el peligro real y hasta qué punto se trataba de una campaña de relaciones públicas para promover la venta de medicamentos y las campañas de vacunación, especialmente lucrativas para la medicina y la industria farmacéutica. En cualquier caso, es poco probable que las aves migratorias infectadas con el supuestamente peligroso virus puedan seguir volando miles de kilómetros para propagar el virus por todo el mundo.

Los cerdos no necesitan volar para propagar el «virus de la gripe porcina» porque una parte de la humanidad se los come y así inmediatamente se ingiere el caldo de cultivo adecuado para su propagación masiva. Será interesante observar si, en caso de «pandemia de gripe porcina», esa parte de la humanidad que no comen cerdo por razones religiosas e higiénicas sufrirán significativamente menos de «gripe porcina».

¡El «terreno» (el caldo de cultivo) también es un factor clave en otras infecciones!

Esta constatación también es válida para muchas otras infecciones. Así que el investigador, médico e higienista Max von Pettenkofer (1818-1901) bebió un caldo de bacterias vivas del **cólera** en un heroico autoexperimento, sin contraer el cólera (no se recomienda imitarlo, ¡el experimento también puede acabar fatal!). Médicos y enfermeras que atienden a enfermos de **lepra** casi nunca contraen la lepra. Sin embargo, las úlceras de la lepra se curan rápidamente, a veces en solo 10 semanas, si se cambia la dieta de los pacientes, como yo mismo experimenté en un estudio sobre la lepra realizado en Sri Lanka de 1985 a 1987 (puede encontrar el estudio en mi sitio web www.dr-schnitzer.de).

Estas conclusiones no fueron asumidas por las organizaciones de ayuda a la lepra —a pesar de mis sugerencias en este sentido—, una de las cuales, incluso, se negó agresivamente a hacerlo. En su lugar, se siguen distribuyendo píldoras contra la lepra a los desafortunados pacientes, una por día y paciente (la facturación anual en Etiopía, por ejemplo, es de 1,5 millones euros), a pesar de que en algunos casos no se han detectado bacilos de la lepra en el organismo durante 10 años. Al mismo tiempo, siguen apareciendo nuevas úlceras incluso en pacientes de lepra libres de bacilos, y las mutilaciones continúan. Un simple cambio en la dieta podría poner fin a esta situación, como ha demostrado el estudio.

Poliomielitis

El médico estadounidense Dr. Benjamin Sandler sospechaba, basándose en ciertas observaciones, que la brusca bajada de los niveles de azúcar en la sangre provocada por el consumo de azúcar tras una subida inicial de los niveles de azúcar crea una disposición para atacar la infección de poliomielitis. Ya en 1944 había sugerido a las autoridades sanitarias que recomendar una dieta protectora sin azúcar durante la epidemia. Sin embargo, nada ocurrió. En 1948, durante una gran epidemia de poliomielitis en EE. UU., se presentó la oportunidad de realizar un ensayo. En aquel momento vivía en Asheville (Carolina del Norte). Esta vez habló con los editores de los periódicos, quienes, posteriormente, publicaron sus sugerencias nutricionales para una dieta protectora sin azúcar. **El consumo de helados y «refrescos» dulces se redujo drásticamente. El efecto protector sobre la población se hizo realidad en 24 horas.** Se produjo un fuerte descenso de nuevos casos, totalmente atípico para una epidemia de este tipo y nunca antes observado (unos 3000 casos menos de los que cabría esperar en un caso típico, en una población de 55.000 habitantes). Pero las recomendaciones del Dr. Sandler no fueron adoptadas por las autoridades sanitarias a pesar de estas pruebas convincentes de su gran eficacia. En su lugar, la «vacunación oral» se propagó por todo el mundo, una típica «política sanitaria» que dejó a la población desinformada, evitando así la inminente pérdida de ventas por el lado del azúcar y, además, reportó a los fabricantes del suero de vacunación enormes ventas en todo el mundo.

Gripe aviar

La situación fue muy similar en 2005 con la gripe aviar: aunque la vacuna aún no estaba disponible, pero se recomendaba la vacunación con la antigripal «hasta agotar existencias». Paralelamente a la campaña de relaciones públicas (¿miedo?) de la gripe aviar a través de los medios de comunicación, la producción del medicamento antiviral Tamiflu funcionaba a toda máquina. Los fabricantes esperaban un gran negocio, con buenas perspectivas, ya que países enteros se abastecían de este medicamento por millones. Esto no se hacía señalando las medidas de protección naturales, no farmacológicas, y las contraindicaciones y posibles efectos secundarios de este medicamento, ya que esto favorecía menos las expectativas de venta.

Para el Tamiflu (75 mg, cápsulas duras), conocerá lo siguiente sobre sus efectos secundarios:

Contraindicaciones. Precaución en caso de problemas respiratorios crónicos y asma. Precaución en caso de enfermedades cardiovasculares. Precaución en niños menores de doce años de edad. Precaución en caso de disfunción renal. Precaución en pacientes con un sistema inmunitario débil. Precaución en pacientes con mal estado general de salud.

Embarazo y lactancia. El medicamento no debe utilizarse durante el embarazo y la lactancia, a menos que su médico lo considere absolutamente necesario.

Efectos secundarios. A continuación, se enumeran los efectos secundarios conocidos más importantes. Pueden aparecer o no, ya que cada persona reacciona de forma diferente a la medicación. A veces hay reacciones alérgicas a la medicación. Si experimenta signos de una reacción alérgica, informe inmediatamente a su médico o farmacéutico. En la lista: náuseas, vómitos (ocasionalmente), dolor abdominal (ocasionalmente).

Extraño: ¿no son estos exactamente los síntomas de la «gripe estomacal» contra los que se supone que protege el medicamento?

Sin embargo, la campaña de vacunación y alarmismo contra la gripe porcina en 2009 es el «pájaro más grande» por el momento: un negocio de muchos miles de millones de euros. Se difundió tan densamente por todos los canales de relaciones públicas, médicos, farmacéuticos y políticos que hasta la persona más tonta debería darse cuenta de que se estaba acorralando a la gente para vacunarla (como ovejas para el esquilado) porque la vacunación es tan lucrativa para el sistema de enfermedades imperante como los numerosos efectos secundarios y las consecuencias a largo plazo que se pueden esperar después. La cantidad de tiempo de radio y televisión dedicado a las relaciones públicas de la gripe porcina, los artículos de relaciones públicas en los medios impresos y las campañas en Internet superan con creces la cantidad de esfuerzo dedicado a las últimas elecciones presidenciales estadounidenses. Solo aquellos que esperan obtener grandes ingresos y poder de ello harán tal esfuerzo. Y he aquí que:

Descubierta la corrupción de destacados virólogos. Poznan: un holandés está en el punto de mira de los investigadores en torno a un cada vez más probable escándalo de corrupción y fraude de proporciones sin precedentes. El hombre se llama A. O. y es profesor de virología en el Hospital Universitario Erasmus de Rotterdam. Dirige un grupo de virólogos de renombre que, recientemente, hicieron socialmente aceptables en Europa el SARS, la gripe aviar, la gripe de las focas y la gripe porcina. El Gobierno neerlandés había nombrado una comisión de investigación debido a las numerosas incoherencias en relación con la nueva gripe. Las cuentas de A. O. contenían «grandes» sumas de dinero que habían sido pagadas a él personalmente por fabricantes de vacunas contra la gripe A/H1N1 y A/H5N1. Por lo tanto, la gripe porcina y la gripe aviar podrían ser, como ya se rumorea, puras invenciones de una red criminal de empresas farmacéuticas y científicos sin escrúpulos, ya que el grupo de A. O. también forma parte de los comités más importantes de la OMS...

El hecho es que muchas personas sigan sin reconocer los intereses que hay detrás de todo esto, porque ni siquiera se plantean la pregunta «*Cui bono?*» («¿A quién beneficia?»). Esto se debe, posiblemente, a una enfermedad de la civilización que ahora se extiende cada vez más rápido: la insuficiencia cerebral, cuyo estadio final es la demencia (demencia, degeneración cerebral debida al alzhéimer)...

Cómo protegerse mejor

Hay algunas medidas sencillas que puede tomar para protegerse contra la gripe y los resfriados, incluso contra pandemias graves, como ha demostrado el ejemplo de Dinamarca. Refuerzan las defensas del organismo y garantizan que los «virus» invasores no encuentren un caldo de cultivo adecuado para multiplicarse. Lo más importante es una dieta natural, que por un lado contenga todo lo que el organismo necesita para mantenerse sano y, por otro, evite los alimentos desnaturalizados y «extraños», los cuales debilitan las defensas del organismo y proporcionan un caldo de cultivo adecuado para la multiplicación de gérmenes en el organismo. Además, existen «medidas de entrenamiento» adecuadas para el sistema de defensa y regulación de la temperatura y para evitar la «acumulación de calor» en el organismo.

Alimentación natural, no adulterada y adecuada a la especie

La medida de autoprotección más importante contra la gripe y los resfriados (y muchas otras enfermedades) es una alimentación natural que corresponda al programa metabólico genético del ser humano. Esto garantiza un sistema de defensa intacto contra las infecciones y no crea en el organismo un caldo de cultivo en el que puedan multiplicarse los virus y bacterias invasores. **Como demuestra la anatomía dental comparada del Dr. Richard Lehne, los humanos son frugívoros** (frugívoros en el sentido de semillas, tubérculos, brotes tiernos de hoja y frutos). Una dieta correspondiente de cereales, legumbres, tubérculos (como ensaladas, ¡no cocinados!), ensaladas de hoja, frutos secos y fruta garantiza su rendimiento, salud y capacidad reproductiva a largo plazo (capacidad de tener hijos sanos y bien formados). Un requisito importante para ello es que estos alimentos se consuman predominantemente en el estado natural y vivo. El tratamiento térmico, la extracción, la pasteurización, la esterilización, las temperaturas ultraelevadas, el tostado, el asado a la parrilla, la cocción y la oxidación (por ejemplo, mediante el almacenamiento de harinas y grañones integrales en lugar de utilizarlos frescos) destruyen los valores de conservación de la salud de estos alimentos. Encontrará una guía práctica para seguir una dieta sana en mi libro *Schnitzer-Intensivkost, Schnitzer-Normalkost* (Dieta intensiva de Schnitzer, dieta normal de Schnitzer).

Esencialmente, los siguientes alimentos y preparados deben evitarse
- **Hidratos de carbono aislados.** Almidones, harinas extraídas, azúcar industrial y todos los alimentos, platos y bebidas elaborados y preparados con ellos.
- **Otros alimentos parciales.** Productos parcialmente refinados y extraídos de alimentos originales.
- **Productos alimenticios de origen animal.** No corresponden a la programación genética de los seres humanos y, por tanto, pueden tener diversos efectos adversos: carne, embutidos, aves, pescado, marisco (mejillones, etc.), huevos, leche y productos lácteos (queso, *quark*, etc.).
- **Oxidación.** Por ejemplo, por el almacenamiento de harina integral en lugar de procesarla fresca directamente después de molida.
- **Desnaturalización por calor.** Mediante cocción, vapor, asado, esterilización, pasteurización, calentamiento ultraalto, microondas. Excepciones que no son perjudiciales para la salud: cocinar patatas al vapor y hornear pan y bollería integrales.
- **Alimentos modificados genéticamente.** Las intervenciones modificadoras suelen llevarse a cabo por motivos distintos de la salud; sus efectos sobre la salud, especialmente los efectos a largo plazo durante más de una generación, no se han investigado en absoluto.

Cualquiera que ahora diga «no se puede comer nada de nada» al mismo tiempo ha certificado que los hábitos alimentarios que les hacen considerablemente más susceptibles a infecciones de todo tipo y, además, un riesgo considerable de contraer una de las enfermedades crónicas de la civilización. El hecho de que una dieta sana sea muy variada, sabrosa y apetitosa se muestra en mi libro anteriormente mencionado: *Schnitzer-Intensivkost, Schnitzer-Normalkost* (Dieta intensiva de Schnitzer, dieta normal de Schnitzer).

Otros consejos útiles para una buena resistencia
* Regule la temperatura de entrenamiento (después de la ducha matutina una breve ducha fría).
* Evite la acumulación de calor en el cuerpo (si se está demasiado abrigado en habitaciones demasiado cálidas o se tapa demasiado al dormir, tiene más posibilidades de resfriarse).
* La «trampa del frío» del sistema de aire acondicionado, especialmente peligrosa si se pone el aire acondicionado lo más frío posible en un coche sobrecalentado, también en edificios.
* Después de un esfuerzo físico y de sudar: ¡dúchese y cámbiese inmediatamente!
* Evite las «corrientes de aire» producidas cuando las ventanas o puertas están abiertas en distintos lados de una habitación y el viento del exterior sopla el aire a través de la habitación en una dirección. Curiosamente, en aire libre el mismo viento del exterior tiene mucho menos efecto perjudicial.
* Duerma lo suficiente (si duerme menos de 7 horas por noche, merma la capacidad de defensa del sistema inmunitario).
* Beba mucha agua.

Qué medidas deben evitarse

Para evitar posibles daños graves, debe evitar algunas de las medidas que suelen aplicarse y recomendarse porque se ha prestado muy poca o ninguna atención a los riesgos derivados y a los posibles daños permanentes. Si no puede arreglárselas por si mismo, debería consultar a un biomédico o terapeuta y discutir también este aspecto.

* **Remedios alopáticos (comunes) para el dolor de cabeza.** Algunos de ellos también contienen sustancias antiinflamatorias y suprimen o dificultan las defensas del propio organismo. Esta puede provocar una prolongación considerable del curso de la enfermedad y, posiblemente, también daños tardíos. Existen remedios homeopáticos combinados para los dolores de cabeza, que conducen a una eliminación biológica de las sustancias causantes del dolor y, por tanto, no están asociados a estos riesgos.
* **Antipiréticos y antiinflamatorios alopáticos.** Representan una intervención peligrosa en el sistema de defensa del organismo. Las consecuencias pueden ser un curso prolongado y lento de la enfermedad, una larga convalecencia (tiempo de recuperación), daños fundamentales en el sistema de defensa (inmunodeficiencia,) y graves, a veces incurables enfermedades crónicas, por ejemplo,

diabetes de tipo I, leucemia, cáncer, posiblemente también la aparición de una infección por VIH/sida (Virus de la Inmunodeficiencia Humana; sida: Síndrome de Inmunodeficiencia Adquirida). No se puede descartar, sino más bien probar, que la aparición de una infección por VIH a través de ese daño previo a las defensas del organismo causado por medicamentos, pero también por drogas o alcohol y una dieta desnaturalizada, o incluso que fuera posible en primer lugar, es decir, el sistema inmunológico se debilita de esta manera que se crea así la debilidad de las defensas y entonces el virus puede colonizar (según experiencias comparables de Claude Bernard y Benjamin Sandler). Como la defensa se paraliza de repente, los virus pueden ahora penetrar en el interior de las células y multiplicarse con el material genético de estas. Si esto ocurre, por ejemplo, con las células B productoras de insulina del páncreas y el virus se adhiere a la «plantilla de copia» de la molécula de insulina, esto puede provocar que, a partir de entonces, se adhiera otro virus a cada molécula de insulina producida. El sistema de defensa reconoce que las células B están produciendo algo nocivo, las ataca y las destruye. La capacidad de producir insulina es cada vez menor; se desarrolla la diabetes de tipo I. Los científicos lo describen entonces como una «enfermedad autoinmune» o «enfermedad autoagresiva», pero sin investigación sobre cómo puede producirse. La esclerosis múltiple y la diabetes tipo I se catalogan como enfermedades autoinmunes sin investigar cómo se desarrollan. Ambas pueden detenerse con una dieta viva y natural y medidas biomédicas adecuadas, e incluso pueden curarse con una intervención temprana.

- **Aerosoles nasales, antihistamínicos.** Están destinados a reducir la hinchazón de las mucosas nasales inflamadas. Sin embargo, se ha demostrado que estos aerosoles nasales también pueden hacer que las membranas mucosas nasales permanezcan hinchadas de forma permanente, incluso después de que el frío haya remitido. Además: la nariz sirve para drenar el exceso de presión linfática de la región del cerebro. Me han comunicado dos casos en los que se produjo una pérdida breve del conocimiento después de usar un aerosol nasal descongestionante; ¡uno de ellos iba montando y se cayó del caballo! Sin embargo, también existen espráis nasales homeopáticos que no presentan este riesgo y que contribuyen biológicamente a una mejor permeabilidad de la nariz tapada y a una curación más rápida.

- **Antibióticos.** Son de poca ayuda, ya que se trata en su mayoría de enfermedades víricas a las que no afectan los antibióticos. Otros patógenos pueden volverse resistentes a los antibióticos, de modo que ya no son eficaces y dejen de funcionar si realmente se necesitan.

- **Vacunación antigripal.** Las vacunas suelen ser peligrosas y, a menudo, la causa de enfermedades crónicas posteriores. (Encontrará más información al respecto en www.impfkritik.de). El éxito de las vacunas antigripales es cuestionable, ya que los virus de la gripe cambian más rápido de lo que pueden desarrollarse vacunas contra ellos. Hay opiniones fundadas de que son las campañas de vacunación las que hacen una epidemia de gripe realmente grave en primer lugar.

Ejemplos de efectos adversos de las terapias alopáticas contra la gripe

Los casos individuales que se describen a continuación pueden servir de indicación de que la vacunación no está exenta de riesgos (es especialmente peligrosa si la vacunación se administra en una infección ya existente).

- **Sordera completa de una niña tras vacunarse contra la gripe.** En este caso, la vacunación puede haberse administrado durante el inicio de la gripe, lo que es especialmente peligroso y perjudicial. La chica, de 19 años, perdió completamente la audición y está sorda desde entonces.
- **Muerte de un científico tras vacunarse contra la gripe.** Era amigo personal y trabajaba con él científicamente. Era una lumbrera en el campo de la inmunobiología y tenía su propio grupo de investigación en un renombrado instituto de investigación alemán. Un día me dijo que lo único que temía al envejecer era la disminución de sus defensas inmunitarias contra infecciones banales. Por eso ahora se vacuna contra la gripe. Poco después recibí la esquela de su viuda.
- **Leucemia mortal en una joven tras un tratamiento contra la gripe.** Tuvo gripe, que se trató con los antitérmicos y sulfonamidas habituales. Poco después cayó enferma de una leucemia que se desarrolló rápidamente, de la que murió al cabo de un año, dejando solos a su marido y a su hija de 12 años.
- **Formaldehído en la vacuna; ¿y qué más?.** «Estimado Dr. Schnitzer: Yo no me salvé y vacuné por primera vez contra la gripe a los 66 años. Después de 5-6 horas empecé a sudar, me temblaban las rodillas, el corazón me latía con fuerza y sentí una terrible sensación de debilidad. Conduje con mis últimas fuerzas hasta el médico, que me había puesto la vacuna esa mañana, y él, con calma, tranquilamente, me preguntó: "¿Es usted alérgico al formaldehído?". ¿Qué?, ¿formaldehído? Pensé que no oía bien. Pero

eso no fue todo. Siguió reflexionando: "¿O quizás a la proteína del pollo?". Soy lacto-vegetariano, ¡¡¡y ahora esto!!! Era casi gracioso. Imagínese, yo era enfermero y no sabía en qué se cultivaba el suero. ¿Solo YO soy así de estúpido o hay más? Claro, si no a la industria farmacéutica no le iría tan bien. Saludos cordiales de Luitgard P.; ahora, de nuevo, de buen humor».

El formaldehído es tóxico. En anatomía, se utiliza para preservar cadáveres, que los estudiantes de medicina utilizan para aprender sobre la anatomía humana a través de la disección. El formaldehído también se produce en el organismo a través del edulcorante aspartamo, que se utiliza en lugar del azúcar en los chicles y las bebidas llamadas *light*, por ejemplo. El formaldehído puede, por ejemplo, dañar los nervios oculares y provocar ceguera. Ahora se ha corrido la voz, sobre todo en Internet, de que las vacunas de la gripe porcina contienen otras toxinas peligrosas como el mercurio, supuestamente para «reforzar la respuesta inmunitaria». Puede encontrar más información en Internet.

- **Brote de diabetes de tipo I en un hombre de 43 años tras tratamiento alopático de la gripe.** El hombre, que vivía en Londres, había contraído una gripe grave en enero del año 1986. El médico le recetó un inhalante, pero le fue de poca ayuda. Consultó a otro médico, el cual le recetó antibióticos por vía oral. El paciente pronto se sintió débil y mal, por lo que acudió a uno de los hospitales de Londres. Allí se descubrió que había desarrollado diabetes de tipo I que requería tratamiento inmediato con insulina, y se le dijo que tendría que administrársela para el resto de su vida. Necesitaba 30 unidades de insulina al día; la necesidad no cambió durante los cien días siguientes. Entonces me reuní con él y le di ciertas recomendaciones dietéticas. Como resultado de ellas, la necesidad de insulina disminuyó constantemente; setenta días después de cambiar su dieta, la diabetes se curó y así permaneció, como supe por él unos diez años después. Esta cura de la diabetes, que descubrí en 1978, no se ha publicado hasta hoy en un libro (76.000 ejemplares en total entre 1980 y 2008) y presentado en la Semana Médica de Baden-Baden, el 1 de noviembre de 1981, con varios pacientes curados ante un numeroso público médico. No obstante, todavía no ha sido asumido ni por médicos independientes ni por hospitales y clínicas. La única excepción fue el Dr. Helmut Weiss, que aplicó esta terapia a 119 diabéticos con gran éxito. En mi libro *Diabetes heilen* (Curar la diabetes) figura una tabla con sus resultados.

- **Brote de diabetes de tipo I en un lactante (gemelo idéntico) después de supositorios contra la fiebre.** Este caso es especialmente revelador porque, a menudo, se afirma que la diabetes de tipo I es genética. Si esto fuera cierto ninguno de los dos gemelos idénticos, o ambos, habrían tenido diabetes. Pero solo fue uno. Cuando el médico, Dr. Helmut Weiss, me informó del caso, recomendé investigar si había algún antecedente de inflamación o enfermedad febril tratada con agentes antiinflamatorios o antipiréticos. De hecho, resultó que el gemelo que ahora padecía diabetes había presentado anteriormente algo de fiebre y había sido tratado con «supositorios de Treupel»; el otro gemelo no fue tratado. (Nota. Un antecedente de este tipo, por ejemplo, en otro caso: el tratamiento antiinflamatorio de un párulis —flemón por una raíz muerta de un diente— que se puede encontrar en casi todos los casos de diabetes de tipo I = «diabetes juvenil»). Una descripción de las conexiones y la terapia también se puede encontrar en mi libro *Diabetes heilen* (Cura de la diabetes). La «medicina moderna», obviamente, no está interesada en conocer las causas desencadenantes y posibles curas de la diabetes. Al contrario: la diabetes es una de las enfermedades de la civilización de más rápido crecimiento, y se ha convertido en una fuente de ingresos para la industria farmacéutica, los proveedores y los especuladores.

- **¿Una posible causa de cáncer?.** Llama la atención que los actores de Hollywood mueran con especial frecuencia de cáncer. Es solo una suposición, pero las costosas fechas de grabación no se posponen probablemente para que un actor enfermo de gripe pueda curarse tranquilamente. Es mucho más probable que la «medicina moderna» trabaje a toda máquina contra la gripe para que el actor pueda acudir a la cita de grabación a pesar de estar enfermo. Su cuerpo le presentará más tarde la factura de salud.

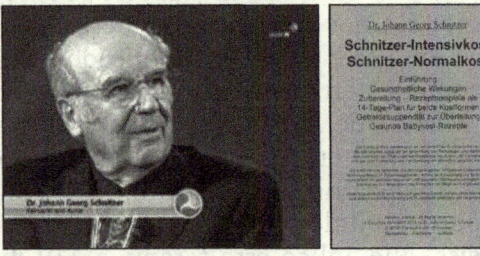

Fig. 96. Entrevista al Dr. Schnitzer en *secret.TV* en 2007. A la derecha, su libro *Schnitzer-Intensivkost — Schnitzer-Normalkost* (Dieta intensiva Schnitzer. Dieta normal Schnitzer).

El dentista Dr. Johann Georg Schnitzer (1930) investigó los fundamentos de la salud natural para prevenir la caries dental. Como el grano
recién molido es la base más importante de una alimentación sana, a
partir de 1964 construyó los primeros molinos de grano domésticos con
piedras de moler: los molinos Schnitzer. En 1977, encontró una terapia
para curar la diabetes, y en 1985-86, por ejemplo, en un estudio sobre la
lepra en Sri Lanka, demostró el efecto curativo de la «alimentación pri-
migenia civilizada». Escribió más de 20 libros y recibió varias patentes por
innovaciones técnicas. Su objetivo declarado: una síntesis de civilización
y salud en equilibrio con una naturaleza intacta.

Sitio web: www.dr-schnitzer.de.

Contacto: Dr.Schnitzer@t-online.de.

Anexo 5
Un multimillonario neozelandés lo cuenta todo

A finales de noviembre de 2021 circuló por las redes sociales un archivo de audio en el que un anónimo informa sobre el plan que en realidad está detrás de la «pandemia». Dice que, por casualidad, se encontró con una persona aparentemente influyente y bien informada en Nueva Zelanda, un multimillonario. Poco antes de la fecha límite editorial, ya no pudimos comprobar la veracidad de la información, pero dado todo lo ocurrido hasta ahora, parece muy verosímil. Hemos resumido la declaración aquí; léalo y fórmese su propia opinión:

> Se trata sin duda de la creación de un nuevo Gobierno. Los detalles aún no se han anunciado. Este Nuevo Gobierno Mundial ha estado en su lugar durante años en funciones y trabajando en secreto, esperando al margen y moviendo las piezas de ajedrez. El nuevo Gobierno necesitará algunas de las mejores mentes del planeta, casi todas las cuales subieron a bordo por voluntad propia y creyendo en la causa de un Nuevo Gobierno Mundial. A sus ojos son una fuerza bruta para salvar al pueblo a toda costa. Me dijeron que los que se negaron fueron tratados, pero, en la mayoría de los casos, llevaron a las personas a grupos más amplios, y, a través de la discusión, se convencieron y se comprometieron con la causa... Este plan está en pleno desarrollo y es la cadena de acontecimientos más compleja jamás puesta en marcha. El plan consiste, esencialmente, en poner a todos los ciudadanos de un país violentamente en contra de su Gobierno. La forma en que lo hacen es a la vez ingeniosa y malvada. Para llevar a cabo este plan, mi encuentro casual me preguntó: «¿Cómo lo harías? ¿Cómo vas a poner a todos los ciudadanos de un país en contra de su propio Gobierno?». Realmente no tengo ni idea. Así que me dieron los siguientes fundamentos: Debe haber una enfermedad global, creada artificialmente. Debe haber miedo masivo, pánico y paranoia. Los líderes, los científicos y los medios de comunicación tienen que ponerse de acuerdo en un consenso para un tratamiento que es esencialmente entregado a ellos sin que se den cuenta. Los dirigentes, los científicos y los medios de comunicación les dan su palabra, en cierto sentido, de que este tratamiento es seguro y eficaz. Esa parte me parece interesante. Nuestros dirigentes, científicos y medios de comunicación no están implicados en este plan ni forman parte de él en modo alguno. Ninguno de ellos es ni siquiera Fauci. No son más que forraje para las élites, sirven a un

propósito y luego son descartados y sirven para alimentar a los furiosos. Los pocos atípicos que cuestionan el tratamiento son desacreditados y censurados de diversas maneras. Los tratamientos sancionados son biológicos; veneno que tarda de dos a tres años en hacer pleno efecto. El ARNm era la tecnología más avanzada que estaban esperando. Los mensajes públicos aseguran que la gente está suplicando e incluso haciendo cola para recibir el tratamiento. Se puede decir que el plan está bien encaminado en este punto y ha tenido mucho éxito hasta ahora. La captación de ARNm ha sido enorme, y, hoy día, todo el mundo cree que el tratamiento es la única forma de volver a la normalidad. Me han dicho que han superado sus expectativas más descabelladas. ¿Qué viene ahora? Aquí es donde se ejecuta el plan final: se da la vuelta a la tortilla cuando se trate de la vacuna. Me han dicho que la vacuna aumentará la tasa de infección y el número de muertes con el tiempo, y que miles de millones morirán y la gente se enfadará y quemará sus Gobiernos. Sus líderes, científicos y medios de comunicación serán incendiados, perseguidos y colgados en las calles. Ambos bandos quemarán sus Gobiernos hasta los cimientos. El bando «pro vacuna», totalmente traicionado y moribundo, se enfurecerá, el bando «anti vacuna» se enfurecerá por lo que su Gobierno ha permitido que ocurra... Una vez que las masas estén libres de sus Gobiernos y de todos aquellos que las traicionaron ya habrán sufrido bastante. Es entonces cuando el Nuevo Gobierno Mundial emergerá como el gran salvador. (...) Hablaron mucho de ello, pero ignoraron las preguntas directas. Dijeron que les gusto y que me quieren cerca cuando el polvo se asiente, que soy muy útil para ellos. No sé, una parte de mí piensa que se están cachondeando. Pero ahora me siento mejor donde estoy.

Anexo 6
Lista de comprobación para pacientes responsables

BORRELIOSIS

Artemisia annua.[394] Teasel silvestre, desintoxicación con la oscilación ácido-base (Katja Jones).

FATIGA CRÓNICA (sistema de fatiga crónica)

Comprobar estrés focal/mandíbula. Exposición a metales pesados, toxinas, parásitos, campos de interferencia electromagnéticos y geopatógenos. (Katja Jones); hacer revisar la zona de sueño por un radiestesista.

COVID-19

Altas dosis de **vitamina C** y **D**. Ivermectina, aprobada desde hace más de 30 años para el tratamiento de enfermedades parasitarias y casi sin efectos secundarios.[395]

MMS

Hidroxicloroquina, insuflación rectal de **ozono, raíz de regaliz** (inhibe la replicación de varios virus *in vitro*, incluidos los virus del herpes, el VIH y el coronavirus del SARS).[396] Una combinación específica de productos botánicos —incluidos extractos de **té verde**, raíz de **cúrcuma** y **verduras crucíferas**, así como **resveratrol** y **quercetina**— es capaz de inhibir la fijación, multiplicación y propagación del virus SARS-CoV-2.[397]

VIRUS DE EPSTEIN-BARR (VEB)

El 95 % de las personas son portadoras del virus, que puede reactivarse cuando el sistema inmunitario está debilitado. Los campos de interferencia en la boca, la desnutrición, las toxinas, los metales pesados, las amalgamas, los hongos, los medicamentos, especialmente los antibióticos, y los acontecimientos traumáticos pueden dar jaque mate a un sistema inmunitario sensible y despertar al virus. El VEB es un desencadenante de cáncer, favorece el reumatismo y la esclerosis múltiple. ¡Nada de antibióticos! En terapia, la *Artemisia annua* y el cardenillo silvestre han demostrado su eficacia (véase la enfermedad de Lyme/borreliosis) (Katja Jones).

HEPATITIS

Cuidado, ¡gran negocio para las grandes empresas farmacéuticas! Medicina convencional: píldoras caras con graves efectos secundarios. Consejo: insuflación rectal regular de ozono durante varias semanas (Dr. Wilhelm Schüler, Dietmar Köhler).

PROBLEMAS CARDÍACOS

Estrofantina. En casos agudos 5 gotas de tintura homeopática o glóbulos bajo la lengua, mantener en la boca un rato; regularmente 3 x 5 gotas diarias. En ningún caso más, ¡la dosis hace el veneno!

CÁNCER

Cuidado, ¡gran negocio para las grandes empresas farmacéuticas! Los citostáticos pueden causar cáncer. Las biopsias pueden causar cáncer. Pida siempre, al menos, una o dos opiniones más después del primer diagnóstico. Siempre hay diagnósticos erróneos que ponen en estado de *shock* a personas sanas y causan miedo a la muerte. ¡El miedo puede matar! Aclare los campos de interferencia dental. Centro de remediación. (Wilhelm Schüler; sanador dental, consulta de medicina dental holística), hágase revisar: campos de interferencia de toxinas, parásitos, electromagnéticos y geopatógenos (Katja Jones).

Electroterapia contra el cáncer o PET. Permite eliminar un tumor maligno mediante corriente continua en lugar de uno de los procedimientos habituales. Para seguimiento del diagnóstico: PET-TAC. (médico alternativo Dietmar Köhler).[398]

Terapia de alta frecuencia para aumentar el voltaje celular; posiblemente, dosis bajas inducidas por insulina «miniquimio» sin efectos secundarios (Andreas F.); inhalación de gas de Brown (Andreas F.); gran lavado de sangre con ozono (Dr. Wilhelm Schüler, Dietmar Köhler); terapia con altas dosis de vitamina C (Dr. Wilhelm Schüler); curcumina; vitamina D; *Artemisia annua*; incienso.

Dieta anticáncer (natural, sin gluten, sin lácteos, orgánica, grasas buenas, evitar los alimentos que favorecen la inflamación. Cuidado, ¡trampa de grasas! Los aceites supuestamente saludables, como el aceite de semilla de uva, de cártamo, de girasol, de soja, de germen de maíz, de germen de trigo o de cacahuete, aportan mucho omega-6 proinflamatorio. Haga analizar los ácidos grasos EPA y DHA en un laboratorio, no a través del plasma sanguíneo (análisis de sangre clásico), sino a través de las membranas celulares, si es necesario tomar aceite de omega-3 de alta calidad. Atención: la mayoría de los productos de omega-3 son inferiores porque están oxidados. Un perfil optimizado de ácidos grasos también previene la inflamación crónica

(Naturópata Uschi von Koch). Importante: ¡cuidado posterior! Control regular de los valores sanguíneos. (Dr. Schuppert, equipo médico para la salud holística.[399]

MIGRAÑA, DOLOR DE ESPALDA CRÓNICO

Precaución, ¡gran negocio para las grandes empresas farmacéuticas! Si la estática no es correcta, esto puede provocar estas dolencias. Una columna cervical crónicamente bloqueada, por ejemplo, desencadena estrés nitrosativo, es decir, se produce demasiado óxido nítrico en el organismo. Esto provoca cansancio, apatía y enfermedad, porque las mitocondrias ya no funcionan correctamente. Recomendación: aporte óptimo de nutrientes, entrenamiento moderado de la espalda, terapia manual. Hágase revisar y corregir la estática por un buen terapeuta (Jakob Herzig, contacto a petición).

ENFERMEDAD DE CROHN

Precaución, ¡gran negocio para las grandes empresas farmacéuticas! Los medicamentos convencionales tienen a veces graves efectos secundarios, incluido el cáncer. Aproximadamente, en el 80 % de los casos es responsable un bacilo que se encuentra principalmente en la leche: *Mycobacterium paratuberculosis*. Este bacilo provoca una enfermedad crónica en el ganado vacuno, las ovejas y las cabras con inflamación intestinal crónica. Terapia antibiótica especializada (Andreas F.). Para el fortalecimiento regular inhalación con gas de Brown (Andreas F.); incienso para reducir la inflamación.

ESCLEROSIS MÚLTIPLE

Precaución, ¡gran negocio para las grandes empresas farmacéuticas! Algunos de los medicamentos convencionales tienen graves efectos secundarios, incluso cáncer. Rechace el gadolinio como agente de contraste en los chequeos por resonancia magnética (¡tóxico!). Aclarar campos de interferencia dentales, estrés por toxinas, parásitos y metales pesados; ¿VEB/borreliosis? (Katja Jones); ¿Flora intestinal alterada? (Katja Jones); Alternativa suave al tratamiento médico convencional: terapia apícola (Dr. Andreas F.); Incienso para reducir la inflamación.

Descargo de responsabilidad

Hemos recopilado estas recomendaciones según nuestro leal saber y entender, pero no sustituyen la visita al médico. Solo recomendamos terapeutas que conocemos y cuyos éxitos en el tratamiento hemos experimentado personalmente.

Agradecimiento y petición

Queremos dar las gracias de todo corazón a las maravillosas personas que han abierto el cofre del tesoro de sus conocimientos y experiencia para nosotros. Que los impulsos y la información les den a ustedes el valor para confiar en su intuición y para ver la enfermedad no como un destino, sino como una iniciación. Que este libro sea su compañero en el camino hacia la curación a todos los niveles: cuerpo, mente y alma. Y, por favor, no olvide respirar en un momento en que el mundo contiene la respiración, porque la respiración es vida, y no debemos dejar que nadie nos prohíba vivir. En palabras de Thea Dorn: «¿No estamos experimentando actualmente cómo lo aparentemente razonable se convierte en absurdo cuando sociedades enteras se prohíben a sí mismas y a sus miembros vivir por miedo a la muerte?».[1]

VIVE con valentía como el juez y cazador de mafiosos Paolo Borsellino, asesinado en 1992: «Los que tienen miedo mueren todos los días. Si no tienes miedo, solo mueres una vez».

Vera y Jan

Fuentes textuales

1. http://drrykegeerdhamer.com/de
2. www.drrykegeerdhamer.com, www.germanische-heilkunde.at, www.neue-medizin.de
3. Dr. Rau von Nagell, Helmut; «Eisentherapie bei Krebs und Infektionskrankheiten» www.n-tv.de/wissen/Tumorzellen-mit-Eisen-toeten-article65445.html
4. www.eav.de
5. Maio, Giovanni; «Geschäftsmodell Gesundheit, Wie der Markt die Heilkunst abschafft», Suhrkamp, erste Auflage 2014
6. Al Naqib, Inas Miriam, «Besser als Chemotherapie, Bestrahlung oder Medikamente sind natürliche Heilmittel», BoD 2019
7. Zilly, Arnold; «Moderne Medizin und Wunderheilung»; Novum pro, August 2019
8. www.krebspatientenadvokatfoundation.com/brief-einer-medizinisch-technischenanges-tellten-mit-der-bitte-um-veroeffetnlchung-und-verbreitung/
9. www.aerzteblatt.de/archiv/153480/Wahrheit-am-Patientenbett-Nicht-ob-sondern-wie
10. www.zdf.de/serien/doktor-ballouz
11. www.zdf.de/serien/fritzie-der-himmel-muss-warten
12. www.schallers-gesundheitsbriefe.de/archiv-der-gesundheitsbriefe/archiv19/pharmaindustrie-das-geschaeft-mit-derkrankheit/
13. www.youtube.com/watch?v=ZV4TCkIL9Kg
14. https://de.statista.com/themen/1180/globalepharmaindustrie/
15. www.aerzteblatt.de/nachrichten/60168/GlaxoSmithKline-in-China-wegen-Korruptionverurteilt 16. https://tkp.at/2021/04/28/neuer-eu-vertrag-zum-kauf-18-milliarden-impfstoff-dosenvon-pfizer/
17. «Deutsches Ärzteblatt» 2002; Ausgabe 99, (Heft 10), S. 449-453
18. www.deutschlandfunk.de/wilder-ekel-geiles-grauen.700.de.html?dram:article_id=206149
19. www.aerzteblatt.de/archiv/171336/Medizin-und-Kulturgeschichte-ErinnerungsortKrebsbaracke
20. https://repository.publisso.de/resource/frl:6425176/data «Erinnerungsort Krebsbaracke»; Herausgegeben vom Vorstand der Deutschen Gesellschaft für Hämatologie und Medizinische Onkologie e.V.; Mathias Freund, Diana Lüftner und Martin Wilhelm, Berlin 2014
21. «Erinnerungsort Krebsbaracke»
22. Zytostatika_im_Gesundheitsdienst_Download.pdf?__blob=publicationFile 458
23. Seeger, P.G.; «Leitfaden für Krebsleidende und die es nicht werden wollen», Synergia

Verlag, Roßdorf, Copyright 2017

24. Issels, Dr. med. Josef; «Mehr Heilungen von Krebs», Synergia Verlag, Neuauflage 2017

25. Pohl, Gustav Freiherr von; «Erdstrahlen als Krankheits- und Krebserreger», frech-verlag Stuttgart, Copyright 4. Auflage 1985

26. Moser, Otto; «Schlafplatz und Gesundheit», Verlag Duschl, Winzer, 2003

27. www.presseportal.de/pm/32102/4828689

28. www.spiegel.de/panorama/leute/angst-vor-krebs-angelina-jolie-hat-sich-bruesteamputieren-lassen-a-899630.html

29. Cowan, Thomas; «Krebs und die neue Biologie des Wassers – Ein bahnbrechender Blick auf die Rolle des Wassers in lebenden Organismen», Kopp Verlag, September 2020

30. www.zentrum-der-gesundheit.de/krankheiten/krebserkrankungen/brustkrebsuebersicht/ mammographie

31. Cowan, Thomas; «Krebs und die neue Biologie des Wassers»

32. www.sueddeutsche.de/gesundheit/
frueherkennung-von-krebs-aerzte-verstehen-krebsstatistiken-nicht-1.1311262-2

33. Rinne, Jörg; «Tumore fallen nicht vom Himmel», Synergia Verlag, 4. Auflage 2013

34. www.windstosser-museum.info/museum/manuskript/allgem_u_historisch/05_7.html

35. www.spiegel.de/politik/hackethal-ich-lasse-keinen-arzt-ran-a-
64713d7b-0002-0001-0000- 000040605672?context=issue

36. www.google.com/search?client=firefox-b d&q=Auf+Messers+Schneide+und+Hackethal

37. https://healthcare-in-europe.com/de/news/implantierbarer-krebs-koeder-stattbiopsie.
html

38. Last, Walter; «Die verborgenen Risiken von Krebstherapien», Nexus 31 OktoberNovember 2010

39. Seeger, P.G.; «Leitfaden für Krebsleidende und die es nicht werden wollen», Copyright 2017, Synergia Verlag

40. www.spiegel.de/wissenschaft/medizin/leitlinien-streit-verzerrte-daten-beeinflussenempfehlungen-a-926041.html

41. www.spiegel.de/gesundheit/diagnose/tk-innovationsreport-2013-selten-innovationen-bei-neuen-arzneimitteln-a-902975.html

42. www.welt.de/gesundheit/article151982872/Beim-MRT-lagert-sich-Metall-im-Gehirnab.html

43. https://pubmed.ncbi.nlm.nih.gov/31805251/

44. www.gadolinium-vergiftung.de

45. www.apotheke-adhoc.de/nachrichten/detail/internationales/
chuck-norris-verklagtpharmaindustrie-zehn-millionen-us-dollar/

46. https://connectiv.events/lebensgefahr-durch-das-giftige-mrt-kontrastmittel-gadolinium/

47. www.dgnr.org/de-DE/176/interview-radbruch

48. https://ig-gadoliniumvergiftung.de/gadoliniumvergiftung-meiner-10-jaehrigen-tochterdurch-das-makrozyklische-kontrastmittel-dotarem/

49. www.welt.de/gesundheit/article151982872/Beim-MRT-lagert-sich-Metall-im-Gehirnab.html

50. https://headtopics.com/de/kontrastmittel-skandal-ermittlungen-gegen-radiologie-kette14966806

51. Kunz, Wolfram; «Dr. Tesla meets Dr. Schüssler. Einführung in die HochfrequenzBiochemie», 1. Auflage 2020 Wassermatrix AG

52. www.allergosan.com/de/blog/verhutungsmittel-und-scheidenflora/

53. https://thefemedic.com/contraception/we-need-to-talk-about-iuds-and-copper-toxicity/

54. https://liebe.gofeminin.de/forum/krank-durch-kupferspirale-fd301866

55. https://curingshot.de/mineralstoffe-teil-vi-kupfer-und-zink/

56. www.welt-sichten.org/artikel/20914?page=all

57. www.handelsblatt.com/technik/medizin/arzneimittelpreise-krankenkassen-undpharmaunternehmen-streiten-um-kosten-von-krebstherapien/24874996.html

58. www.ndr.de/fernsehen/sendungen/45_min/Markt-der-HoffnungKrebsmedikamente,sendung1151350.html

59. www.youtube.com/watch?v=CJIfNroKfZU

60. Neustadt, John; Pieczenik, Steve; «Medication-Induced Mitochondrial Damage and Disease», https://pubmed.ncbi.nlm.nih.gov/18626887/

61. www.deutschlandfunkkultur.de/vom-kampf-gegen-hepatitis-c-was-darf-ein-lebenkosten.976.de.html?dram:article_id=394065

62. www.apotheken-umschau.de/medikamente/beipackzettel/sovaldi-400-mg-filmtabletten10253386.html

63. www.leberhilfe.org/lebererkrankungen/hepatitis-c-hcv/

64. www.deutschlandfunkkultur.de/vom-kampf-gegen-hepatitis-c-w as-darf-ein-lebenkosten.976.de.html?dram:article_id=394065

65. www.meine-gesundheit.de/service/news/hepatitis-c-preis-fuer-sovaldi-gesenkt

66. www.deutsche-apotheker-zeitung.de/news/artikel/2020/07/28/kosten-fuer-hepatitis-cbehandlungen-sinken

67. www.deutsche-apotheker-zeitung.de/news/artikel/2017/01/27/neue-nahrung-fuerbefeuerchtungen-schwerer-risiken/chapter:2

68. https://docplayer.org/58693942-Meilensteine-des-medizinischen-ozons.html

69. www.youtube.com/watch?v=KX0onue5AUw&list=PLM_zYk-WcGZIsz7_C0V7VYKNonkKnct0&index=3 460

70. https://books.google.de/books?hl=de&lr=&id=uongh6vwLAwC&oi=fnd&pg=PA9&dq=Studien+zu+medizinischem+Ozon&ots=eOlnfpND_c&sig=bCvhx3mwyJO84aRolLiwkMx0ClY#v=onepage&q=Studien%20zu%20medizinischem%20Ozon&f=false

71. www.therapiezentrum-mannheim.de/therapieverfahren/ozontherapie-ozonbegasung-mannheim.php

72. https://docplayer.org/58693942-Meilensteine-des-medizinischen-ozons.html

73. van Weteren, Bruc; „Die große Ozon-Wasserstoffperoxid-Edition", Januar 2020

74. www.heilpraktikerverband.de/aktuelles/aktuelle-meldungen/355-rechtsfrage-desmo-nats-korrekte-rechnungsstellung-2.html

75. Viebahn-Hänsler, Renate,León Fernández, Olga Sonia; «Ozon-Sauerstoff-Therapie – Ein praktisches Handbuch», ODREI publisher, Dr. J. Hänsler GmbH 2018

76. «Ozon-Sauerstoff-Therapie – Informationen für den Patienten», Ärztliche Gesellschaft für Ozonanwendung in Prävention und Therapie e.V.

77. Warburg, Otto; «Krebs ist Sauerstoffmangel!»

78. http://docplayer.org/42924372-25-0-die-molekulartherapie-nach-william-frede-rickkoch-zusammenfassung.html

79. https://en.wikipedia.org/wiki/William_Frederick_Koch

80. https://porcelaintwinz.com/the-history-of-ozone-therapies/

81. www.lungeninformationsdienst.de/therapie/alternative-methoden/sauerstoffmehrs-chritt-therapie/index.html

82. https://porcelaintwinz.com/the-history-of-ozone-therapies/

83. Gøtzsche, Peter C; «Tödliche Medizin und organisierte Kriminalität – wie die Pharmaindustrie das Gesundheitswesen korrumpiert», Riva Verlag, 2. Auflage 2020

84. www.yamedo.de/blog/verunreinigungen-astrazeneca-impfstoff/

85. https://corona-transition.org/pionier-der-mrna-technologie-geimpfte-konnten-zusuperspreadern-werden

86. www.facebook.com/DrWolfgangWodarg

87. https://rp-online.de/panorama/coronavirus/bratwurst-als-belohnung-sorgt-fuer-ansturmauf-impfstelle_aid-61878095)

88. www.marktspiegel.de/nuernberg/c-lokales/aktion-des-schaustellerverbandes-am-31- juli_a72593

89. www.nuernberg.de/presse/mitteilungen/presse_73577.html

90. https://vimeo.com/571104005, «622 Astra Zeneca, Pfizer & Moderna — Wie sicher sind sie wirklich?», Dr. Dietrich Klinghardt

91. www.swr.de/swraktuell/baden-wuerttemberg/ulm/stoffe-in-astrazeneca-impfstoffge-funden-100.html 461

92. https://tkp.at/2021/06/05/weiter-stark-steigende-zahlen-von-nebenwirkungen-undto-desfaellen-durch-impfungen-in-eu-und-usa/

93. https://m.bild.de/bild-plus/politik/inland/politik-inland/professor-klagt-anschuls-chliessungen-wegen-corona-waren-falsch-76645218.bildMobile.html

94. https://tkp.at/2021/06/09/impfung-von-kindern-nuetzt-ihnen-nicht-dennoch-laeuftstudie-fuer-5-bis-11-jaehrige/

95. www.extremnews.com/nachrichten/gesundheit/c228182b603af07

96. www.infowars.com/posts/florida-urologist-finds-signs-of-infertility-prostate-cancer-in-men-jabbed-with-covid-vaccines/

97. https://tkp.at/2021/10/15/erhoehte-krebsgefahr-durch-covid-impfungen/

98. https://de.m.wikipedia.org/wiki/Thiomersal

99. www.pei.de/SharedDocs/Downloads/wiss-publikationen-volltext/bundesgesundheits

blatt/2004/2004-thiomersal-impfungen.pdf?_blob=publicationFile&v=2

100. https://pubmed.ncbi.nlm.nih.gov/20391108/

101. https://tkp.at/2021/06/07/schaedigung-der-zellen-durch-geplante-verteilung-der-mr-naimpfstoffe-im-koerper/

102. www.legitim.ch/post/horror-studie-aus-japan-mrna-injektion-verbreitet-lipidnano-partikel-im-ganzen-k%C3%B6rper

103. https://tkp.at/2021/06/07/schaedigung-der-zellen-durch-geplante-verteilung-der-mr-naimpfstoffe-im-koerper/

104. Rudolf Steiner, Geistige Impfung; «Wie unser Geist die Bakterien aushungert und die Toten aufbaut», Rudolf Steiner Ausgaben, 6. Auflage 2021, www.rudolfsteinerausgaben.com

105. Coles, T.J. Nanonemesis; «Der unsichtbare Feind», Nexus Magazin 96 AugustSeptember 2021

106. Morris, Michael; «Lockdown, Band 2, Corona war nur der Anfang – Jetzt folgt die große Zerstörung», Amadeus-Verlag, März 2021

107. https://www.youtube.com/warch?v=dzmXbgmZIWI

108. https://dieunbestechlichen.com/2021/06/steckt-die-corona-kritiker-absichtlich-an/

109. https://soiconsortium.org/2006/12/06/hitachis-tiny-mu-chip/

110. www.ardmediathek.de/video/swr-aktuell-baden-wuerttemberg/swr-badenwuerttemberg/Y3JpZDovL3N3ci5kZS9hZXgvbzE0NzUzMTQ/

111. https://dieunbestechlichen.com/2021/06/topaktuell-ein-brief-von-aldous-huxley-angeorge-orwell/

112. www.kla.tv/18516

113. https://vimeo.com/571104005

114. www.youtube.com/watch?v=yMFPo1yNiz4

115. www.praxis-drschroeder.de/vorlaeufiger-impfstopp/

116. https://telegra.ph/Lesen-Schlimmer-als-die-Krankheit-Wissenschaftliches-Papier-desMIT-zeigt-erschreckende-Risiken-der-Covid-Impfstoffe-06-06

117. Bhakdi, Sucharit, Reiss, Karina; «Corona unmasked — Neue Daten, Zahlen, Hintergründe», Goldegg Verlag Berlin, Mai 202137

118. «Das Impfbuch für alle», Bundeszentrale für gesundheitliche Aufklärung, www.dasim-pfbuch.de, S. 39

119. https://soundcloud.com/radiomuenchen/man-weis-nicht-in-welche-zellen-das-mrnagelangt

120. Corona unmasked. Neue Daten, Zahlen, Hintergründe. Bhakdi, Sucharit, Reiss, Karina. Godegg Verlag, Mai 2021

121. wie (118), S. 35

122. https://vimeo.com/571104005, «622 Astra Zeneca, Pfizer & Moderna — Wie sicher sind sie wirklich?», Dr. Dietrich Klinghardt

123. wie (118), S. 77

124. https://corona-transition.org/wir-hacken-im-grunde-die-software-des-lebens-sagtmoderna-s-leiter-der

125. www.scinexx.de/news/technik/tiere-durch-nanopartikel-ferngesteuert/?fbclid=IwA
R1pG37q KSMwbXLNqqA1uwvrAbf8m1HWAEtsNrjJP8XL83Y_C4gMMtgnea4
126. https://corona-transition.org/
die-roche-connection-wie-prof-christian-drosten-mitsteuergeldern-forscht-und
127. https://doi.org/10.1016/S2666-5247(21)00069-0
128. https://cfc.charite.de/fileadmin/user_upload/microsites/kompetenzzentren/cfc/
Landing_Page/Therapieempfehlungen_PVF_4_21.pdf
129. https://vimeo.com/571104005
130. https://mms-seminar.com/kiefernadeltee-moegliches-gegenmittel-fuer-spikepro-
tein-uebertragung/
131. Mikovits, Dr. Judy, Heckenlively, Kent; «Die Pest der Korruption: Wie die
Wissenschaft unser Vertrauen zurückgewinnen kann», Unimedica im Narayana Verlag,
2020
132. www.schildverlag.de/2021/08/21/
soso-verschwoerungstheorie-bank-in-denniederlanden-sperrt-konten-von-impfskeptikern
133. Deklaration_von_Helsinki_2013_20190905.pdf www.bundesaerztekammer.
de/fileadmin/user_upload/downloads/pdfOrdner/International/Deklaration_von_
Helsinki_2013_20190905.pdf
134. www.greenpeace.de/themen/landwirtschaft/patente/
streit-um-patente-auf-brustkrebsgene
135. www.supremecourt.gov/opinions/12pdf/12-398_1b7d.pdf
136. www.youtube.com/watch?v=s8l-jiC_oFw, («We'll catch you, cause we can.»)
137. https://wolf147.wordpress.com/2021/10/12/
pathologie-konferenz-die-meistengeimpften-ahnen-nicht-wie-krank-sie-jetzt-sind/
138. https://tkp.at/wp-content/uploads/2021/11/Uebersterblichkeit-KW-36-bis-40-
in-2021- 003.pdf
139. www.wissenschaftstehtauf.ch/KatiSchepis.pdf
140. https://video.aletheia-scimed.ch/video/115/
kati-schepis---aletheia-medienkonferenz12.11.2021---deutsch
141. www.medinside.ch/de/post/wer-kann-die-pandemie-beenden
142. https://de.rt.com/international/127230-pfizer-biontech-und-moderna-verdienen/
143. https://de.rt.com/nordamerika/125386-merck-berechnet-40-fache-kosten/
144. www.wz.de/panorama/erstes-corona-medikament-in-tablettenform-zugelassen_
aid64172063
145. www.abendzeitung-muenchen.de/politik/
tansanias-praesident-john-magufuli-istgestorben-art-714102
146. www.stimme.de/deutschland-welt/politik/dw/
tansanias-praesident-john-magufuli-istgestorben;art295,4462617
147. www.youtube.com/watch?v=CJIfNroKfZU
148. https://sanibonani.de/pm-ambrose-dlamini/
149. www.spiegel.de/politik/ausland/

elfenbeinkueste-ministerpraesident-hamed-bakayokoin-freiburger-klinik-gestorben-a-28d8
8188-0408-48d3-b10a-7950c4bdb1d6

150. www.blickpunkt-lateinamerika.de/artikel/haiti-ohne-impfstoff/

151. www.repubblica.it/cronaca/2021/07/27/news/morto_suicida_giuseppe_de_donno_
avvio_la_cura_anti-covid_da_plasma_iperimmune-312021769/

152. Corona-Resümee; Die Wurzel Nr. 3/21

153. www.mmnews.de/vermischtes/10045-krebs-heilung-aus-ganzheitlicher-sicht

154. https://ullrich-mtc.de/einstieg-in-rife-frequenztherapie/

155. www.amazon.de/Cancer-Cure-That-Worked-Suppression/dp/0982513860

156. www.youtube.com/watch?v=rUpkmDRO9f8 https://beckprotokoll.de/blutelektrifi-
zierung.html

157. https://neowake.de/diamond-shield-healing-frequency/

158. https://neowake.de

159. Franke, Niels. Multiple Sklerose. Verlag R.S. Schulz. Starnberg-Percha. Januar 1992

160. Bickerich, Wolfram; «Die Angst vor dem Morgen», 4.4.1993, DER SPIEGEL 14/1993

161. www.tagesspiegel.de/gesellschaft/panorama/multiple-sklerose-retter-oderscharla-
tan/165384.html

162. Franke, Niels; «Hoffnung für Millionen», Multiple Sklerose

163. www.merkur.de/leben/gesundheit/impfung-ms-multiple-sklerose-biontech-tierversu-
chstudie-menschen-folgt-zr-90165056.html

164. www.zentrum-der-gesundheit.de/krankheiten/weitere-erkrankungen/
mundzahnerkrankungen/zahnwurzelbehandlung-ia

165. Issels, Dr. Josef; «Mehr Heilungen von Krebs», Copyright der Erstauflage 1982, 2017,
Synergia Verlag, Roßdorf

166. Nischwitz, Dominik; «Der Mund als Großbaustelle im Körper», www.dnaesthetics.de/
wp-content/uploads/2016/04/Dna_HeftBiologischeZHK_DE_Web.pdf

167. https://taz.de/Die-Zeitbombe-im-Mund/!1529627/

168. www.zvab.com/buch-suchen/titel/atlas-der-giftherde/autor/daunderer/

169. Issels, Dr. Josef; «Mein Kampf gegen den Krebs», C. Bertelsmann 1981

170. www.naturheilmagazin.de/zahnmedizin/wurzelbehandelte-zaehne/

171. www.dr-lechner.de/assets/Artikel/
Krebs-und-Zahnstoerfelder-erschienen-AZN-4- 08.pdf

172. www.aerztezeitung.de/Medizin/Krebsrisiko-da-lohnt-ein-Blick-auf-die-Zaehne353779.
html 173. www.implantate-hamburg-zahn.de/entzuendungsherde/

174. www.imdberlin.de/fileadmin/user_upload/Diag_Info/210_Titanunvertraeglichkeit.pdf

175. https://naturheilpraxis-karin-sander.de/zahnstoerfelder-nico/

176. https://ganzemedizin.at/tag/sarkoidose

177. https://rp-online.de/leben/gesundheit/medizin/zaehne/
zaehne-diese-krankheitenverursachen-sie_aid-9269213

178. https://docplayer.org/33359917-Stoerfelder-erkennen-und-aufloesen.html

179. http://videonetz.org/video/115174/vera-wagner-gifte-schwermetalle-vitamin-d3-

mangel-worauf-zahnarzte-normalerweise-nicht-achten/?utm_source=ReviveOldPost
&utm_ medium=social&utm_campaign=ReviveOldPost

180. www.schildverlag.de/2021/01/30/an-jedem-zahn-haengt-ein-ganzer-mensch/

181. Tränkle, Arthur; «WASSERMATRIX Einführung in die Hochfrequenzenergie», 2. Auflage 2019. Wassermatrix AG

182. Eckart, Wolfgang Prof. Dr. med.; «Illustrierte Geschichte der Medizin – Von der französischen Revolution bis zur Gegenwart», Springer-Verlag GmbH, 2011

183. www.kvpm.de/was-wir-tun/eingaben-an-ausschuesse/2020/
wir-fordern-ein-gesetzlichesverbot-von-elektroschocks-ekt-als-folter

184. www.auto-motor-und-sport.de/tech-zukunft/startups/
spacex-falcon-rakete-wie-geht-esdem-tesla-roadster

185. www.vice.com/de/article/8q835p/
zwei-russen-wollen-nikola-teslas-traum-verwirklichen

186. https://store.maxdome.de/galileo/s2016/e266-thema-u-a-hidden-place-teslatuerme-moskau-16227872.html

187. www.basicthinking.de/blog/2018/01/19/menschen-der-mobilitaet-nikola-tesla/

188. www1.wdr.de/stichtag/stichtag7180.html

189. Harf, Rainer; «Nikola Tesla – das betrogene Genie» www.geo.de/magazine/
geo-kompakt/6553-rtkl-erfinder-nikola-tesla-das-betrogenegenie

190. www.basicthinking.de/blog/2018/01/19/menschen-der-mobilitaet-nikola-tesla/

191. www.tagesspiegel.de/wissen/mythos-uebersaeuerung-echt-aetzend/11154278.html

192. https://pubmed.ncbi.nlm.nih.gov/17035614/

193. Otras fuentes (una selección) Minich DM, Bland JS; «Acid-alkaline balance: role in chronic disease and detoxification» Altern Ther Health Med. 2007 Jul-Aug;13(4):62-5; (Säure-Basen-Balance: Rolle bei chronischen Erkrankungen und Entgiftung)

194. Ferger, Dietmar; «Jungbrunnenwasser — Vom Normalen zum Gesunden mit ionisiertem Wasser», 6. Aktualisierte Auflage, BoD Norderstedt

195. www.deutsche-apotheker-zeitung.de/news/artikel/2015/02/09/oeko-test-verreisst-basische-nem 196. www.spiegel.de/gesundheit/ernaehrung/kann-der-koerper-uebersaeu-ern-mythos-odermedizin-a-1095119.html

197. https://academic.oup.com/ajcn/article/88/2/465/4754448?login=true

198. www.muench-naturheilkunde.de/naturheilpraxis-blog/
wasser-basisch-aktiv-undionisiert/

199. Fischer, Ronald; «Hydroxypathie — Auf dem Weg zum bioverfügbaren Menschen», Regenesa Verlag, Alsbach 2016

200. Timomathiks; «Intelligentes Wasser — Die revolutionäre Wasservitalisierungs-Technik des Schweizers Urs Surbeck», https://1301.nccdn.net/4_4/000/000/4d2/1cb/Raum-undZeit-sonderdruck-urs-wasser.pdf

201. www.aerzteblatt.de/nachrichten/74283/
Gehirntumor-Gericht-erkennt-Handystrahlungals-Ursache-an

202. www.ibes-gegen-elektrosmog.de/wp-content/uploads/2019/02/

Scientist_5GAppeal_de.pdf

203. www.openpetition.de/petition/blog/gegen-5g-fuer-ein-vertraegliches-mobilfunk-umfeldzum-schutz-von-gesundheit-und-umwelt-in-moessingen

204. www.swr.de/odysso/missstand-bei-bluttests/

205. www.lifeline.de/diagnose/haaranalyse-id32687.html

206. Pizzorno, Joseph. Toxine. Die Unsichtbare Gefahr. Wie Gifte aus Umwelt, Nahrung und Kosmetik unsere Gesundheit gefährden – und was wir dagegen tun können. Riva, München. 1. Auflage 2018

207. www.youtube.com/watch?v=YjU_RlIOBNs

208. Pizzorno, Joseph. Toxine: die Hauptursache der Diabetes-Epidemie? Nexus 91, Oktober – November 2020

209. Karstädt, Uwe. Entgiften statt vergiften. Planverlag London, aktualisierte Auflage 2019

210. https://www.youtube.com/watch?v=f1oLptak5ow

211. https://corona-transition.org/dr-med-dietrich-klinghardt-5g-und-3g-schadigen-dasimmunsystem

212. https://aonm.org/wp-content/uploads/2017/11/Dr.-Klinghardt-EMF-andthePotentiation-of-Pathogens-and-Heavy-Metals.pdf

213. https://youtu.be/JyyAUx6fkOU

214. www.zentrum-der-gesundheit.de/bibliothek/umwelt/strahlung/elektrosmog-ia

215. https://whistleblower-net.de/pdf/vortrag_carlo.pdf

216. https://klaus-buchner.eu/die-internationale-kommission-zum-schutz-vornichtionisierender-strahlung-interessenkonflikte-corporate-capture-und-der-vorstosszum-ausbau-des-5g-netzes/

217. www.diagnose-funk.org/publikationen/artikel/detail?newsid=939

218. Gratschöv, N. Prof. Dr. Studie über Torsionsfelder. Staatliches Institut für Elektronik und Mathematik. Moskau.

219. www.schippert.info/assets/Elektrosmogentstoerung.pdf

220. www.merkur.de/leben/genuss/stars-schwoeren-dieses-neue-trendgetraenk-zr7212075.html

221. www.aerzteblatt.de/nachrichten/70463/Wie-die-US-Zuckerindustrie-den-Fetten-dieSchuld-gab

222. www.tagesspiegel.de/themen/gesundheit/atemlose-helden/750692.html

223. www.deutschlandfunk.de/keine-warnungen-kauminformationen.697.de.html?-dram:article_id=71701 467

224. www.symptome.ch/threads/kaum-bekanntes-entgiftungsverfahren-niacin-bewegung-sauna.115188/

225. Sears, Margaret E. et alii. Arsenic, Cadmium, Lead an Mercury in Sweat: A Systematic Review. Journal of Environmental and Public Health. Volume 2012 https://pubmed.ncbi.nlm.nih.gov/22505948/

226. Hubbard, L. Ron. Clear Body Clear Mind. Bridge Publications, 1990.

227. Last, Walter; «Mehr Energie durch Sauerstoff», NEXUS 48 August-September 2013

228. www.entgiftung-darmreinigung.com/parasiten-lautlose-killer?gclid=EAIaIQobChMI2_3DmPqP8AIVguR3Ch3XGgseEAMYASAAEgJnevD_BwE

229. www.t-online.de/gesundheit/id_71874240/bandwurm-lebt-im-gehirn-eines-mannes.html

230. https://ganzheitlich-aerztlich.de/wp-content/uploads/2019/03/Artikel-Borreliose.pdf Ausgabe 215/2018 der Zeitschrift Raum&Zeit.

231. www.swr.de/odysso/verrueckt-durch-neuroparasiten/-/id=1046894/did=19151728/nid=1046894/3itw8n/index.html

232. Niehaus, Monika, Pfuhl, Andreas; „Die Psycho-Trojaner – Wie Parasiten uns steuern", Hirzel, Stuttgart, 3. Auflage Oktober 2018

233. www.dkfz.de/de/aktuelles/was-ist-krebs.html)

234. www.sueddeutsche.de/leben/tumor-ausloeser-krebs-durch-wuermer-und-viren-1.927626

235. www.blutzapper.info/Blutelektrifizierung.pdf

236. www.volkskrankheit-parasiten.org/parasiten/krebs/

237. www.youtube.com/watch?v=Ff6NlWYtTSE

238. https://de.wikipedia.org/wiki/Tamara_Lebedewa

239. medumio Parasitenkongress April 2021

240. www.selbstheilung-online.com/korperentgiftung/so-entgiften-sie-ihren-koerper-richtig/

241. medumio Parasitenkongress April 2021

242. https://soeren-schumann.com/ausscheidungen-von-parasiten-co-durch-dieganzheitliche-parasitenkur-nach-soeren-schumann/

243. https://alternativgesund.de/lexikon/dr.-hulda-clark

244. file:///C:/Users/MeinPC/AppData/Local/Temp/ Leberreinigung_nach_Clark1.pdf https://docplayer.org/134086909-Leberreinigung-nach-dr-hulda-clark-anleitung.html www.praxis-dr-kneissl.de/pdf/leberreinigung.pdf

245. www.zentrum-der-gesundheit.de/ernaehrung/lebensmittel/nuesse-kerne/papayakerne-ia

246. Kunz, Wolfram. Dr. Tesla meets Dr. Schüssler. Einführung in die HochfrequenzBiochemie. 1. Auflage 2020 Wassermatrix AG

247. www.welt.de/wissenschaft/umwelt/article138892860/Bienensauna-soll-Bienen-vonVarroa-Milbe-befreien.html

248. Awerbuch, Jewgeni. Wegweiser zur Selbstheilung, Verjüngung & Regeneration. November 2020

249. www.verbraucherzentrale.de/wissen/lebensmittel/nahrungsergaenzungsmittel/magnesium-was-ist-zu-beachten-8003

250. www.zentrum-der-gesundheit.de/ernaehrung/mineralstoffe-spurenelemente/magesiumueberblick/magnesium

251. www.klinik-st-georg.de/magnesium/

252. Sircus, Dr. Mark; „Transdermale Magnesiumtherapie – Gesund und vital mit

Magnesiumöl", Kopp-Verlag, 2015

253. https://docplayer.org/56496-Tote-aerzte-luegen-nicht.html

254. Karstädt, Uwe; «37 ° Das Geheimnis der idealen Körpertemperatur für optimale Gesundheit», Kopp Verlag, 1. Auflage 2017

255. www.medmedia.at/spectrum-onkologie/tumorimmunologie/

256. Zilly, Arnold; «Moderne Medizin und Wunderheilung»

257. www.heckel-hyperthermia.com/index.php/de/wbhde06

258. Karstädt, Uwe; «Die Säure des Lebens», TAS-Verlag, London

259. www.br.de/wissen/linus-carl-pauling-nobelpreis-nobelpreistraeger-100.html

260. www.zentrum-der-gesundheit.de/ernaehrung/vitamine/vitamin-c-uebersicht/vitamin-c

261. www.dr-rath-foundation.org/2020/05/fbi-raids-medical-clinic-offering-vitamin-ctreatment-for-coronavirus/?lang=de

262. www.tk.de/techniker/gesundheit-und-medizin/be-handlungen-undmedizin/kopfschmerzen-und-migraene/kopfschmerzen-so-haeufig-ist-dievolkskrankheit-2016918?tkcm=ab

263. www.medmedia.at/aerzte-krone/tausend-jahre-bekannt-und-unheilbar/

264. https://de.wikipedia.org/wiki/Migr%C3%A4ne#Nichtopioid-Analgetika

265. www.migraeneliga.de/schrittmacher-gegen-migraene-wie-geht-es-weiter/

266. https://de.statista.com/statistik/daten/studie/785136/umfrage/implantationenkuenstlicher-hueftgelenke-in-deutschen-krankenhaeusern/

267. Lautemann, Friedrich; «G-Strophanthin — Ein vernachlässigtes Naturheilmittel zur Herzbehandlung und Infarktverhütung», MAGAZIN 2000plus, Nr. 213

268. www.news.de/gesundheit/855413804/strophanthin-skandal-der-joker-gegenherzinfarkt/1/

269. Fürstenwert, Hauke; «Strophanthin — Die wahre Geschichte», BoD. November 2018

270. Nieper, Dr. Hans; «Revolution in Medizin und Gesundheit», MIT-Verlag, Januar 1985

271. «G-Strophanthin — Ein vernachlässigtes Naturheilmittel zur Herzbehandlung und Infarktverhütung», https://strophantus.de/strophanthinaerzte-weltweit/

272. Hartmut P.A. Fischer, Dr. rer. Nat. Das DMSO-Handbuch. «Verborgenes Heilwissen aus der Natur». Daniel Peter Verlag, Schnaittach, 4. Auflage 2015

273. www.dr-peterklose.de/wp-content/uploads/2012/08/DMSO-Dr.Morton.Walker.pdf

274. Laye, Evelyne; «DMSO — Die erstaunliche Heilkraft aus der Natur», Jadebaum-Verlag Tübingen, 1. Auflage 2017

275. www.medizin-transparent.at/mms-das-gefaehrliche-wundermittel/

276. Humble, Jim; «MMS der Durchbruch», MobiWell, 13. Auflage 2018

277. www.epochtimes.de/gesundheit/coronavirus-covid-19-hilft-mms-gegen-coronavirus-correctiv-warnt-davor-und-sagt-nein-a3169918.html

278. www.aquacentrum.de/app/uploads/sites/7/2017/09/Die-Wahrheit-u%CC%88ber-CDSChlordioxid-als-Heilmittel-Rainer-Taufertsho%CC%88fer-2016.pdf

279. https://dieunbestechlichen.com/2020/05/

internetprovider-11-kuendigt-kurzfristiganschluss-von-kritischem-medizin-journalisten-in-terview-mit-rainer-taufertshoefer/
280. Halen, Vanessa; «Vorsicht Arzt», BoD Norderstedt, 2012
281. https://herrensteinrunde.eu/downloads/Petroleum.pdf
282. https://docplayer.org/28836830-Petroleum-was-viele-ueber-gereinigtes-petro-leumnicht-wissen-petroleum.html
283. www.geschichtslehrer.in/contentLD/HI/Ze13rRockefeller.pdf
284. Last, Walter; «Petroleum und Terpentin als Heilmittel», NEXUS40 April – Mai 2012
285. www.richardmauz.com/2018/09/28/terpentin-kur/
286. Farrow, Lynne; «Die Jodkrise: Wie das neue Wissen über ein uraltes Heilmittel Ihr Leben retten kann», MobiWell August 2015
287. www.naturheilpraxisreinhardt.info/single-post/2016/12/06/jodmangel-kannt%C3%B6dlich-sein
288. https://academic.oup.com/jcem/article/100/11/4037/2836081
289. www.welt.de/gesundheit/article125379115/Schilddruesen-werden-in-Deutschland-zuoft-operiert.html
290. Kauffmann, Kyra; Kauffmann, Sascha; Hoffmann, Anno; «Jod, Das Standardwerk zum vergessenen Heilmittel», Systemed, März 2019
291. www.dr-musselmann.de/index.php?D=13&go=42&file=Newsblog&view=1&category=&id=143&PHPSESSID=5a95b023f79d5c83bc3df06cd674666c
292. www.netzwerk-frauengesundheit.com/jod-wichtig-fuer-die-schilddruese-und-diebrustgesundheit/
293. www.naturheilpraxisreinhardt.info/single-post/2016/12/06/jodmangel-kannt%C3%B6dlich-sein
294. www.bmel.de/DE/themen/ernaehrung/gesunde-ernaehrung/degs-jod-studie.html
295. www.biokrebs.de/therapien/patienten-fragen/74-brustkrebs/1901-jod-und-brustkrebs
296. https://schilddruesenguide.de/thyreoiditis/was-versteht-man-unter-demjodsaettigungstest/)
297. www.biokrebs.de/images/download/Kurzinfos/Jod_und_Brustkrebs.pdf
298. www.klinik-st-georg.de/lugolsche-loesung/
299. www.dge.de/wissenschaft/referenzwerte/jod/?L=0
300. Jarvis, Dr. D.C.; «Folk Medicine: A Vermont Doctor's Guide to Good Health», 1958, New York: Holt 470
301. Brownstein, Dr. David M.D.; «Jodine: Why You Need It, Why You Can't Live Without It», 5th Edition, ISBN 978-0-9660882-3-6.
302. www.wissenschaft.de/umwelt-natur/heilende-fussbaelle-riesenmolekuele-auskohlenstoff-sollen-alzheimer-und-die-folgen-von-schlaganfaellen-bekaempfen/
303. https://blue-healing.weebly.com/was-bewirkt-c-60.html
304. www.youtube.com/watch?v=BfinoNbS4Co
305. https://blue-healing.weebly.com/was-bewirkt-c-60.html
306. www.youtube.com/watch?v=Fn8Web4_XnA

307. https://c60-france.com/de/content/10-nutzungsempfehlungen

308. Tränkle, Arthur; «Wassermatrix. Einführung in die Hochfrequenzenergie», Wassermatrix AG Rotkreuz. 2. Auflage 2019

309. Ferger, Dietmar; «Jungbrunnenwasser — Vom Normalen zum Gesunden mit ionisiertem Wasser»

310. Awerbuch, Jewgeni; «Wegweiser zur Selbstheilung, Verjüngung & Regeneration», Goldwert

311. Warraich, Dr. Haider; «Wie wir heute sterben», Mg Verlag 1. Auflage 2018 www.ciando.com/img/books/extract/3961210977_lp.pdf

312. https://quantenselbstheilung.de/category/lebendiges-wasser

313. Fischer, Ronald; «Hydroxypathie —Auf dem Weg zum bioverfügbaren Menschen», Regenesa Verlag, Alsbach 2016

314. www.sternenwasser.info/wissenswertes/dr-mu-shik-john/

315. https://docplayer.org/36916467-Leichtes-wasser-ohne-deuterium-ein-jungbrunnen.html

316. Cowan, Thomas; «Krebs und die neue Biologie des Wassers — Ein bahnbrechender Blick auf die Rolle des Wassers in lebenden Organismen», Kopp Verlag, September 2020.

317. https://de.wikipedia.org/wiki/Deuterium

318. www.sanitas.de/wp-content/uploads/2019/12/Flyer_Quinton_11-19.pdf

319. Kalcker, Andreas Ludwig; «Gesundheit verboten — Unheilbar war gestern», Jim Humble Verlag 5. Auflage März 2020

320. www.sanitas.de/shop/mikronaehrstoffe/quinton-isotonic/

321. «Kräutertherapie — Die älteste Heilkunst der Menschheit», Broschüre Flor Essence

322. Lindner, Bettina; «Ganzheitlich entgiften und entschlacken», ViaNova Verlag 2012

323. www.gesund-natur.de/2016/05/24/der-heilige-trank-der-indianer/

324. Flor Essence; «8-Kräuter-Kur mit enormem Heilpotenzial», Natur & heilen 12/2020

325. www.deutsche-apotheker-zeitung.de/daz-az/2009/daz-10-2009/jiaogulan-das-kraut-derunsterblichkeit

326. https://botanikus.de/informatives/heilpflanzen/jiaogulan-kraut-der-unsterblichkeit/

327. www.ncbi.nlm.nih.gov/pmc/articles/PMC5037898/

328. https://pubmed.ncbi.nlm.nih.gov/21665877/

329. https://studylibde.com/doc/5638056/naturstoffe-f%C3%BCr-die-onkologie-professordr.-thomas-effert...

330. https://taz.de/%215197804

331. www.biokrebs.de/therapien/patienten-fragen/128-pflanzenstoffe/2009-artemisia-bei-krebs

332. www.aerztezeitung.de/Medizin/Labor-liefert-bei-Borreliose-Verdacht-nur-Indizien240606.html

333. Kulp KS, Montgomery JL, Nelson DO et al.: Essiac and Flor-Essence herbaltonics stimulate the in vitro growth of human breast cancer cells, BreastCancer Res Treat 98:249-259, 2006. PMID:16541326

334. Ammon, Hermann P.T. (Hrsg.); «Weihrauch — Anwendung in der westlichen Medizin», Springer, 2017

335. www.wissenschaft.de/umwelt-natur/myrrhe-hilft-gegen-krebs/

336. Wagner, Vera; «Weihrauch das Elixier der Heilung», Synergia Verlag, Roßdorf 2018

337. Mickenbecker, Philipp; «Meine Real Life Story — und die Sache mit Gott», Adeo Verlag, August 2020

338. www.promiflash.de/thema/philipp-mickenbecker/

339. Köhler, Dietmar; «Electro Cancer Therapy (ECT) — Tumore unter Gleichstrom», Medical special 6/10 - 2011

340. Jiří Petera, Babka, Viktor; «Electro-Cancer Therapy (ECT) in the treatment of the vulva carcinoma recurrence», Clinics of oncology a radiotherapy FN a LF Hradec Králové

341. Köhler, Dietmar; «ECT bei Mamma — und Prostatakarzinomen», Medical special 3/2011

342. Hobert, Dr. Ingfried, Zitzer, Svenja; «Die Ethno Health Apotheke — Die besten Heilpflanzenrezepturen unserer Erde», Vianova Petersburg, 2. Auflage 2017

343. www.drhobert.de/individualisierte-medizin/

344. Stierlin, Helm, Grossarth-Maticek, Ronald; «Krebsrisiken — Überlebenschancen: Wie Körper, Seele und soziale Umwelt zusammenwirken», Carl-Auer Verlag GmbH; 2006

345. Hirneise, Lothar. «Chemotherapie heilt Krebs, und die Erde ist eine Scheibe — Enzyklopädie der unkonventionellen Krebstherapien», sensei, 11. Auflage 2019

346. www.stiftung-gesundheitswissen.de/gesundes-leben/kompetenz-gesundheit/fortschrittdurch-evidenz-0

347. Gøtzsche, Peter C.; «Tödliche Medizin und organisierte Kriminalität — Wie die Pharmaindustrie das Gesundheitswesen korrumpiert», Riva Verlag, 2. Auflage 2020

348. www.salon.com/2021/05/10/the-crime-of-the-century-alex-gibney-salon-talks/

349. www.zeit.de/wirtschaft/unternehmen/2020-10/opioid-krise-usa-purdue-pharmavergleich?utm_referrer=https%3A%2F%2Fwww.bing.com%2F

350. https://amp.focus.de/finanzen/boerse/aktien/us-pharmariese-warum-johnson-johnsoninsolvenz-angemeldet-hat-ohne-im-geringsten-insolvent-zusein_id_24417710.html?xing_share=news

351. Hobert, Ingfried, Dr.; «Körperbewusstsein und Zellintelligenz — Mit der Kraft der Zellen zu mehr Gesundheit und Lebensfreude»

352. www.swr.de/swr2/wissen/whistleblower-in-der-wissenschaft-106.html

353. https://de.wikipedia.org/wiki/Niels_Birbaumer

354. Keller, Hans-Christoph, van Bebber, Frank; «Im Fadenkreuz der Wahrheit», duzMAGAZIN 06/2013, www.wissenschaftsmanagementonline.de/sites/www.wissenschaftsmanagementonline.de/files/migrated_wimoarticle/M0613_Artikel_FadenkreuzWahrheit_FvB.pdf

355. Hilscher, Gottfried; «Browns Gas — der ganz andere Wasserstoff», NET-Journal Jg. 16, Heft ½

356. Last, Walter, Wiseman, George. Die außergewöhnlichen Heilkräfte von Browns Gas. Nexus 75 Februar-März 2018

357. www.gesundheit-adhoc.de/heilquelle-nordenau-und-was-dahinter-steckt.html

358. www.therapiezentrum-mannheim.de/therapieverfahren/wasserstoff-therapie.php

359. http://wasserstofftherapie.de/studien/

360. https://principia-scientific.com/
professor-dolores-cahill-people-will-start-dying-aftercovid-vaccine/

361. https://pubmed.ncbi.nlm.nih.gov/23475767/

362. www.focus.de/gesundheit/news/bis-zu-50-prozent-sterben-daran-lungenarzt-fruehe-
kuenstliche-beatmung-ist-groesster-fehler-im-kampf-gegen-corona_id_12787476.html

363. www.aerzteblatt.de/nachrichten/111046/
Intensivmediziner-veroeffentlichenEmpfehlungen-zur-Therapie-von-COVID-19-Patienten

364. https://de.wikipedia.org/wiki/Adalimumab

365. www.akdae.de/Arzneimitteltherapie/NA/Archiv-INN/201305-Humira.pdf

366. www.euleev.de/lebensmittel-und-ernaehrung/
eule/208-morbus-crohn-durchmykobakterien-ein-verdacht-wird-zur-gewissheit/

367. www.arf.at/2021/04/17/bad-aussee-corona-kritischer-arzt-in-tansania/

368. www.rnz.de/nachrichten/sinsheim_artikel,-sinsheim-bodo-schiffmann-ist-in-afrika-
_arid,639976.html

369. www.youtube.com/watch?v=wCVn2MvHPn0

370. www.t-online.de/nachrichten/deutschland/id_90071210/corona-leugner-schiffman-
nholt-jetzt-querdenker-zum-tansania-urlaub.html

371. www.aichacher-zeitung.de/vorort/aichach/
puerner-und-das-krankegesundheitssystem;art18,160943

372. Pürner, Friedrich; «Diagnose Pan(ik)demie — Das kranke Gesundheitssystem»,
Langen Müller Verlag, Juli 2021

373. Frank, Dr. Günter; «Der Staatsvirus — Ein Arzt erklärt, wie die Vernunft
im Lockdown starb», Mai 2021 https://shop.achgut.com/products/
der-staatsvirus-ein-arzt-erklaert-wie-die-vernunft-3

374. https://corona-transition.org/
der-wissenschaftler-prof-stefan-hockertz-hat-deutschlandverlassen

375. Louis, Dr. Albert; «My Expulsion from Medical practice» http://orthomolecular.org/
resources/omns/v17n07.shtml

376. www.youtube.com/watch?v=5iAqK5ss0eQ

377. Bauer, Wolfgang, Wagner, Christiane Vera; «Der Henker in uns —Auf den Spuren des
Grauens», AT-Verlag 2011

378. Keller, Martina; «Ausgeschlachtet — Die Leiche als menschlicher Rohstoff», Econ
2008

379. Rückert, Ulrike; «Händler des Todes», P.M. History, November 2010

380. Dr. med. Siegfried Ernst jun., wörtliche Wiedergabe eines Redebeitrages, Straßburg
1993

381. www.heartmathdeutschland.de/das-kleine-gehirn-im-herzen/

382. Nancy, Jean-Luc; «Der Eindringling — L'intrus», Paris 1999

383. Claire, Sylvia; «Herzensfremd», Bastei Lübbe 1998

384. Pearsall, Paul; «Heilung aus dem Herzen», Goldmann, 1. Auflage 1999.

385. www.spiegel.de/wissenschaft/mensch/neue-bestattungstechnik-in-lauge-au-floesen-undab-in-den-abfluss-a-552562.html

386. www.lifesitenews.com/news/
wisconsin-senate-approves-bill-to-dissolve-dead-bodiesdump-them-in-sewer

387. www.gedenkseiten.de/magazin/bestattungsarten/alkalische-hydrolyse/

388. www.aerzteblatt.de/archiv/195811/
Morbus-Sudeck-Schmerzkontrolle-und-Restitutionder-Funktionalitaet

389. Kunz, Wolfram; «Dr. Tesla meets Dr. Schüssler — Einführung in die Hochfrequenz-Biochemie», 1. Auflage 2020 Wassermatrix AG

390. www.netdoktor.de/news/nachwachsende-zaehne-aus-dem-labor-in-den-kiefer/

391. https://arztundkarriere.com/forschung/eigene-zaehne-nachwachsen-lassen/

392. file:///C:/Users/MeinPC/AppData/Local/Temp/2021_11_15_schnellinfo_3g2g_nach-trag.pdf

393. www.mittelhessen.de/lokales/wetzlar/braunfels/
angeblich-50-tote-arztin-verbreitet-fakenews-zum-impfen_24837609

394. https://teemana.com/teemana

395. https://ivermectin-rezeptfrei.com/

396. https://gesund-leben.life-coaching-club.com/
sonder-news-zum-corona-virus-von-drklinghardt/

397. www.dr-rath-education.org/wp-content/uploads/2021/10/Simultaneous-Inhibition-ofSARS-CoV-2-Infectivity-by-a.pdf

398. www.therapiezentrum-koehler.de/46434.html)

399. www.praxisklinikbonn.de

Fuentes de las imagenes

1. Jan van Helsing
2. Josef Schwarzkopf, www.badox-jungbrunnen.com
3-4. Jan van Helsing
5-8. Freund, Mattias; «Erinnerungsort Krebsbaracke – Klarstellungen um das erste inter-disziplinäre Krebsforschungsinstitut in Deutschland», DGHO 2014
9-11. Pohl, Gustav Freiherr von; «Erdstrahlen als Krankheits- und Krebserreger»
12. https://pixabay.com/de/photos/kopf-magnetresonanztomographie-mrt-254863/
13. https://thepelvicclinic.co.uk/conditions-treatments/mirena-ius/
14. Eva Longoria, Magazin «Elle», Juni 2021
15. Dr. Thomas Sarnes
16. Dr. Arnold Zilly
17. Johns Hopkins University CSSE Covid-19 Data
18. https://leviquackenboss.wordpress.com/2017/12/07/how-we-cause-autism-restraintwhite-blood-cells-and-aluminum-2/amp/
19. https://twitter.com/forrestmaready/status/1392262274291798017
20. www.facebook.com/MyIncredibleOpinionWithForrestMaready
21. Jan van Helsing
22. Marvin Alberg
23. https://pixabay.com/de/photos/xray-x-ray-r%c3%b6ntgen-foto-r%c3%b6ntgenbild2764828/
24. Issels, Dr. med. Josef; «Mehr Heilungen von Krebs»; Synergia Verlag, 2016
25. Tränkle, Arthur; «WASSERMATRIX – Einfhrung in die Hochfrequenztechnologie», Wassermatrix AG, 2018
26. www.pixabay.de
27. Jan van Helsing
28. www.amadeus-verlag.de
29. Nischwitz, Dominik; «In aller Munde – Biologische Zahnmedizin», Mosaik-Verlag, 2019
30. Goldberg, Burton; «Cancer can be reversed», Ralph Alan Dale 1983
31-35. Tränkle, https://wassermatrix.ch
36. Pizzorno, Joseph; «Toxine – Die unsichtbare Gefahr», Riva 2018
37. Vera Wagner
38. https://klinghardtinstitute.com/
39. https://klinghardtinstitute.com/

40-43. Gratschöv, N. Prof. Dr.; «Studie über Torsionsfelder»

44-46. Gerd Peters

47. IMD Labor, Berlin

48-49. André Kabat

50. https://klinghardtinstitute.com

51. www.youtube.com/watch?v=LyvnDpyn3Q8&t=414s

52-54. Vera Wagner

55-57. Tränkle, https://wassermatrix.ch

58. Vera Wagner, Flasche

59. Vera Wagner, FlorEssence

60-61. www.teemana.com

62. Vera Wagner, Weihrauch

63. Martin Kiechle

64-65. www.bing.com/videos/search? q=the+real+life+guys+krebs&&view=detail&mid=-6795B38A0A88AA6AF9836795B38A0A88AA6AF983&&FORM=VDRVRV

66-67. Marina Kramer

68. Lothar Hirneise

69. Dr. Andreas F.

70-73. Vera Wagner, Mika Radan

74. Marina Kramer

75-79. Dr. Andreas F.

80. Jan van Helsing

81-82. Martin Monestier, Peines de mort; «Histoires et techniques des exécutions capitales des origines à nos jours»; Cherche Midi (octobre 1994)

83. Ulrike Rückert «Händler des Todes», P.M. History, November 2010

84. Ver 81-82.

85-90. Vera Wagner

91. Kunz, Wolfgang

92. Tervica

93. Dr. Schüler

94-95. Vera Wagner

96. Zeitung Wetzlar

97. Dr. Schnitzer, secret.TV

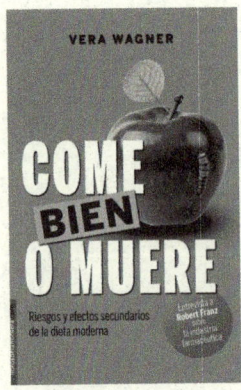

318 PÁGS.
PVP: 23 EUROS
SIN IVA: 22,12 EUROS
ISBN: 978-84-8255-109-8

Vera Wagner
Come bien o muere (Novedad)
Riesgos y efectos secundarios de la dieta moderna

Desde la cuna hasta la cama de cuidados, desde la leche infantil hasta el menú de la residencia de ancianos: Nos enferman con azúcar, sal y grasas, envenenándonos con aditivos y aromas tóxicos elaborados en laboratorios de alta tecnología, y matando a muchas personas en el proceso. Los alimentos son responsables de la mayoría de las muertes en el mundo, según la OMS, que colabora detrás de bastidores con las corporaciones alimentarias. Aquellos que deberían controlar la nutrición han renunciado a ello. En el pasado, habría estado prohibido fabricar aroma de fresa con serrín, ahora es legal. Ha llegado la hora del cambio también en el campo de la nutrición. Por ello, los nutricionistas piden que se indique en los productos el grado de transformación industrial.

Vera Christiane **Wagner** es M. A. (*magister artium*) en Filología Románica e Inglesa, y también asesora psicológica titulada. Trabajó como periodista durante muchos años, hoy escribe como autora sin bozal.
Durante los primeros años de su vida, su madre la mantuvo alejada del azúcar y los alimentos procesados. Desde la escuela, Vera Wagner creció a base de yogur con virutas de fresa, crema del paraíso llena de azúcar, emulgentes y aromatizantes, pudding con vainilla artificial, gominolas con ácido cítrico, etc. Un día, su cuerpo disparó una llamada de emergencia: intolerancias alimentarias, dolor, agotamiento. Lo que siguió fue una odisea de un año en la que Vera Wagner se convirtió en una experta de su propia salud y en los alimentos que dan vida. Hoy está bien porque evita los productos de alta tecnología de Big Food. ¡Y porque escucha su instinto!

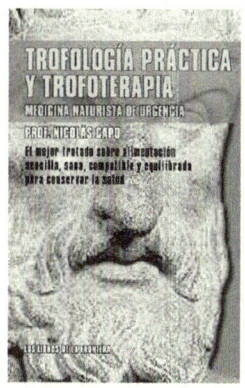

2023 Nueva edición sencilla
440 págs.
PVP: 25 euros
SIN IVA: 24,04 euros
ISBN: 978-84-8255-109-8

Prof. Nicolás Capo
Trofología práctica y Trofoterapia
Medicina naturista de urgencia
12.ª Edición de bolsillo

La Trofología es la ciencia única, universal y moral que trata de la nutrición completa y perfecta, juntamente con todas sus ramas que tienden a favorecer y finalizar en el metabolismo celular-endocrino que comprenden la armonía alimenticia. Este tratado de trofología está dedicado al estudio, la clasificación y el valor de la alimentación bucal, es decir, el qué y el cómo conviene comer y lo que no conviene, porque las incompatibilidades químicas de los alimentos están hoy a la orden del día. Las costumbres de comer son todas a base de incompatibilidades, porque están inspiradas en aquella vieja creencia de que, cuanto más variado, mejor; y aun por parte de los que se creen vegetarianos o naturistas, que, desconociendo la trofología, hacen tanto mal a sus células y se generan tantos malos humores.

Nicolás Capo, autor de ensayos tan conocidos como *Mis observaciones clínicas sobre el limón, el ajo y la cebolla*, nació en 1899, en Laurito (Italia). Su familia emigró a Montevideo cuando él tenía 12 años en busca de una vida mejor. A los 16 años, unos problemas de salud le hicieron interesarse por el naturismo. Trabó amistad con José Castro, quien también llegaría a ser un reputado profesor naturista. Los estudios y las experiencias de ambos acabarían definiendo los principios de la ciencia de la trofología. A los 23 años, viajó a España con su amigo Castro, interesándose por el trabajo de reconocidos naturistas de la época, como Vander y Huchand. Efectuó varias estancias en Lisboa, París y Valencia, hasta recalar en Barcelona, donde se estableció, desarrolló sus conocimientos y consolidó el naturismo trofológico.

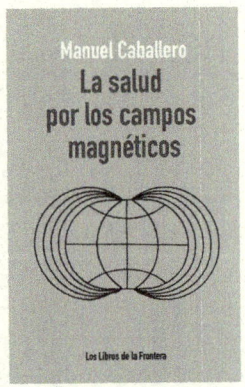

Reimpresión
Septiembre 2022
210 págs.
pvp: 17 euros
sin iva: 16,35 euros
isbn: 978-84-8255-126-5

Manuel Caballero
La salud por los campos magnéticos

La energioterapia se fundamenta en orientarse adecuadamente, con objeto de dirigir hacia el cuerpo un determinado nivel de la energía magnética terrestre, a fin de recuperar aquellas áreas orgánicas que carecen de energía suficiente para estar sanas. Para que el flujo energético alcance el organismo es preciso orientarse hacia las líneas del campo magnético, que siempre circulan en ángulo recto de la corriente que les da origen.

Manuel Caballero (Nueva Carteya, Córdoba, 1934-Rubí, Barcelona, 2012). Pasó la infancia en su pueblo natal. En 1948, se trasladó con su familia a Cataluña, donde ejerció el oficio de yesero. En 1964, empezó a desarrollar una enfermedad llamada esclerosis múltiple (pérdida de sensibilidad y movilidad en la parte inferior del cuerpo, que avanza rápidamente). Los médicos le daban una esperanza de vida muy baja. En Barcelona, conoció a un sanador que practicaba la energioterapia. Siguiendo este tratamiento logró recuperarse por completo en 1969. Una vez recuperado, aprendió el método hasta dominarlo. También estudió radioestesia, que utilizó para diagnosticar a sus pacientes.